U0213589

老年专科护理

LAONIAN
ZHUANKE HULI

甘肃省专科护理培训教材

鲁丽萍　主编

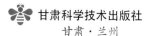

甘肃科学技术出版社
甘肃·兰州

图书在版编目（CIP）数据

老年专科护理 / 鲁丽萍主编 . -- 兰州 : 甘肃科学
技术出版社，2022.8
ISBN 978-7-5424-2964-3

Ⅰ．①老… Ⅱ．①鲁… Ⅲ．①老年医学–护理学
Ⅳ.①R473.59

中国版本图书馆CIP数据核字（2022）第145845号

老年专科护理

鲁丽萍　主编

责任编辑　陈　槟
封面设计　陈　欣

出　版　甘肃科学技术出版社
社　址　兰州市城关区曹家巷1号
电　话　0931-2131570(编辑部)　　0931-8773237(发行部)

发　行　甘肃科学技术出版社　　印　刷　甘肃城科工贸印刷有限公司
开　本　710毫米×1020毫米 1/16　　印　张 33.25　插　页 2　字　数 609千
版　次　2023年12月第1版
印　次　2023年12月第1次印刷
印　数　1~1 000
书　号　ISBN 978-7-5424-2964-3　　定　价　88.00元

编 委 会

前　言

　　当前，我国已进入快速老龄化阶段，面临人口老龄化和人口总量过多的双重压力。近年来，各地区各部门应对人口老龄化工作取得了显著成效，但是护理专业发展与老龄化的需求、与国际上发达国家和地区的水平相比还存在较大差距，特别是老年护理教育相对滞后，师资队伍力量明显不足，甘肃省老年护理专科护士的培养刚刚起步，相关专业人才培养短缺，现有教材尚不能完全满足老年护理学学科发展的需要。因此，进一步加强老年护理学教育，加快培养老年护理专业人才，积极推进教材建设，提升老年护理学教材的整体水平具有十分重要的意义。

　　《老年专科护理》教材是基于《全国护理事业发展规划（2016—2020)》提出的要大力发展老年护理，开展老年护理人员规范培训，提高老年护理服务能力的背景编写而成，旨在为老年护理人才的培养提供实用的教程。本书共十七章，内容包括：老年人与人口老龄化、老年人护理伦理与权益保障、老年护理的发展与管理、老年护理相关理论、老年人健康评估、老年人安全与物理环境、老年人常见疾病与护理、老年护理技术规范等。具有较强的针对性、指导性、实用性和可操作性。

其中达瑛编写了第一至第七章、第十四至第十七章内容，约 24.3 万字；何瑾编写了第八至第十章、第十一章第一至第三节内容，约 12.3 万字；金耀华编写了第十一章第四至第十二节、第十二章第一节及量表部分内容，约 12.2 万字；吴得安编写了第十二章第二节、第十三章内容，约 12.1 万字。

本教材作为老年专科护士培训的主要参考教材，可供医疗机构、养老机构、护理院、康复院、社区等在职护士、进修护士、护生等使用。本教材参考了老年医学和老年护理学相关书籍、前沿的研究和指南，力求反映老年护理学领域的新知识、新成果和新进展，充分体现教材的先进性与实用性。

在整个教材的编写过程中，我们得到了甘肃省护理学会以及所有编者所在单位相关领导和同事的大力支持，在此一并表示诚挚的谢意！由于我们的能力和水平有限，教材中难免会有疏漏之处，我们真诚地希望所有使用教材的人员能够及时批评指正，便于我们改正。

编者

2022 年 10 月

目 录

第一章　老年人与人口老龄化

第一节　人的寿命和老年人的年龄划分

每个人都会经历童年、青年、中年和老年，在不同的年龄阶段，人体会发生一系列生理和心理改变。"老年"从生理意义上讲，是生命过程中组织器官走向老化和生理功能走向衰退的阶段。

一、人的寿命

人类的寿命以年龄表示，衡量人类寿命主要有两种指标，即平均寿命和最高寿命。

（一）平均期望寿命

是指通过回顾性死因统计和其他统计学方法，计算出特定人群能生存的平均年数，简称平均寿命或预期寿命。它代表一个国家或地区人口的平均存活年龄，可以概括地反映该国家或地区人群寿命的长短。一般常用出生时的平均预期寿命，作为衡量人口老化程度的重要指标。平均寿命表示生命的长度，是以死亡作为终点。

2015 年世界人口平均寿命 71.4 岁（男性 69.1 岁、女性 73.8 岁）；我国居民平均寿命 76.34 岁，接近发达国家水平，比世界平均水平约高 5 岁。

这不但反映了我国人民生活水平和生活质量的提高，也反映了我国疾病预防、控制、治疗水平的提高。

（二）最高寿命

是指在没有外因干扰的条件下，从遗传学角度而言人类可能生存的最高年龄。现代科学家们用各种方法来推测人的最高寿命，例如按性成熟期（14~15 岁）的 8~10 倍、生长期（20~25 岁）的 5~7 倍、细胞分裂次数（40~60 次）的 2.4 倍等方法推算，人的最高寿命应该是 110~175 岁。

虽然人的正常寿命可以超过百岁，但也并非可以无限延长。由于疾病和生存环境影响，目前人类寿命与最高寿命的差仍较大，随着科学的发展，人类的平均寿命将逐渐接近或达到最高寿命。

中国老年学学会公布新的百岁老人统计数据。截至 2013 年 7 月 1 日，全国 34 个省市区健在的百岁老人达到 54 166 人，这是我国百岁老人数量首次突破 5 万人大关，其中最长寿者年龄能达 127 岁。提示延长寿命是大有可能的，至少在 100 岁范围内。

（三）健康期望寿命

是指去除残疾和残障后所得到的人类生存曲线，即个人在良好状态下的平均生存年数。也就是老年人能够维持良好的日常生活活动功能的年限。健康期望寿命是卫生领域评价居民健康状况的指标之一。体现了生命的质量。健康期望寿命的终点是日常生活自理能力的丧失，即进入寿终前的依赖期，因此，平均寿命是能现物的寿命和寿终前依赖期的总和。

测定健康期望寿命的方法与日常生活能力的指标结合起来，广泛用来计算和评定各年龄组的健康期望寿命。健康期望寿命占平均期望寿命的80%~90%。健康期望寿命是人口健康状况的一个综合指标，是可持续发展的目标之一。截至 2013 年，全球人口的"健康期望寿命"仅比 1990 年时增加了 5.4 年，落后于"期望寿命"的增幅，并且这一差距在不断拉大。这意味着，人们忍受病痛折磨的时间被拉长了。2013 年，在全球范围内，日本国民的健康期望寿命最长，男性和女性分别达到 71.11 岁和 75.56 岁。同一时期，中国男性和女性的健康期望寿命分别为 65.89 岁和 70.28 岁。说明我国目前在平均预期寿命提高的同时，人口健康状况仍不容乐观。

二、老年人的年龄划分

人体衰老是一个渐进的过程。影响衰老的因素很多，而且人体各器官的衰老进度不一，个体差异很大。因此，"老年"只能是个概括的含义，很难准确界定个体进入老年的时间。为科学研究和医疗护理工作的方便，常以大多数人的变化时期为标准。

目前由于世界各国人口平均寿命的不同、政治经济情况的差异，对老年人的年龄划分规定并无统一标准。世界卫生组织（WHO）对老年人年龄的划分有两个标准：在发达国家将 65 岁以上的人群定义为老年人，而在发展中国家（特别是亚太地区）则将 60 岁以上人群称为老年人。老年期是生命周期中的最后一个阶段，事实上对老年期还可以再划分为不同阶段。世界卫生组织根据现代人生理心理结构上的变化，将人的年龄界限又作了新的划分：44 岁以下为青年人 45~59 岁为中年人，60~74 岁为年轻老人(the youngold)；75~89 岁为老老年人（the old old），90 岁以上为非常老的老年人（the veryold）或长寿老年人（the longevous）。

中华医学会老年医学学会于 1982 年建议：我国以 60 岁以上为老年人；老年分期按 45~55 岁为老年前期（中老年人），60~89 岁老年期（老年人），90 岁以上为长寿期（长寿老人）。而民间常以"年过半百"为进入老年，并习惯以六十花甲、七十古稀、七八十为耋、八九十为耄代表老年不同的时期。

第二节　世界人口老龄化趋势与特点

一、发达国家人口老龄化现状

人口老龄化现象始于西欧。1851 年，由于人口出生率的下降，法国 60 岁以上人口的例超过 10%，成为世界上第一个"老年型"人口结构的国家。瑞典和挪威于 19 世纪、德国于 20 世纪 20 年代后期、美国于 1940 年、日本于 1970 年先后成为老年型人口国家，1986 年已扩展到 44 个国家。2018 年年底 65 岁及以上人数在人类历史上首次超过了 5 岁以下儿童人数，全球人口正在快速老龄化、高龄化和空巢化。2017 年《世界人口展望》中指出，部分国家人口老龄化已持续相当长时间，如日本 60 岁及以上人口已占其总人口的 30%，葡萄牙、保加利亚和芬兰分别占到 28%，已进入世界人口超老龄国家行列。

二、发展中国家老年人口增长速度快

发展中国家的人口老龄化开始晚，但增长异常迅速。如我国，截至 2018 年年末，60 周岁及以上人口为 2.49 亿人，占总人口的 17.9%，其中 65 周岁及以上人口为 1.66 亿人，占总人口的 11.9%。2018 年新增老年人口 859 万。根据人口统计数据显示，我国从 1999 年进入老龄化社会，到 2018 年的 19 年间，老年人口净增 1.18 亿。目前全球 65 岁及以上的老年人中 66% 在发展中国家。预计 21 世纪中期，该群体将占全世界老年人口的 70%。人口激增和老龄化蔓延意味着人类对社会资源的需求扩增，医疗、养老等问题，不同国家面临严峻的挑战和考验。

三、人口平均预期寿命不断延长

人口平均预期寿命是衡量一个社会的经济发展水平及医疗卫生服务水平的指标。经济发展、人民生活水平不断提高及医疗保健知识的普及，人口平均预期寿命不断延长，成为导致世界人口老龄化的主要原因。资料显示，19 世纪初期许多国家的人口平均寿命只有 40 岁左右，20 世纪末则达到 60~70 岁。2018 年 WHO 的《世界卫生统计》显示，日本、新加坡、意大利、瑞典、澳大利亚等发达国家和地区的总体寿命预期超过 83 岁，其中日本以总体寿命预期 84.6 岁再次蝉联世界第一位。发达国家的增长速度明显高于发展中国家。预计到 2050 年，世界人口平均寿命将增加到 77 岁。

四、高龄老年人快速增长

人口平均预期寿命不断延长，80 岁以上老年人的数量以平均每年 3.8% 的速度增长，高于 60 岁以上老年人口数量的增长速度。全世界的高

龄老年人中，发达国家占 22%，发展中国家占 12%。联合国数据预测到 2050 年，全球高龄老年人将达到 3.8 亿，占老年人口总数的 1/5，百岁以上老年人也将超过 400 万。

五、女性老年人口比例增大

老年人口中，女性的预期寿命大于男性，男性死亡率高于女性，性别间的差异使女性老年人成为老年人中的绝大多数，致使多数国家老年男女的性别比失衡。2018 世界卫生组织《世界卫生统计》显示，日本、新加坡、意大利、澳大利亚的女性平均预期寿命分别为 87.3 岁、87 岁、85.8 岁、85.5 岁，高出同一国家男性 5~8 岁。位于第 64 位的中国，女性平均预期寿命比男性平均预期寿命高 4 岁。国际上 60 岁以上老年人的男女性别比例为 82：100。80 岁以上人群中男女比例降为 55：100，女性高龄人口比例持续增大。

第三节　我国人口老龄化现状与特点

我国于 1999 年开始迈入老龄化社会，是世界上较早进入老龄社会的发展中国家之一，也是世界上老年人口基数最大、增长最快的国家。2006 年《中国人口老龄化发展趋势预测研究报告》指出：中国人口老龄化可分为三个阶段，2001—2020 年为快速老龄化阶段，此期老年人口将达到 2.48 亿；2021—2050 年为加速老龄化阶段，此期老年人口将超过 4 亿；2051—2100 年为稳定的重度老龄化阶段，此期老年人数将稳定在 3 亿~4 亿。与其他国家相比，我国人口老龄化呈现以下特点：

（一）老年人口基数大

目前全国人口总数超过 14 亿，随着我国人口老龄化程度的不断加深，老年人口数量占全国总人口数量的比重将不断增长，老年人口基数日益庞大。2018 年年末，我国 60 周岁及以上人口 2.49 亿，占总人口的 17.9%，相比 2017 年，增长了 0.6%。据预测，我国 60 岁以上老年人口比重到

2030 年将提高到 25%，2050 年将提高到 33%以上。我国是世界第一的人口大国和世界第一的老年人口大国、给经济、社会发展带来巨大压力，面临人口总量过多和人口老龄化的双重严峻挑战。

（二）人口老龄化速度快

人口年龄结构转型和进入老年型国家行列，发达国家大多用了 45 年以上的时间，如法国 65 岁以上人口比例从 7%上升到 14% 用了 127 年，美国为 72 年，英国为 47 年，而我国仅用了 27 年。从 2009 年开始，我国老年人口以每年 800 多万人的速度增长。联合国的一份报告显示，到 2049 年，我国 60 岁以上的老年人将占总人口的 31%，老龄化程度仅次于欧洲，是世界上人口老龄化速度最快的国家，并且将会长期保持较高的递增速度。

（三）高龄化趋势明显

我国人口老龄化与高龄化叠加的趋势明显，高龄老年人（80 岁及以上老年人）的数量以 2 倍于老年人口的增速在持续攀升，平均增长速度高于世界平均水平和发达国家平均水平。预计到 2020 年，我国高龄老年人将超过 4000 万，2050 年高龄老年人口总数将过亿，每 4 个老年人中就有 1 个高龄老年人。此外，高龄老年人的多病共存、失能、半失能和失智比例也在不断上升，该群体的长期照护将给家庭和社会带来沉重负担。

（四）人口"未富先老"

发达国家是在其经济发达社会文明程度高的情况下，经历长达几十年甚至上百年时间缓慢进入老龄化社会，其经济承受能力强，充分准备并完善建立了养老保险、医疗保险等社会保障体系，能够很好地应对。而我国的老龄化、出生率下降、人均寿命延长是与工业化、城镇化、信息化同步，甚至人口老龄化的进展快于经济发展，"未富先老"的紧急应对，各方面的社会保障制度亟待完善。

（五）空巢提前和普遍化

改革开放 40 年，规模巨大的人口流动和"421""8421"家庭结构定势确立，最显著的特征是家庭的空巢化。老年空巢家庭主要由家庭子女数减少、人口迁移以及老年人与子女的分居等原因所致。使家庭照护功能进一步弱化。空巢老年人的经济生活状况、身体心理问题日益受到政府和社会的高度关注和重视。

（六）地区差异显著

受地理位置、经济发展、环境气候等相关因素影响，我国东部和中部地区的老龄化程度比西部地区要高。根据第六次全国人口普查的资料显示，我国人口老龄化的地区差异比较明显，北京、天津等4个直辖市和浙江、江苏等中东部经济发达的省市人口老龄化程度要高于西部一些经济欠发达的省份。经济发展水平最高的一线城市，对劳动力的需求旺盛，就业机会多，吸引更多年轻人，一定程度上延缓老龄化的步伐。

（七）城乡倒置明显

作为农业大国和发展中国家，我国农村人口数量居多，城市的经济发展水平远高于农村和城镇，伴随城镇化和机械化程度的提高，以及国民对教育的重视，使得农村大量中壮年劳动力纷纷到城市中寻求就业机会，孩子和青年人逐渐转移到城市学习，减缓了城市的老龄化，导致农村的老龄化程度比城镇的老龄化程度严重且一直处于上升趋势。同时出现患有不同慢性病的"留守老人"照顾缺乏父母关爱的"留守孩子"的现象。经济发展相对落后的农村，应对人口老龄化的能力明显弱于城市，老龄化城乡倒置引发新的社会问题，成为研究和解决的热点。

第四节　共病老年人增多对社会发展的影响

与老龄化相伴的是多病共存、失能失智、家庭及社会在医疗、康复、养老、照护等方面的压力，以及影响政治、经济、文化和社会诸多领域的可持续发展问题。

（一）医康养护的刚性需求增长

老年人尤其是空巢、高龄、共病者的服务需求，呈现多样、多元、多层次。据测算，老年人对医疗、保健、护理以及生活服务的需求，消费的医疗卫生资源是一般人群的3~5倍。占国家基本医疗保险基金的75.5%，且持续增长速度比基金收入增长快 3.5 个百分点。由于 60%~70% 的老年人患有不同程度和种类的慢性病，病程长、恢复慢、并发症多、残障或功能障碍发生率高，截至 2015 年，半失能、失能和失智老年人数量已超过 4000 万，不仅给社会和家庭带来了沉重的经济、照护负担，对医疗、康复、护理专业服务需求急剧增加，对医疗卫生资源也同样提出了严峻挑战。

(二) 综合连续服务供需失衡

随着大型三级综合医院的平均住院日逐步缩短，急危重症病情稳定后、术后、慢性病急性发作病情控制后的康复，以及社区居家老年慢性病的常规诊疗服务等，需要二级医院、社区卫生服务中心、日间照护、居家服务等机构的有序衔接，需要医疗专业服务的连续提供。因此为老年人提供急性发作到医院治疗、稳定回社区及居家康复、日常生活照料可上门服务以及舒缓安宁有序衔接的一体化服务，加强老年常见病、慢性病的健康指导和综合干预以及自我健康管理，需要医疗资源与养老资源相结合，是我国急需解决的老年人连续服务供需失衡焦点问题。

随着人口的老龄化、高龄化、失能化和家庭少子化、促成 "421" 或 "8421" 家庭结构的形成，使有限的适龄劳动力难以应对 "银发浪潮" 危机，而现有的医疗条件尚无法满足该群体个性化、高品质、连续、专业的服务需求，且目前医疗卫生和养老服务资源管理机制与体制相对独立；医疗机构仅依据现有条件提供服务内容。而没有真正考虑到老年人的个体需求，服务需求脱节，医养不能有效衔接，造成医养结合服务供需失衡，成为政府关注和重视的热点问题。

(三) 增加社会和家庭负担

老年人口规模不断扩大的同时，其总体健康状况也不容乐观。目前，我国患有慢性病的老年人口近 1.5 亿，庞大的老年人群对医疗卫生服务的需求日趋强烈，老年人口增加将使政府公共财政在基本养老金、退休金、保险费补贴和医疗方面的支出增加。据测算，2015 年至 2050 年期间，全社会用于养老、医疗、照料、福利与设施方面的费用占 GDP 的比例将可能会接近欧洲国家的平均水平。从全社会的角度分析，未来我国劳动人口和老年人口之比将从 20 世纪 90 年代的 7:1 发展到 21 世纪中叶的不足 1.5:1。社会抚养结构的变化将深刻改变社会公共资源的分配格局，容易诱发代与代之间利益分配的矛盾。

（四）社会保障压力逐步加重

人口老龄化程度与社会保障压力呈正相关。目前我国高龄、空巢、失能、失智、失独等老年特殊群体高达 1.56 亿，他们多数半自理和不能自理，身患各种疾病，对专业的日常生活照料和医疗护理服务需求旺盛。老龄化直接导致劳动力供给的减少，随着传统家庭结构的改变，老年人更多地依赖于社会，老龄化社会需要国家支付养老金、医疗费、涉老救助、福利等大量费用，离休、退休、退职费用也呈现连年猛增的趋势，庞大的财政开支给政府尤其是发展中国家政府带来了沉重的负担。政府、家庭、企业、社会都已经感到养老保障多重巨大压力。

第五节 应对人口老龄化的策略

我国的人口老龄化不仅进展迅速，而且应对准备不足，具有"未富先老"和"未备先老"的双重特征。解决老龄化问题必须具有战略性和前瞻性，了解老年人对医疗、保健、护理及生活服务等方面的需求，从我国经济发展水平和历史、文化、传统等的实际出发，走出一条适合我国国情的道路。"十四五"期间是应对人口老龄化的关键时期。应深入贯彻落实《"健康中国 2030"规划纲要》积极采取不同形式和多种措施应对人口老龄化，重点解决好以下几个问题：

一、政策支持保障

坚持以人民为中心的发展思想，树立落实"以提高人民健康水平"为核心的卫生与健康服务理念，以深化推进公立医院改革为契机，以体制机制改革创新为动力，依托不同区域相继组建的医疗联合体，通过大型综合三级医院的引领辐射，把二级医院、社区卫生服务中心、老年护理院、临终关怀护理院、社区养老照护中心及社会资本开办的养老院有机结合，充分发挥大型综合医院的多种资源优势，多学科专家团队的有序纵向流动和巡诊帮扶，指导培训基层开展针对社区居家多病共存孤寡、空巢老年人的服务和管理，尤其为临床经验丰富的高年资护理人员提供展示价值的平台和空间，普及健康教育，引导理性就医，带动提升基层服务水平和能力，让更多的老年慢性病患者就近能够得到适宜、优质、安全、有效的健康服务，降低医疗支出，减轻家庭社会负担。

国家层面不断完善健康保障，把健康融入各项政策、推进健康养老服务业的发展。近5年来，各项措施持续推进，如2013年深化改革加快养老和健康服务业发展，放宽民间投资市场准入，激发民间投资活力；2014年培育养老、健康新消费，支持社会力量兴办各类服务机构，重点发展养老、健康、旅游等服务，全面实施临时救助制度，为特殊困难群众基本生活提供保障；2015年支持社会力量兴办养老、健康服务机构，启动"互联网"实体机构与虚拟平台服务的互补融合发展；2016年推进多种形式的医养结合，开展养老改革试点，支持发展养老、健康、家政等服务消费，健康中国上升为国家战略，将全民健康融入各项政策；2017年稳步推动养老保险制度改革，深化医疗、医保、医药联动，推动医养结合，稳步提高优抚、社会救助标准；2018年大力发展居家、社区和互助式养老，扩大医疗、养老等领域开放，支持社会力量增加医疗、养老等服务供给，推进医养结合，提高服务质量，积极应对人口老龄化。

促进全社会广泛参与，主动适应人民健康需求，做好公众的健康教育及知识普及，提高全民健康素养，接受随年龄增加而出现的衰退，不过分使用医疗手段，引导形成自主自律、符合自身特点的健康生活方式，养成良好的生活习惯，注重日常锻炼和预防保健，有效控制影响健康的生活行为因素，延缓失能失智的发生，尽可能避免和缩短卧床时间，理性对待各种慢性病，学会与慢性病和平共处。充分调研明晰老年人的相关健康服务需求和首要需求，机构提供相关健康服务的内容和服务递送方式，需求满足现状有重要影响因素，强化跨行业合作与多学科联合，为推动涉老健康服务供给侧结构性改革提供依据和参考。

二、构建医养结合服务体系

医养结合就是将医疗资源和养老资源有机地结合起来，把生活照料和康复关怀融为一体。建立医养一体化的体制机制，整合和综合运用医养资源，提高医养结合机构的能力和服务供给效率。加强医养结合机构与社区、居家养老机构的合作与衔接，推进医养结合向社区、家庭延伸。大型综合医院利用优质医疗资源，与基层医疗及养老机构实现上下联动长期互补合作，不断巩固和加强老年人的健康保障，将普惠服务和高端个性化需求有机结合推进机构建设的同时，重点推进医、养资源与机制的整合，让不同经济条件、不同健康状况的老年人均能享受个性化连续专业服务，共享医改和社会发展的成果。

三、加快经济发展步伐

老龄化问题对我国的社会经济产生了重大的影响，解决老龄化问题的根本在于加快经济发展速度，为老龄化高峰期的到来奠定较雄厚的物质基础。从实际出发，抓住"银发经济"提供的契机，大力发展我国的医疗保健、旅游度假、文化艺术等产业，加速经济发展步伐，采取个人、家庭、集体、国家共同承担的原则，做好应对老龄化的准备，加大养老服务资金投入，建立转移支付机制，完善投入方式。进一步加大各级政府对养老服务的财政投入力度，将养老服务投入纳入财政预算，增强财政支出的约束力，创造关爱、支持老年人参与日常活动的良好环境，建立覆盖城乡居民的社会保障体系，让基本保障惠及所有老年人。

四、完善社会支持服务

建立以"居家养老为基础、社区为依托、机构养老为补充、医养相结合"的养老服务体系，完善社区、居家养老服务机构布局，准确评估不同健康状况、不同生活自理能力、不同收入水平老年人的养老服务需求，把握不同地区之间需求与能力的差异性，提升服务精准性，让更多的人"老有所养"。社会组织特别是公益性社会组织，重点关注特殊老年人群体，提供公益性供养、护理服务，让老年人感受社会温暖，共享经济社会发展成果，体现公平正义。根据人口老龄化形势和养老需求变化，积极探索推广旅游养老、文化养老、互助养老、老年志愿活动等新型补充养老模式。加强对高龄老年人、失能失智失独老年人、空巢老年人和贫困老年人的养老服务供给。建立政策实施效果评估机制，加强养老服务政策实施情况的监测与评估，及时发现政策实施过程中的问题，持续改进。

五、健全医疗保健防范

医疗保健是老年人最突出和最重要的需求。重点做好老年病、慢性病延续管理与服务机构的衔接，有效缓解看病难、住院难问题。建立与之相适应的医疗保健保障制度，为老年人提供医疗、预防、保健、康复、健康教育的"五位一体"的社区服务。加强老年病研究，建立和实施与经济发展水平相适应的社会医疗统筹保障制度，如老年病医院、老年人护理中心、老年家庭病床等多种形式的医疗保障，缓解老年人患病后对家庭和个人造成的身心负担和经济压力，实现"老有所医"。鼓励社会力量举办康复医疗机构、护理机构，打通专业康复医疗服务、临床护理服务向社区和居家康复、护理延伸的"最后一公里"，广泛开展健康自我管理教育，摸索适合的社区健康管理模式，提高老年人自我保健能力，实现健康老龄化。

综上，促进健康老龄化，推进老年医疗卫生服务体系建设，推动医疗卫生服务延伸至社区、家庭。健全医疗卫生机构与养老机构合作机制，支持养老机构开展医疗服务。推动中医药与养老融合发展，鼓励社会力量参与老年心理健康与关怀服务，呼吁开展经济困难的高龄、失能老年人补贴制度，加快居家长期照护服务与保险联合，进一步完善老年服务相关政策，使老年人能够得到适宜、实用、安全、便捷的服务，增强获得感和幸福感。

第二章　老年人护理伦理与权益保障

第一节　老年护理伦理概述

老年人由于特殊生理、心理及疾病特点，使老年护理任务更加复杂而繁重。随着医疗技术的飞速发展，新的健康观和医学模式的出现，要求老年护理工作者应重视护理伦理学的学习与融合应用，更好地为老年人进行多角度、全方位的护理。老年护理伦理的基本尊重原则包括尊重患者自主、诊疗最优化、尊重生命价值、公平与公益原则。

一、尊重患者自主原则

自主权是患者最基本的权利。自主原则突出表现为充分尊重患者的自主权和知情同意权。

（一）自主权

患者的自主权是体现生命价值和人格尊严的重要内容，现已成为国际伦理学决策的重要依据。患者有权利选择自己想要的治疗，也有权利拒绝或放弃医生的建议。一切以患者公平为中心，尊重患者的自主权，已成为我国医务人员的共识和医疗实践的基本原则。

（二）知情同意权

知情同意权是患者自主原则的重要组成部分。患者在接受各种检查、治疗或参与临床研疗需求之前，都应给予充分的告知，包括这些医疗行为的目的、风险和获益、可选择的方法等，患者都有权利在接受这些医疗活动前，全面而准确地了解有关诊疗和预后的信息。

对于完全无行为能力或不具有充分理解能力的老年患者，在强调患者自主权利时，必须由其监护人或法定代理人代为行使知情同意权。如果患者的受教育程度、认知水平和理解力低下，则由患者授权的亲属代理。我国选择委托代理人的顺序一般为：配偶、成年子女父母、其他亲属或单位负责人。代理人应有行为能力，能够理性判断。

二、诊疗最优化原则

在实际工作中，所有医疗活动都应遵循最优化原则，这既有技术性的规定，也有临床思维能力的要求，并体现医学伦理的基本思想。最优化原则包括无伤害及有利原则，具体内容如下：

（一）积极获取最佳疗效

根据当时、当地医学发展的实际水平，首选医学界普遍认可、适合具体患者的最佳药物或手术方案，不应一味追求高技术、高代价的诊疗手段。

（二）确保医疗干预安全无害

在疗效相当的情况下，医务人员应以强烈的责任心、十分谨慎的态度，尽量使伤害减少到最低程度，确保患者生命安全。如尽可能避免支出与获益不匹配的侵入性检查、截肢等大型手术。

（三）尽量减轻患者痛苦

应在确保疗效的前提下，精心选择给患者带来痛苦最小的治疗手段。如对于晚期癌症患者，减轻其痛苦是第一位，尽可能较少和避免无效的医疗干预。

（四）力求降低就诊费用

在保证疗效的前提下，选择价廉且安全的治疗干预方案，尽量避免高值耗材和昂贵药物应用，减轻患者的经济负担。

三、尊重生命价值原则

尊重生命价值原则包含了尊重他人的生命和尊重生命价值等方面的内容。人的价值取决于生命本身的质量以及对他人、对社会的意义，强调针对不同个体的差异化对待。生命价值原则提出了老年急救、临终患者安乐死等问题的伦理对策，协调了患者权益与社会公共利益的关系，在更高层次上肯定了生命的价值和神圣。

四、公平与公益原则

公平与公益原则是医学伦理学的核心内容。

（一）公平原则

医疗公平就是力求做到人人享有卫生保健，以同样的医疗水平、服务态度对待有同样医疗需求的患者，不能因为医疗以外的其他因素亲此疏彼。在公平公正的伦理原则下，每一位患者都有相同的治疗权利、被尊重的权利、获得优质服务的权利。医务人员不能以任何理由选择患者，不能因自己的喜好或社会外在环境的压力，而随意改变服务流程。

（二）公益原则

公益原则是指医疗卫生工作应以公众的利益为出发点，具有公共事业性。在具体的医疗实践中，要求医务人把对患者的高度负责、与对社会、对他人和对后代的责任统一起来。

第二节 老年护理常见的伦理问题及对策

在老年护理的过程中，医护人员常会遇到各种各样的伦理问题，长期住院的老年痴呆患者，为防止发生跌倒、走失、坠床或自伤、伤人等意外事件，在没有其他可暂代能资情况下，能否采取身体约束进行保护？患严重心内膜炎疾病的老年患者，实在不堪忍受折磨要求安乐死，是应该答应还是拒绝呢？这些问题使他们的日常工作充满了道德压力。

一、老年护理常见的伦理问题

(一) 注重躯体护理，忽视心理护理

老年人由于社会角色、经济收入、健康状况改变导致的一系列心理问题，受传统医学模式的影响，使得老年护理只是针对某种疾病，而心理问题没有得到相应的关注，缺乏科学疏导和适宜的安慰护理措施。

(二) 不当的身体约束

临床护理工作中，当老年患者出现烦躁、谵妄等症状时，为了保证管路安全，常常会给予身体约束措施。但约束患者的同时可能已埋下了伤害患者的隐患。不当的约束不仅不能保证患者安全，反而导致患者坠床、被约束部位受损、心理阴影等。因此，美国医疗联合认证委员会指出：约束只能在患者可能自伤、伤及医护人员或其他人员，且其他措施可能无效的应急情况下，才允许使用。

(三) 暴露隐私

信息化在提高护理质量和管理效率等方面发挥了重要作用，然而现代信息技术是一把双刃剑，它带来方便的同时，也出现一系列值得思考的问题，如信息失准、信息隐私、信息安全等。信息失准主要指护理信息的记录、储存处理等与医嘱信息与患者的真实情况不一致不完整和不及时等，从而导致护理信息的精确度下降；信息隐私包括患者的个人基本信息如姓名、年龄、诊断、疾病史、身份证号码等；信息安全是指护理信息系统受到攻击和破坏护理信息的完整性、保密性和可靠性等受到威胁干扰和破坏，甚至丢失的现象。无论信息失准、隐私泄露或信息安全得不到保障，都会损害患者利益，影响医院声誉。信息化是科技进步、时代发展的必然，利用信息化高效工作的同时，又要确保患者和医方的权益不受损害，是需要探索解决的新的伦理问题。

(四) 知情同意

知情同意是充分尊重患者自主权的体现。在临床工作中，凡是涉及侵入性的检查、治疗和手术，都需要患者或代理人签署知情同意书。在我国，知情同意书甚至扩大到高价值医疗耗材、自费药品和物品等。由于中

西文化的差异，我国患者知情同意书的签署人，有时是患者家属或其监护人（如不想让患者知晓所患恶性肿瘤时）而非患者本人（即使患者本人具备自主决策能力）。是否以习俗孝道的名义，剥夺了个人的自主权利？这是否符合伦理原则，就当具体情况具体分析。

（五）安宁疗护选择

随着社会经济医学技术的快速发展以及文化的不断冲击，患者自主选择权和维权意识不断提高。患者权益保护也日益得到重视，尤其是慢性疾病终末期或恶性肿瘤晚期的医疗选择如是否抢救、实施心肺复苏、气管插管或气管切开等，更加尊重患者的个人意愿及家属诉求。舒缓治疗和安宁疗护的广泛宣传，越来越多的患者和家属能够理性对待，想方设法满足临终患者的"五个愿望"，让其不留遗憾地走完人生之路。然而，法与情的交织有时也为临床实际工作中的具体实施带来一些犹豫和困惑。比如患者虽然病情很重，但是通过救治，不仅能保持性命，且能保证功能完好，然而救治花费巨大，家属因各种原因不能支付巨额的救治费用。而提出放弃抢救，医护人员如何选择，什么是患者最大利益，谁来决定患者的最大利益等，有待于从法律层面不断完善和解释医学伦理问题。

（六）虐待防范

虐待老年人的概念最早由1975年巴克尔医生在其发表的《虐待祖母》中首次提及之后，西方国家对虐待老年人问题进行了深入研究，有些国家已经通过立法来保护被虐待老年人。虐待老年人的定义：在本应充满信任的任何关系中发生的一次或多次致使老年人受到伤害或处境困难的行为，或以不采取适当行动的方式致使老年人受到伤害或处境困难的行为。"

1. 虐待的类型

（1）身体虐待：暴力行为、不适当的限制或禁闭、剥夺睡眠等。

（2）精神虐待：心理虐待或长期口头侵犯，包括那些贬低老年人、伤害老年人、削弱老年人的个性、尊严和自我价值的言词和交往。

（3）经济剥削或物质虐待：包括非法使用或不适当地使用或侵吞老年人的财产或资金。强迫老年人更改遗嘱或其他法律文件；剥夺老年人使用其控制个人资金的权利；经济骗局以及诈骗性计划。

（4）疏于照料：如不提供适当的食物、干净的衣服、安全和舒适的住所、良好的保健和个人卫生条件；不准与外人交往；不提供必要的辅助用具；未能防止老年人受到身体上的伤害未能进行必要的监护。

虐待老年人会对老年人自身以及社会造成不良影响和严重后果。相关研究表明：遭受身体虐待和疏于照料的老年人死亡率高于正常老年人的3倍，因此制止虐待老年人的现象在老年护理照护中非常重要。护士在识别、防范虐待老年人事件中，担任重要的角色，警惕在护理过程中对老年人虐待现象的发生是老年护理中重要方面。在我国很少有虐待老年人问题，相关的调查数据和研究报道，有两项研究是对农村老年人过去一年遭受躯体虐待、情感虐待、经济虐待、忽视与疏于照顾，总虐待发生率分别是4.9%、27.3%、2%、15.8%和36.2%可以发现情感虐待和忽视与疏于照顾发生率占了一定的比例。研究中也指出需要生活照护或经济支持和帮助的老年人。抑郁情绪的老年人受虐待的发生率更高。尚未发现城市中和养老机构中对老年人虐待的相关数据，但是由于我国护理人员短缺，尤其是养老护理院中因为护理人力不足，常常发生忽视老年人的需求，照护不周等。也有老年人在养老院中遭受虐待的新闻报道，近几年国家也出台了相关的法律和政策，如《中华人民共和国继承法》《中华人民共和国收养法》《中华人民共和国婚姻法》《中华人民共和国刑法》相关条目以及《中华人民共和国老年人权益保障法》，从法律和道德层面上制止虐待老年人事件的发生。

当前虐待老年人现象既广泛存在，又不容易被人发现，而且其现实原因涉及国家、社会和家庭的方方面面，虐待老年人会对老年人自身以及社会造成不良影响和严重后果。老人虐待的防范工作是一个长远的系统工程。对于从事老年护理的专科护士来讲，需要具识别可能遭受虐待老年人的能力。

2. 常用的评估工具

应用便捷有效的老年人虐待评估工具，不仅有利于早期发现虐老风险，而且可及时对虐老行为进行有效干预。

（1）老年人评估量表：是Talme等在1984年编制的量表，主要用于老年人身体虐待、精神虐待、经济虐待、疏忽照顾和遗弃的评估，适用于医院、社区和养老机构。量表共 7 个条目，分为一般评估、忽视评估、日常生活方式、社会评估、医疗评估、感情/心理忽视和评估总结 7 部分，由专业人员，如老年专科护理人员，在观察老年人后根据观察结果进行填写。

（2）老年人虐待筛查测试：是 Hwalck 等在 1986 年编制的量表，主要用于老年人身体虐待、精神虐待、经济虐待和性虐待的评估，适用于医院、社区和养老机构，尤其是医院的门和急诊部门，其主要用于评估认知功能正常的老年人是否存在被虐待的风险。量表共 15 个条目，由老年人直接回答，以便评估老年人是否存在被虐待的情况及被虐待的因素或是否有潜在的被虐待指标，因此该量表仅适合认知正常的老年人。

（3）照顾者虐待老年人评估量表：是 Reis 等在 1995 年编制的量表，主要用于老年人身体虐待、精神虐待、经济剥夺和疏忽照顾的评估，适用于医院、社区和养老机构。量表共 8 条目，由照顾者以是/否回答，是=1分，否=0 分，总分≥4 分表示虐待风险高。但任何一条目是阳性回答，都可能需要采取干预措施。该量表使用的是非对抗性措辞，使照顾者感相对舒适。所以其戒备、排斥心理弱，愿意回答问题。因此，即你老年人存在认知障碍，研究者也可对其照顾者进行评估，以筛查老年人是否存在被虐待风险。冯瑞新等将其翻译成中文，并增加了一个开放性问题，从而形成了中文版的量表，中文版量表具有良好的信效度，在临床中得到了很好的应用。

（4）虐待筛查指标：是 Rets 等在 1998 年编制的量表，主要用于老年人身体虐待、精神虐待、经济虐待和疏忽照顾的评估，适用于社区和养老机构。该量表共 29 个条目，包括 2 个人口统计条目和 27 个虐待筛查条目，由经过训练的医生对照顾者和老年人进行 2~3 的家庭访问，在对照顾者和老年人分别进行全面评估后填写。

（5）老年人虐待怀疑指标：是 Yaffe 等在 2003 年编制的量表，主要用于老年人身体虐待、精神虐待、经济虐待、性虐待和疏忽照顾风险的评估，适用于医院、社区和养老机构。该量表共 6 个条目，前 5 个条目由老年人以是/否/不确定做出回答，第6个条目由医生在观察老年人的情况后以是/否/不确定回答，在第2~6个条目里，只要有一个为"是"，即需进行深入评估。该量表的使用较为简便，且在实施量表进行评估时，研究者需要将照顾者和老年人分开，以便单独对老年人进行评估，其目的是使老年人能真实地回答问题，以获得真实可靠的评估结果。世界卫生组织在8个国家依据该量表来评估老年人是否存在被虐待风险，其评估结果表明该量表能够筛查出多种老年人被虐待的情况，因此该量表可以作为医疗机构对认知正常的老年人是否存在被虐待风险的常规筛查量表。

我国对虐待老年人产生的身心健康损害报道极少，虐待老年人导致其伤害问题有待进一步研究。在虐待老年人的问题中，医务人员还面临着很多的挑战，需要更多调查研究。护士在这个问题的预防、发现和解决方面起到了重要的作用。护士应该充分运用正确的技术和知识，确保老年人享有安全、舒适、有尊严的晚年。

二、伦理问题的处理对策

《国际护士伦理准则》指出，护士应以"促进健康、预防疾病、维护健康和减轻痛苦"为己任。虽然有准则的指导，但护士在履行职责的过程中，仍会遇到各种伦理问题，且这些问题没有固定的答案，护士应通过评判性思维从以下几方面做出伦理决策。

（一）强化自身护理技能，注重道德素质培养

单纯的医疗护理已经不能满足老年人躯体、精神、心理等多方面的需要。护理人员应树立新型的老年护理理念，一方面要接受老年相关知识技能课程的系统培训，正确地把握医疗设备、药物等临床使用，提高临床技术服务水平；另一方面还要加强伦理道德素质培养，明确护理人员应遵循的职业道德和职业行为规范，了解处理护理服务相关伦理问题的基本原则提升伦理观念和伦理决策的意识，规范其护理实践中的伦理道德行为。多从细节着手，如加强护理理论及技能操作训练，减少患者的痛苦，输液时主动关心问候，帮助解决困难。在护理中时刻注意尊重患者，遇到问题认真思考，细心分析综合判断，力求护理服务准确适宜，及时解除患者痛

苦，建立良好的信任关系。

（二）建立长期护理保障机制，完善老年服务支持体系

老年护理事业的发展需要社会各方面的支持，除应争取财政专项资金，健全老年医疗保障制度外，还要动员社会力量，广泛吸纳社会资金，鼓励商业保险公司和社会福利机构参与，通过风险分摊和多元化老年服务供给，舒缓减轻家庭和国家的养老压力。同时，为提高民间资本参与居家服务、长期照护、临终关怀等的积极性，不断完善老年服务支持体系，确保稳定可持续发展。

（三）鼓励患者表达意愿，让家属参与医疗决策

充分了解患者及其家属的人生观和价值观，鼓励他们参与医疗决策。通过与患者及家属充分沟通交流，如实告知病情、医疗措施和相关医疗风险。了解患者的心理需求、个人意愿等，尊重其信仰和生活习俗。当患者具有决策能力时，鼓励其通过预立遗嘱或其他具有法律效力的方式表达其愿望。一旦患者不具备决策能力时，结合传统文化，鼓励其家属（如配偶、子女）或监护人等做恰当的表达。

（四）积极寻求帮助，强化法制观念

在护理患者过程中，无法做出伦理决策时，应尽早寻求帮助，切忌过高评估自己的能力而做出有损于患者利益的伦理决策。应认真学习和熟悉相关的卫生法规和政策，强化职业法制观念。此外，由于老年患者病情复杂且变化多，机体耐受性差，在临终关怀、安乐死、生命系统维持等问题上决策难度大。因此，医护人员应根据生命价值原则，积极与医院或当地伦理委员会取得联系，在专家指导下开展"利益-风险分析"，帮助医务人员及时做出医疗决策，协调医患双方以及个人和社会利益的关系。

第三节　老年人的权益保障

根据我国法律规定，老年人是指 60 周岁以上的公民，他们享有法律赋予的一系列的权利。包括被赡养权、医疗保障权、社会活动参与权等。

在各种具体的法律条文中，如宪法、继承法婚姻法、民法通则、劳动法、劳动合同法等，都散在地对老年人的权益保障进行了描述。而我国的《中华人民共和国老年人权益保障法》（以下简称《老年人权益保障法》），则是一个专门为老年人的权益提供保障的法律条文。

一、我国老年人权益保障

（一）《老年人权益保障法》的主要内容

《老年人权益保障法》是为保障老年人合法权益，发展老龄事业，弘扬中华民族敬老、养老助老的美德而制定的法律。它是我国历史上第一部专门保护老年人权益的法律，于1996年8月29日八届全国人大常委会第21次会议通过并于当年10月1日开始实施的。现行版本是2015年月24日第十二届全国人民代表大会常务委员会第十四次会议修正的。《老年人权益保障法》主要从以下几个方面对老年人的权益保障进行了说明和规定。

1. 老年人在家庭中的权益和保障

我国老年人绝大多数生活在家庭中，经济来源和生活照料主要靠赡养人和扶养人提供。在今后较长时期内，大多数老年人主要仍需家庭来赡养和扶养。从这一实际情况出发，也参考了国外"福利国家"的经验教训，本法专设家庭赡养和扶养一章对有关问题进行了具体规定，体现了中国特色。因赡养人承担着最重要的责任，该法规定了赡养人的义务："赡养人应当履行对老年人经济上的供养、生活上的照料和精神上慰藉的义务"。对老年人在家庭生活中的受赡养扶助权、人身权、婚姻自由权、房产和居住权、财产权和继承权等本法都作了明确规定。考虑到赡养人的配偶对赡养人履行义务所持的态度至关重要，该法规定："赡养人的配偶应当协助赡养人履行赡养义务"，赡养人的配偶主要是指老年人的儿媳和女婿。

2. 老年人在社会生活中的权益和保障

我国《老年人权益保障法》对老年人在社会生活中应享有的特殊权益作了规定，涉及老年人生活、医疗、居住、婚姻、社区服务、教育、文化生活、环境与福利等诸多方面的权益。发展和完善老年社会保障制度，并形成良性运行机制，已是势在必行。我国《老年人权益保障法》规定：农村的老年人，已经丧失劳动力、没有生活来源，也没有子女和其他扶养人的，由所在村的集体经济组织承担保吃、保穿、保住、保医、保葬的五保供养（即成为"五保户"）；老年人患病，本人及其子女确实无力支付医疗费用的，当地人民政府根据情况可以给予适当帮助或救济；国家建立和保障老年人的医疗保险制度并且规定对 70 周岁以上的老年人就医治疗时予以优先。有条件的地方，还开展对老年人义诊、巡回医疗等服务；老年人享有自行决定到老年福利院、老年公寓去居住的权利；地方各级人民政府根据当地条件，在老年人参观、游览、乘坐公共交通工具等方面，对老年人有优厚的待遇和照顾。

3. 关于法律责任和处理程序

老年人由于年老体弱，有的行动不便，有的视力、听力、口头表达能力变差，有许多老年人没有文化以及其他原因，在其合法权益受到使害后，自己不能直接到有关部门要求处理或直接到法院提起诉讼。为了维护自己合法权益，老年人可以委托代理人代为向有关部门提出处理要求或代为提起诉讼。所谓代理，是指代理人在代理权限内，以被代理人的名义办理直接对被代理人产生权利义务后果的法律行为或其他有法律意义的行为。

老年人的合法权益受到侵害后，为维护自己的合法权益，有两条途径可供选择，一是可以要求有关部门解决，如老年人认为自己的养老金或医疗待遇受到侵害，可以要求侵害人所在组织或者侵害组织的上级机关处理，老年人认为其家庭成员侵害了自己的合法权益，可以要求家庭成员所在组织成员村（居）民委员会处理。二是可以直接向人民法院提起诉讼。人民法院和有关部门对老年人的诉讼和要求，一定要及时受理，不能有推托的思想。《老年人权益保障法》第 3 条规定了老年人因其合法权益受侵害提起诉讼，交纳诉讼费确有困难的，可缓交、减交或者免交。诉讼费用缓、减、免制度，体现了国家对有实际困难的老年人的照顾，使老年人不得因交纳诉讼费用确有困难而影响对其合法权益的保护。

在现实生活中，有些部门把家庭成员侵犯老年人合法权益视为家庭纠纷，在处理时从轻或不处理。据此法规定，赡养人和其他家庭成员有虐待、遗弃老年人，暴力干涉老年人婚姻自由，且有抢夺、盗窃老年人财物等违法行为的，视其情节轻重分别追究行政或刑事责任。这就把维护老年人的合法权益从社会关系中引入到家庭关系中，符合社会发展的现实状况，有利于更全面地保障老年人的合法权益。根据此法规定，有关部门、组织对老年人合法权益受侵害的投诉，应当以强烈的同情心和责任感。积极主动地关心、安慰和处理，不能消极应付、推诿、不问不管。无上级主管部门的，当地有关组织、居民委员会、村民委员会应主动做好工作。

(二)《老年人权益保障法》的主要特点

《老年人权益保障法》的制定和颁布实施，初步形成了我国对特定人群权益保障的法律体系，标志着我国老年人权益保障工作从此走上法治化的轨道。该法在当时适应了中国人口老龄化发展和老年人权益保障的客观要求，更重要的是法律规定的内容符合中国的实际，体现了中国的国情，保持了中国的传统，反映了老年人的心愿，是一部有中国特色的保护老年人合法权益的法律。经过几次修订之后。《老年人权益保障法》突出体现了以下8个特点：

1. 积极应对人口老龄化上升为国家战略任务

《老年人权益保障法》规定积极应对人口老龄化是国家的一项长期战略任务。这一规定从法律上明确了应对人口老龄化的战略定位，对于从国家战略层面谋划和推进老龄工作具有重要意义。

2. 对家庭养老进行了重新定位

明确了老年人养老"以居家为基础"，与传统的"家庭养老"不同。老年人虽然居住在家庭，家庭仍然需要充分发挥其养老功能，但也要发挥社区的养老依托功能。这就使社会和国家做好社区建设的责任更加明晰。为确保居家养老的顺利实施，《老年人权益保障法》还为国家建立健全家庭养老支持政策提供了法律依据。如出台相关政策，在购买住房的贷款利息、贷款首付或契税上给予优惠，以鼓励子女与父母就近居住或同住；对家有高龄老人、生病老人的在职职工，给予带薪假期制度，以便于其在家照料老人等。

3. 规定国家逐步开展长期护理保障工作

新修订的《老年人权益保障法》第三十条规定，"国家逐步开展长期护理保障工作，保障老年人的护理需求""对生活长期不能自理、经济困难的老年人，地方各级人民政府应当根据其失能程度等情况给予护理补贴"。虽然受各方面条件的制约，我国还不能像日本等国家那样，直接规定建立长期护理保险制度，但毕竟对长期护理保障工作的重要性有了充分的认识，并提出了原则性规定，为我们开展长期护理保障制度乃至长期护理保险制度的探索，提供了法律上的依据。对护理补贴制度的提出，便于督促地方政府在长期护理方面有所作为。这一规定的贯彻实施，也能在一定程度上减轻经济困难老年人的护理费用负担。

4. 构建老龄服务体系建设基本框架

《老年人权益保障法》规定"国家建立和完善以居家为基础、社区为依托、机构为支撑的社会养老服务体系。"为确保这一体系的建立和完善，新修订的老年人权益保障法还分别做出了明确的表述，如对家庭赡养义务的规定，将养老服务设施纳入城乡社区配套设施建设规划的规定，对养老机构所需具备的条件以及扶持、监管的规定等。这些规定是对中国长期以来养老服务业发展经验的积累和总结，是对相关政策措施的肯定和呼应，并将其上升到法律的层面，必将有力地推进中国老龄服务体系的建设进程。

5. 突出了对老年人的精神慰藉

《老年人权益保障法》强调了赡养人对老年人有提供精神慰藉的义务。要求家庭成员应当关心老年人的精神需求，不得忽视、冷落老年人；与老年人分开居住的，应当经常回去看望侍候老年人，不常看望老人将属违法，该法同时规定，用人单位应当按照国家有关规定保障赡养人探亲休假的权利。

6. 明确了社会优待内容

新修订的《老年人权益保障法》将社会优待辟为专章，增加了老年人社会优待的内容，扩大了优待对象的范围。优待内容涉及为老年人办事提供便利、提供法律援助、交通价格、参观游览优待等，并免除了农村老年人承担兴办公益事业的筹劳义务。重要的一点是，法律要求的常住在本行政区域内的外埠老年人，给予同等优待。这对打破一些城市对老年人的地场歧视，具有重要意义。

7. 确定了老年人监护制度

新修订的《老年人权益保障法》明确规定，"具备完全民事行为能力的老年人可以在近亲属或者其他与自己关系密切、愿意承担监护责任的个人、组织中协商确定自己的监护人。监护人在老年人丧失或者部分丧失民事行为能力时，依照有关法律的规定确定监护人"。这一规定是与时俱进的，对老年人及其赡养人和继承人的合法权益，都是一项重要的保护性制度。

8. 增加了宜居环境建设的内容

新修订的《老年人权益保障法》要求，制定城乡规划时，要统筹考虑建设适老性的公共设施、服务设施、医疗卫生和文化设施，实施无障碍建设。由于大多数老年人居住在社区，生活在社区，建设适宜老年人居住的社区就成为老年宜居环境建设的重要内容。国家要推动老年宜居社区建设，引导、支持老年宜居住宅的开发，推动和扶持老年人家庭无障碍设施的改造。

二、世界其他国家老年人权益保障状况

人口老龄化已经成为全世界所面临的严峻的社会问题。世界各国都制定了相应的法律法规，以保护老年人的合法权益。由于各国的文化传统、风俗习惯等方面的差别，不同国家对老年人的权益保护各有特色。

（一）美国

美国是有关老年人的法律和法规最多的国家之一。1961 年，美国"白宫老龄问题会议"发表了《老年公民宪章》，列举了老年人应享有的权利和应尽的义务，其指导思想是社会照顾老年人，老年人亦应对社会有所贡献。1965 年《美国老年人法》制定并颁布，该法为老年福利而制定。美国还制定了一系列有关老年人其他方面的法律和法规，如 1937 年《美国住宅法》颁布决定对老年住宅予以特别协助，建筑设计要便于老年人活动；

1946 年《全国心理卫生法》主张对老年患者尽量减少送去精神病院进行隔离治疗。改善疗养方式，或设立老年之家，在社区中治疗，以利康复；1960 年《老年医疗协助法》规定，65 岁以上老年人若需要，可获得一切免费医疗及其他预防性的服务。

（二）英国

英国的社会福利事业兴起于 20 世纪初，各项法规也随之陆续制定颁布。1946 年议会通过《全国保险法案》，内容十分丰富、包括失业、老年、疾病保险和其他救助补偿。1948 年 7 月正式实施的《国家医疗服务法案》规定，无论是穷人还是富人、工人还是农民，无论是公务员还是普通民众，不管有无工作。只要是在英国居住的人，包括到英国公务、旅游、工作和学习的外国人均可获得免费医疗服务，其中也包括老年人。这一医疗制度给予公民以最高的医疗福利待遇，因而闻名于世。1948 年制定的《国民救助法案》的主要内容是规定国家和地方建立养老院、收容所、收养老年人、残疾人和精神病患者。

（三）德国

德国是欧盟的核心发达国家，很早便进入了老龄化社会。德国在推动老年人权利保障和救济制度发展的过程中，形成了自身富有特色的法律和保障制度体系。首先，德国形成了较为完备的老年人权利保障和救济法律体系，构建起从国际公约到国内立法、从老年人权利保障和救济基本法到部门法的各层次法律保障体系。德国宪法认可国际法是联邦法律组成部分，并以此确立了公民基本权利；而德国国内针对老年人权益保障和救济的各种立法中涵盖了医疗保险法、事故保险法、养老保险法、职工保险法、农村老年人援助法等，从法律层面形成了较为完备的社会保障体系。对推动老年人权益保障和生活救济十分有效。其次，在社会保障制度方面，德国养老保险制度的建立致力于保障公民在面临老龄化、收入减少等状况时获得没有经济顾虑的晚年生活，并切实做到了保障有力，城乡统一。其中所涉及的制度建设、机构设置和社会救济途径及资金来源等都有充分的保障。在此基础上，德国形成了门类丰富的社会保险机构，涉及医疗护理、养老、事故、失业等诸多方面。并把特殊老年群体诸如农村老年人、女性老年人以及高龄老年人作为特殊的社会保险对象专门对待，确保该类群体能够充分享有可靠的养老保障和权利救济。最后，在微观制度上，德国建立了弹性退休制度，确保老年人劳动权利有充分释放的途径弹性退休制度将退休作为一项权利由劳动者自行选择退休与否，这对保障老年人社会经济地位切实保障老年人权利和救济显然具有积极的意义。

（四）日本

日本是老龄化程度最高的国家，同时也是平均寿命最高的国家。老年人问题已经成为日本社会的极其重要的问题。在老人社会权利和福利保障方面。日本政府于20世纪70年代开始颁布并形成了以《国民年金法》《老人保健法》《老人福利法》和《介护保险法》为主要架构的老年人社会保障和福利法律制度基础，在此基础上形成了立法全面、地方分权、注重保障的老年人权益保障机制。《老人福利法》以及《老人保健法》，建立了包含医疗、失业救济、福利等保障制度。而通过《介护保险法》，日本建立了独具特色的长期护理保险制度，该保险制度一般通过提供护理服务为主要方式，辅以现金支付。现实中，日本政府的养老政策是"家庭养老为前提，社会福利服务做补充"，政府也通过税收减免。提供养老贷款、完善家庭护理业务等方式来支持家庭养老方式。

此外，日本政府针对日益严重的虐老现实，通过了《老年人虐待防止法》，该法首先明确了虐待老年人的五种类型，即身体上的虐待、放弃护理和照顾、心理上的虐待、性虐待、经济上的虐待；其次，赋予国家权力介入虐待老年人事件，以及暂时保护受虐老人和给予其护理的权力；最后，规定了邻居的举报义务。日本地方和社会力量也参与到虐待老年人的防治工作中来，如根据东京都福社保健局制定的《东京都老年人虐待对应手册》建立的评估支援机制以及"二次对应机制"，该机制通过社会专业人员评估和识别虐待老年人行为，并向老年人提供法律、护理等服务，而且帮助联系包括救助中心、医院、警察等机构，起到很好的桥梁作用。

（五）韩国

韩国强调以孝为核心的儒家思想，注重在孝文化的传承和维护方面立法及制定政策，如韩国政府制定了世界上第一部奖励孝行的法律《孝行奖励资助法》，该法从法制的角度保护老年人权利，促进尊敬老人文化氛围的形成。韩国的养老政镇坚持"优先家庭照顾，社会保险替补"，通过优惠税收政策来保证家庭养老，如对和父母住在一起的子女进行税务减免等。为了更好地面对老龄化社会带来的挑战，适应和满足老龄化社会的需求，韩国政府制定了一系列法律法规予以应对。韩国政府于 1981 年 6 月颁布了《老年福利法》并于 1982 年 2 月开始实施，在该法实施半年后，根据现实需求公布了《老年福利法施行规则》，此后的 2 年时间里，为了适应社会的发展和老龄化的严峻形势，韩国政府对《老年福利法》后多次进行修改。该法主要包含了老年人医疗、休闲等福利措施、机构中对痴呆、独身等特殊老年人的保护机制等规范，对虐待老年人事件的反应措施（如紧急电话）、保护机构和处罚办法等。韩国政府通过该法，来保障老年人参与社会活动、老年人的福利救济、护理等服务的落实，进而保证老年人的权益和身心健康。为了促使老年人更好地进行就业，更好地适应社会发展和促进社会发展，韩国政府还出台了《高龄者就业促进法》，在这部法律中明确规定工作场所禁止对的 65 周岁以上的老年人进行年龄歧视，要支持老年人就业，让他们在社会上继续发光发热。同样在这部法律实施一段时间后，根据客观情况的要求，出台了实施细则，老年人的就业权益得到了更好地保护。为了提高国内老年人的生活水平和生活质量，韩国还出台了《交通弱者移动便利增进法》《老年亲和产业振兴法》《保障残疾人、老人及孕妇等出行方便的法律》。可见韩国的老年福利法律体系已经逐步建立和完善。

（六）新加坡

新加坡也是一个深受儒家文化影响的国家，国家通过立法和政策等强化了家庭养老责任；制定了各种优惠条件，来支持家庭养老模式，如对愿意和父母住在一起的子女给予优先购房权以及继承财产的部分免税权；对由于残疾等疾病导致的贫困家庭补助金，通过财政拨款进行了 4 次专门的"敬老保健金计划"等。国家还颁布了《赡养父母法》，于 1996 年 6 月 1 日开始生效。该法是世界上第一个为赡养父母而专门创立的，该法对于子女赡养父母做出了全面的规定。该法规定了不仅仅是婚生子女有赡养父母的义务，非婚生子女、继子女、养子女均对父母有赡养的义务。老人必须是年满60周岁生活不能自理的新加坡居民，在申请子女赡养之前必须先证明自己的收入和其他财产不能满足他们的基本生活，在此种情况下才能申请子女赡养，政府创立了调解家庭纠纷裁决处来专门进行赡养案件的处理；规定了对拒绝履行赡养义务的子女，法院可以签发"赡养令"；规定了子女不履行赡养义务，可以被处以罚款或一年有期徒刑；并且随后就创立了赡养父母仲裁法庭来保障法律的实施。总之，新加坡的《赡养父母法》将赡养主体被赡养的条件甚至是提起法律诉讼的相关情况都进行了规定，是一部比较齐全的法律，对子女的权利义务规定比较明确，对于不尽赡养义务的子女来说能够依据此法得到相应的处罚，是一部值得借鉴的法律。

虐待老人是一个非常复杂的问题，涉及社会、经济、文化、心理等各方面因素，同时也是一个具有隐蔽性的社会问题，需要引起全社会的重视。我国悠久的传统文化要求我们要对老年人关怀、照顾。使他们老有所依、老有所养。护士作为与老年人密切接触的健康专业人士，应有意识地去了解容易导致虐待老年人发生的原因，积极预防虐待老年人问题的发生，并在有可疑的被虐待情况发生的时候对老年人进行细致的评估，判断是否确有虐待的发生，积极提供相应的干预策略，必要时使用法律武器保护受虐待的老年人，真正帮助老年人维护其权利和尊严使其免受伤害。

第三章　老年护理的发展与管理

第一节　老年护理学的发展

随着社会人口老龄化的急速加剧，社会应对老化影响的需求不断增加以及对老化研究的不断深入，人们逐渐认识到老年人群是一个特殊的群体，在生理、心理、精神需要等方面，都与其他人群有所不同。基于此，老年护理学开始受到社会的关注，并随着社会需求的增加不断发展。

一、老年护理学及相关概念

老年护理学与临床医学、生物学、社会学、心理学、健康政策等学科密切相关，老年护理专业护士需要与这些学科的专业人员一起，通过学科间团队合作，为老年人提供整体的、以个人为中心的专业护理。老年护理的目标，是以老年人为中心、实现促进、维持或重塑老年人身心健康。因此，美国护士协会（American Nurses Association，ANA）在《老年护理：执业领域及实践标准》中将老年护理学（gerontological nursing）定义为：老年护理学是运用老年护理的知识及技能，以满足老化过程中老年人生理、心理、发展、经济、文化和精神的需求为目标的，基于循证的护理专业实践。它强调通过跨学科的整合管理，促进老年人从健康老化到临终阶段的自理能力、幸福感、最佳功能状态、舒适和生活质量。

二、发达国家老年护理学的演变

老年护理实践起源于南丁格尔时代的济贫院，作为一门学科发展始于1904 年的美国。1904 年，世界上第一篇由护士撰写的老年护理论文发表于《美国护理杂志》，该文提出"不应像对待壮年人那样对待老年人"，同时指出"护理老年人的护士需要有丰富的经验"。迄今为止，美国不仅是老年护理专业发展最早的国家，同时也是老年护理发展最完善的国家。这种发展与完善，影响了全球老年护理学的发展。因此，本节将以美国老年护理学的发展为例，介绍发达国家老年护理学的发展历程。纵观美国老年护理学的发展，可概括为四个时期：

（一）理论前期（1900—1955 年）

1904 年，《美国护理杂志》发表了第一篇由护士撰写的老年护理论文。20 世纪 50 年代，随着护理院的繁荣，有关老年护理的理论和科研也发展起来。在这一时期，出版了第一部老年护理教材，刊印了第一篇老年护理硕士论文，老年护理被公认为一个独立的专业。这一时期虽然尚无理论支撑老年护理实践，但是老年护理作为一个独立的专业被认可，奠定了日后老年护理发展的基础。

（二）理论基础初期（1955—1965 年）

老年人口的急剧增加，政府对养老的投入加大，老年护理科研不断深入，出现了大量政策性的变化。在这一时期，ANA 设立了第一个老年病护士专业组（1961 年），标志着老年护理在专业化道路上前进了一大步。

（三）专业发展期（1965—1985 年）

这一时期，老年护理实践和老年护理教育得到全面发展。老年护理学被纳入大学课程体系，老年护理学硕士、博士学位教育方兴未艾。1966 年成立了美国护士协会老年病护理分会（Geriaric Nursing Division）。同年，首个老年临床护理专家项目（gerontological nursing clinical specialist nursing program）在杜克大学开幕。由于美国卫生部提供资金支持，老年开业护士（gerontological nurse practitioners，GNP）和老年临床护理专家

（gerontological clinical nurse specialists, CCNS）　项目扩展到各个护理院校。1970 年由美国护士协会老年病护理分会编撰的第一本《老年护理实践标准》出版，这是该会对美国老年护理发展做出的重要贡献之一。1975年《老年护理杂志》创刊，首批 74 名护士获得美国护士协会颁发的老年专科护理证书，老年国际年会第一次护理会议召开。在这一时期，护士们认识到对于老年患者的护理，仅仅是老年护理中的一小部分内容，老年护理专业护士在促进健康老化、保证老年人幸福中担负着更加重要的角色和责任。为了更加准确地表达老年护理的内涵，1976 年，美国护士协会老年病护理分会更名为老年护理分会（Gerontological Nursing Division）并启动老年病实践护士认证。

1981 年，召开了首届老年护理国际会议，1983 美国成立第一所老年护理学院，1984 年美国国家老年护理协会（National Gerontological Nursing Association，NGNA）成立。

（四）全面完善期（1985 年至今）

老年护理临床实践、教育、科研得到全面发展并取得丰硕成果。老年护理学概念取代了老年病护理概念护士获得各种教育机会，以提升老年护理专业能力。1989 年，美国护士会首次认证老年临床护理专家。1990 年美国护士协会老年护理分会长期照护分会成立。1996 年对老年循证护理的快速发果起其重要作用的哈特福德老年护理基金会（ing Inntisutn fo Geriansie Norsing.CA）成立，进入 21 世纪，美国的老年护理学得到全面完善。2000 年，美国护士协会发布《老年护理实践范围与标准》、同时，美国护理院校协会（Ammrien Amneiatine of Callnes at atine.AACN）和 HCA 联合发布了《老年护理核心能力及课程指南》，2004 年，他们又联合发布了《老年开业护士和临床护理专家核心能力》。2008 年，美国护士认证中心将老年临床护理专家资格认证列入专科证书注册考证内容之中，自此，老年临床护理专家获得正式认可。2010 年，美国护士协会《老年护理：执业领域及实践标准》出版。

三、我国老年护理的发展

我国老年护理学在老年医学发展的基础上逐步发展，至今仍然处于探索阶段。1988 年，天津成立了第一所临终关怀医院。1988 年，上海建立了第一所老年护理院。1996 年，中华护理学会提出要发展和完善我国社区的老年护理。1999 年，中华护理学会老年病护理分会成立，老年护理学在我国护理领域获得一席之地。2005 年，广东省借助南方医科大学、香港理工大学的资源，率先在国内启动老年专科护士培训项目。随后，重庆、四川省市先后启动了老年专科护士培训。2012 年，中华护理学会老年病护理分会更名为中华护理学会老年护理专业委员会。至 2018 年年底全国相继有 23 个省市组建了老年护理专业委员会。老年护理作为一门独立的专科，获得学界认可。

我国老年护理教育滞后于老年临床护理的发展。直到 1998 年，老年护理学课程才在少数几所高等院校开设。2000 年出版了我国第一本《老年护理学》本科教材。尽管老年护理硕士博士项目在近几年得到陆续开展，我国老年护理本科教育却仍然未得到普及，更无大学开设专门的老年护理专业。教育部一项全国性调查显示，在国内 110 所招收护理专业的高等院校中，仅有 73 所院校开设了老年护理学课程，总学时平均为 30 学时（26 学时理论课，4 学时实践课）。老年护理教育的滞后，影响着我国老年护理研究的广度和深度，需开展更多能满足老年护理学科发展的前瞻性研究。

第二节　老年护士的培养

一、老年护士的分类和概念

老化程度的差异性决定了不同的老年人有不同的护理需求，也决定了处于不同阶段的同一个老年人，其在各阶段的护理需求也不尽相同。识别老化的程度，判断不同老化程度所致的老年人需求的差异并根据这些差异制订个性化的老年护理方案，是老年护士的基本功。这样的基本功需要长时间的培养才能具备，国外老年护士的培养较早，已形成从学校教育到临床培训到认证使用的完整体系。根据老年护士所受的教育程度及专业能力的不同，美国护士协会将老年护士分为两类，一是老年护士，二是老年高级实践护士。

（一）老年护士

在不同的医疗机构，为老年人提供 24h 不间断的直接护理和通过支持、咨询，教育，给予老化相关的研究活动来提供协调服务的健康照护专业人员。

（二）老年高级实践护士

老年护理丰富的临床经验、广博的知识及娴熟的技能获得了国家认证机构认证，并至少拥有护理学硕士学位的开业护士或临床护理专家。

（三）老年开业护士

老年开业护士是指有硕士或博士学位，扎实的老年专业知识及复杂临床问题的决策能力和实践能力，经过教育和训练能够开展老年人健康促进，并通过诊断和治疗急慢性疾响护患者健康状态的注册护士。

（四）老年临床护理专家

老年临床护理专家是指具有硕士或博士学位的注册护士。有丰富的老年护理临床经验且精通老年临床专科领域的知识和技能并有较高护理水平者。

二、老年护士的核心能力

2010 版美国《老年护理：执业标准及实践范围》指出，老年护理的职业范围广阔，在综合医院、社区、养老机构、家庭、中长期照护机构等场所均可以开展老年护理。老年护士不管在哪种场所从事老年护理工作，均需要遵循老年护理的基本原则即：

1. 老化是一个自然的生理历程，而非病理变化；

2. 老化受多因素影响，在制订护理计划时，应充分考虑这些因素；

3. 老年护理需要整合多学科知识及数据；

4. 老年人有与其他人相似的基本需求和自需求；

5. 老年护理的目标是要帮助老年人达到生理、心理、社会和精神健康的最佳状态。

虽然老年护士的教育背景、实践层级和实践场所不同，但其必须具备以下基本能力：识别老年人异常改变中的正常变化；评估老年人生理、心理、情绪、社会和精神状况及功能；鼓励老年人尽可能全方位参与到护理中；使用与老年人教育程度相匹配的语言，提供信息和健康教育；制订并实施个性化护理计划；识别并采取措施降低风险；使老年人能最大限度地参与决策；认可并尊重老年人因文化、语言、种族、性别、性取向、生活方式、经验和角色所致的不同偏好；从评估、决策和定位方面，协助老年人过渡到能满足其生活和护理需要的环境；倡导和保护老年人权益。

同时，该标准也强调了 GN 和 APGN 在质量改进、专业实践评价、伦理、教育、领导力、资源利用、协作、研究、倡导等方面需要遵守的标准以及在应用这些标准时不同的侧重点。比如在质量改进方面，GN 主要负责改进项目的实施、观察和记录，而 APGN 则负责质量改进项目的设计及指导使用正确的方法达到改进目标等。

有关美国《老年护理：执业标准及实践范围》中规定的 GN 和 APGN 核心能力的详细内容，详见表 3-1。

三、老年专科护士的培训及资格认证

国外老年专科护士培养开展时间较长，目前已形成培训-认证-使用-再认证的完整体系。如美国、英国、德国、日本等国家均从 20 世纪 90 年代即开始了老年专科护士培训、培训的起点学历为护理学硕士或博士。美国除了理论培训外，还需要至少 5~10 年护理实践，实践场所可以是综合医院、社区保健诊所、老年健康机构、老年专科诊所教机构、科研机构等。早期的老年专科护士经培训考核后即可上岗，从 2008 年开始，老年护士需要通过美国护士认证中心的考试和注册后，才能开展老年护理工作。日本护理协会规定专科护士必须具有 5 年以上临床护理经验；3 年以上特定的专科护理经验，完成专科护士教育课程（6 个月，600h 以上）的

表 3-1　ANA 老年护理实践标准

内　　容	要　　求
标准 1　评估	老年护士收集与老年人生理、精神等健康相关的数据或情况
标准 2　诊断	老年护士分析收集到的数据或情况,做出诊断或找出问题
标准 3　评估预期结果	老年护士为制订适合老年个体的或特定情况的计划,做出预期结果
标准 4　计划	老年护士拟订可能达到预期结果的护理计划
标准 5　实施	老年护士实施拟订的护理计划
标准 5.1　护理计划调整	老年护士及时调整不恰当的计划
标准 5.2　健康教育与健康促进	老年注册护士采用健康策略,促进健康及环境安全
标准 5.3　咨询	老年高级实践护士对护理计划的拟订、调整、提高其他护理人员的能力及有效的护理改变提供咨询和指导
标准 5.4　依法执业	老年高级实践护士依照州或联邦法律、法规,使用权威的规范、流程、指南和治疗方法
标准 6　评估	老年注册护士评估老年人趋向预期结果的程度
标准 7　实践质量	老年注册护士应从系统入手,提升护理实践的质量和效果
标准 8　专业实践评价	老年注册护士应使用相关的专业实践标准、指南、法规、原则和规则来评价自己的服务
标准 9　教育	老年注册护士应获得与现阶段老年护理实践相适应的知识及能力
标准 10　联合领导	老年注册护士与同行相互合作,促进专业发展
标准 11　协作	在护理实践中,老年注册护士应与老年人及其家庭、其他重要成员、相关专业团队社区等其他利益相关者合作
标准 12　伦理	老年护士在所有实践中,须遵守伦理原则
标准 13　研究	老年护士应整合研究结果并转化为实践
标准 14　资源利用	在制订护理计划和实施护理服务的过程中,老年护士应考虑到与之相关的安全、效率、费用的影响
标准 15　领导力	老年注册护士在专业实践场所和专业领域内提供领导
标准 16　倡导	老年护士倡导对老年人健康、安全和权益的保护

培训并且经过专科护士鉴定部门认证。此外，每5年要进行再认证，再认证条件包括：在过去5年内从事护理实践时间必须达到2000h以上，作为实际工作的内容，必须能够从事实践、指导、咨询工作。

我国医疗机构从事老年护理工作的护士大多未接受过专业的老年护理教育，对老年理的认知程度参差不齐。《全国护理事业发展规划（2016—2020年）》指出要开展老年护理工程建设，其中特别强调了老年护理人才培养。社会人口重度老龄化对我国老年护理的展提出了严峻挑战，培养具有老年护理理论知识和专业技能的专科护士，推动老年护理事业健康发展，满足广大老年人的护理需求，既是国家的要求也是现实的要求。国内老年专科护士培训于2005年启动，由广东省卫生厅委托南方医科大学、香港理工大学联合进行研究生课程专科护士培训试点工作，开设了包括老年护理在内的四个专科，同时获得南方医科大学颁发的研究生课程结业证书及香港理工大学颁发的专科护士培训证书，这是我国通过研究生教育培养老年专科护士的初步尝试。随后，四川、重庆、北京、湖北、湖南、云南、福建、江苏、辽宁和山东等省市级护理学会陆续开展了老年专科护士的培养和考核。中华护理学会2017年启动了首届老年专科护士培训，来自全国16个省、自治区、直辖市的120名老年护理人员参加了培训。该项目的开展标志着老年专科护理人才的培养开始从省市级护理学会向国家级护理学会转化。未来是否应该统一开展老年专科护士培训并进行专业认证，还是维持目前省级护理协会和国家级护理协会分别培养和考核的模式，是值得研究的内容。

能够成功地发展和推广一个角色需要一系列的政策、教育和准则。我国少数省市虽然已经开始了老年专科护士的培养，如北京已经出台政策，鼓励护士尤其是老年专科护作为法人开办养老机构。但是相比国外老年专科护士的培养来说，我国尚未形成培养—证—使用—培训—再认证的完整体系。如果这一问题不能尽快解决，这或许会成为阻碍老年护理发展的绊脚石。

第四章　老年急性医疗照护

老年急性期的医疗服务（acute aged care）主要指医疗服务机构为老年急危重症患者提供的医疗救护服务，其目的是诊治短期内对生命造成严重威胁的疾病，使老年患者脱离生命危险、缓解症状和稳定病情。急性医疗服务目前在我国有完善的服务体系，例如120急救运送系统、区域急救中心、医院急诊科、各专业细分的内外科抢救及手术。老年患者在躯体上有其特殊性，如受衰老、共病、药物、认知功能下降及生活能力下降等综合因素影响，会增加机体损伤和感染的概率，易产生一系列并发症，与其他年龄段相比，老年人患急症住院治疗的危险性显著增高，老年急症患者急诊停留时间长，住院率高，病死率高。护士的照护重点应针对老年急症患者的照顾需求，实施有效的护理评估和干预。

第一节　老年急性医疗照护模式

一、老年急性照护单元

老年患者常多病共存，同时容易发生跌倒、压力性损伤、二便失禁、认知障碍等老年综合征，因此疾病的照护措施与一般成年患者不同，老年住院患者的照护需要医护人员为老年患者建立新的、更好的照护模式。多项研究提示，老年急性照护（acute care of the elderly，ACE）单元的管理模式能提高老年人急性照护单元的有效性，预防老年人功能下降，使老年人重返居家生活。

国内外具有不同的急诊模式用来服务老年患者，最大化地提供良好的医疗照护。在美国，有专门的老年急诊室（geriatric emergency room），里面的工作人员均为老年科医生。在美国、加拿大和澳大利亚的急诊科，受过老年医学培训的护士会在急诊室为即将离开急诊的老年患者进行老年综合评估。美国联邦保险和医疗救助创新中心资助的老年急诊科分别于2012—2015年在纽约、芝加哥和帕特森三所医院开展创新项目，项目共通过三个方面对老年人的急诊服务进行改善：①改善急诊室的环境设施，比如可活动的躺椅、防滑不反光的地板、柔和的灯光、加厚的被子、显眼大号的指示牌、墙边的扶手等，使老年患者更适应急诊科的环境；②为急诊室配备更好的人力资源，一方面加强急诊医护人员老年疾病相关知识的培训，另一方面提供多学科团队合作，从而更好地对老年患者进行评估和处理；③建立统一的电子医疗信息系统，使老年患者的就诊信息得到更好的使用和回顾。通过这样的改善，旨在提高老年急诊照护的质量、预防并发症，提高生活质量，同时又能节约医疗成本。

在我国，ACE单元为一种新兴的照护模式，是一种以医生为主导，结合老年人综合评估、以促进患者功能独立为原则的针对住院老年人的多学科照护新模式。该单元包括5个最重要的部分：医疗回顾、多学科团队合作和出院计划，环境改造、早期介入康复治疗以及以患者为中心的护理。四川大学华西医院是全国首家建立老年急性照护单元的医院。这个单元为70岁以上的衰弱老年患者提供急性期照护。其不仅拥有传统病房的医生和护士，而且还有康复师、营养师、临床药师和社会工作者参加的多学科团队为患者进行服务。除了传统的急性疾病的病史采集，多学科团队还常规地对患者进行老年综合评估，根据评估的结果，对影响老年人功能的老年综合征及早进行干预。自建立以来，老年人急性照护单元显著缩短了老年患者的平均住院日，减少了治疗费用中的药品费比例，改善老龄群体的生活质量，实现健康老龄化，使老年人健康幸福地度过晚年。

二、老年急性医疗照护评估

目前国内大多数医院采用的是为危重患者开通绿色通道优先救治，一般情况下，根据预检护士初步判断患者病情后，安排相关科室就诊的方式进行分诊，缺乏具体的量化指标。为降低医疗风险，国内外使用许多方法来评估急诊患者的疾病严重程度，主要包含：急诊老年患者病情评估工具、急诊老年患者风险评估工具、老年综合评估等。

（一）急诊老年患者病情评估工具

1. 英国早期预警评分（national early warning score，NEWS）

在疾病恶化早期，采用早期预警评估系统监测评估能早期发现患者潜在的病情变化，可为病情恶化提供预防措施。这些变化若得不到及时的临床监测，将导致一些不良事件发生，如心脏骤停、入住 ICU 等。NEWS 评分是一项预警评估病情变化的工具，用来识别具有潜在危险的患者。NEWS 包括呼吸频率、血氧饱和度、体温、收缩压、脉搏及意识水平六项评分指标，每个指标 0~3 分，其中根据英国胸科协会成人急诊吸氧指南，当患者病情需要吸氧时，另计 2 分，对这些指标评分后将各项得分相加计算出总分，共计 20 分。这些指标在患者床旁即可快速获得，短时间内即可通过 NEWS 评分对患者进行早期病情评估，见表 4-1。其中体温为腋下温度；意识水平采用快速意识状态评分系统（awake verbal-response painful-response unresponsive-response，AVPU），即 A=清醒，V=有无语言应答，P=对疼痛刺激有无反应，U=无反应。NEWS 评分对应低危、中危、高危三个危险等级：其中 0~4 分属低危，5~6 分或其中任一单项指标达 3 分属中，≥7 分属高危，≥12 分属极高危；患者的每一次评分都对应相应的危险程度，得分越高危险程度越高，提示患者的病情越危重。若评分持续维持在高水平状态，提示病情进展加重的可能性大，患者预后差。高评分可以提示医护人员进行详细的临床评估，从而施行早期有效的干预方案，NEWS 评分的优势在于临床指标容易获得，操作简单，便于动态快速评估，能客观地反映患者状态，可以普遍应用于临床疾病的初步评估中。

表 4-1　英国早期预警评分（NEWS）

生理指标	3分	2分	1分	0分	1分	1分	3分
呼吸（次/min）	≤8	–	9~11	12~20	–	21~24	≥25
血氧饱和度（%）	≤91	92~93	94~95	≥96	–	–	–
是否吸氧	–	是	–	否	–	–	–
体温(℃)	≤35.0	–	35.1~36.0	36.1~38.0	38.1~39.0	≥39	–
收缩压（mmHg）	≤90	91~101	101~110	111~219	–	–	≥220
脉搏（次/min）	≤40	–	41~50	51~90	91~110	111~130	≥131
意识水平（AVPU）	–	–	–	A	–	–	V,P,U

2. 急性生理学及慢性健康状况评估（acute physiology and chronic health evaluation，APACHE Ⅱ）

APACHE Ⅱ 既是衡量危重症患者病情严重程度的标准，也是预测危重症患者临床结局的重要工具。由以下 3 部分组成：A 项（表 4-2），急性生理学评分（acute physiology score，APS）；B 项，年龄评分；C 项，慢性健康状况评分。最后得分为三者之和，分值范围为 0~71 分，分值越高表示病情越重。其中，APS 包含 12 项生理参数：体温、平均动脉压、心率、呼吸额率、氧合作用、动脉血 pH、血清钠、血清钾、血清肌酐、血细胞比容、白细胞计数、昏迷评分。APACHE Ⅱ 还提出了计算每一个患者死亡危险率（rate,R）的公式：$\ln[R/(1-R)]=3.517+(APECHE Ⅱ 得分×0.146)+0.603×(仅限急诊手术后的患者)+患者进入 ICU 的主要疾病得分$。每位患者的 R 值相加再除以患者总数，即可得出该患者群体的预计死亡率。各项参数均为入院后前 24h 内的最差值。APACHE Ⅱ 适用于入住急诊 ICU 的患者进行病情评估，依据 APACHE Ⅱ 评分及各项检查结果对患者实施针对性的护理干预是改善患者生存质量的关键。APACHE Ⅱ 在急诊应用中存在一定的局限性，由于其评价时间长、费用高，不利于在某些医疗设施受限的医院中应用。

表4-2　AFACHE II 急性生理学评分

生理学变量	高异常范围				+0	低异常范围			
	+4	+3	+2	+1	+0	+1	+2	+3	+4
体温-直肠温度（℃）	≥41	39~40.9	38.5~38.9		36~38.4	34~35.9	32~33.9	30~31.9	≤20.9
平均动脉压（mmHg）	≥160	130~159	110~129		70~109		50~69		≤49
心率（次/min）	≥180	140~179	110~139		70~109		55~69	40~54	≤39
呼吸频率（自主或非自主呼吸）	≥50	35~49		25~34	12~24	10~11	6~9		≤5
饱和氧 A-aDO$_2$ 或记录 PaO$_2$（mmHg）	≥500	350~499	200~349	~	<200				
a, FiO$_2$≥0.5 记录 A-aDO$_2$									
b, FiO$_2$<0.5 记录 PaO$_2$					>70	61~70	55~60		<55
动脉血 pH	≥7.7	7.6~7.69		7.5~7.59	7.33~7.49		7.25~7.32	7.15~7.24	<7.15
血清钠（mmol/L）	≥180	160~179	155~159	150~154	130~149		120~129	111~119	≤110
血清钾（mmol/L）	≥7	6~6.9		5.5~5.9	3.5~5.4	3~3.4	2.5~2.9		<2.5
血肌酐（mg/100ml）急性肾衰分值加1倍	≥3.5	2~3.4	1.5~1.9		0.6~1.4		<0.6		
血细胞比容（%）	≥60		50~59.9	46~49.9	30~45.9		20~29.9		<20
血细胞计数（个/mm³）（×1000）	≥40	20~39.9		15~19.9	3~14.9		1~2.9		<1
GCS量表，分数=15-实际GCS									
A, APS 分数12个生理学变量分数之和									
血清 HCO$_3$⁻（静脉 mmol/L，在无动脉血气时采用）	≥52	41~51.9		32~40.9	22~31.9		18~21.9	15~17.9	<15

3. 病情严重指数（emergency severity indeX，ESI）

由美国 Gilboy 等在 20 世纪 90 年代末期提出，其基本思想是根据患者病情的严重程度和所需医疗资源进行预检分诊。ESI 是全面考虑发病率与严重度的综合指标，用百分率表示严重度，计算公式为：病情指数=普遍率×严重度。ESI 是一种 5 级预检分诊工具，是将患者病情的严重程度从 1 级到 5 级依次递减预检。从 4 个决策点出发对急诊就诊患者进行预检分诊。决策点 A：患者是否需要实施紧急抢救生命的措施。是，分诊为 1 级。决策点 B：患者是否需要等待。具体包括：

①是否处于高度危险状态。②是否存在意识模糊、嗜睡、定向力障碍的症状，见表 4-3。③是否存在严重的疼痛、痛苦。是，分诊为 2 级。决策点 C：针对需要 2 项及以上医疗资源的患者，根据年龄判断生命体征是否平稳。不平稳，将患者分诊为 2 级；平稳，分诊为 3 级。决策点 D：患者需要使用几项不同的医疗资源。需要 1 项，分诊为 4 级；不需要，分诊为 5 级，见表 4-4。

表 4-3 GCS 分型

睁眼反映	计分	语言反应	计分	运动反应	计分
可自动睁眼	4	回答正确	5	能执行检查者命令	6
声音刺激后睁眼	3	回答错乱	4	能指出疼痛部位	5
疼痛刺激后睁眼	2	词句不清	3	刺痛时躲避	4
无反应	1	只能发音	2	刺痛时肢体屈曲（去皮层僵直）	3
		无反应	1	刺痛时肢体过伸（去大脑强直）	2
				无反应	1

表4-4 病情严重指数

项目	1级	2级	3级	4级	5级
生命功能(ABC)及意识水平	不稳定或无反应	受威胁或严重疼痛	稳定	稳定	稳定
生命威胁或器官威胁	明显	尚有可能	不太可能	无	无
需要复苏	立即	有时需要	很少需要	不需要	不需要
预期利用的资源					
X线片、实验室检查	大量(≥2)	较多(≥2)	中等量(≥2)	少(1)	少(或无)
会诊、操作					
反应时间	立即团队努力	几分钟	1h以内	可以等待	可以等待

注：ABC为气道、呼吸、循环

(二) 急诊老年患者风险评估工具

1. Rowland量表

1990年由英国纽卡斯尔大学、皇家维多利亚医院等部门共同研究制定，Rowland等对455例年龄>75岁的急诊就诊后出院的老年患者进行随访，以分析其急诊后再入院的原因，提出7个条目来反映老年人的功能状况，包括移动能力、提取养老金能力、自行更衣能力、购物能力、对护理员的需要、对送餐服务的需要、对日间病房的需要。如果4个或4个以上条目存在问题，则提示老年患者急诊再就诊的风险增加。该量表的局限性在于夸大了日常活动能力对急诊再就诊风险的影响。

2. Runciman量表

由英国爱丁堡玛格丽特女皇学院、爱丁堡大学、爱丁堡市立医院等在1996年共同研究制定，以评估75岁及以上老年患者急诊出院后再损伤风险。量表的形成基于专家意见，共11个条目，涉及记忆力、软组织损伤、利尿剂的使用、小便情况、拐杖等辅助工具的使用、就诊前及出院后独立穿衣、购物、外出的能力。如果2个或者以上的条目存在问题，则认为老年患者是易受伤的，存在功能下降的风险。

3. 分诊风险筛查工具（triage risk screening tool，TRST）

是 1997 年在文献综述和专家意见的基础上首次提出的，包括 6 个条目：认知障碍，独居或没有照顾者，行走或身体移动困难.过去 1 个月急诊就诊过或过去 3 个月住院过，服用>5 种药物以及需要家庭随访的专业建议。对 6 个条目的内容进行评估，以判断患者急诊出院后是否存在住院、入住护理院、急诊再就诊以及功能下降的风险，如果 2 个及以上条目的回答是肯定的，则提示老年患者是高风险人群。有研究在对美国 650 例 65 岁及以上的急诊老年患者进行研究后指出，TRST>2 分的患者，急诊出院后 30d，120d 的急诊再就诊率、住院率都高于 TRST<2 分的患者。有研究在加拿大对 788 例>65 岁的从急诊出院的患者进行了 1 年的随访指出，当临界值取 2 时，曲线下面积为 0.61 说明 TRST 预测再就诊率、住院率的能力一般。而有学者在加拿大开展类似研究，结果显示，TRST 不适合作为一个单独的工具来预测老年患者出院 30d、120d 的再就诊率、住院率。有学者在开展针对 TRST 预测患者功能下降方面的研究后指出，TRST 能识别急诊老年患者就诊时的功能，以及预测就诊后功能下降情况，能筛查出急诊出院后存在功能下降的高风险老年患者，除去 TRST 量表的 6 个条目，老年患者住院率、急诊再就诊率还受多种因素影响，故不宜单独作为预测工具，但可以尝试作为功能下降的风险筛查工具。

（三）老年综合评估

老年综合评估（comprehensive geriatrie assessment，CGA）是指采用多学科方法评估老年人的躯体情况，功能状态、心理健康和社会环境状况等，并据此制订以维持和改善老年人健康及功能状态为目的的治疗计划，最大限度地提高老年人的生活质量。老年综合评估是现代老年医学的核心技术之一，是筛查老年综合征的有效手段。专家建议综合医院或老年病专科医院开展全面、详细的老年综合评估工作，从一般情况、共病、多重用药、躯体功能状况精神心理状况、认知功能、营养状况、社会支持等方面全面评估患者。

CGA 的目标人群：有多种慢性疾病，多种老年问题或老年综合征，伴有不同程度的功能损害，能通过 CGA 和干预而获益的衰弱老年患者。健康老年人或严重疾病的患者（如疾病晚期严重痴呆，完全功能丧失）不适合做 CGA。

CGA 的内容：主要包括全面的医疗评估、躯体功能评估、认知和心理功能评估，以及社会/环境因素评估四个方面。

全面的疾病评估和管理是 CGA 的重要内容：与传统的内科诊治过程不同，CGA 除了评估高血压、糖尿病、冠心病等老年慢性疾病的程度，更注重老年问题/综合征的筛查（如记忆障碍、视力和听力下降、牙齿脱落、营养不良、骨质疏松与跌倒骨折、疼痛和二便失禁等），而这些问题常被误解为"正常衰老现象"未得到应有的处理。另外，多重用药管理在 CGA 中不可或缺。在传统的医疗模式中，老年患者常辗转多个专科就诊，普遍存在的问题是该用的药未用，该停的药未停，"处方瀑布"引起药物副作用。

全面的功能评估是 CGA 的基石，能及时发现问题，并进行有效预防，例如有平衡和步态障碍者存在跌倒的风险；生活不能自理者如得不到支持和帮助，其健康情况会持续恶化；痴呆的早期诊疗可延缓疾病进展；下降的视力和听力得不到纠正会使老年人行为退缩，脱离社会。

此外，社会支持系统和经济情况对衰弱多病的老年人很重要。了解患者的居家环境及经济基础、照料者的负担情况，评估患者居家环境的活动安全性，制订合理可行的综合干预措施，明确可以照顾和帮助老年患者的人员等。

CGA 的实施者和场所：鉴于 CGA 涉及的内容宽广和繁杂，在临床实践中，由多学科团队（包括老年科医生、营养师、临床药师、语言治疗师、临床心理师、社会工作者及护士等）在门诊、住院部或老人院完成；也可由老年科医生分步进行，在初次就诊时先处理关键问题并给出重要的建议，在随后的就诊中再完善其他的筛查评估，必要时请护士、社会工作者以及其他专科的医生如骨科、内分泌科、康复理疗科等参与评估和治疗干预。

1. 一般情况评估

评估内容包含姓名、性别、年龄、婚姻状况、身高、体重、吸烟、饮酒、文化程度、职业状况、业余爱好等。

2. 躯体功能状态评估

评估内容包含日常生活活动能力、平衡和步态、跌倒风险等评估。日常生活活动能力（activities of daily living, ADL）的评估包括基本日常生活活动能力（basic activitiens of daily living, BADL）和工具性日常生活活动能力（instrumental activities of daily living, IADL）BADL 评估内容包括生活自理活动和开展功能性活动的能力，可通过直接观察或间接询问的方式进行评估。BADL 评定方法中临床应用最广、研究最多、信度最高的是 Barthel 指数。而改良巴氏量表（modified barthel index, MBI）是根据我国国情进行改良后形成的，在康复医学领域得到广泛使用。平衡与步态评估常用的初筛量表有计时起立-行走测试法（timed up and go test, TUGT），但国际上广泛使用，信效度更高，可更好评定受试者平衡功能的是 Tinetti 量表（Tinetti assessment）。该量表包括平衡与步态两部分。跌倒风险评估采用 Morse 跌倒评估量表。

3. 营养状态评估

目前临床上提倡应用系统评估法，结合多项营养指标评价患者营养状况。系统评估法包括营养风险筛查（nutrition risk screen 2002, NRS2002）、简易营养评价法（mini nutritional assessment, MNA）等。MNA 是一种专门评价老年人营养状况的方法，已在国外得到广泛应用。但 MNA 的项目多，调查较繁琐，面微型营养评定法（short form-mini nutritional assessment, MNA-SF）因与 MNA 有很好的相关性，较高的灵敏度、特异度及指标容易测量，可作为老年人营养不良的初筛工具。2013 年中国老年患者肠外肠内营养支持专家共识推荐老年患者使用的营养筛查工具主要为 MNA-SF；住院患者可采用 NRS2002。采用 MNA-SF 时注意：优先选测体质指数，无法测得体质指数时，用小腿围代替；营养不良风险患者如需深入评估，需要完成完整版 MNA。

4. 精神心理状态评估

包括认知功能、谵妄、焦虑、抑郁等评估。老年人认知障碍包括轻度认知功能障碍（mild cognitive impairment，MCI）和痴呆。目前国内外应用最广泛的认知筛查量表为简易精神状态检查（mini-mental state examination，MMSE）和简易智力状态评估量表（mini cog）。老年人谵妄的评估美国精神病协会指南建议采用意识障碍评估法（confusion assessment method，CAM），该方法简洁、有效，诊断的敏感度和特异度均较高。

5. 其他

包括衰弱、肌少症、疼痛、共病、多重用药、睡眠障碍、视力障碍、听力障碍、口腔问题、尿失禁、压力性损伤社会支持、居家环境等评估。

第二节 老年急性照护住院常见问题

一、老年急性住院照护特点

急性医疗照护是一种常见的老年照护模式，老年患者进入急性医疗照护机构多是因为发生急性疾病或慢性病急性发作，其中常见的疾病有急性心肌梗死、脑血管疾病、髋部骨折、肺部感染、败血症等。由于免疫力低下及机体损伤和疾病的易感性增加，老年人发生急症较为频繁，发病的症状和体征不典型难以明确诊断，治疗较难实施，易发生严重并发症，且存在更大死亡风险。通过对突发情况的辨别，医护人员迅速实施干预，在很多情况下能够挽救他们的生命。但任何情况下，须遵循以下原则：①维持生命功能；②防止并纠正休克；③控制出血；④防止并发症；⑤维持身心舒适；⑥观察并记录体征、治疗及反应；⑦评估诱发因素。

（一）急性医疗照护的优点

1. 为患者提供尽可能满意的、高质量的医疗服务。

2. 为患者及其家属提供专业的治疗方案、药物及诊断信息等。

3. 结合急性照护单元多科并存的优势，多学科医疗团队、患者及其家属共同商定一个全面的治疗计划。

4. 及时识别患者病情变化，给予有效的处理措施，当发生心肺衰竭等严重威胁患者生命的情况时，提供有效的抢救措施、药物及仪器（如重症监护病房）。

（二）急性医疗照护的缺点

1. 长期的急性医疗照护易导致医疗资源的浪费。

2. 急性医疗照护较少关注到老年患者的功能问题，容易导致其功能随着住院时间的延长而逐渐减弱，也容易出现一些医源性问题，如医源性感染等。

二、老年急性住院照护常见问题

（一）安全问题

1. 误吸、噎食老年人的身体功能呈衰退状态，进食时容易发生呛咳、吞咽功能障碍者会发生哽噎。且老年人的视力下降，有些老年人还伴有精神障碍，加上记忆力减退，很容易出现误吸、噎食。

2. 跌倒随着老年人身体功能下降，有些会因缺钙而造成骨质疏松，在肢体行动上往往不便捷。而在住院期间，因每个病房面积有限，而病房内物品较多，如必要的医疗器械、患者日常生活用品等。此时，住院老年患者容易发生意外跌倒，且易并发骨折。

3. 坠床由于老年患者常常患有一些平衡障碍的疾病，经常会发生坠床事件。

4. 管道滑脱部分老年患者留置鼻饲胃管、尿管等，因固定不妥善、患者意识不清或躁动，自行拔出管道者多见。

（二）皮肤问题

1. 压力性损伤

老年患者体弱多病，长期卧床、营养状况差、医疗器械的使用，或护理评估不全面，采取预防措施不到位，以及护士交接班不清，未能严格遵守护理操作规程等因素都可导致压力性损伤发生。

2. 烫伤

易发生于使用热水袋的老年患者，由于老年患者对温度敏感性下降，而热水袋内水温过高且未加保护套，老年患者有发生烫伤的风险；陪护人员对热水袋使用知识的缺乏也是很大原因之一。

（三）用药问题

老年患者服用药物种类通常较多，且用药途径广泛，如口服给药、雾化吸入、静脉注射等。一方面，因年龄较大，生理功能逐渐衰退，记忆力差，口服药多，患者无法分清使用时间及注意事项，一旦用药不当，甚至可危及生命；另一方面，由于老年患者免疫力减弱，患者机体对于药物耐受性减弱、用药后易出现各种不良反应，甚至引发药物中毒。

（四）睡眠障碍

老年患者出现睡眠障碍的原因很多，比如在陌生和/或不良的睡眠环境、不良生活习惯、心理压力和/或不良情绪等，但其中疾病因素起到了至关重要的作用，与睡眠相互影响。Cremonimi 等的研究发现睡眠障碍可以诱发许多胃肠道症状，且睡眠障碍严重程度与消化不良、胃食管反流及肠易激综合征密切相关。疼痛也可以干扰人们的正常心理和生理活动，影响个体的睡眠，而不同类型的睡眠障碍有可能使机体对疼痛的敏感性改变。

（五）心理问题

老年患者免疫力差，病情容易反复发作，难以治愈，对治疗失去信心，再加上病情急性加重或者是经济负担，大部分患者存在心理压力，易发生抑郁、焦虑、紧张以及恐惧等不良情绪。抑郁、焦虑是中老年患者临床常见的心理障碍，而失眠也更容易导致各种心理问题。已有许多研究发现两者存在密切关系，它们互为因果，互相促进，导致失眠与焦虑、抑郁症状迁延不愈，加重或复发。

综上所述，老年急性医疗照护患者常见的住院问题涉及安全、皮肤、用药、睡眠、心理等多方面。护理人员应以促进老年患者最理想的功能独立为目标，采取综合有效的照护措施，尽可能减少或降低老年住院患者并发症的发生。临床有效的照护措施包括：①全面评估，发现现存问题和潜在高危因素；②做好患者及家属健康宣教；③鼓励患者进行自我管理；④密切监测用药情况；⑤协助患者翻身、咳嗽、深呼吸、如厕等，必要时，协助日常生活活动；⑥早期发现和预防并发症，识别可能出现的不典型体征和症状；⑦严格无菌操作，预防感染；⑧密切监测患者生命体征、出入量、精神状态和皮肤状况等；⑨改变环境以适应老年人需求，如调整病房温度至24℃~26℃，控制噪声，应用夜灯，避免灯光刺眼等。

第三节　老年急性医疗转诊出院准备

老年人存在共病、衰弱、失能等情况，在转诊时更易发生相关问题，从住院治疗到回家后的社区治疗，也是一个医疗显著变化的过程，容易发生医疗的失误及措施不连贯，造成出院或转诊后脆弱性增加的情况。有文献报道，超过50%的转诊患者在转运途中发生轻微甚至严重的并发症，因此医护人员需为老年住院患者制订完整的出院计划，尽早地评估并预判老年人出院后的需求，为其进行健康教育，提供转诊或居家照护建议。医疗机构还可利用跨学科老年照护团队共同为老年人和所涉及的社会支持系统制订出院计划。

一、急诊出院照护评估

当老年人入院时，即对老年患者的预后、经济情况、营养状况、居家环境、家庭照顾等进行综合评估，并为其制订详尽的出院准备服务计划。包括住院转诊服务、中长期照护机构转介和延伸照护（居家照护）服务计划。

二、住院转诊服务

（一）转诊前风险评估

对病情稳定后的患者根据具体情况分别送往监护室、观察室、病房或转院。判别病情是否稳定，必须由经管医生凭借自己所学的知识和经验，依据患者生理学参数监测指标，如血压、脉搏、呼吸及血氧饱和度对病情进行充分评估，确认稳定才能下达转运医嘱。护士执行转运医嘱也非机械执行，而是对患者病情进行充分评估，如发现病情不稳定，有可能在途中发生意外，应告知医生及时处理，从而确保转运安全。

（二）转运前准备

转运前准备包括三个方面：护送工作人员准备、患者准备、急救物品准备。

1. 护送工作人员准备

一位既能对患者的情况及时做出临床判断，又能熟练操作各种监护仪器的医护人员，是最好的转运护送人员。低风险老年患者由一名注册护士与专门经过培训的护送队成员一起护送，但高风险的危重患者，如心搏骤停、心肺复苏术后、气管插管、使用人工呼吸器患者应由医护双方护送。

2. 患者准备

转运前对患者进行预处理可以降低转运风险。转运前对呼吸困难或血氧饱和度较低患者应预先气管插管清除气道内分泌物及误吸物，保持气道通畅；出血部位要有效包扎止血；失血性休克患者进行扩容、输血；心衰患者血管活性药物的微量泵调整；颅内高压患者的脱水剂使用；血气胸患者的胸腔闭式引流；躁动或抽搐患者镇静剂或约束措施的适当使用；骨折部位的固定，疑似颈椎损伤患者颈托的使用等。通过这些预见性处理，提高危重患者转运安全系数。

3. 急救物品准备

转运前选择转运途中需要使用的监测仪器及药物。急救室常规备抢救箱，其中包括常用的急救药品、注射用具、简易吸痰用具、简易呼吸器、便携式经皮血氧饱和度监测仪、微量注射泵等。除常规准备外，根据患者需要及医嘱准备特殊的抢救药品和仪器，以保证供氧，维持静脉通路。

（三）监护与搬运

转运前常规测量并记录生命体征。转运过程中医护人员始终守护在患者靠近头端位置，便于观察患者的面色、瞳孔、呼吸变化等、对带有各种管道的患者，妥善固定，保持管道通畅。对意识障碍等清理呼吸道低效或无效的患者要及时处理气道分泌物，保持呼吸道通畅。如途中发现病情恶化和意外伤时要立即进行处理，并及时与有关科室联系；以便得到及时的抢救。在转送过程中不可避免地要移动患者，此时注意搬运方法要正确，体位要适当。

（四）交接与记录

转诊患者前，与转诊医院及科室做好联系并做好必要的准备工作，争取密切配合，做到无缝衔接、转运患者时，护送人员将患者运送到目的地后，与接收科的医护人员共同安置患者，包括卧位、固定管道、吸氧、监护等，然后进行详细的床边交接，包括病历的交接、转运前后和途中的病情、生命体征、用药情况、特殊治疗措施、患者的心理状态等。接收科的医护人员了解交接内容无误后，进行转诊记录，最后由双方医护人员签字确认，并记录交接时间。

三、中长期照护机构转介服务

提供相关机构信息并协助进行转入适当的机构，如转至基层医疗机构、康复机构、长期照护机构等；通过综合评估，对经过急性期治疗还需要到中长期照护机构接受综合性的医疗、康复和护理服务的老年患者，制订合适的转介服务计划。评估患者后续照护需求，结合患者和家属的意愿拟订照护计划并协助安排，对老年患者病情难以恢复需要持续性协助照护，以及处于生命终末期患者，评估老年患者家庭照顾的可行性，当患者失能状态严重且家庭照顾知识及技能缺乏或照护人力不足时，建议转入到长期照护服务机构，对生命终末期患者可选择接受安宁疗护服务。

四、居家照护服务

（一）评估居家环境

了解居家环境的安全性，以及照顾人力安排。按照《预防老年人跌倒家居环境危险因素评估表》中评估方法对各项进行评估，明确老年人跌倒的高危因素，从而为制订和评估干预措施以及组织实施提供依据。

（二）照顾知识指导

在老年患者住院期间，指导回家后所需的照顾知识，如测量血压、血糖，服药指导，运动指导，饮食指导、康复指导，管路维护以及压力性损伤伤口的护理技术指导等。

（三）辅助仪器使用指导

在患者住院期间，了解辅助器材准备和掌握使用方法等情况，如轮椅、助行器、气垫床、氧气机、雾化器、吸引器、血压计、血糖仪、胰岛素笔等，指导回家后所需的照顾技术。

（四）提供信息支持

提供社区服务和居家护理服务信息咨询，包括服务类型及费用。

（五）出院延续护理

出院后电话随访，持续性照顾咨询服务以及发展互联网+居家护理服务。若患者转入其他机构接受照护，需配合向接收机构提供患者相关资料，并请该机构反馈患者在该机构内所接受照护的情况。

✳ 知识链接：

延续护理：保证医疗的连续性，对高龄老年患者也十分重要。国外研究已证实，通过各种方式，对出院老年患者进行连续的、多学科团队参与的管控，可以更好地帮助老年患者度过出院后的"衰弱期"、获得更好的生活质量。

1. Hospital to Home （H2H）项目

H2H项目是英国提出的一项多机构合作政策，该项目旨在通过对老年出院患者居住环境进行针对性评估，合理修整及给予信息支持等措施使其符合老年出院患者的康复和照护需求，确保患者出院后居住环境安全，从而避免出院延迟，保证出院后康复和减少再入院，最终减少医疗资源的消耗。在患者出院时，为确保出院服务的有序到位，医护人员首先须了解患者出院后的康复目标，能够获得的支持或者家庭照护除外，还需考虑患者的居住环境是否已修整完善达到安全保障，来最终确定患者的出院时间。必要时，职业治疗师将与患者、社区医务人员一起进行出院前家访，以检查住房是否已符合要求。出院时提供患者及其家庭医生包含关于住房环境建议的出院小结，使者在回家后能够尽快得到需要的医疗护理帮助。同时，建立恰当的随访制度来动态获得患者的居住相关信息和需求，例如在复诊日、门诊咨询或家庭随访中加入住房信息的收集。

2. APN 延续护理模式

该模式为高级实践护士（APN）延续护理模式，是一种以 APN 为主导的延续护理模式，其服务对象是以各种内、外科疾病住院治疗后需回家休养的慢性病患者，通过制订综合的出院计划及出院后的随访计划，使患者出院后能够得到适当的护理服务，从而降低了再入院率及提高生活满意度。

3. 4C 延续护理模式

该模式最早在我国香港特区实施，所谓"4C"模式指全面性（comprehensiveness），系统性，即评估个人的健康问题，并预见个人的健康需求，包括客观健康评价、主观健康需要及心理社会方面需求；协调性（coordination），即多专业不同层次的照顾；延续性(continuity)，即规律地、主动地、持续地进行护理跟踪；协作性(collaboration)，即不同专业间的协作，包括健康服务提供者及接受者之间的协作。该模式较为成熟，内地其他护理模式均以"4C"模式为基础而进行探索。

第五章　老年中长期照护

老年中期照护是指通过可行的并具有积极治疗意义的住院替代方案，让患者在急性病控制出院之后（6~8周）继续接受适当的治疗，以恢复其最佳的功能状态。老年长期照护是指在相对较长的时间内，因疾病、失智、失能或衰老等原因需要提供日常生活照料、医疗康复护理、社会交往、精神慰藉以及临终关怀等综合性服务，可以是机构照护服务，即养老院、照护中心、护理院等机构提供的服务；也可以是社区居家照护服务，即在社区以及家中进行的照护服务。

开展中长期照护是老龄化社会所必需的一项工作，同时是一项多赢体系。对患者而言，能延长寿命，提高其生活质量，减轻痛苦；对家庭而言，可以从繁重的照护工作中解脱出来，回归工作岗位；对医院而言，既可提高社会效益又可提高经济效益，从而达到患者、家属及社会的满意度；对国家而言，可以更加合理使用医疗资源，降低医疗成本，规范老龄化社会管理。

第一节　老年居家照护

居家照护是指为住在家里的老年患者提供医护（health care）或辅助

性护理（支持性护理，supportive care）。

一、适用人群

照护对象是处于不同健康状况的老年人，包括生理和心理的健康。可以是长期照顾有慢性病或是残障的人，也可以是间断地照顾有急性病的老年人，还可以是对一个健康的老年人或是其整个家庭成员提供护理。

二、服务模式

居家照护主要有三种模式，即社区卫生服务中心、家庭病床和家庭护理服务中心。社区卫生服务中心、家庭病床是我国常用的居家护理服务模式。

（一）社区卫生服务中心

社卫生服务中心是由社区卫生服务中心的社区护士来为本社区居家老年患者提供的护理方式，也是目前我国主要的居家护理服务模式。

（二）家庭病床

家庭病床是以家庭作为治疗护理场所，设立病床，选择适宜在家庭环境下进行的医疗或康复服务，使患者在熟悉的环境中接受医疗和服务，最大限度地满足社会医疗护理要求，是医院住院服务的院外补充模式。

（三）家庭护理服务中心

家庭护理服务中心是对家庭中需要护理服务的老年人提供护理的机构。目前我国还没有，发达国家如美国、日本等正积极推广和使用这种方式，是居家护理的发展方向。

三、服务内容

服务内容包括专业性照护和非专业性照护两个方面。

专业性照护是指由专业照护人员为老年人提供的专业性服务，如家庭伤口换药、留置胃管、服药管理、雾化吸入、灌肠等护理操作；高血压、冠心病、糖尿病、传染病、精神疾病等老年常见病的护理指导；疾病预防知识的宣传教育；心理疏导；康复指导；睡眠护理；疼痛护理；临终关怀；家庭看护者的护理咨询等。

非专业性照护是指由非专业人员为老年人提供的日常生活服务，如洗衣、洗澡、做饭、打扫卫生、购物等。

第二节　老年社区照护

社区中长期照护服务模式是以社区卫生服务中心为依托，或在社区中心开设老年中长期照料病床，或是为居家的老年人提供中长期照护服务，便于区域卫生规划协调发展，并可节约医疗卫生资源。社区作为老年人日常活动的主要场所，社区卫生服务中心可以依据本社区老年人的年龄分布、生理特征、居住特征和照顾者针对性地设计不同层次、不同生活维度、不同专业化程度的中长期照护服务。社区中长期照护服务内容既包括对失能老年人个体的日常生活照料、医疗护理服务和精神慰藉，同时也包括对社区老年人的统一管理；服务提供者可分为专业和非专业人员，分别负责解决老年人不同的服务需求。

一、适用人群

社区内的高龄老年人、空巢老年人、失独老年人、失能失智老年人和其他需要照护服务的老年人，目的是提升老年人的生活品质，以满足老年人从健康到衰老，到腿脚不便，到卧床不起，到生命终结的各个阶段的所有需求。

二、服务模式

社区中长期照护服务是让老年人在家或社区就可享受到专业化的日常生活照料、医疗卫生护理、情感沟通和社交娱乐等"一站式"的连续照护，社区卫生服务机构和社区内的养老设施联合协作，将居家中长期照护服务纳入其中。

三、服务内容

为社区老年人建立健康档案，提供生活照料、慢病防控、急危重症救治、康复护理、临终关怀和精神慰藉等连续性的服务。社区卫生服务机构可以根据失能老年人的具体情况进行个案管理，具体服务内容包括健康教育，如老年慢性疾病相关知识（病因、相关危险因素、主要类型、临床症状、治疗措施及预后等）、安全用药、饮食营养等内容，还包括心理支持、康复训练指导、交流技巧、居家环境安全、便秘问题、睡眠质量等。通过开设知识讲座，电话咨询服务、发放科普手册、家庭访视等形式科学地为其提供更加综合性和专业化的中长期照护服务。因此，社区中长期照护服务将能够成为家庭护理最有力的补充和后援支持，是老年中长期照护服务的重要依托。

第三节　老年护理机构照护

一、适用人群

老年护理机构是为长期卧床、晚期姑息治疗、生活不能自理的老年人以及其他需要中长期照顾服务的患者提供医疗、康复、护理和临终关怀等服务的医疗机构和养老机构。

二、服务模式

老年中长期照护机构为老年人提供全天 24h 的住院服务，住院时间可以由数月到数年，甚至终身。老年护理院是未来老年中长期照护服务的中坚力量，各种层次和形式的老年照护机构会成为家庭护理和社区护理的有效补充。

三、服务内容

服务内容包括从饮食起居照料到急诊或康复治疗等一系列正规和长期

的服务，具体有：

医疗护理服务，即帮助老年人正确用药、实施留置管道的护理、进行康复训练、防止误吸和其他必要的康复护理服务。

个人卫生服务，即帮助失能老年人梳头、刮胡子、刷牙、洗澡和更换尿垫等。

营养服务，即膳食准备和帮助失能老年人进食。

日常活动服务，即帮助失能老年人上下床、穿脱衣服、散步、站立、上下楼梯、出行等。

家务服务，即帮助失能老年人购物、做饭、清洁、洗衣等。

社会服务，如组织参加一些集体活动。

服务目标是满足照护对象对保健和日常生活的需求。

第四节　老年医养结合机构照护

医养结合是指医疗卫生与养老服务相结合，面向居家、社区和机构养老的老年人，在日常养老、生活照料的基础上，提供所需的医疗卫生相关服务。近年来，为实现健康养老，有效解决养老服务供需结构失衡问题，政府大力探索和推广"医养结合"养老服务、支持"医养结合"模式的发展。

一、适用人群

医养结合照护服务的对象，是既需要提供医疗护理服务，又需要提供养老服务的老年人，服务地点包括医疗机构内、养老机构内、社区和家庭。

二、服务模式

（一）医疗卫生机构与老年服务产业融合

各地在鼓励支持二级以上医疗机构与养老机构建立医疗服务协作关系

的同时，对于闲置床位较多的一、二级中小型医院、则支持其转型为养老护理院，通过对机构的内部结构及功能进行调整，对医护人员进行职能培训，转型为老年护理院、老年康复院等医养融合服务机构。另外，综合医院可开设老年病科；基层医疗卫生机构增加康复/护理床位并增设老年养护及安宁疗护病床。

（二）养老机构增设医疗资质

现在大多数养老机构是没有医疗资质的，可以根据养老机构的规模和实际的需求来建立医务室，鼓励有条件的、规模大的养老机构，开设一些老年病医院、专科医院、护理医院、康复医院等专业的医疗机构，未来国家卫健委和民政部将会给这些机构优先办理手续。

（三）医疗机构和养老机构合作

医疗机构和养老机构合作（签署合作协议、开设绿色通道、建设联合体）是大量小型的、没有条件单独设置医疗设施的养老机构主要采取方式，就近与医疗卫生机构联盟，签订医疗契约服务协议，由医院安排医师及护理人员定期到养老机构提供上门医疗服务，为老年人进行诊治及护理，同时建立应急通道，当养老机构中有老年人突发疾病、大病时，由医院及时派遣医护团队进行救治，第一时间提供诊疗服务。

（四）推广家庭医生模式

依靠社区卫生服务中心的服务网络推广家庭医生模式，通过家庭医生上门来提供医疗和养老服务（如为社区内的老年人提供相应的医疗卫生服务，包括建立个人健康信息档案、健康体检、家庭上门护理等），按照"小病进社区，大病去医院"的思路，分级医疗诊治，为社区老年人提供高效、连续、方便的日常照料与医疗护理服务。

三、服务内容

（一）基础护理服务

医养结合护理服务工作的重头在基础护理，基础护理中的重要工作内容是生活照料，从事生活照料的主要力量是护理员。接受医养结合服务的老年人，需要长期甚至终身接受生活照料服务，生活照料质量直接关系到老年人的生命与健康。护理员根据长年患者的需求，为其提供室内卫生、洗漱、更衣、洗澡、擦身、协助老年人进食、进行督促服药、帮助老年人购物等生活护理服务。护士在医养结合护理服务工作中，除了必要的医疗护理，还应承担护理员的基础护理理论与操作带教、示教与指导任务，带领他们开展健康保健、疾病预防、健康教育等活动。

（二）医疗照护服务

老年人是一个特殊而复杂的群体，生理功能减退，身体储备能力下降，往往多病共存，临床症状不典型。这就需要护士有扎实的临床技能配合医生，及时提供专业的医疗护理，同时需要具备敏锐的观察能力对老年人身体情况、生活经历、生活自理能力和心理状况进行观察和评估，做好相应的记录并制订护理计划，满足其身体和心理的护理需求，为危重患者的急救组建急救室、重症监护病房，为躯体疾病伴精神障碍患者提供全科医疗护理服务。加强危重患者的急救、治疗和监护。加强对慢性病的护理干预，帮助老年患者改变不良生活方式，科学地控制血压、血脂、血糖等生理指标。为如脑血管意外等导致遗留后遗症的老年患者、手术后老年患者进行治疗、护理、康复锻炼与指导等。

（三）环境适应服务

老年人入住医养结合服务机构，"安家"前与"安家"时，应有医养结合护理服务人员参与，提供环境适应服务。帮助认识和熟悉机构的生活环境，包括设施环境、服务环境、人文环境、自然环境。失智与失能卧床老年服务对象的环境适应服务不可缺失，应根据其失智程度与身体状况进行个性化实施。环境适应服务应辐射到老年人的家属。

（四）情感支持服务

无论是入住机构还是居家老年人，情感支持服务都应包括在医养结合护理服务工作中。应主动了解掌握老年服务对象心理状况，对其出现的心理和情绪问题，找出原因，分析问题的症结，寻求摆脱困境及稳定情绪的对策。协调处理好老年人的人际关系，包括老年人之间、老年人与工作人员、老年人与亲属的矛盾、纠纷或冲突。老年人的情绪危机或心理危机，应在极端行为发生前早发现、早预警、早干预。危机情境中的老年人，应首先保障其安全，后期侧重于协助老年服务对象发挥潜在的能力，利用人际支持网络以及社会资源，恢复自尊与自信，培养自主化解危机的能力。

（五）文化娱乐活动

鼓励、支持并保障老年人参加适合其身心特点，有益于延缓生理、心理和社会功能退化的文化娱乐活动，如手工编织、种花养鱼、种植蔬菜水果、交谊舞、民族舞、太极拳、门球、轮椅操、手指操等。针对不同健康状况的老年人，推荐并鼓励参与适合其身体特点的活动。如为卧床老年服务对象观看电视、收听广播、阅读书籍等床边文化娱乐提供服务与支持，安排并保障失能失智老年人参加有益于感知觉恢复的文化娱乐游戏活动。在做好护理保障的同时，应有安全防范措施，观察老年人身体状况变化。

（六）维系老年人的亲情关系和社会功能

医养结合服务模式能维系老年人良好的亲情关系和社会功能，不但有助于老年人自身的心理和身体健康，而且对整个护理服务工作的开展起到很大的帮助。医养结合护理服务人员，应主动为老年人加强与维系亲情关系提供帮助与支持。服务工作中，还应为老年人搭建人际交往平台，营造互动氛围，帮助其维持社会功能。鼓励老年人与年轻人结忘年交，起好纽带作用，帮助老年人接纳并运用人力、物力、财力和信息等社会资源，解决其生理、心理、经济、社会交往方面的问题。支持志愿服务，为志愿服务者提供便利。志愿服务资源应惠及到每位老年人，并提供阶段性保障措施。

第六章 安宁疗护

当患者患上不可治愈的疾病，死亡不可避免地来临时，实施治疗的根本目的不是延长生命，而是使生命保持尽可能的舒适和有意义，追求生命的广度和深度。安宁疗护（palliative care）则是一种能够达到这一目标的有效方式，旨在提高患者的生命质量，以期患者能够安宁、平静、无痛苦、有尊严地走完人生的最后阶段。近年来，安宁疗护在全世界有了长足发展，成为社会医疗卫生保健体系的重要组成部分。2015 年，全球 136 个国家和地区建立了安宁疗护机构，20 个国家和地区将安宁疗护纳入了医保体系。安宁疗护可在家中、医院、疗养院和独立的临终关怀住院机构提供。医院内可以采用咨询会诊的模式、专业姑息病房的模式和整合入常规护理模式这三种形式。

第一节　安宁疗护准入标准

2016 年，WHO 对安宁疗护的定义为：安宁疗护是通过早期识别、积极评估、治疗疼痛和其他不适症状，包括躯体、心理和精神方面的问题，来预防和缓解身心痛苦，从而提高患有不可治愈疾病的患者及家属的生活质量的一种有效方式。

2017 年，我国国家卫生计生委发布的《安宁疗护实践指南（试行)》指出，安宁疗护实践以临终患者和家属为中心，以多学科协作模式进行，主要内容包括疼痛及其他症状控制，舒适照护，心理、精神及社会支持等。

临终患者是指患有在医学上已经判明在当前医学技术水平条件下治愈无望的疾病，估计在 6 个月内将要死亡的人。包括：晚期恶性肿瘤患者，并发危及生命疾病的脑卒中偏瘫患者，伴有多种慢性疾病的衰老、衰竭将死患者，患有严重心肺疾病的危重患者等。

一、我国安宁疗护发展现状

1988 年天津医科大学成立了中国大陆第一家临终关怀研究中心，它的建立在我国安宁疗护发展史上起着标志性的作用，而后北京、上海、广州等全国各大城市及地区纷纷创办临终关怀医院、病区或护理院，汕头大学医学院附属第一医院于 1998 年在李嘉诚先生的捐助下建立了全国第一家宁养医院，从而开始了安宁疗护服务的推动工作。2006 年 4 月中国生命关怀协会（Chinese association for life care）成立，标志着安宁疗护有了一个全国性行业管理的社会团体。2012 年上海开展安宁疗护项目试点，率先在全国城市社区卫生服务中心设置了安宁疗护病房。随着上海新一轮社区卫生服务综合改革的启动，安宁疗护服务已列入了社区卫生服务中心的基本服务项目目录，2015 年中国生命关怀协会人文护理分会成立。同年 9 月中国老年保健医学研究会缓和医疗分会成立，标志着我国的安宁疗护事业进入了一个新的发展时期。2016 年 4 月，全国政协召开第 49 次双周协商座谈会，以"推进安宁疗护工作"为主题进行建言献策。

二、我国安宁疗护发展中存在的问题

我国的安宁疗护工作起步较晚，经过多年的发展，取得了一定程度的进步但由于受传统孝道思想、经济条件、宣传及普及力度不够等因素的制约，其发展仍然面临着一系列的问题。主要体现在以下几个方面：

（一）对安宁疗护的社会认知度低

由于受到我国的传统文化"孝道"思想的影响，以及"优逝"理念尚未普及的束缚，对于安宁疗护的理念，我国普遍存在着社会认知度低的问题，无论是患者及家属，还是医务人员，对其都没有全面系统的认识。对于患有不可治愈疾病的患者，其家属往往会选择拼尽全力选择治疗和抢救，医务人员也倾向于选择一些治疗性的措施，两者都想要达到治愈疾病的目的，而不是达到安宁疗护的目标——缓解患者及家属的痛苦、提高患者的生命质量。这就给患者自身造成了极大的痛苦，家庭增加了很多负担，同时也导致了医疗资源的浪费。

（二）安宁疗护服务供给不足

1. 专业机构及家庭、社区安宁疗护缺乏

虽然我国在安宁疗护的发展过程中建立了一些专业的服务机构，如南汇护理院、松堂医院以及一些综合性医院设立的缓和医疗病房，如协和医院老年科，但这些机构主要集中于北京、上海等大城市，且数量仍较少。而且各地的关怀机构尚未形成有机整体，全国范围内缺乏统一的操作流程及实践标准，管理与规范不完善，这些都导致我国日益增加的安宁疗护需求得不到满足。此外，调查发现，90%以上的城乡社区临终患者及家属愿意接受社区安宁疗护服务，然而目前我国的安宁疗护工作主要集中在大城市的医院或机构，缺乏家庭及社区安宁疗护机构及服务人员。

2. 服务对象存在局限性

我国安宁疗护的服务对象存在着明显的局限性（疾病种类和年龄的局限性），一方面体现在疾病种类，我国安宁疗护的人群绝大多数为恶性肿瘤晚期的患者，这与中国拥有全世界较大比例的心脑血管疾病、慢性呼吸系统疾病患者的现状相矛盾。另一方面，全世界的临终关怀服务都偏重于老年人，忽视了患有白血病和先天遗传方面疾病的儿童对安宁疗护的需求。

（三）安宁疗护专业队伍尚未建立

安宁疗护需要经验丰富的医疗专家、护理专家、心理咨询师、康复师、社会工作者等组成的多学科团队的团结协作。医护团队在安宁疗护工作中承担着至关重要的角色，我国的安宁疗护起步较晚，目前我国从业人员的数量严重缺乏，由于对于从事安宁疗护的人员缺乏积极、持续的专业教育，其综合素质也有待提高，同时多学科团队成员的协作意识不强，沟通交流较少，未能做到有效合作，使得安宁疗护的发展受限。

（四）安宁疗护政策资金支持不够

安宁疗护的发展需要国家政府及社会各界的大力支持。国外的安宁疗护项目大多是由国家政府、慈善机构、基金会、宗教社团等资助，如美国、日本等国家将临终关怀的费用纳入社会医疗保险。但目前我国的医疗卫生资源有限，关于安宁疗护的政策和财政支持较少，而具有安宁疗护需求的患者人数众多，我们无法为所有有此需求的患者提供服务，使得安宁疗护的发展面临着经济困难。

三、我国安宁疗护未来的工作方向

全国护理事业发展规划（2016—2020年）中的"十三五"期间护理事业发展主要指标之一提到：加强老年护理服务、医养结合及安宁疗护机构能力建设，不断完善相关服务指南和规范，进一步规范护理服务行为，规划强调有条件的地区设立安宁疗护中心，满足老年人健康需求，加快制定老年护理服务相关指南和规范，鼓励建立老年护理服务机构、医养结合及安宁疗护机构等。依据指南和规范制定符合服务对象健康需求的护理措施，加强安宁疗护能力建设，加快制定安宁疗护机构准入、服务规范、人才培养的有关政策，健全并完善相关机制，逐步提升安宁疗护服务能力。

四、我国安宁疗护事业的重点工作

（一）加强宣传教育、转变观念

一方面要对患者及家属及医护人员，加强"优逝"的教育，使他们树立正确的死亡观念，让大众认识到死亡是一种正常的过程，消除他们对死亡的恐惧，追求安静、舒适、有尊严地走完生命的旅程。另一方面，普及安宁疗护基本知识，加强安宁疗护的宣传力度和社会引导，倡导大众自愿接受安宁疗护，营造文明的社会氛围。

（二）加强人才培养

建立专业的多学科团队。多学科团队在安宁疗护的工作中发挥至关重要的作用，因此要提高工作人员的综合素质。一方面高等医护院校开设安宁疗护相关课程，让医护学生对安宁疗护有基本的了解，改变传统的理念，为以后开展相关工作打下基础。另一方面，医院开展相关继续教育培训课程，让医护人员认识到安宁疗护的意义，掌握专业的知识和临床操作技能。注重培养安宁疗护工作者发现患者愿望的能力、预测死亡的能力、目标为导向治疗的能力、跨文化的能力、沟通的能力、有效合作的能力以及自我释怀的能力。

（三）开展综合评估，完善收治标准

全面、持续的评估是开展安宁疗护的基础，因此应由专业人员组成评估队伍开展综合评估，完善安宁疗护患者收治标准，确定纳入的对象（如不仅仅是晚期肿瘤的患者）和进入的时机（应从诊断为不可治愈的疾病、患者及家属同意进行安宁疗护开始），同时应建立科学、标准化的操作路径和流程。

（四）提供政策支持，引入社会资本

一方面应由国家卫健委主导、相关部门参与，制定相关政策，增加资金投入，将安宁疗护逐步纳入基本医疗保障范畴，同时鼓励商业健康保险公司开办安宁疗护有关的新险种；另一方面应引入社会资本，接受慈善募捐和捐赠等多种方式，充分利用社会资源开展安宁疗护。

由于我国的安宁疗护起步较晚，经济水平较低，传统文化根深蒂固，以及老龄化趋势严峻，我国的安宁疗护工作将会面临种种的困难。但是，我们的国家、医护人员以及普通民众越来越重视生命质量，对于安宁疗护也在逐渐认识和接受安宁疗护是一项长远的事业，适合我国国情的理论和模式还需要进一步的探索，需要政府及社会各方面的共同努力。

第二节 安宁疗护服务内容

一、安宁疗护三大原则

（一）身体照护

让患者身体舒适，疼痛和其他不适症状的管理是安宁疗护的基础，同时可以提升心理、社会和精神状态。身体照护需要由经验丰富的多学科团队对患者的病情、疼痛、其他症状、治疗方式和副作用，以及现有功能状态进行持续全面评估，利用循证最佳证据，制订最合理的照护计划，包括药物治疗、行为治疗以及补充性干预等。

（二）心理关怀和支持

要关心患者，真心对待。不仅需要关心患者疾病治疗情况和症状控制情况，还需要关心他们心理、精神、情绪上的忧郁、悲伤和绝望。注意倾听和沟通，不仅需要满足患者缓解症状的要求，还要注意满足他们的一些特殊要求。

1. 尊严疗法

尊严是指一种被尊重、重视及公平对待的权利，体现着生命的价值和意义。尊严是每个人与生俱来的权利，伴随着人的成长、成熟、衰老直至死亡。当患有各种疾病或临终时，尊严的相关问题不容忽视。尊严疗法主要探讨的是临终尊严，涉及对患者的症状控制、确保患者的身体完整性、自主权与隐私权、保障患者被尊重、个人事务的妥当处理及平和地面对死亡等诸多方面。

（1）定义：尊严疗法是一种新型、简洁、短程的心理干预方法，通过个性化定制的心理干预治疗，缓解生命终末期患者的生存、社会心理的困扰，从而减轻患者的悲伤情绪，减少痛苦，提高人生目的、意义和价值感，降低精神和心理负担，从而提高患者生活质量，增强患者尊严感。通常采用访谈形式，可以在患者身边进行，也可以使用电话、电子邮件等方式进行。一般由接受过尊严疗法培训的医护人员、心理治疗师或精神学家实施。

（2）内容

A. 访谈前评估患者的尊严基线水平，介绍尊严疗法，让患者阅读访谈提纲并进行思考。根据患者具体情况和反馈，安排访谈时间。访谈时确保有单独的空间，保证充分的时间（1次访谈60min），确保患者舒适，保证访谈期间不受打扰。在征得患者同意后，进行录音访谈。访谈参照提纲进行，实施者根据患者的个体情况调整访谈内容。访谈提纲包括以下9个问题：

①请您讲述一些关于患者过去的经历，尤其是患者记忆深刻或认为重要的人生经历？患者觉得什么时候的生活最有意义？

②患者有一些事想让家人了解或记住吗？是什么事？

③在生活中患者所担任过的重要角色（如家庭、工作或社会角色）是什么？为什么患者认为这些角色是最重要的？在这些角色中，患者收获了什么？

④患者这一生中最大的成就是什么？最令患者自豪的事是什么？

⑤患者有哪些事想要告诉他爱的人？或还有哪些事想和他们说一说？

⑥患者对他爱的人有什么期望或有什么梦想吗？

⑦患者在生活中有哪些宝贵的人生经验或建议想告诉家人？（包括患者的子女、配偶、父母或其他人）

⑧患者对家人有特殊叮嘱的话吗？

⑨患者还有需要补充的内容吗？

B. 在访谈结束后2~3d，记录者将录音转录并整理成条理清晰的叙事文本返还给患者，指导其阅读并修正其中有歧义或错误的地方。然后记录者再修订，最后将修订好的文本交给患者，收集其对尊严疗法及文本信息的评价。其中，叙事文本要进行格式化的整理。

①基本的筛检：删减俗语及与此材料不相关的人或事等。

②按问题和时间顺序整理：尊严疗法的访谈提纲包括9个问题，针对每个问题的回答按时间顺序整理。

③标记出可能对此文本的接收者造成重大伤害的内容，这些内容需要

和患者进一步讨论。

④从文本中找一段或一句合适的话作为结尾。结尾需要是对患者想要表达的整体信息的总结，如生活是美好的；我希望我的家人永远幸福等。根据患者的意愿，叙事文本与亲人共享，或是在患者辞世后交给患者所希望交给的人。

（3）核心

①给患者提供敞开心扉、表达内心感受的机会。

②在人生最后有限的时间里，让患者回顾自己的一生，将精神财富留给自己爱的人，感受到生命的价值。

③感受来自家庭和社会的关爱及支持，增强生存意愿，尊严度过余生。

2. 人生回顾计划

（1）定义：人生回顾计划是一种通过回顾、评价及重整一生的经历，使人生历程中一些未被解决的矛盾得以剖析、重整，从而发现新的生命意义的心理、精神干预措施。

（2）访谈内容

①人生回顾访谈：分为未成年生活、成年生活及癌症经历 3 个模块。每个模块都针对患者不同人生时期的主要人生主题。每个人生主题设有相应的引导性问题，以促进患者回顾、评价、整合从儿童时期到现阶段的人生经历。

②人生回顾手册的制作：以患者人生回顾访谈的内容作为资料，根据患者的喜好，选择性的记录主要人生事件与感悟，并将其所喜欢的照片、图片贴在与文字对应的页面上。

（3）人生回顾干预措施在实施时的注意事项

①在人生回顾过程中，有些主题，如死亡、艰难等，可能引起患者的负面情绪，应根据其反应及回顾的经历，选择合适的时机讨论。

②在访谈中应灵活运用访谈方法，无须严格按照顺序逐一提问每个引导性问题，相反，要根据患者的故事展开，保持访谈的连贯性。允许患者跨阶段讲述，但讲完后应回到当前的访谈模块，最重要的是人生回顾干预应涉及整个人生经历的回忆、评价和整合。

（4）人生回顾计划意义：人生回顾干预措施的构建为患者提供了回顾一生经历的机会，促进其解决过去的矛盾与冲突，从而全然接纳自己，接纳生活，达到自我整合——身、心、灵的和谐。

（三）社会方面的照护

主要是由多学科团队与患者及其家属来共同发挥作用，提供社会支持。给患者提供舒适的环境，关心患者家庭、生活状况、经济困难等社会情况，让患者尽量能过一些日常生活。

二、安宁疗护四全照顾

所谓四全照顾，就是全人、全家、全程、全队照顾。

（一）全人照顾

就是身、心、灵的整体照顾。在一般病房只有照顾患者的身体，但癌症末期患者除了身体症状之外，有很多心理、灵性、家庭的问题，都要照顾好，所以是全人的照顾。

（二）全家照顾

临终患者最后会走向死亡，而死亡是整个家庭甚至全家族的大事；另外，家属因为照顾患者也会出现很多问题。所以除了照顾患者之外，也要照顾家属，解决体力、心理、悲伤等问题。

（三）全程照顾

是指从患者接受安宁疗护（包括住院及居家照顾）开始，一直到患者死亡的全过程，其中还包括对患者家属的悲伤辅导，使其悲伤减至最轻，而不至于产生一些后遗症。

（四）全队照顾

这是一个团队的工作，成员包括医师、护理师、社会工作者、营养师、心理师、宗教人士等，凡是患者所需要的都可以是团队的成员。在医师部分，患者原来的主治医师、中医科、麻醉科、放射治疗科、复健科、精神科等，凡是与患者医疗有关的科室人员都需要加入团队服务，不是只靠某一科就可以做好安宁疗护的工作。

安宁疗护的宗旨是尊重生命的尊严，尊重患者的权利，使其生命品质得以提高，最后能无痛苦地安详地辞别人世。临终关怀真正体现了人道主义的真谛，显示了生命的价值和尊严。让一个人在即将迈向死亡，即将丧失其权利、地位、荣誉、财富等一切之际，仍然备受家庭、社会的尊重、认同和关心。

案 例

张先生因患晚期肝癌生命垂危，进入了临终状态，这几天他情绪极低，一直在自责自己没能及时进行每年体检以致病入膏肓。因为疼痛和虚弱，医生给他开了绝对卧床休息医嘱，用人血白蛋白支持，小剂量吗啡镇痛。张先生病前很注重个人卫生清洁。这次入院由于虚弱，他已经 1 个月没洗澡了，身上皮肤黄疸瘙痒难忍，夫人很想帮他洗澡，但是不敢。这天，他终于忍不住了，坚决要求护士帮忙给他洗澡。但这时，他的血压较低，极其虚弱，护士向护士长求助。这时，护士长来到了张先生床边。

护士长：（走到床边，轻轻拉开张先生的衣袖，看了看，黄黄的胳膊上面全是手指的划痕，她轻扶起患者的前臂）您很想洗澡，是吗？（转向张夫人）夫人也想帮他洗是吗？

张夫人：是的，就是不敢。

护士长：（摸了下张先生脉搏，看看监护仪的血压、氧饱和参数，基本在正常范围，对护士说）：请床位医生护驾，准备好抢救车和氧气装置，还有吸引器。（转向张夫人）张夫人，我们准备和您一起帮他洗澡，需要您签个字，洗澡的过程可能存在呕血、休克等危险，我们将共同承担责任，可以吗？

张夫人：（点点头，在病历上签了字）。

护士长：责任护士和我还有夫人，我们共同帮他洗澡，由于患者较虚弱，只有 10 分钟时间，我们需要在浴缸内放好椅子等所有防护设备。张先生，我们都是您的妹妹，您不介意我们帮您洗澡吧，您夫人替您洗下半身，我们替您洗上半身，如何？

张先生：（点头）谢谢你了！

护士长：好了，我们调好水温和室温，开始吧！张先生，我先要冲湿您的头发哦，水温刚好，您试试行吗？（边说，边和护士共同用他最喜欢的薄荷味洗发香波揉搓他的头发）这样会不会太重？有什么不舒服请告诉我好吗？

张先生：好清香啊！太舒服了，觉得很轻松（护士用毛巾为他擦洗着上半身，在双臂抓痕明显处转用手轻轻抚洗；他的夫人用毛巾帮他搓洗下身。约 10 分钟，屋里弥漫着薰衣草沐浴露的芳香……）。

护士长：（看了眼墙上的时钟）时间到了；（扪了下张先生的脉搏，每分钟 112 次）不能再洗了，马上停止吧！

张先生：再让我冲一会儿吧，舒服极了，我好像感到自己又活过来了……

护士长：张先生，您的脉搏在加速，头上在出汗，不能再冲了，否则血管继续扩张会休克的，现在需要休息，来，我们用大毛巾将您裹起来，头也要用干毛巾裹一下，否则会着凉感冒的。

护士长、床位医生、护士及家属共同将他抱回轮椅，推回病床，护士长用吹风机给张先生吹头发，其他人则帮助他擦干身体，穿上干净的衣服。

护士长：您现在感觉如何？是否很累？

张先生：真的很舒服，能够在这个时候洗上澡，我死而无憾了！

第三节　安宁疗护医疗机构

安宁疗护医疗机构是为疾病终末期患者在临终前通过控制痛苦和不适症状，提供身体、心理、精神等方面的照护和人文关怀等服务，以提高生命质量，帮助患者舒适、安详、有尊严离世的机构。

一、科室设置

（一）床位数

应根据当地实际需求和资金情况，并兼顾发展等设置床位数，床位总数应在 50 张以上。

（二）人员

1. 安宁疗护中心至少有 1 名具有副主任医师以上专业技术职务任职资格的医师。每 10 张床位至少配备 1 名执业医师。根据收治对象的疾病情况，可以聘请相关专科的兼职医师进行定期巡诊，处理各专科医疗问题。

2. 安宁疗护中心至少配备 1 名具有主管护师以上专业技术职务任职资格的注册护士。每 10 张床至少配备 4 名护士，并按照与护士 1：3 的比例配备护理员。

3. 可以根据实际需要配备适宜的药师、技师、临床营养师、心理咨询（治疗）师、康复治疗师、中医药、行政管理、后勤、医务社会工作者及志愿服务等人员。

二、建筑要求

建筑设计布局应满足消防安全、环境卫生学和无障碍要求。病房每床使用面积不少于 5m²，每床间距不少于 1.5m。两人以上房间，每床间应设有帷幕或隔帘，以利于保护患者隐私。每床应配备床旁柜和呼叫装置，并配备床挡和调节高度的装置。每个病房应设置卫生间，卫生间地面应满足无障碍和防滑的要求。病区设有独立洗澡间，配备扶手、紧急呼叫装置。充分考虑临终患者的特殊性，配备相适应的洗澡设施、移动患者设施和防滑倒等安全防护措施。设有室内、室外活动等区域，且应符合无障碍设计要求。患者活动区域和走廊两侧应设扶手，房门应当方便轮椅、平车进出；功能检查用房、理疗用房应设无障碍通道。设有关怀室（告别室），考虑民俗、传统文化需要，尊重民族习惯，体现人性、人道、关爱的特点，配备满足家属告别亡者需要的设施。

三、设施设备

病房每个床单元符合医疗机构二级综合医院的标准。至少配备听诊器、血压计、温度计、身高体重测量设备、呼叫装置、给氧装置、电动吸引器或吸痰装置、气垫床或具有防治压疮功能的床垫、治疗车、晨晚间护理车、病历车、药品柜、心电图机、血氧饱和度监测仪、超声雾化机、血糖检测仪、患者转运车等。临床检验、消毒供应与其他合法机构签订相关服务合同，由其他机构提供服务的，可不配备检验和消毒供应设备。开展的诊疗业务相应的其他设备。

四、工作内容

（一）同理式沟通

安宁团队通过有效沟通，引导家属聆听并了解患者的想法，共同制订照护方案，并且动态改进。具体为：①患者主导型沟通模式；②坏消息告知技术；③情绪安抚技术；④安宁家庭会议；⑤保持及时沟通和持续支持。

（二）患者的身体症状控制

入院后医护对患者进行身体症状筛查和评估，确定导致患者痛苦的主要症状及原因，尽快控制。以疼痛为例，疼痛是癌症末期患者最常见的痛苦症状，按照 WHO 的"癌症三阶梯止痛疗法"和原卫生部《癌痛规范化治疗示范病房培训教材》要求，入院 2h 内利用"BPI 简明疼痛评估量表"和"数字评分量表"或"脸谱评分量表"进行疼痛筛查和评估，评估内容包括疼痛强度、部位、性质、加重或缓解因素、伴随症状、持续时间、情绪心理因素、治疗与效果及不良反应。住院期间根据患者发生暴发疼痛情况进行动态评估，根据评估结果给予患者个性化治疗和护理。使患者的基础疼痛评分在 3 分以下，暴发疼痛每 24h 发作 1~2 次，达到患者满意。针对末期肿瘤患者突出的痛苦症状，比如疼痛、乏力、呼吸困难等，及时进行对症处理，尽快缓解痛苦，建立信任，为其后的身、心、灵支持创造条件。

（三）舒适护理

护士、护理员、志愿者和陪护人员一起在密切互动中为患者做生活护理，并邀请家属积极参与，内容包括身体清洁、异味控制、压迫部位护理等。为患者提供各种大小形状不同的垫枕，以增加舒适度。晚期肿瘤患者因恶病质、皮肤营养状况差、长期卧床等原因易出现压疮、失禁性相关皮炎、皮肤破溃不易愈合等状况，因此皮肤护理是安宁护理工作的重点。

（四）心理、社会和精神支持

肿瘤作为一种应激源，给患者的心理、社会及精神层面带来痛苦。入院后安宁团队通过以下措施帮助患者缓解痛苦：①使用"患者心理社会评估单"，从病情认知、与家人沟通及关系情况等方面评估其心理社会状态；②使用"患者精神需要评估单"从生命、痛苦和死亡的意义、接受生命的有限性等方面评估患者精神状态；③在症状得到控制的前提下，了解患者对疾病的认知度和对死亡的接受程度，是否还有未了心愿；④鼓励家人多陪伴患者，指导家属如何与患者沟通；⑤协助患者进行生命回顾，发现生命的价值和意义；⑥协助患者达成心愿；⑦提前排查、发现哀伤高风险人群；⑧针对有特殊需求的患者，邀请精神科医师和心理师等提供专业、个性化心理疏导；⑨经过专业培训的志愿者每周进入病房2次，为患者提供陪伴，协助洗头、理发等多种帮助。

（五）家属照护

患者入院后，安宁团队对家属进行评估，包括有无情绪困扰、对疾病认知、家庭沟通状况等方面，并给予相应指导。患者离世后家属的哀伤辅导包括：①于患者逝去后的1个月、3个月和6个月分别由医护或社工对家属进行电话随访并记录，对需要支持并愿意接受辅导的家属进行每月一次的小组辅导；②对需要进一步专业支持的个案提供转介资源。

（六）社工和心理咨询师工作内容

在科主任和主治医生的领导下心理咨询师负责患者、家属和安宁团队的心理及精神支持工作，社工负责患者及家属社会心理评估与情绪疏导，完成心愿、经济协助、社会资源转介、出院追踪、丧葬事宜协助、捐赠和志愿者等管理。两者与医护团队一起配合使科室管理逐步实现标准化、规范化、国际化。

（七）患者及家属宣教

为了让患者及家属了解更多安宁疗护的理念及知识，以宣传栏、宣传册及相关公众号的方式宣教，可在科室内摆放北京生前预嘱推广协会的公益印刷品《我的五个愿望》。安宁疗护遵循"全人、全家、全程、全队"的整体照护模式，在充分尊重患者自主权的基础上，有效地改善了患者及家属的生活质量，协助其正确认识死亡，不消极、不悲观，积极寻求生命的意义。

第七章　老年护理相关理论

人为什么会变老？人类可以长生不老？这是自古以来困扰人类的问题。在人类发展史中，从古代到近代再到现代，每个时期都有人从宗教、哲学及其他科学的角度试图来回答这些问题，然而到目前为止，尚未获得肯定的、统一的答案。本节将从生物学、心理学和社会学的角度来探讨老化。在此之间，需要明确以下原则：第一，老化需要多学科研究。第二，不能单独用某一理论去解释老化。在学习各学科领域有关老化的理论之前，有必要先了解年龄与衰老的意义。

第一节　年龄与衰老的意义

年龄与衰老似乎是一对孪生兄弟，人们一提到"老年"二字，立刻就想到满脸皱纹、勾腰驼背、记忆减退等。有学者将衰老定义为"一个由年轻人变为老年人的过程"。衰老被人们视为自然而不可改变之事。当听到一个患者有轻微的关节炎、肌肉力量和质量丢失、对感染性疾病抵抗力下降等描述时，任何医生都会想到该患者年逾花甲。然而，这种现象在年轻人中也可见到。同时，这些标志或症状也可出现在动物界，相当于 20 岁的马、10 岁的犬和 2 岁的大鼠中，最近几十年从动物模拟实验获得的重要老年生物学研究结果证明衰老可被延迟或减速。因此之前将衰老定义为"把年轻群体变成健康状况更差的老年群体的过程"，就显得过于简单。那么，究竟什么是衰老？它与年龄有何关系？

老年医学从生物学角度出发，将衰老定义为："衰老（ageing，senescence）又称老化，通常指生物发育成熟后，随着年龄的增加，自身功能减退，内环境稳定能力和应激能力下降，机体结构、组分逐渐发生退行性改变，最终趋向死亡的不可逆转的现象。"事实上，这个定义与"衰老是一个由年轻人变为老年人的过程"的定义没有本质区别，两者皆是从组织细胞"衰老"的角度来定义衰老。这会让人以为，年老一定意味着衰老。然而，不管是在现实生活中还是在实验室，有关衰老学的研究都发现。许多衰老现象，如皱纹、白发、普关节病变力下降等也会出现在年轻人身上。实验室研究证明，使大鼠和小鼠的寿命延长 40%件老事，然而即使在最适当的环境下，大鼠也只能存活 2~3 年，但同样由眼睛、内脏、免疫系统天脑和关节构成的人却能存活 50 年以上。这就促使我们思考：年龄与衰老的意义何在？

从生命周期的角度来看衰老至少包含：初级老化、次级老化和重度老化三个不同的程。初级老化是指正常的无疾病的成长过程。如女性的自然停经、丧失亲友、反应力下降等。初级老化通常是不能避免的。次级老化是因疾病、生活方式及其他环境因素引发的行性变化，这些变化是可以避免的。重度老化是指临死前多数器官和行为系统功能的丧失。年龄几乎是目前用来衡量衰老的唯一标准，然而许多学者都强调这是错误的理念。因为，个体差异是衰老的基本准则。衰老是一个协同的、易受影响的自然过程，而非单纯病理过程。遗传、环境、热量摄入、应激、经济、疾病等皆可影响衰老的进程。衰老的过程出生即开始，在不同的个体以不同的速度发展，一直持续到个体死亡。衰老不仅在个体与整体之间存在差异，在个体的不同发展阶段也存在差异。我们所研究的成人发展和老化影响或年龄有关的过程引发的结果，而不是年龄本身的结果。

一般而言，随着年龄的增长，人体细胞、组织、器官、功能与行为等诸多层面，都会发生相互影响，导致日常生活功能受到影响，甚至丧失行为的调控能力，称为功能性衰老。疾病可以加快机体老化，称为病理性衰老。衰老具有五大特点：

1. 累积性

衰老是长期逐渐退化不断积累（cumulative）的结果，且具有不可逆转的特性，逆转部分衰老过程是当前衰老研究的热点，并且取得了一些研究进展，证实衰老的逆转在未来或可成为现实。

2. 普遍性

普遍性（universal）指衰老是同种生物在大致相同的时间内出现相似的衰老现象或衰老过程，所有的生物都无法抵抗衰老现象的出现。

3. 渐进性

衰老是持续渐进（progressive）的演变过程。

4. 内生性

内生性（intrinsic）指衰老主要受遗传基因即生物钟程序的决定，环境因素也起到一定的作用。但有关遗传对衰老影响的综合研究指出：尚无专门的衰老基因；对衰老和长寿至关重要的是那些主宰躯体耐久性和维护保养的基因；在权衡使年轻生物受益还是保障老年生物在能力之间也许存在其他遗传因素；也许大量与衰老表现相关的基因突变的存在会对晚年产生不良影响。如果以上论点成立，必然有多种基因与衰老有关。找出这些基因并发现哪些是重要的基因；或可翻开衰老研究的新篇章。

5. 危害性

危害性（deletetious）指衰老过程不断损害机体的健康；导致疾病发生，疾病又加速衰老的过程，形成恶性循环，最终导致机体死亡。

综上，衰老的特征性表现和症状并非老年人特有，许多表现和症状也可在年轻人身上看到，这提示老化并非完全与年龄呈正相关，因此仅以年龄来划分衰老的观念是否科学，就值得考究。此外，"长生不老"一直是人类的美好愿望，随着对衰老机制和影响因素、尤其是分子水平的衰老机制的研究的深入，未来这一美好愿望或可实现。

第二节　衰老的生物学理论

衰老的生物学理论很多，概括起来可以分为两大类，即随机理论和非随机理论。随机理论认为衰老是由于机体内部和外部各种随机性损伤的积累所致，损伤累积到一定程度就导致机体衰老、死亡，具有被动性。非随机理论认为衰老主要起源于机体的遗传特性，是细胞程序性凋亡不可避免的结果，外界的伤害可以促进衰老的发生，具有主动性。

一、随机理论

（一）基因突变理论

基因理论是衰老生物学理论中的主要理论，基因理论的代表研究有细胞定时老化论与基因突变论。基因突变理论认为衰老是体细胞发生自发性突变或细胞 DNA 复制异常，造成老年人体内细胞特性的改变，细胞功能也随之受到影响，使得老年人出现各种衰老的表现基于基因突变理论的观点，科学家们在无脊椎动物模型上进行了一系列抗衰老研究，综合 1990—2008 年在无脊椎动物模型上进行的抗衰老研究，主要取得了以下四方面的进展：线虫和果蝇，还有大鼠的单基因突变能够延长寿命。这样的基因很多，但目前能观察到的多数都是那些能消除或减弱其基因产物能导致衰老延缓或寿命延长的基因。这一研究结果说明，单基因在突变的过程中，保留了那些能消除或减弱细胞代谢产物的基因，它们成为机体内部清除或减弱细胞代谢废物的清道夫，从而延缓衰老，增加寿命。那些能延缓衰老的基因通常都是被正常动物用来感知并应对营养环境贫乏的基因。这一研究结果为维持相对低热量食物可延缓衰老进程，提供了循证依据。那些在动物实验中发现的可延长寿命的基因突变，可增强动物对致死性损伤的耐受性，如重金属、紫外线辐射、高温、氧化剂及能损伤 DNA 的化学物质等。这一研究结果提示，增强对有害物质的抵抗力可以延缓衰老。把衰老，应激和营养信号联系在一起的三相关联有很深的进化烙印。这一研究结果说明应激反应（如抵抗有害物质的侵袭）营养、衰老三者之间并非简单的关联，而是在漫长的生物进化过程中，通过复杂的细胞代谢形成的精细融合。如果能完全破解这些精细融合，或许能带来抗衰老研究的重大突破。

（二）分子交联理论

机体中的蛋白质，核酸等大分子可以通过共价交叉结合，形成巨大分子，这种巨大分子难以酶解，堆积在细胞内部，干扰细胞的正常功能。这种交联反应也可以发生在细胞核 DNA 上，也可以发生在细胞外的蛋白胶原纤维中。细胞的正常功能被这些巨大分子破坏，导致机体衰老表现。

（三）自由基理论

自由基理论最早由哈曼（Harman）1956 年提出，该理论认为衰老过程起源于自由基对细胞及组织的损害。衰老的自由基理论同时涵盖损伤累积衰老理论和基因程序理论。自由基理论是目前最受关注的老化理论之一。80%~90%的老化性、退行性疾病与自由基有关，如恶性肿瘤、老年失智症、帕金森病、肌肉营养不良、皮肤黑斑沉积、皱纹生成、哮喘、肺气肿、白内障、黄斑病变、退化性心脑病、脑卒中、溃疡、类风湿关节炎、多发性硬化等。

自由基，也称"游离基"，是光热等外界因素造成化合物分子的共价键发生断裂后形成的不成对的电子团或基团，是多种生化反应的中间代谢产物。自由基分为外源性和内源性两种。外源性自由基是人体从外界环境中吸收获得，如电离辐射和大气污染，某些药物（抗结核药、解热镇痛药、类固醇激素等）重金属离子污染、杀虫剂或久置于空气中的用于产业的植物油等均会造成自由基含量增加。内源性自由基是机体代谢的中间产物 90%由线粒体产生。自由基通过以下作用导致衰老：

1. 损伤蛋白质

自由基可导致多种生物大分子的结构改变，其中蛋白质的氧化被认为是最重要的改变。蛋白质是有机物的主要成分，扮演着受体、载体、酶和转录因子、细胞支架等重要角色。是自由基的主要攻击目标。自由基能够直接氧化破坏蛋白质，引起蛋白酶失活；产生异质性蛋白质引起自身免疫反应；改变蛋白质的理化性质，减少血液组织间的交换加速组织器官衰老退化；引起核酸的氧化和交联，遗传信息不能正常转录和翻译，蛋白质的表达降低或产生突变。

2. 损伤生物膜

自由基可引起生物膜脂质发生过氧化反应，使其中的不饱和脂肪酸发生过氧化破坏膜构，使膜功能受损，维施器发生功能障碍。在此过程中产生的脂质过氧化物降解形成的丙二醛可与氨基酸、核酸等形成脂褐素导致生物分子内部或生物分子之间发生交联，DNA复制出现错误引起细胞坏死，机体衰老。

3. 控体 DNA（mDNA）氧化损伤

DNA是暴露的，缺乏恢复系统。位置靠近自致的突变会全部转录，损伤因此而累积。自由基的产生部位，更易受到氧化损伤。由于mDNA无非编码区，在转录过程中，氧化损伤导致的突变会全部转录，损伤因此而累积。

综上，自由基理论的核心观点主要是细胞代谢所产生的自由基不断累积、造成细胞损耗是衰老产生的根本原因；造成细胞视的的自由基是氧自由基，线粒体产生大部分的活管领部氧化剂和自由基清除剂可延长寿命和延缓衰老。团（ROS）因此线粒体作为细胞呼吸和氧化的中心与衰老密切相关；在体内维持适当的抗氧化剂和自由基清除剂可延长寿命和延缓衰老。

（四）损耗理论

细胞损耗理论于19世纪末由魏斯曼（Weixmann）提出，在比较一连串长生不死细菌原生质与有限生命躯体的实验中，他认为细胞定时老化或其他因素（如吸烟喝酒、营养不良等）导致组织细胞耗损永不再生，从而造成细胞或细胞分子结构的损坏或损耗。此理论主张细胞老化现象的产生是源自于细胞受损，或细胞分子结构的生成速度不及破坏速度，或来不及修复所致。每一个个体就像一台机器，工作一定时间后各种零件就会出现不同程度的磨损和毁坏。损耗理论认为衰老过程是由于人体反复和过度地使用机体从而导致机体功能障碍。除了细胞耗损理论以外，近年又有人提出长期的心理耗损（长期的心理应激反应）可能是导致衰老的因素之一，但是个体对应激反应的差异较大，目前尚无统一观点。

（五）进化理论

该学说认为衰老是自然选择的结果。生物采取自然选择，通过优化代谢资源（能量）的利用来满足生长、机体维护以及繁殖的需求。衰老同样符合达尔文进化论的"适应性"及"优胜劣汰"理论。衰老对于个体而言是不利的，然而对于整个种群来说却是有利的，有了衰老和死亡才能使得种群内个体数目达到动态平衡，防止同种生物越来越多，使生存空间过度拥挤，食物匮乏，最终导致种群的灭亡。

二、非随机理论

（一）细胞凋亡

凋亡是细胞程序性死亡的一种，在生命的整个过程中机体内都存在着细胞凋亡。细胞在发生凋亡的过程中体积缩小，细胞核和 DNA 被分裂，细胞膜仍然保持完整性。细胞死亡则是在机体受到外界损害时发生的细胞肿胀，最终细胞膜破裂。因此细胞凋亡是机体发生衰老的正常方式。

（二）遗传理论

遗传理论又称为生物钟学说，该学说认为衰老是生命周期中由遗传基因决定的一项程序，是整个生命周期中的一部分，每一个物种在生命形成时都有一份遗传的时间表决定每一个物种的自然生存长度。有多项研究支持这个理论，比如有研究发现父母的自然寿命和子女的自然寿命有一定的相关性。另外，细胞培养实验发现从胚胎来源的成纤维细胞比成年组织来源的成纤维细胞分裂能力更强。尽管如此，也有专家指出对影响人类衰老的遗传变异的研究，除了存在选择配对人群不易控制的难题外，还存在具体操作与概念性的问题。一方面，遗传统计显示，人类寿命的变化只有15%~20%可归因于遗传。另一方面，此类遗传变异中很大一部分是未知的，也许只对儿时疾病，感染性病原体及特定的老年共同疾病具有易感性。比如引起 I 型糖尿病发病风险的遗传变异，同时会影响遗传寿命的研究，然而这一研究方法是通过改变某一个具体疾病的死亡风险而不是改变衰老及其对晚年多种特征的影响。因此，衰老本身对人类寿命变化的影响可能很小。

（三）免疫反应理论

免疫系统随着年龄的增长而发生明显相关的特征性变化，统称为免疫衰老。免疫衰老过程影响着各类细胞，包括造血干细胞、骨髓和胸腺，也涉及外周淋巴细胞。1962 年 Walford 提出了衰老的免疫理论，该理论有两种观点：第一种，免疫功能的减退导致机体衰老的发生。胸腺退化是检验免疫衰老的标志之一，其退化表现为总体积缩小，同时功能皮质区和髓质区组织被脂肪组织取代，T 细胞数目减少且功能下降，对微生物、病原体感染的抵抗力降低，增加机体对感染性疾病的易感性，并且一旦得病症状更加严重。第二种，自身免疫反应在机体的衰老过程中起主导作用。由于老化导致的 T 细胞功能减退，不能有效抑制 B 细胞，导致自身抗体产生过多，自我识别功能障碍，自身抗体破坏自身组织，从而诱发一些严重疾病，加剧组织老化。

机体在年轻时免疫器官功能最活跃，免疫功能最强，对抗外界攻击的能力强。随着年龄的增大，免疫器官逐渐萎缩，免疫功能减退，对外来异物的辨认与反应能力降低、导致感染与肿瘤的患病率增加。对自身组织和异物的辨认能力也降低，自身免疫性疾病的发病率增加在一定程度上说明了免疫与衰老的关系。但是生物界中并非所有的生物都有类似哺乳动物这样复杂的免疫系统，而衰老却存在于每一种生物中。因此，衰老的免疫理论尚存在一定争论。

（四）神经内分泌理论

该理论认为神经元及相关激素功能的下降是衰老过程中的重要环节，"下丘脑—垂体—肾上腺轴"被认为是调节衰老的生物钟。衰老时神经内分泌系统的功能变化调控着全身的退行性改变。在老年大鼠中发现下丘脑中促生殖激素释放激素分泌减少，生长激素也随着年龄的增长分泌减少。一项动物实验研究发现，在切除腺垂体的大鼠中额外补充垂体激素可以延长大鼠的寿命。以上这些观点都支持神经内分泌是衰老的基础。但是当前的研究多停留于现象的观察，目前尚不清楚神经内分泌系统如何在基础水平上调节衰老过程。

(五) 辐射理论

该理论认为长期反复地接受辐射可能会导致衰老。目前仅有一些观察性的研究支持这个观点。在老鼠、犬等动物实验中发现非致命剂量的射线照射会减少动物的寿命。在人类中反复暴露于紫外线灯中可能会引起日光性弹性组织变性，照射部位皮肤由弹性蛋白替代胶原蛋白引起皱纹增多逐渐老化。紫外线灯照射还是皮肤癌的危险因素之一，可能是紫外线灯的照射造成细胞内基因突变，这种误差通过复制不断增大，最终促进细胞癌变，加快老化进程。辐射所致的机体老化机制目前尚不清楚，辐射是否促进老化也有待进一步明确。

(六) 营养与环境理论

该理论认为营养状态和外界环境对衰老过程有影响。大量研究表明合适的能量限制可以减少能量代谢，降低线粒体氧耗，减少自由基生成，起到延年益寿的作用。虽然饮食和衰老之间的关系还未完全清楚，但是均衡的居食可以减少疾病的发生和延缓老化是可以肯定的。环境中的物理或化学物质对生物老化有直接的影响，如机械性力量（外伤）有毒物质（空气污染），环境污染（土壤和水源的重金属污染、农药污染）微生物、温度等。

综上可以看出，衰老的生物学理论有如下主要论点：

①衰老影响所有有生命的生物体；②衰老是一种非病理性改变；③衰老速度具有个体差异性；④衰老受非生物因素的影响；⑤衰老可增加个体对疾病的易感性。

衰老生物学理论的发展，使得从生物学角度寻找客观的衰老评价指标成为可能，将衰老生物学指标进行分组，可以避免因同龄实验动物老化程度不同造成的误差，解决按照"年龄"来衡量老化而无法解决的"未老先衰"和"老而不衰"的问题，同时也可以指导临床抗衰老药物的选择和使用。目前，用于评价人体衰老程度的生物学指标，如 β-半乳糖苷酶（SA-β-Gal）活性、衰老相关异染色质聚集（SAIF）、线粒体 DNA（maDNA）片段缺失等已获得认可，但在临床尚未开展系统的监测。

第三节　衰老的心理学理论

　　衰老的心理学理论主要从心理层面探讨衰老的机制。其相关的理论主要解释"行为是否受衰老影响""衰老如何影响行为""行为方式是否因衰老发生特定的改变""老年人如何应对衰老""与衰老相关的心理学变化有哪些"等。目前关于衰老的心理学理论主要有人的需求理论、自我概念理论和人格发展理论。这些理论有助于护理人员在进行老年人群护理时注重加强心理护理。

一、人的需求理论

　　美国著名心理学家马斯洛（Maslow）是人本心理学的奠基者之一，被称为"人本心理学之父"。他在《动机与人格》一书中，提出了许多理论，其中就有需要层次论（homan needs theory）。有关马斯洛需要层次论的分层众说纷纭。有的认为马斯洛需要层次论分为五层，即生理、安全、爱与归属、自尊和自我实现的需要；有的认为分为七层，即生理、安全、爱与归属、自尊、自我实现、认知、审美的需要；有的认为分为六层：生理、安全、爱与归属、自尊、自我实现和自我超越的需要。在这里"自我超越的需要"符合马斯洛在谈到人类认知时说。一方面要使认识越来越细致入微，另一方面又朝着某种宇宙哲学、神学等方向发展而使认识越来越广阔博大。这个过程被一些人称为"寻求意义"。"寻求意义"体现了人的"终极关切"，与关注身、心、灵的大健康观切合紧密。

　　对"需要"的理解普遍的看法是，需要具有先后次序，人类只有在满足了低层次的需要后才会有高层次的需求，每个人一生中不同的阶段有不一样的需求，但总是向更高层次的需求努力。然而，也有专家指出，这样的理解曲解了马斯洛的本意。因为马斯洛认为"基本需要"至少有两个含义：

（一）"基本需要"是指最根本的需要

基本需要在需要层次的系列里具有优势递进的性质。基本需要与一般的欲望、冲动不同，它是产生日常欲望的主体因素，是由遗传决定的一种"人类本能"。人的"基本需要"的满足取决于后天的文化条件和社会环境。马斯洛指出，要发现人的基本需要，必须不断追溯直到不能再追溯下去的时候，这时的欲望、冲动、想法等才是"基本需要"。比如，我们需要钱买一座豪宅，因为我们的朋友住在豪宅里，我们不愿低人一等。这时候，买一座豪宅并不是我们的需求，而不愿低人一等的自尊才是我们的需求。这时候"自尊"成为了一种"基本需要"。可见，"基本需要"实际上是"根本需要"。在老年护理中，如何应用马斯洛的这一观点来发现老年人的"基本需要"，这一点值得思索。

（二）"基本需要"是"匮乏性需要"

马斯洛认为"基本需要"是实现生理安全、爱与归属、自尊的需要。这些需要也称为"匮乏性需要"，这是与"成长性需要"相对而言的概念。"成长性需要"是指自我实现的需要。"匮乏性需要"在很大程度上要依赖于他人和环境才能满足，而"成长性需要"则能在相当程度上独立于他人和环境。从满足的效应上，"匮乏性需要"的满足主要是可以避免疾病，"成长性需要"则促使更积极的健康状态。因为"需要"满足的效应不一样，这就提示在护理老年人的过程中，我们不能只关注"避免疾病"的基本需要，也应关注使人更加"积极健康"的成长性需要。

二、自我概念理论

自我概念是指个体对自身特征的总体认识和评价，对心理健康调节有重要作用。费次（Fins）在心理学家莎沃森（Shavelson）提出的自我概念的多维度多层次模型的基础上提出了自我概念的九维度理论（self-concepts theory），即自我概念包括生理自我、道德自我、心理自我、家庭自我、社会自我、自我认同、自我满意、自我行为和自我总体知觉，并以此编制了田纳西自我概念量表（tenmes self-concept scale，TSCS）。曼弗雷德（Manfred）和海（Hay）的研究证明在每个年龄段的群体中，自我概念-致性水平越高的人，其情绪更为积极，对生活更具有控制感，并且更能够有效地应对和缓冲日常压力。

研究显示，我国老年人自我概念总体得分略低于全球平均值。城市老年人的自我概念高于农村老年人，女性老年人在自我概念的调节上高于男性老年人。老年人自我概念水平显著影响其身心健康状况，生理自我概念和社会自我概念水平越高的老年人，对自己在生理和社会地位上的变化态度更加积极，对自己更加满意和接纳，从而具有更高的身心健康水平。美国著名的发展心理学家劳拉·E·伯克认为，老年期的自我概念和人格具有以下几个突出变化：

（一）安全而多面的自我概念

老年人用一生的时间来积累自我知识，这使得他们的自我概念比过去更安全、更复杂。在老年期，消极自我会被很好地重新组织，老年人希望的"自我"常以"促进""达到""现"为特征。虽然身体和认知都在衰退，个人目标也在修正，但是多数老年人始终保持着前后一致的自我感。

（二）复原力

老年期一定是人格僵化的观念已经成为一种社会偏见。事实上，多项研究发现在老年人中，灵性、乐观的生活态度非常普遍，它促成了面临困难时的心理复原力。从总体趋势来看，老年期的人际交往较其他期人际交往减少，但这并不意味着老年人的交际能力较其他人群低，因为研究发现外向型的老年人一生始终保持着善交际的能力，并且这种人格特质与较强的生活满意度相关。老年人一生中经历了许多曲折和反复，其对变化的接受性变得比其他人群更强，这一特质是反映老年人心理健康的重要特质，能帮助老年人较好地应对失去亲人，尤其是失去配偶带来的痛苦。

（三）精神力量与宗教信仰

精神力量与宗教不同，它是一种对生活意义的振奋力量，存在于艺术、自然和社会关系中。宗教是引导人们寻求意义的信念、象征物和仪式。精神力量和宗教信仰在老年期可能会达到一个更高层次——离开指定的信仰，采取更富于反省的态度，强调与他人的联系，更实容地看待神秘和不确定的事物。研究显示，北美老年人一般信仰宗教或精神力量，但这不是全球性的趋势，有的地方信仰宗教的老年人有所减少。此外，低社会经济地位的老年人较多地参加宗教活动，这增进了他们的身心健康，延长了他们的寿命。

三、人格发展理论

人格是指人与人之间在心理和行为上的差异。弗洛伊德创立了人格心理学体系——精神分析，又称发展理论。但他认为人格发展在成年期即停止，而忽略了人格发展的终身性。以精神科医生艾瑞克森（Ericson）等人为代表的"新精神分析"学派，重视自我在人格结构中的作用，强调社会文化因素对人格形成发展的作用。其中艾瑞克森提出的人格发展理论（personality development theory）在老化的研究和实践中应用最广。

艾瑞克森将整个人生过程分为九个阶段：婴儿期、幼儿期、学龄前期、学龄期、青春期、青年期、成年期、老年期和超越老龄期，见表7-1。该理论认为每一个时期都有特定的发展任务，若能顺利完成每一个时期的任务，个体将呈现正向的自我概念和对生命的正向态度，反之则呈现负向的自我概念和负向态度。老年期的主要任务是发展自我整合，这种自我整合是基于对一生的经历进行回忆而获得的。老年人需要评价自己的一生并加以接纳。在最后阶段的整合任务上获得成功的人，其生命会在更广泛的社会层面上获得意义。在这个阶段应发展起来的品质是"智慧"。"智慧"意味着对生活的接纳，而没有重大的悔恨，是一种"面临即将凋亡的生命保持一种知生命和超然的态度"。艾瑞克森指出，自我整合应该克服绝望，尽管有些绝望是不可避免的。在自我整合阶段，人们依然会感到悲痛，这种悲痛不仅是为了自己的不幸，更是为了人生的脆弱与短暂。

自我整合不仅仅来自对过往生活的回忆，也能够从持续不断的新鲜刺激和挑战中获取。这些新鲜刺激和挑战可以来自政治活动、健身计划、与孙辈的关系等。从全人类大背景的角度看待自己的生命，把它看作一个人与一段历史的偶然结合，这种能力使人产生一种伴随着完整感的平静和满足。在艾瑞克森理论的基础上，佩克提出了"自我完整感任务"，艾瑞克森的妻子琼·艾瑞克森提出了"老年卓越"理论。

表 7-1　艾瑞克森人格发展理论的九个阶段

阶段	发展任务	适应发展的结果	停滞或扭曲发展的结果
1. 婴儿期	基本信任感	有安全感、信任	猜疑、不信任
2. 幼儿期	独立与自主感	独立	害羞
3. 学龄前期	自发与主动感	主动	罪恶感
4. 学龄期	勤奋感	勤奋	自卑
5. 青春期	自我认同	角色认同、自我肯定	角色混淆
6. 青年期	亲密关系建立	亲密	恐慌、孤立
7. 成年期	创造与生产	创造与生产	沉溺物质享受
8. 老年期	完善感	整合	失望
9. 超越老龄期	克服人生困难	坦然面对死亡	失望、恐惧

佩克认为自我完整感要求老年人超越自己的职业、身体和与之分离的同一性，因此他认为艾瑞克森关于整合对绝望的关键任务主要包括以下三项：

（一）自我分化对工作角色专注

在工作上投入过多的老年人退休后应通过家庭、友谊和社区角色来确定自我价值，获得像职业生涯那样的满足感。

（二）身体超越对身体专注

老年人必须用认知情绪和社会性补偿来超越身体的局限，如容貌、体能和疾病的抵抗力的衰退。

（三）自我超越对自我专注

面对生活中不断地失去，老年人需要建设性地通过放眼未来而非专注自我，找到面对死亡的方法。

近年来的研究显示，身体超越（对心理能力的专注）和自我超越（对更长远未来的定向），在高龄老年人和超高龄老年人中逐渐增多。这进一步验证了琼·艾瑞克森的老年卓越理论。琼·艾瑞克森指出"老年卓越"是一种超越自我、指向前方、指向外界的宇宙观和卓越观。成功地达到老年卓越境界的人，表现出一种强大的内心平静和镇定状态，他们把很多时间用在安静的反思上。

虽然衰老的心理学理论众多，但总结起来主要从以下四个方面解释了心理老化的特点：老年人可以适应环境的变化；老年人的认知水平可以通过训练得到提高；人格发展具有终身性；自我效能（概念）是人类行为的决定性因素，对老年人也不例外。

了解衰老心理学理论的主要论点。有助于我们在临床上识别老年人的不同心理反应，解释从表象上所看到的老年人的"异常"表现；如一个老年人频繁地拉铃要求喝水，当护理人员将水递给他时，他却喝得很少甚至不喝。这时候，护理人员就应该思考："喝水"是老年人的基本需要吗？在这个基本需要下面，是否隐藏着他想要人陪伴或交流的"根本需要"呢？

第四节　衰老的社会学理论

社会结构是影响人一生的主要因素，它包括家庭、信仰、文化传统、文化价值、道德、伦理、经济收入、教育、社会期望、社会地位及社会支持系统。衰老的社会学理论主要是在社会背景下研究和解释老年人的角色发展、群体行为、社会制度和社会价值对衰老过程适应的影响。其主要理论包括隐退理论、活跃理论、持续理论、次文化理论年龄阶层理论、社会环境适应理论和角色理论。

一、隐退理论

Elaine Cumming 和 William Henry 于 1961 年最早提出隐退理论（disengagement theory）隐退理论是最有影响力的老年学理论之一，同时也是争议较大的理论之一。该理论认为，生理功能的下降和对死亡的预期会带来角色的收缩（职业角色、伴侣角色、父母角色等），导致老年人与社会之间出现共同后撤，这个过程循序渐进且不可避免。对老年人而言，隐退的过程常常伴随着内省以及情绪安定，从而获得平静生活；对社会而言，老年人的隐退意味着社会权利由老一代交付给年轻一代.保证社会继续良好的运行。隐退的结果似乎对双方都有益。当老年人与社会疏离后，其死亡对社会就没有什么破坏性。然而，老年人的疏离可能并不代表他们的个人意愿，而是因为社会无法给他们提供参与的机会。在许多文化中，老年人退休后仍然从事某些工作，有的还在社区承担了新的、有价值的角色。可见，老年人从社会交往中退出，比隐退理论所说的理由更复杂。有研究显示，老年人并不会脱离所有的社会关系。他们中断不满意的社会交往，保持满意的社会关系。有时候，他们也会继续维持某些并不满意的社会关系。导致隐退理论备受争议还有另外一个原因，它高估了社会为了生存不惜牺牲个人的价值和尊严。总之，隐退理论认为老年期不是中年期的延续，它强调社会与老年人彼此有益。但在使用该理论时，应避免造成社会对老年人的排斥、漠视、歧视等情况变得合情、合理、合法的结果。

二、活跃理论

与隐退理论相反，1963 年 Havighus 提出活跃理论（activity theory）。该理论认为老年人社会交往减少的原因是他们存在参加社会活动的障碍，而不是老年人自己不愿交往。当老年人失去某些角色后，他们会寻找其他能使自己像中年期那样积极忙碌的角色。根据这一观点，老年人的生活满意度取决于周围的条件能否使他们继续承担角色，保持社会关系。活跃理论承认老年人应该积极参加社会活动，保持中年时期的生活方式，维持原有的社会功能，但该理论不承认老年人的生理、心理及社会需求会因为年龄的增加而发生改变。更精确的活跃理论提出，社会活动的额率及其带来的亲密感在生活满意度中起到重要作用。老年人参与社会活动的频率与幸福呈正相关，并且能预测其生理健康、认知功能状况、阿尔茨海默病的发病率，甚至寿命。但是也有研究得出与之相反的结论，在控制了健康状况之后，那些拥有较大社交网络并参与较多社交活动的老年人并不一定更幸福。因此，到底是因为积极活动带来了成功老年，还是因为有了成功的老年而更积极地参与活动仍然是一个颇具争议的话题。总之，活跃理论认为老年期是中年期的延续，社会活动对老年人同样重要。

三、持续理论

持续理论（continuity theory）认为多数老年人努力保持一种个人系统，它使自己的过去与未来保持一致，以此来增进生活满意度。持续理论认为老年带来了不可避免的变化，但多数老年人能将这些变化整合到自己的生活中，使压力和破坏降到最低。对老年人日常生活的研究，证实了他们平日的追求和人际交往具有高度的连续性。

老年人对连续性的依赖能使他们保持身体与认知功能，促进自尊和掌握感，肯定其同性。投入长期建立的亲密关系可以提供舒适，愉快的社会支持网络，对实现艾瑞克森所说的自我完整感也非常重要，因为这种完整感靠的是个人历史感的保持。如何应用持续性理论把老化积极地体验为一个"平缓的下坡"是值得老年医护人员思考的话题。

四、次文化理论

1965 年由 Rose 提出次文化理论（subeulture theory），该理论认为老年人群作为一个特殊的社会团体，拥有自己的文化特色。社会价值观等，是主流社会中的一个分支。在老年人群团体中，人们将社会地位、受教育程度经济收入等焦点逐渐转移至健康状况、兴趣爱好等问题上，老年次文化的产生很大一部分原因是老年特色的文化不能被社会主流文化所认可，而在老年团体中更加容易得到接受和尊重。因此越来越多的次文化团体产生并逐渐壮大，如我国的老年大学。群体间的帮助和认可有助于衰老过程中的心理适应。

五、社会情感选择理论

社会情感选择理论（soci emotional selectivity theory）认为，社会互动中的选择是持续一生的，到老年期变得更挑剔。从成年中期到晚期，与熟人的交往以及发展新的社会关系的意愿会迅速下降。老年人意识到，接近那些不熟悉的人，对自尊和自信不利；对老年人的成见增大了受到贬低、敌意或者漠不关心对待的可能性。由于身体衰弱使老年人回避压力更困难，他们更看重交往的情绪调节功能。与亲戚、朋友进行交往增大了老年人维持情绪平衡的可能。他们较少地采用破坏性方法，如大喊大叫或争辩来处理矛盾和冲突，而是更多地采用建设性的方式来表达关心，或冷静地使大事化小。此外，老年人还会以压力较小的方式来重新解释冲突，这样虽然导致了他们社交网络变小了，但是他们和朋友的关系更愉快。总之社会情感选择理论把老年人社会关系数量的减少，看作是生活条件改变导致的向长期、高质量关系的转移。

人们谈到老年人时，总是想到疾病。在本章第一节"年龄与衰老"中提到了衰老的分级，衰老是生命周期里一个自然的历程，而非病理过程，但它会受到病理过程的影响，如有的疾病可加速老化而在个体表现出"未老先衰"的各种症状。另外，衰老本身会成为疾病的一个易感因素，导致老年人患病风险增高且疾病恢复期延长。上述种种，造成了老年人与疾病是"孪生兄弟"的假象。也引发专业领域的思考：到底哪一种疾病才是"老年病"或者"老年病"真的是病吗？迄今为止，在现有的疾病分类系统里无法找到"老年病"的分类，临床上也无证据证明某种疾病绝对与衰老直接相关，但是在老年人身上又确实存在许多健康问题，如衰弱、失禁等。为了能区别疾病与老化相关问题，"老年综合征"这一概念被提出并形成专业共识。有关老年综合征的话题，将在本书相关章节给予详细讲解。

总之，本章阐述了导致老化的生物学、心理学和社会学理论。值得注意的是，虽然有关老化的理论复杂多样，但是迄今为止，并没有哪一种理论可以独树一帜，成为最权威的衰老理论。基于不同的衰老理论，可以从不同的视角，审视衰老的进程及其导致老年人在生物。心理、社会等方面的改变。因此，在护理老年人的过程中，护士在护理思维上应具备整体观念；在护理行为中，应具备个性化护理的能力。

第八章　老年人健康评估

第一节　概　述

老年人健康评估的内容主要包括身体健康、精神心理健康以及社会健康等方面。对老年人进行综合健康评估，可以全面反映其健康状况，是实施老年人健康管理的重要基础。

一、老年人健康评估原则

老年人由于机体老化和患各种慢性疾病比例较高的特点，在对其进行健康评估的过程中，护士应根据老年人的特点，遵循以下评估原则：

（一）了解老年人身心变化特点

护士充分了解老年人生理和病理性改变的特点，是全面客观地收集老年人健康资料的基础。生理性改变是指随着年龄的增长，机体发生的分子、细胞、器官和全身各系统的各种退行性改变，属于正常的变化；病理性改变则是指由于生物的、物理的或化学的因素所导致的老年性疾病引起的变化，属于异常的变化。在多数老年人身上，这两种变化过程往往同时存在，相互影响，有时难以严格区分，需要护士认真实施健康评估，确定与年龄相关的正常改变，区分正常老化和现存/潜在的健康问题，采取适宜的措施予以干预。

老年人心理变化有以下特点：身心变化不同步，心理发展具有潜能和可塑性，个体差异性大。在智力方面，由于反应速度减慢，在限定的时间内学习新知识、接受新事物的能力较年轻人低；在记忆方面，记忆能力变慢、下降，以有意识记忆为主、无意识记忆为辅；在思维方面，个体差异性较大；在特性或个性方面，可出现孤独、任性、把握不住现状而产生怀旧、焦虑、烦躁；老年人的情感与意志变化相对稳定。

（二）正确解读辅助检查结果

老年人辅助检查结果的异常有 3 种可能：①由于疾病引起的异常改变；②正常的老年期变化；③受老年人服用的某些药物的影响而发生改变。目前关于老年人辅助检查结果标准值的资料较少。老年人检查标准值（参考值）可通过年龄校正可信区间或参照范围的方法确定，但对每个临床病例都应个别看待。护士应通过长期观察和反复检查，正确解读老年人的辅助检查数据，结合病情变化，确认辅助检查值的异常是生理性老化、还是病理性改变所致，采取适当的处理方式，避免延误诊断或处理不当造成严重后果。

（三）注意疾病非典型性表现

非典型性临床表现是指老年人因感受性降低，加之常并发多种疾病，发病后往往没有典型的症状和体征。例如，部分老年人患肺炎时仅表现出食欲差、全身无力、脱水，或突然意识障碍，而无呼吸系统的症状；阑尾炎导致肠穿孔的老年人，临床表现可能没有明显的腹膜炎体征，或仅主诉轻微疼痛。由于这种非典型表现的特点，给老年人疾病的诊治带来了一定的困难，容易出现漏、误诊。因此对老年人要重视客观检查，尤其体温、脉搏、血压及意识的评估极为重要。

二、老年人健康评估方法

对老年人进行健康评估的方法主要包括以下几种：

（一）交谈

指通过与老年人、亲友、照护者及相关的医务人员进行谈话沟通，了解老年人的健康情况。在交谈中，护士应运用有效的沟通技巧，与患者及相关人员建立良好的信任关系，有效获取老年人的相关健康资料和信息。

（二）观察

指运用感官获取老年人的健康资料和信息。护士可通过视、听、嗅、触等多种感官，观察老年人的各种身体症状、体征、精神状态、心理反应及其所处的环境，以便发现潜在的健康问题。在观察的过程中，必要时可采用辅助仪器，以增强观察效果。

（三）体格检查

指运用视诊、触诊、叩诊、听诊等体格检查的方法，对老年人进行的有目的的全面检查。

（四）阅读

指通过查阅病历、各种医疗与护理记录、辅助检查结果等资料，获取老年人的健康信息。

（五）测试

指用标准化的量表或问卷，测量老年人的身心状况。量表或问卷的选择必须根据老年人的具体情况来确定，并且需要考虑量表或问卷的信度及效度。

三、老年人健康评估注意事项

在老年人健康评估的过程中，结合老年人身心变化的特点，应注意以下事项：

（一）提供适宜的环境

老年人血流缓慢、代谢率与体温调节功能、感觉功能降低，容易受凉感冒，体检时应注意调节室内温度，以 22℃~24℃为宜。老年人视力和听力下降，评估时应避免对老人的直接光线照射，环境尽可能要安静、无干扰，注意保护老人的隐私。

（二）安排充分的时间

老年人由于感官的退化，反应较慢，行动迟缓，思维能力下降，评估所需的时间较长。加之老年人往往患有多种慢性疾病，很容易感到疲劳。

护士应根据老人的具体情况，分次进行健康评估，让其有充足的时间回忆过去发生的事件，这样既可以避免老人疲惫，又能获得详尽的健康史。

（三）选择适当的方法

对老年人进行身体评估时，应根据评估的要求，选择合适的体位，在全面评估的基础上，重点检查已发生病变或有潜在病变的部位。对有移动障碍的老年人，可取合适的体位。检查口腔和耳部时，要取下义齿和助听器。有些老人部分触觉功能消失，需要较强的刺激才能引出，在进行感知觉检查，特别是痛觉和温觉检查时，注意不要损伤老人。

（四）运用沟通的技巧

对老年人进行健康评估时，应充分考虑他们因听觉、视觉、记忆等功能衰退而出现的反应迟钝、语言表达不清等情况，适当运用有效的沟通技巧。例如，采用关心、体贴的语气提出问题，语速减慢，语音清晰，选用通俗易懂的语言，适时注意停顿和重复，运用倾听、触摸等技巧，注意观察非语言性信息，增进与老人的情感交流，以便收集到完整而准确的资料。为认知功能障碍的老人收集资料时，询问要简洁得体，必要时可由其家属或照顾者协助提供资料。

（五）获取客观的资料

对老年人的健康评估应在全面收集资料的基础上，进行客观准确的判断分析，避免因为护士的主观判断引起偏差。尤其是在进行功能状态评估时，护士应通过直接观察进行合理判断，避免受老年人自身因素的影响。

（六）进行全面的评估

全面、系统地评估老年人的整体健康状况，包括身体健康、心理健康、社会健康及特有问题的评估。评估时综合考虑所有因素及其之间的相互影响，重点放在预防问题的发生，而非处理已发生的问题。

第二节 疾病和健康史的评估

老年人疾病健康史的收集主要包括采集病史、体格检查、各种实验室检查及影像学检查结果等。老年人通常多种疾病共存，其问题会涉及不同专科领域。通过采集完整的病史、详尽的用药史及症状，以及进行全面的身体评估，对老年人常见的问题做出全面诊断，有助于对老年人进行综合治疗和管理。评估的重点放在预防问题的发生上，而不只是处理已经发生的问题。评估时主要涉及各主要脏器（脑、心、肺、肝、脾、肾、运动、内分泌、感官等）的功能、症状、体征、用药、并发症等方面。通过对老年人细致的观察和全面重点的体格检查，可以更好地了解其身体状况，为进一步制订护理计划提供依据。

一、健康史评估

老年人的健康史是指老年人过去和现在的健康状况，老年人对自身健康状况的认识及日常生活和社会活动能力等方面的资料。

（一）基本情况

包括老年人的性别、出生年月、民族、婚姻状况、职业、籍贯、文化程度、宗教信仰、经济状况、医疗费用的支付方式、家庭住址及联系方式、入院时间等。

（二）健康状况

1. 既往的健康状况

既往疾病、手术、外伤史，食物、药物等过敏史，药物使用情况，参与日常生活活动和社会活动的能力。

2. 目前的健康状况

目前有无急慢性疾病；疾病发生的时间，主要的症状有无加重，治疗情况及恢复情况，目前疾病的严重程度，对日常生活能力和社会活动的影响。

二、体格检查

进入老年期后，各器官生理功能衰退速度加快，使老年人容易发生疾病。一般情况下，老年人应1~2年进行一次全面的体格检查，了解其健康状况，对维护和促进老年人的健康具有重要意义。

（一）全身状况

1. 营养状况

评估老年人每日活动量、饮食状况以及有无饮食量的控制，测量身高和体重。正常人随着年龄的增长，身高逐渐缩短，体重逐渐减轻。

2. 生命体征

（1）体温：老年人基础体温较成年人低，70岁以上患者感染常无发热的表现。如午后体温比清晨高1℃以上，应视为发热。

（2）脉搏：老年人测量脉搏的时间每次不应少于30s，并应注意脉搏的不规律性。

（3）呼吸：评估呼吸应注意呼吸的形态、节律以及有无呼吸困难。

（4）血压：高血压和直立性低血压在老年人中比较常见，测血压时应注意时间和体位等因素的影响。

（二）各系统状况

1. 呼吸系统

随着年龄的增长，气管和支气管纤毛逐渐受损，纤毛活动度减退，导致呼吸道清理能力下降，易引起肺内感染。老年人由于脊椎后凸、胸骨前突、肋间肌萎缩等原因，使胸壁弹性及顺应性的减低使胸式呼吸减弱，腹式呼吸相对增强。加之肺组织质量减轻，肺泡数目减少，然而肺泡体积变大，弹性下降，导致肺不能有效扩张，出现肺通气不足。肺动脉和肺静脉随着年龄增长均出现硬化，使肺动脉压力增高，肺灌流量减少，肺通气/血流比例改变，导致肺气体交换的功能降低。由于肺通气/血流比例不均衡和肺生理性无效腔增加，出现氧饱和度降低。另外，肺扩张不全及有效咳嗽减少，使得排出呼吸道异物和沉淀物的能力降低，细菌易于在呼吸道停留、繁殖，老年人易发生呼吸系统感染。

2. 循环系统

65岁老年人的心排血量较年轻人减少30%~40%，心搏量也减少。老年人随年龄的增长，收缩压逐渐增高，血管狭窄，阻力增加，使组织灌流量减少。老年人冠状血管及脑流量减少的程度比心排血量减少的程度大，因此心脑血管病发生率增高。老年人神经调节能力差，故易发生心律失常。心肌内 ATP 酶活性降低，心肌复极化过程减慢，影响心肌收缩力，故老年人易发生心功能不全。

3. 消化系统

步入老年后，唾液腺分泌减少，质较稠，易造成口腔干燥，易发生感染和损伤。唾液中的淀粉酶减少，直接影响食物中淀粉的消化。牙齿咬合面的釉质变薄，使釉质本质神经末梢外露，对冷、热、影响食物中淀械等刺激敏感性增加，易引起牙酸。牙血管内膜变厚，管腔变窄，牙髓供血减少、成于易折裂。口腔黏膜上皮细胞萎缩，表面过度角化而增厚，失去对有害物质清除的能力，易引起慢性炎症。食管、胃和肠蠕动功能下降，导致消化吸收功能减弱，容易发生营养不良、胃食管反流、消化不良、便秘。

4. 泌尿系统

老年人肾血管硬化，肾小球数量减少，肾的浓缩、稀释功能下降，致使肾小球滤过率降低，水、电解质代谢紊乱。老年人前列腺素分泌减少，导致血管收缩，血流量减慢。肾促红细胞生成素减少，易发生红细胞成熟与生成障碍而引起贫血。

5. 血液系统

随着年龄的增长，有造血功能的骨髓逐渐减少，细胞分裂次数降低，60 岁以后骨髓造血细胞数目减少一半。白细胞数随年龄增长而减少。老年人红细胞发生生物物理和化学变化，如老年人与青年人相比血容量减少，血细胞比容增加，血液黏稠度增加，红细胞柔性、渗透性和抗机械性降低，容易破裂而发生溶血。

6. 代谢与内分泌系统

随着年龄增长下丘脑的重量减轻，血液供给减少，主要改变为单胺类物质含量变化和代谢紊乱引起中枢性控制失调。故有人称下丘脑为"老化钟"。进入老年后，生长激素释放减少，因此老年人肌肉和矿物质减少，脂肪增多，体力下降，易疲劳。甲状腺会有纤维化、细胞浸润和结节产生，使甲状腺活动减少，血清中的 T3 下降，导致机体代谢率降低。因此，老年人会有整体性迟缓，对寒冷天气适应能力变差，如畏寒、皮肤干燥、脱发、心率减慢等表现。肾上腺皮质和髓质细胞均减少，导致老年人对外伤、感染、手术等应激反应能力下降。

7. 神经系统

由于脑重量和容积下降，老年人脑合成多种神经递质的能力下降，递质间出现不平衡，引起神经系统的衰老。加之脑动脉硬化所致脑供血减少，葡萄糖利用率降低，而容易出现精神不振，部分老年人还出现语言能力明显下降。随着年龄的增长，神经纤维的退行性改变，影响神经细胞对信息的传递及接受。

8. 运动系统

随着老化，骨骼中的钙流失，内部构造方面出现明显的变化，以致骨质密度减少而导致骨质疏松，易发生变形和骨折。老年人普遍存在关节的退行性改变，尤以承受体重较大的膝关节、腰和脊柱最明显。关节软骨面变薄，软骨粗糙、破裂，完整性受损，加上滑膜细胞所分泌的透明质酸减少，关节腔内滑液减少，可使老年人在行走时关节疼痛、活动障碍。随着年龄的增长肌纤维萎缩、弹性下降，肌肉总量减少，这些变化使老年人容易疲劳，出现腰酸腿痛，由于肌肉强度、耐力、敏捷度持续下降，加上老年人脊髓和大脑功能的衰退，使老年人活动更加减少，最终导致老年人动作迟缓、笨拙，行走缓慢不稳等。

9. 感觉器官

由于老年人皮下脂肪萎缩及汗腺萎缩，小汗腺数量和功能均减少，故汗液分泌减少。老年人皮肤的屏障功能降低，抵御感染、创伤修复的能力下降，因此，导致皮肤感染性疾病和创伤难以愈合。视觉、听觉能力下降，味觉、嗅觉、触觉、温度觉及痛觉敏感度下降，常出现视近物发生困难，形成远视或老花眼，老年性耳聋等情况，从而影响老年人社会交往、个人安全和生活质量。

第三节　认知状态评估

认知功能是大脑皮质高级神经活动的重要内容，是人类重要的心理过程，它包括感知觉、注意力、记忆力和思维言语等方面，是老年人健康不可或缺的重要内容，认知功能损害也是痴呆早期的重要临床特征。认知功能损害，常是导致老年人在自我照顾能力和独居生活能力困难的原因。认知功能受损所造成的影响，不只是局限于患者本身，还包括家属、家庭、社会。所以，老年人的认知状态评估是不可或缺的项目之一。

一、认知功能评估

认知功能包括记忆力、定向力、注意力、视空间能力、执行能力、判断力、解决问题的能力等。认知功能评估的方法有临床访谈、身体检查、行为评定、神经心理测验法等。临床上操作简便的认知测验有简易智能状态检查量表（mini-mental state examination，MMSE）、画钟测验（clock drawing test，CDT）。

（一）简易智力状态检查量表

由 Folsten 于 1975 年编制，1987 年 Teng 进行修订（详见附录一量表 2），该量表是认知缺损筛查工具之一。评估内容由定向力、记忆力、注意力和计算力、回忆能力和语言能力五部分组成。适用于医院和社的老年人。由接受过培训的医护人员完成评估。评定时直接询问受试者，回答或操作正确记为“1”，错误记为“0”，拒绝或说不会做，记为“9”和“7”。第 5 题和第 3 题应间隔 3min。测试完后统计所有标记为“1”的项目（和小项）的总和，总分 0~30 分。认知功能缺陷的界值分：文盲组（未受教育）≤19 分，小学组（受教育年限≤6 年）≤22 分，中学及以上学历组（受教育年限>6 年）≤26 分。粗筛阳性，MMSE 总分达痴呆标准的居民为可疑痴呆患者，转上级医院神经科诊治。粗筛阳性，MMSE 总分未达痴呆标准的居民，继续观察，预约居民 3 个月后重复认知功能检查。该量表的缺点是对低教育程度的患者较不敏感，尤其是教育程度未及小学者更明显，若细化此量表，可以发现此份量表的设计，特别是语言设计和计算能力部分，必须要有一定的教育程度方可作答。

（二）画钟测验

画钟测验是一复杂的行为活动，除空间构造技巧外，尚需很多知识功能参与，涉及记忆、注意、抽象思维、设计、布局安排、运用、数字、计算、时间和空间定向概念、运作的顺序等多种认知功能。操作更简单、省时，只需要一支笔和一张白纸，要求老年人画一个钟，并标出指定的时间。

1. 方法

要求老年人在白纸上画一个圆形的时钟表盘，把表示时间的数字写在正确的位置，在表盘上用时针和分针标出指定的时间（例如8点20分）。

2. 记分

画钟测验有多种评定方法，以0~4分法简单、敏感和易行。①画一封闭的圆第1页1分；②数字位置正确1分；③12个数字无遗漏1分；④分针和时针位置正确1分。4分为认知功能正常，3~0分为轻、中和重度认知功能障碍。

二、行为评估

除了造成老年人本身生活功能困扰的问题之外，老年人还可能发生行为上的问题，这些问题会影响老年人本身的安全，而且是决定照顾者负担的主要因素之一。行为问题主要包括躁动行为、干扰行为与攻击行为，躁动行为通常是因为混乱所引起，通常包含自虐、不停发问或走动等。干扰行为是指语言或肢体动作需要照护者不停回答，如话多或吵闹等。攻击行为是指肢体、语言或性方面对他人有侵犯性举动。评估老年行为的问卷主要有《问题行为评估表（behavior problem index）》和《激越行为评估表》（见表8-1、表8-2）。Zimmer等人在1984年针对长期照护的居民设计了该问卷，将问题行为分为四类进行评估，问题行为出现的频率越高时得分越高。2000年阮玉梅等人对量表进行了翻译和修订。

表8-1 问题行为评估表

	问题行为	行为出现频率
危害他人行为	1.身体攻击,如咬人,蓄意殴打	0 1 2 3 4
	2.间接危害,如开瓦斯引起中毒或火灾事件	0 1 2 3 4
危害自我行为	1.身体自我伤害,如抓扯自己、撞动、用烟头或热水伤害自己	0 1 2 3 4
	2.危险性动作,如挣脱束缚、到高楼阳台或窗户等危险的地方	0 1 2 3 4
	3.拒绝生理上的照护,如拒绝修饰、拒绝进食	0 1 2 3 4
	4.其他可能的危害自我行为,如说出想自杀	0 1 2 3 4
困扰他人行为	1.言语困扰,如话很多、重复叫名字、重复问相同的问题、吵闹、用不入耳的言语骂人	0 1 2 3 4
	2.不适宜的走动,如随意进入他人的住处、躺在地上、到处乱走或走失	0 1 2 3 4
	3.破坏行为,如随意乱丢东西、破坏食物或物品	0 1 2 3 4
	4.取走他人的财务	0 1 2 3 4
	5.不合宜的大小便行为,如大小便在不合适的地方	0 1 2 3 4
	6.性困扰,如性暴露、触摸他人	0 1 2 3 4
	7.经常行为反常,如无法安静且哭笑无常	0 1 2 3 4
	8.其他困扰他人行为,如躁动不安,无法安静	0 1 2 3 4
不危害也不困扰他人但需受关照行为	1.藏匿行为,如躲起来不愿离开房间	0 1 2 3 4
	2.藏东西行为,如藏食物、衣物、钱财等	0 1 2 3 4
	3.不合宜的行为,如不合宜的穿着	0 1 2 3 4

注：0=无此行为；1=过去半年内发生过，但上星期未发生；2=上星期发生1-2次；3=上星期发生3-6次；4=每日发生

请阅读下列各项行为表现，在相应的数字上圈出最近两周的发生频次及对照护者的困扰程度。

发生频次：1=从未出现，2=<1次/周，3=数次/周，4=1或数次/d，5=数次/h。如每组行为中有多种行为发生，则把出现的次数加起来。例如：每周有3d打人，4d踢人，则3+4=7d（圈4）。

困扰程度：1=无困扰，2=有些困扰，3=很大困扰

表 8-2　激越行为评估表

表　　现	困扰程度	发生频次
1.诅咒,骂人,语言恐吓或威胁	1　2　3　4　5	1　2　3
2.打人(包括打自己),踢人,推人,咬人,用指甲抓人或抓自己,攻击性啐吐(包括进食时)	1　2　3　4　5	1　2　3
3.扔东西,撕东西,破坏物品	1　2　3　4　5	1　2　3
4.其他攻击性行为,如故意跌倒,说有关性的脏话,有性骚扰行为,伤害自己	1　2　3　4　5	1　2　3
5.徘徊游荡,无目的地持续来回走动;无目的地走出房间或大门,进入他人房间、办公室等行为	1　2　3　4　5	1　2　3
6.重复动作,拍打、敲击、摇晃、拨弄、捻弄、揉搓、吮手指、穿脱鞋子,在身上/物体上找东西,在空中、地板上找想象的东西,玩弄身边的东西;轻敲物件或作出奇怪动作	1　2　3　4　5	1　2　3
7.不恰当地穿脱衣服,穿衣不当(如把裤子套在头上),在公共场合不适宜的地方脱衣服等	1　2　3　4　5	1　2　3
8.不恰当地处理物品,拿不属于自己的东西,在抽屉里翻寻,移动家具,玩弄食物,涂抹粪便等	1　2　3　4　5	1　2　3
9.持续要求帮助或引人注意,言语或非语言的唠叨、请求、命令等	1　2　3　4　5	1　2　3
10.反复问或说同一件事	1　2　3　4　5	1　2　3
11.抱怨,拒绝依从指示,消极回应,认为什么都不正确	1　2　3　4　5	1　2　3
12.发出奇怪的声音,包括无原因地大声哭、呜咽、怪笑、磨牙等	1　2　3　4　5	1　2　3
13.藏东西、储藏东西,把东西放在隐蔽地方或其他物品下;收集不必要的物品	1　2　3　4　5	1　2　3
14.尖叫,大声高调地喊叫、吼叫	1　2　3　4　5	1　2　3

第四节　功能性评估

老年人群往往伴随多病共存,导致衰弱、功能储备下降等情况,很大程度上影响健康以及生活质量。护理人员定期对老年人进行躯体功能状态的客观评估,从而促进和维持良好的躯体功能状态对于提高老年人群的生活质量,降低护理及养老成本意义重大。躯体功能评估是老年人健康评估的重点，包括日常生活活动能力、平衡和步态、运动功能等方面。通过该项评估，可以确定老年人在躯体功能方面所具有的能力和存在的问题。评估方法有直接观察法和间接评定法。直接观察法由评估者直接观察老年人完成各项活动的状况。间接评定法由护理人员通过谈话或评估量表向被评估者或其家属朋友等了解情况，以此来评估其功能状态。

一、日常生活活动能力评估

正常人可在毫无协助的情形下独立完成，老年人会因慢性病的症状、生理功能的改变或心理困扰，造成身体功能受限。在执行日常生活活动时，可能需要部分协助或使用辅助器方可完成。有研究发现老年人功能丧失似乎有一定的顺序性，常是先丧失洗澡的功能，再依次失去穿衣、如厕、清洗或进食等日常生活能力。日常生活活动能力（activities of daily living，ADL）的评估包括基本日常生活活动能力（basic activities of daily living，BADL）和工具性日常生活活动能力（instrumental activities of daily living，IADL）。

（一）基本日常生活活动能力

基本日常生活能力是老年人最基本的自理能力，是老年人维持基本生活所需要的自我照顾能力和最基本的自理能力，该能力可以影响老年人基本生活需求的满足。对于医院或长期照护机构的老年人来说，多采用Barthel指数评定量表（barthel index，BI）进行评估（详见附录一量表三）。评估内容包括10个项目，即进食、洗澡、修饰、穿衣、大便控制、小便控制、如厕、床椅转移、平地行走、上下楼。适用于居住在任何场所的所有老年人。该量表可由医生、护士、家属或患者本人进行评定。居家老年人为需要时随时进行评估，住院老年人为入院、病情变化、手术和出院时进行评估。评估所需大约5min。该量表可自评也可他评，可通过与被测试者或家属交流或被测试者自填问卷完成。通过计算各项得分以及总分，确定老年人各项活动的独立程度。总分100分，得分越高，独立性越好，依赖性越小。总分100分为日常生活活动能力良好；61~99分为轻度功能缺陷，41~60分为中度功能缺陷，≤40分为重度功能缺陷。

（二）工具性日常生活活动能力

工具性日常生活活动能力是指老年人在家中/寓所内进行自我护理活动的能力，该能力提示老年人是否能够独立生活并具有良好的日常生活功能。影响独立生活能力的因素较多，如国情和性别是常见的因素。工具性日常生活活动能力可通过直接观察或间接询问或评估的方法进行评估。采用 Lawton–Brody 工具性日常生活活动功能评估量表进行评估（详见附录一量表 4）对于老年人进行评估。评估内容包括购物、做家务、理财、准备食物、外出乘车、使用电话、洗衣、服药 8 个方面。适用于社区老年人。该量表可由医生、护士、家属或患者本人进行评定。评估所需大约 5min。可通过被试者自填问卷，或与被试者、家属、护士等知情人交流完成。在实施评估时，让老年人挑选最符合自身最近一个月实际情况的答案，根据每一项的得分计算总分。其中购物、做家务、准备食物、洗衣、外出乘车 5 项中有 3 项以上需要协助，即为轻度失能。分值范围为 0~23 分，得分越高，提示老年人工具性日常生活能力更强。

二、平衡与步态评估

（一）平衡功能

平衡功能是指人体在日常活动中维持自身稳定性的能力。正常情况下，当人体重心垂线偏离稳定基底时，即会通过主动或反射性地活动使重心垂线返回到稳定基底内，这种能力就称为平衡功能。

1. 闭目直立试验

又称昂白试验（Romberg's test），是最常用的静平衡功能检查法。老年人直立，两脚并拢，双上肢下垂，闭目直立，维持 30s，亦可两手于胸前互扣，并向两侧牵拉，观察老年人有无站立不稳或倾倒。前庭周围性病变时，躯干倾倒方向朝向前庭破坏的一侧，与眼震慢相方向一致；中枢性病变时，躯干倾倒方向与眼震慢相不一致。

2. 前伸功能试验

老年人肩靠墙壁站直，保持稳定状态，尽量将拳头前伸，如往前 15cm 仍保持平衡，则显示平衡性较好，发生跌倒的危险性较低。

（二）步态

1. 起立-行走测试（timed up and go test，TUGT）

老年人坐在有扶手的靠背椅上，身体靠在椅背上，双手放在扶手上。如果使用助行用具，则将助行用具握在手中。在离座椅 3m 远的地面上贴一条彩条，或画一条可见的粗线，或放一个明显的标记物。当测试者发出"开始"的指令后，老年人从靠背椅上站起。站稳后，按照平时走路的步态，向前走 3m。过粗线或标记物后转身，然后走回到椅子前，再转身坐下，靠到椅背上。记录所用的时间，并对步态进行打分：1 分——正常，2 分——非常轻微异常，3 分——轻度异常，4 分——中度异常，5 分——重度异常。在测试过程中，不要给予任何躯体帮助。正式测试前，可以让老年人练习 1~2 次，以确保理解整个测试过程。

2. Tinetti 步态量表（Tinetti gait analysis，TGA）

平衡功能受损和步态稳定性下降是引发老年人跌倒的主要原因。对老年人进行平衡和步态的评测可以有效预测老年人的跌倒风险，提高老年人的生活质量。Tinetti 步态量表，是可使用的评估工具，也是国际上应用广泛的评估量表（详见附录一量表五）。评估内容主要包括起始步态、步伐的长度、高度、均匀性、连续性、路径、躯干、脚跟距离 8 个项目。量表由接受过培训的医护人员进行评估。评估时间大约 3min。受试者与检查者站在一起，测量走道要求受试者行走，转身等，受试者应使用惯用的助行器。总分 12 分。分值越低，表明步态异常的程度越大。

第五节　精神心理评估

由于大脑功能的退化和离退休前后生活的急剧变化，老年人中 85% 的人或多或少存在着不同程度的心理问题，27% 的人有明显的焦虑、忧郁等心理障碍。根据艾瑞克森的理论，老年期的发展任务是自我整合，否则将导致失望。老化的进程会出现多种生活事件，如退休、失落、丧偶、慢性病和经济状况改变等。需要老年人进行自我调节，调节能力与老年人的经验、技巧和支持系统等相关，当调节不良时，常会导致老年人精神心理状况发生改变。

一、焦虑评估

老年精神障碍发病率逐年上升，其中忧虑、心烦和紧张不安等焦虑情绪较为常见，其发生率为 23%~30%。老年人群焦虑症伴随基础性疾病继发的情绪障碍会影响老年患者的心理、生理及社会融入度，从而加重躯体症状，影响患者的疾病转归，降低患者的生活质量。焦虑是个体感受到威胁时的一种紧张、不愉快的情绪状态，表现为紧张、不安、急躁等一系列复杂的情绪反应。常用的评估量表包括焦虑自评量表（self-rating anxiety scale，SAS）、状态-特质焦虑问卷（state-trait anxiety inventory，STAI）等。

（一）焦虑自评量表

由 Zung 于 1971 年编制，该量表为自评量表。评估内容包括 20 个条目，每个条目采用 1~4 评分，评定近 1 周内症状出现的频度（详见附录一量表六）。适用于具有焦虑症状的老年人。由能够配合的、具有阅读和理解能力的被试者本人完成。评估所需大约 5min。"1"表示没有或很少时间有；"2"表示有时有；"3"表示大部分时间有；"4"表示绝大部分或全部时间有。其中 5 个条目（5、9、13、17、19）是反向计分。计算总分时，先将反向计分的条目进行分值转换后（1→4、2→3、3→2、4→1），再将 20 个条目得分相加，即得到粗分；用粗分乘以 1.25 以后取整数部分，就得到标准分。粗分 ≥40 分或标准分 ≥50 分为有焦虑存在，得分越高，焦虑倾向越明显。其中，标准分 50~59 分为轻度焦虑，60~69 分为中度焦虑，≥70 分以上为重度焦虑。

（二）状态-特质焦虑问卷（STAI）

由 Charles D.Spielberger 等人编制，首版于 1970 年问世，1988 年译成中文。该量表为自评量表，由 40 项描述题组成，分为两个分量表：①状态焦虑量表（简称 S-AI），包括第 1~20 题。状态焦虑描述一种通常为短暂性的不愉快的情绪体验，主要用于反映即刻的或最近某一特定时间的恐惧、紧张、忧虑和神经质的体验或感受。②特质焦虑量表（简称 T-AI），包括第 21~40 题。特质焦虑描述相对稳定的，作为一种人格特质且具有个体差异的焦虑倾向（详见附录一量表 7）。适用于具有焦虑症状的老年人。由能够配合的、具有阅读和理解能力的被试者本人完成。评估所需时间大约 10min，每个条目进行 1~4 级评分（状态焦虑：1—完全没有，2—有些，3—中等程度，4—非常明显。特质体验选图 1—几乎没有，2—有时有，3—经常，4—几乎总是如此），由受试者根据自己体验选圈最合适的等级。题目 1、2、5、8、10、11、15、16、19、20、21、23、24、26、27、30、33、34、36、39 按反序计分。分别计出状态焦虑和特质焦虑量表的累加分值，总分 20~80 分。某量表上的得分越高，反映该方面的焦虑水平越高。

二、抑郁评估

老年人抑郁情绪是老年人中最常见的精神障碍，其发生原因与社会、心理因素有着密切的关系。虽然抑郁心理在老年人中非常常见，但是又很容易被忽视，抑郁症是一种危害性非常大的慢性疾病，致残率也非常高。

专用于老年人的抑郁筛查表是老年抑郁量表（geriatric depression scale，GDS）（详见附录一量表 8）。由 Brink 等于 1982 年创制，用于评定老年人最近一周内的感受。量表共 30 个条目，包括情绪低落、活动减少、易激惹、退缩痛苦的想法，对过去、现在和将来的消极评分。可作为老年人的专用抑郁评估量表。由被试者本人或医护人员完成。根据老年人的需要，评估老年人最近一周的感受。共 30 个条目，每个条目分为"是""否" 2 个选项，在测评时，先将"是"记为 1 分，"否"记为 0 分。其中有 10 个条目（1、5、7、9、15、19、21、27、29、30）是反向计分（回答"否"表示存在抑郁倾向），其余 20 个条目是正向计分（回答"是"表示存在抑郁倾向）。计算总分时，先将反向计分的条目进行分值转换后（0→1，1→0），再将 30 个条目的得分相加。总分范围为 0~30 分，得分越高，表示抑郁情绪越严重。其中，0~10 分为正常范围，11~20 分为轻度抑郁，21~30 分为中重度抑郁。

第六节　环境评估

生活环境对老年人的健康状况有重要影响。由于社会的发展、家庭结构的改变，使得对老年人的长期照护是长期的和势在必行的，影响整体照护品质的重要因素之一是社会的支持。在老年人遇到突发事件时调节良好，除了个人因素外，常常是因有良好的支持系统，包括来自家庭、社区或社会的支持。所以，老年人环境的评估包括社会环境、生活环境及家庭环境三个方面。

一、生活环境评估

随着社会老龄化和小家庭的日益增多，独居老年人的数量也随之增多。老年人的健康状况与所生存的环境有着密切的关系，当老年人没有能力调节和适应环境的变化时，就会导致疾病的发生，所以在对老年人的健康状况进行综合评估时，一定要对老年人的生活环境进行评估。通过评估，可以减少影响老年人生活环境的不良物理因素和社会因素，补偿老年人机体缺损的功能，帮助老年人选择一个良好的独立生活环境，让老年人有一个安全、方便、舒适的生活环境。

（一）老年居家安全评估

可使用《老年人居住环境安全评估要素》表，评估居家环境中是否有妨碍与不安全的因素（详见附录一量表十一），如地面是否平坦、有无台阶等障碍、有无管线或杂物放置，厨房设备是否安全，煤气炉旁有无易燃物品，浴室是否有防滑措施，电源是否妥当等。评估时应了解其生活环境中的特殊资源及其对目前生活环境的特殊要求。

（二）居室生活环境评估

居室是人们最主要的栖息地，也是人们自由支配和享受闲暇时间的场所。居室环境对于老年人来说尤为重要，因为老年人每日的主要活动场所就是在自己的居室内。居室布置好，能使老年人舒适、愉快地度过晚年。

老年人的居室环境要强调实用、方便、安全、简洁、柔和，同时应因地制宜地对居室加以改造，使之更有利于老年人的健康。

1. 居室方位

以朝南的房间为佳，冬暖夏凉，如同"天然空调"。而朝北的房间"冬冷夏热"，由于老年人周身循环和体温调节机制较差，住在朝北的房间，对健康不利。

2. 居室条件

老年人一般既怕孤寂，又怕嘈杂。由于老年人体力储备差，热闹一会儿就想独自休息一会儿，休息时往往对周围的一切谈话、嬉笑都厌烦。而休息后精神恢复了，又希望和家人唠叨唠叨，喜欢儿孙绕膝。有些老年人还有自己的兴趣和活动，如读书、写字、会客等，最好让老年人住在宁静的单间中。如果住房条件差的话，也应尽量创造条件。如可用布帘、屏风隔开，制造一个"老年人生活角"，并做适当布置，尽可能使老年人感到舒适。

3. 居室防寒防暑功能

由于老年人血液循环差，新陈代谢过程慢，既不耐热又不抗寒，因此居室的温度不能太冷，也不能太热。以 24℃~26℃为宜。

4. 居室空气质量

居室要经常通风，保持室内空气流通。空气不通畅会使老年人终日感到胸闷、压抑。

5. 居室噪音

噪音能损伤听觉，使听力下降；刺激神经系统，引起头晕、头痛，烦躁不安；影响心血管系统，使心跳加速，血压升高。因此收录音机、电视机的音量要适度，不要大声说话等。

6. 居室色彩

房间内的色彩对人的情绪会有一定的影响，置身于色彩鲜明的墙壁、地面和明快色彩的家具环境中，人就可能心情愉快。反之在色调沉闷的居室环境中，就可能心情抑郁。在居室的色彩中，墙壁颜色是一个主要方面，对老年人来说，以中性色调为主，稍偏暖色，不适合大红大绿等强烈对比的颜色。

7. 居室装饰

小装饰品可点缀环境、平衡房间布局、协调色彩、活泼气氛，可增强生活气息使人赏心悦目。为此，室内可陈设一两盆花卉，如文竹、水仙或盆景等。

（三）室外生活环境评估

1. 气候条件是否恶劣

老年人生理功能下降，对抗外界恶劣环境的能力亦明显下降，因此应尽量避免处于雨、雪、冰雹等恶劣气候环境中。

2. 建筑物是否密乱

建筑物又密又乱的环境会造成老年人心理上的不安与烦躁，使老年人缺乏安全感，易致情绪激动。应尽可能让老年人居住在布局合理、视野开阔、规律有序的社区里。

3. 是否有刺激惊险

各种紧张的体育比赛、惊险的杂技表演，以及游乐场里的过山车等娱乐项目，在使人们兴奋、紧张的同时，也会刺激人体交感神经，使心跳加快，血管收缩，血压升高。所以，老年人不适合去这些场所。

4. 是否人声嘈杂

在固定空间里，随着单位面积内人口密度的不断增加，人们的谈话、吵闹声汇合在一起会构成很大的噪声。老年人若久处在这样的环境里，容易产生烦躁情绪，诱发各种心脑血管疾病。

二、家庭环境评估

家是老年人主要的生活环境场所，融和的家庭关系、良好的家庭环境有助于老年人的身心健康。家庭评估的内容主要包括家庭成员的基本资料、家庭类型和结构、家庭成员之同、家据成员的角色作用、家庭的经济状况、家庭功能、家庭压力、家庭对老年人生活健康状况的认识等。

（一）APGAR 家庭功能评估量表

内容包括适应度 A（adaptation）、合作度 P（partnership）、成长度 G

（growth）、情感度 A（affection）和亲密度 R（resolve）的评估（详见附录一量表十二）。适用于所有的老年人。该量表可由医生、护士、家属或者患者本人进行评定。"经常"得 2 分，"有时"得 1 分，"很少"得 0 分。总分 7~10 分家庭功能无障碍，4~6 分家庭功能轻度障碍，0~3 分家庭功能严重障碍。

（二）家庭环境量表

该量表包含 10 个分量表，分别评价家庭社会和环境的亲密度、情感表达、矛盾性、独立性、成功性、知识性、娱乐性、道德宗教观、组织性和控制性。量表包括 90 个条目，每个条目分为是、否两个选项（详见附录一量表十三）。评估大约需要 30min。问卷要求老年人具有初中以上教育程度，需要医护人员在填写时进行解释。

三、社会环境评估

社会环境包括文化背景、法律法规、社会制度、劳动条件、人际关系、社会支持、经济状况、生活方式、教育、社区等诸多方面，这些与老年人的健康有着密切的联系，影响老年人的健康水平。因此需要对老年人进行社会关系和社会支持评估。

个体的社会关系网包括与之有直接或间接关系的所有人或人群，如家人、邻里、朋友、同学、同事、领导、宗教团体以及成员、自救组织等；对住院患者而言，还有病友、医生和护士。从社会关系网所获得的支持统称为社会支持。社会支持从性质上可以分为两类，一类为客观的、可见的或实际的支持，包括物质上的直接援助和社会网络、团体关系的存在和参与，后者是指稳定的婚姻关系（如家庭、婚姻、朋友、同事等）或不稳定的社会联系如非正式团体、暂时性的社会交际等，这类支持独立于个体的感受之外，是客观存在的现实。另一类是主观的、体验到的情感上的支持，指个体在社会中受尊重、被支持、理解的情感体验和满意程度，与个体的主观感受密切相关。可通过交谈、观察和量表等方法评估个体获得的社会支持。

1. 社会支持评定量表

该量表 (social support rating scale, SSRS) 包括 10 个题目（详见附录一量表九），包括客观支持（2、6、7）、主观支持(1、3、4、5)、支持利用度（8、9、10）3 个维度。适用于所有老年人。该量表可由医生、护士、家属或者患者本人进行评定。将 10 个题目得分相加，得到社会支持总分；将第 2、6、7 题得分相加，得到客观支持分；将第 1、3、4、5 题得分相加，得到主观支持分；将第 8、9、10 题得分相加，得到支持利用度分。总分越高，表明社会支持程度越高。

2. 社会关系评估量表

该量表（Lubben Social Network Scale, LSNS）包括 10 个项目，每个项目 0~5 分，总分 0~50 分（详见附录一量表十）。总分<20 分，表示社会关系及社会支持差，≥20 分表示社会关系及社会支持良好。评估需要 15min 左右。

第七节　老年综合护理评估

老年人是一个整体，应该从整体观念出发进行评估。对老年人的健康评估也不应仅考虑其生理层次，也要同时兼顾其精神心理、社会支持及经济环境等方面，这样才能既深入、又全面地反映老年人群的健康状况。多维度评价同时强调了老年人各方面之间的密切关系，从而克服了传统单一的从自理能力、躯体健康、精神健康等方面进行评估的局限性。面对老年人在医院、社区、养老机构或居家之间的往返转诊，我们需要对不同机构老年人的整体健康和功能状态进行充分的了解和评估，及时发现和了解老年人的健康问题和长期照护需求，然后以需求为导向为老年人提供专业个性化的医疗照护服务，可以实现医院-社区-居家的有效衔接。

老年护理综合评估没有统一的标准和指南。根据评估目的和对象的不同，内容也不尽相同。目前在国内较常用的是基于美国老年人资源与服务评价方法（older Americanresources and services, OARS）改编的《老年人综合健康功能评估表》、基于持续评估记录和评价条目集（continuity assessment record evaluation item set，CARE）汉化的量表以及胡秀英等研制的中国老年人健康综合功能评价量表，见附录一量表二。

一、OARS 量表简介

1975 年，Duke 老年与人类发展研究（the study of aging and human development）中心 OARS 项目创立了第 1 个综合评估老年健康功能的工具，即 OARS 量表，用于评估社会资源、经济资源、精神健康、躯体健康、日常生活能力 5 个方面的功能。上海市老年人综合健康功能评估表是在国外OARS量表译文的基础上结合上海市老年人的具体情况修订而成，是 OARS 量表的中文版之一。夏昭林等于 1994 年将 OARS 量表结合我国国情进行修改，形成了 OARS 量表中文版。陈先华等将其翻译为《老年人综合健康功能评估表》，根据本人回答情况、知情人提供信息及调查员观察的结果综合而成。上述 5 项内容单维评分采用 6 级评分法，5 项内容评分之和为综合评分，5~10 分表示综合健康状况优良，卫生保健的重点是保持健康；11~14 分为一般，卫生保健的重点是增进健康；15~30 分为较差，卫生保健的终点是改善健康。我国主要用于社区或养老机构对老年人综合健康功能状态的调查，了解老年人的健康需求。

二、CARE 量表简介

持续评估记录和评价条目集量表创立于 1977 年，是一种综合评估技术，该量表包括抑郁症、痴呆、活动障碍、主观记忆、睡眠、躯体症状 6 个方面，共有机构入院、居家照护、出院及死亡 4 个版本。该量表既适合于患者也适合于非患者，也可用于评估服务的实效性。其目的是将老年人的健康和社会问题予以记录、分级和分类，用于综合评估老年人的精神、医学、营养状态及经济、社会问题，旨在揭示、记录老年人的健康和社会情况，没有相应的评分标准。2015 年中国台湾学者韩德生等根据台湾的语言、文化习惯以及相关制度对 CARE 进行翻译修订，形成了繁体中文版的 CARE 量表。

三、中国老年人健康综合功能评价量表

胡秀英等人检索多个数据库中老年综合评价专著以及中国某些地区使用的老年人健康评价标准，并结合指标构建原则以及中国文化背景等，通过德尔菲法构建出我国老年人健康综合功能评价量表，主要包括生活功能健康状态、精神心理健康状态和社会状况三大维度。生活功能健康状态维度中基本的日常生活功能评定中任一项得分在 3 分以下，则这方面的功能下降；高级的日常生活能力评定中总分<10 分提示功能受损。精神心理健康状态维度中活力指数评定时<7 分提示活力下降；认知功能评定时若该老年人通过认知量表测定为认知障碍者，则弃去该老年人的研究数据，只计算认知正常者的得分，<30 分提示认知障碍；抑郁状况得分为负性得分，≤4 分为正常。社会状况维度中社会支持水平≤44 分为异常，家庭支持水平≤6 分为异常。三个维度的得分（除抑郁指标）相加即为健康总得分，健康总得分越高，说明综合健康状况越好。随着我国人口老龄化进程的加快，老年人的健康问题越来越成为医护人员关注的重点。采用综合的老年健康评估工具能及时地发现个性化的医疗照护需求，以便更好地实施连续性治疗和护理，是提升老年人独立生活能力，减缓老年人失能失智的发生，改善其生活质量的有效手段。

第九章　老年人心理卫生和精神护理

第一节　老年人心理卫生

大量研究表明，老年期的心理伴随生理功能的减退而出现老化，使某些心理功能或心理功能的某些方面出现下降、衰退，而另一些心理功能或心理功能的某些方面仍趋于稳定，甚至产生新的适应代偿功能，从而使老年人从整体上能适应良好。然而，有很多因素可能影响老年人的心理，致使部分老年人出现一些心理问题。针对老年人常见的心理问题，需采取有的放矢的措施以维护和促进老年人的心理健康。

一、老年人的心理特点及影响因素

（一）老年人的心理特点

老年人的心理变化是指心理能力和心理特征的改变，包括感知觉、智力和人格特征等。老年人的心理变化特点主要表现在以下几方面。

1. 感知觉的变化

随着老化，老年人的感觉器官逐渐衰退，出现老花眼、听力下降、味觉减退等，这些都会给老年人的生活和社交活动带来诸多不便。如，由于听力下降，容易误听、误解他人的意思，出现敏感、猜疑甚至有心因性偏执观念。知觉一般尚能保持，只是易发生定向力障碍，影响其对时间、地点、人物的辨别。

2. 记忆的变化

神经递质乙酰胆碱影响着人的学习记忆，老年人可能是由于中枢胆碱能递质系统的功能减退，导致记忆能力减退。老年人记忆变化特点为：有意记忆为主，无意记忆为辅；近事容易遗忘，而远事记忆尚好；再认能力可，回忆能力相对较差，有命名性遗忘；机械记忆不如年轻人，在规定时间内速度记忆衰退，但理解性记忆、逻辑性记忆常不逊色。记忆与人的生理因素、健康精神状况、记忆的训练、社会环境等相关。

3. 智力的变化

智力分为流体智力和晶体智力两大类。流体智力是指获得新观念、洞察复杂关系的能力，如知觉速度、机械记忆、识别图形关系等，主要与人的神经系统的生理结构和功能有关。晶体智力指对词汇、常识等的理解能力，与后天的知识、文化和经验的积累有关。随着年龄增长，老年人的流体智力呈逐渐下降的趋势，高龄后下降明显；而晶体智力则保持相对稳定，随着后天的学习和经验积累，有的甚至还有所提高，到高龄后才缓慢下降。大量研究证实，智力与年龄、受教育程度、自理能力等有密切关系。

4. 思维的变化

思维是人类认知过程的最高形式，是更为复杂的心理过程，但由于老年人记忆力的减退，无论在概念形成、解决问题的思维过程，还是创造性思维和逻辑推理方面都受到影响，而且个体差异较大。

5. 人格的变化

人到了老年期，人格（即人的特性或个性，包括性格、兴趣、爱好、倾向性、价值观、才能和特长等）也逐渐发生相应改变，如由于记忆减退，说话重复唠叨，再三叮嘱，总怕别人和自己一样忘事；学习新事物的能力降低、机会减少，故多根据老经验办事，保守、固执、刻板，因把握不住现状而易产生怀旧和发牢骚等；对健康和经济的过分关注与担心易产生不安与焦虑。

6. 情感与意志的变化

老年人的情感和意志因社会地位、生活环境、文化素质的不同而存在较大差异。老化过程中情感活动是相对稳定的，即使有变化也是生活条件、社会地位变化所造成的，并非年龄本身所决定。

（二）老年人心理变化的影响因素

1. 各种生理功能减退

随着年龄的增加，各种生理功能减退，出现老化现象。如神经组织，尤其是脑细胞逐渐发生萎缩并减少，神经递质功能减退，导致精神活动减弱，反应迟钝，记忆力减退，尤其表现在近期记忆方面，视力及听力也逐渐减退，感知觉随之降低。

2. 社会地位的变化

由于社会地位的改变，可使一些老年人发生种种心理上的变化，如孤独感、自卑、抑郁、烦躁等。

3. 家庭人际关系

离退休后，老年人主要活动场所由工作单位转为家庭。家庭成员之间的关系，对老年人影响很大，如子女对老人的态度、代沟产生的矛盾、相互间的沟通理解程度等，对老年人的心理也会产生影响。

4. 营养状况

为维持人体组织与细胞的正常生理活动，老年人需要足够的营养，如蛋白质、糖、脂肪、水、盐类、微量元素、维生素等都是必需的营养物质。当营养不足时，尤其是神经组织及细胞缺乏营养时，常可出现精神不振、乏力、记忆力减退、对外界事物不感兴趣，甚至发生抑郁及其他精神神经症状。

5. 体力或脑力过劳

体力及脑力过劳均会使记忆减退、精神不振、乏力、思想不易集中，甚至产生错觉、幻觉等异常心理。

6. 睡眠障碍

研究表明，绝大多数老年人存在入睡困难、觉醒次数多于早醒等睡眠问题，严重者导致睡眠障碍，容易引起注意力不能集中、记忆力下降、烦躁、焦虑、易怒、抑郁，甚至引发心理障碍和精神疾病。

7. 疾病

有些疾病会影响老年人的心理状态，如脑动脉硬化，导致脑组织供血不足，脑功能减退，促使记忆力减退加重，晚期甚至会发生老年期痴呆等脑卒中等可使老年人卧床不起，生活不能自理，以致产生悲观、孤独等心理状态。因此，应积极防治各种疾病，以使老年人保持良好的心状。

二、老年人常见的心理问题及护理

（一）焦虑

焦虑是一种很普遍的现象，几乎人人都有过焦虑的体验。适度的焦虑有益于个体更好地适应变化，有利于个体通过自我调节保持身心平衡等。但持久过度的焦虑则会严重影响个体的身心健康。

1. 原因

造成老年人焦虑的可能原因为：①体弱多病，行动不便，力不从心；②疑病性神经症；③各种应激事件，如离退休、丧偶、丧子、经济窘迫、家庭关系不和、搬迁、社会消安以及日常生活常规的打乱等；④某些疾病如抑郁症、老年失智症、甲状腺功能亢进、低血糖、直立性低血压等，以及某些药物副作用，如抗胆碱能药物、咖啡因、β-阻滞药、皮质类固醇、麻黄碱等均可引起焦虑反应。

2. 表现

焦虑包括指向未来的害怕不安和痛苦的内心体验、精神运动性不安以及伴有自主神经功能失调表现三方面症状，分急性焦虑和慢性焦虑两类。急性焦虑主要表现为惊恐发作（panic disorder）。老年人发作时突然感到不明原因的惊慌、紧张不安、心烦意乱、坐卧不安、失眠，或激动、哭泣，常伴有潮热、大汗、口渴、心悸、气促、脉搏加快、血压升高、尿频尿急等躯体症状。严重时，可以出现阵发性气喘、胸闷，甚至有濒死感，并产生妄想和幻觉。急性焦虑发作一般持续几分钟到几小时，之后症状缓解或消失。慢性焦虑表现为持续性精神紧张。慢性焦虑老年人表现为经常提心吊胆，有不安的预感，平时比较敏感，处于高度的警觉状态，容易激怒，生活中稍有不如意就心烦意乱，易与他人发生冲突，注意力不集中，健忘等。持久过度的焦虑可严重损害老年人的身心健康，加速衰老，增加失控感，损害自信心，并可诱发高血压、冠心病。急性焦虑发作可导致脑卒中、心肌梗死、青光眼高压性头痛失明，以及跌伤等意外发生。

3. 预防与护理

必须积极防治护理老年人的过度焦虑。

(1) 评估焦虑程度：可用汉密顿焦虑量表和焦虑状态特质问卷对老人的焦虑程度进行评定。

(2) 针对原因处理：指导和帮助老年人及其家属认识分析焦虑的原因和表现，正确对待离退休问题，想法解决家庭经济困难，积极治疗原发疾病，尽量避免使用或慎用可引起焦虑症状的药物。

(3) 指导老年人保持良好心态：学会自我疏导和自我放松，建立规律的活动与睡眠习惯。

(4) 子女理解尊重：帮助老人的子女学会谦让和尊重老人，理解老人的焦虑心理，鼓励和倾听老人的内心宣泄，真正从心理精神上去关心体贴老人。

(5) 重度焦虑用药治疗：重度焦虑应遵医嘱使用抗焦虑药物如地西泮、利眠宁等进行治疗。

(二) 抑郁

抑郁，和焦虑一样，是一种极其复杂，正常人也经常以温和方式体验到的情绪状态，只是作为病理性情绪，抑郁症状持续的时间较长，并可使心理功能下降或社会功能受损。抑郁程度和持续时间不一，当抑郁持续两周以上，表现符合《精神障碍诊断与统计手册》第5版（DSM-V）的诊断标准则为重性抑郁障碍或抑郁症。

抑郁高发年龄大部分在50~60岁。抑郁症是老年期最常见的功能性精神障碍之一，抑郁情绪在老年人中更常见。中国科学院在2007年至2008年间，对全国21所主要城市进行的调研显示，我国老年人中有40%存在抑郁症状。国外研究显示，每年有8%~10%的老年人由轻度抑郁症状转为抑郁症。老年人的自杀通常与抑郁障碍有关。

1. 原因

导致老年人抑郁的可能原因主要有：①增龄引起的生理、心理功能退化；②慢性疾病如高血压病、冠心病、糖尿病及癌症等与躯体功能障碍和因病致残导致自理能力下降或丧失；③较多的应激事件，如离退休、丧偶、失独、经济窘迫、家庭关系不和等；④低血压症；⑤孤独；⑥消极的认知应对方式等。

2. 表现

抑郁症状主要包括情绪低落、思维迟缓和行为活动减少三个主要方面。老年人抑郁表现特点为大多数以躯体症状作为主要表现形式，心境低落表现不太明显，称为隐匿性抑郁（maskeddepresion）；或以疑病症状（hypochondriasis）较突出、可出现"假性痴呆"（pseudodementia）等；严重抑郁症老人的自杀（suicide）行为很常见，也较坚决，如疏于防范，自杀成功率也较高。

3. 预防与护理

老年抑郁的防护原则是：减轻抑郁症状，减少复发，提高生活质量，促进健康状况，降低医疗费用和死亡率。主要措施包括严防自杀、避免促发因素、采用认知心理治疗、药物治疗、药物无效或不能耐受者和有自杀企图的需采用电休克治疗。

其余详见老年期抑郁症。

（三）孤独

孤独（loneliness）是一种心灵的隔膜，是一种被疏远、被抛弃和不被他人接纳的情绪体验。

孤独感在老年人中常见。我国上海一项调查发现，60~70岁的人中有孤独感的占1/3左右，80岁以上者占60%左右。美国医学家詹姆斯等对老年人进行的一项长达14年的调查研究发现：独、隐居者患病的机会为正常人的1.6倍，死亡的可能性是爱交往者的两倍；他的另一项对7000名美国居民长达9年的调查研究显示，在排除其他原因的情况下，那些孤独老人的死亡率和癌症发病率比正常人高出两倍。因此，解除老年人孤独感是不容忽视的社会问题。

1. 原因

导致老年人孤独的可能原因为：①离退休后远离社会生活；②无子女或因子女独立成家后成为空巢家庭；③体弱多病，行动不便，降低了与亲朋来往的频率；④性格孤僻；⑤丧偶。

2. 表现

孤独寂寞、社会活动减少会使老年人产生伤感、抑郁情绪，精神萎靡不振，常偷偷哭泣，顾影自怜，如体弱多病，行动不便时，上述消极感会明显加重，久之，机体免疫功能降低，容易导致躯体疾病。孤独也会使老年人选择更多的不良生活方式，如吸烟、酗酒、不爱活动等，不良的生活方式与心脑血管疾病、糖尿病等慢性疾病的发生和发展密切相关。有的老年人会因孤独而转化为抑郁症，有自杀倾向。

3. 预防与护理

（1）社会予以关注和支持：对离开工作岗位而尚有工作能力和学习要求的老年人，各级政府和社会要为他们创造工作和学习的机会。社区应经常组织适合于老年人的各种文体活动，如广场交谊舞、打腰鼓、书画剪纸比赛等，鼓励老年人积极参加；对于卧病在床、行动不便的老人，社区应派专人定期上门探望。

（2）子女注重精神赡养：子女必须从内心深处诚恳地关心父母，充分认识到空巢老人在心理上可能遭遇的危机，和父母住同一城镇的子女，与父母房子的距离最好不要太远；身在异地的子女，除了托人照顾父母，更要注重对父母的精神赡养，尽量常回家看望老人，或经常通过电话等与父母进行感情和思想的交流。丧偶的老年人独自生活，易感到寂寞，子女照顾也非长久，别人代替不了老伴的照顾，如果有合适的对象，子女应该支持老年人的求偶需求。

（3）老年人需要再社会化：老年人应参与社会，积极而适量地参加各种力所能及的有益于社会和家人的活动，在活动中扩大社会交往，做到老有所为，既可消除孤独与寂寞，更从心理上获得生活价值感的满足，增添生活乐趣，也可以通过参加老年大学的学习以消除孤独，培养广泛的兴趣爱好，挖掘潜力，增强幸福感和生存的价值。

（四）自卑

自卑（inferiority）即自我评价偏低，就是自己瞧不起自己，它是一种消极的情感体验。当人的自尊需要得不到满足，又不能恰如其分、实事求是地分析自己时，就容易产生自卑心理。

1. 原因

老年人产生自卑的原因有：①老化引起的生活能力下降；②疾病引起的部分或全部生活自理能力和适应环境的能力的丧失；③离退休后，角色转换障碍；④家庭矛盾。

2. 表现

一个人形成自卑心理后，往往从怀疑自己的能力到不能表现自己的能力，从而怯于与人交往到孤独的自我封闭。本来经过努力可以达到的目标，也会认为"我不行"而放弃追求。他们看不到人生的光华和希望，领略不到生活的乐趣，也不敢去憧憬那美好的明天。

3. 预防与护理

应为老年人创造良好、健康的社会心理环境，尊老敬老；鼓励老年人参与社会，做力所能及的事情，挖掘潜能，得到一些自我实现，增加生活的价值感和自尊；对生活完全不能自理的老人，应注意保护，在不影响健康的前提下，尊重他们原来的生活习惯，使老年人尊重的需要得到满足。

（五）离退休综合征

离退休综合征（retired veteran syndrome）是指老年人由于离退休后不能适应新的社会角色、生活环境和生活方式的变化而出现焦虑、抑郁、悲哀、恐惧等消极情绪，或因此产生偏离常态行为的一种适应性的心理障碍，这种心理障碍往往还会引发其他生理疾病，影响身体健康。离退休综合征经过心理疏导或自我心理调适大部分在一年内可以恢复常态，个别需较长时间才能适应，少数患者可能转化为严重的抑郁症，也有的并发其他身心疾病，极大的危害了老年人健康。

1. 原因

离退休综合征产生的原因包括：①离退休前缺乏足够的心理准备；②离退休前后生活境遇反差过大，如社会角色、生活内容、家庭关系等的变化；③适应能力差或个性缺陷；④社会支持缺乏；⑤失去价值感。研究表明，离退休综合征与个性特征、个人爱好、人际关系、职业性质和性别有关。事业心强、好胜而善变、拘谨而偏激、固执的人离退休综合征发病率较高；无心理准备突然退下来的人发病率高且症状偏重；平时活动范围小、兴趣爱好少的人容易发病；离退休前为领导干部者比工人发病率高；男性比女性适应慢，发病率较女性高。

2. 表现

离退休综合征是一种复杂的心理异常反应，主要体现在情绪和行为方面，具体表现为坐立不安，行为重复或无所适从，有时还会出现强迫性定向行走；注意力不能集中，做事常出错；性格变化明显，容易急躁和发脾气，多疑，对现实不满，常常怀旧，可存有偏见。大多数当事者有失眠、多梦、心悸、阵发性全身燥热等症状。心理障碍的特征可归纳为无力感、无用感、无助感和无望感。

3. 预防与护理

可采取以下措施进行预防与护理：

（1）正确看待离退休：老年人到了一定的年龄，由于职业功能的下降，退休是一个自然的、正常的、不可避免的过程。

（2）做好离退休心理行为准备：快到离退休年龄时，老年人可适当地减少工作量，多与已离退休人员交流，主动及早地寻找精神依托；退休前积极做好各种准备，如经济上的收支、生活上的安排，若能安排退休后即做一次探亲访友或旅游有利于老年人的心理平衡。培养一至几种爱好，根据自己的体力、精力及爱好，安排好自己的活动时间，或预计一份轻松的工作，使自己退而不闲。

（3）避免因退休而产生的消极不良情绪：老年人离开工作岗位，常常有"人走茶凉"的感觉，由此而造成心理上的失落、孤独和焦虑。老年人应该勇于面对诸如此类的消极因素，不妨顺其自然，不予计较。对涉及个人利益的事，尽可能宽容。刚刚退休下来，不妨多与亲朋好友来往，将自己心中的郁闷、苦恼通过交谈等方式进行宣泄，及时消除和转化不良情绪，求得心理上的平衡和舒畅。

（4）营造良好环境：要为老年人营造坦然面对离退休的良好环境。家人要热情温馨地接纳老年人，尽量多陪伴老年人；单位要经常联络、关心离退休的老年人，发挥离退休党支部桥梁作用，有计划组织离退休人员学习、外出参观，从而减少心理问题。

（5）建立良好的社会支持系统：作为老年人退休后的第二活动场所，社区要及时建立离退休老年人的档案，并组织各种有益于老年人身心健康的活动，包括娱乐、学习、体育活动，或老有所为的公益活动，如帮助照顾那些因父母工作繁忙而得不到照顾的孩子、陪伴空巢老人等等，让老年人感到老有所用、老有所乐。此外，还要为社区中可能患有离退休综合征或其他疾病或经困难的老年人提供特殊帮助。

（六）空巢综合征

"空巢家庭"是指家中无子女或子女成人后相继分离出去，只剩下老年人独自生活的家庭。生活在空巢家庭中的空巢老人常由于人际疏远、缺乏精神慰藉而产生被疏离、舍弃的感觉，出现孤独、空虚、寂寞、伤感、精神萎靡、情绪低落等一系列心理失调症状，称为空巢综合征（emptynest syndrome）。

据统计，目前我国空巢老人数达到了老年人口的一半。2010年公布的一项调查也发现，中国城市老年空巢家庭已达到49.7%，农村老年空巢家庭也达到了38.3%，而在北京、上海、广州等大城市中，这个比率已经超过了三分之二。到2020年以后，中华人民共和国成立后生育高峰中出生的、绝大部分为独生子女的父母一代已步入老年，因"空巢"而引发的老年人身心健康问题将更加突出，必须引起高度重视。

1. 原因

产生空巢综合征的原因，一是对离退休后的生活变化不适应，从工作岗位上退下来后感到冷清、寂寞；二是对子女情感依赖性强，有"养儿防老"的传统思想，及至老年正需要儿女做依靠的时候，儿女却不在身边，不由得心头涌起孤苦伶仃、自卑、自怜等消极情感；三是本身性格方面的缺陷，对生活兴趣索然，缺乏独立自主、振奋精神、重新设计晚年美好生活的信心和勇气。

2. 表现

空巢综合征主要表现如下：

（1）精神空虚，无所事事：子女离家之后，父母原来多年形成的紧张有规律的生活被打破，突然转入松散的、无规律的生活状态，他们无法很快适应，进而出现情绪不稳、烦躁不安、消沉抑郁等。

（2）孤独、悲观、社会交往少：长期的孤独使空巢老人情感和心理上失去支柱，对自己存在的价值表示怀疑，陷入无趣、无欲、无望、无助状态，甚至出现自杀的想法和行为。

（3）躯体化症状：受"空巢"应激影响产生的不良情绪可导致一系列的躯体症状和疾病，如失眠、早醒、睡眠质量差、头痛、食欲不振、心慌气短、消化不良、高血压、冠心病、消化性溃疡等。

3. 预防与护理

为避免"空巢综合征"的侵袭，可采取以下措施：

（1）未雨绸缪，正视"空巢"：随着人们寿命的延长，人口的流动性和竞争压力的增加，年轻人自发地选择离开家庭来应对竞争，从前那种"父母在，不远游"的思想已经不再适用于今天的社会。做父母的要做好充分的思想准备，计划好子女离家后的生活方式，有效防止"空巢"带来的家庭情感危机。

（2）夫妻扶持，相惜相携：夫妻之间可通过重温恋爱时和婚后生活中的温馨时刻，感受、珍惜对方能与自己风雨同舟、一路相伴，促进夫妻恩爱；并培养一种以上共同的兴趣爱好，一同参与文娱活动或公益活动，建立新的生活规律，相互给予更多地关心、体贴和安慰，增添新的生活乐趣。

（3）回归社会，安享悠闲：患空巢综合征的老人一般与社会接触少，因此面对"空巢"时茫然无助，精神无所寄托。治疗空巢综合征的良药就是走出家门，体味生活乐趣。许多老年人通过爬山、跳舞、下棋或其他文娱活动结识了朋友，体会到老年生活的乐趣。

（4）对症下药，心病医心：较严重的"空巢综合征"会存在严重的心境低落、失眠，有多种躯体化症状。有自杀念头和行为者，应及时寻求心理或精神科医生的帮助，接受规范的心理或药物治疗。

（5）子女关心，精神赡养：子女要了解老年人容易产生不良情绪，常与父母进行感情和思想交流。子女与老人居住距离不要太远，最好是"一碗汤距离"，即以送过去一碗汤而不会凉为标准；在异地工作的子女，除了托人照顾父母，更要"常回家看看"，注重父母的精神赡养。

（6）政策扶持，社会合力：随着我国老龄化程度的加剧以及独生子女越来越多，只靠子女来照料老人，几乎是不可能的，需要政府提供社会性的服务。政府应在全社会加强尊老爱幼、维护老年人合法权益的社会主义道德教育，深入贯彻《中华人民共和国老年人权益保障法》，提供有效权益支持，切实维护空巢老年人合法权益；依托社区，组织开展兴趣活动，或组织人员或义工定期电话联系或上门看望空巢老人，转移排遣空巢老年人的孤独寂寞情绪。并建立家庭扶助制度，制定针对空巢困难老年人的特殊救助制度，把帮扶救助重点放在空巢老年人中的独居、高龄、女性、农村老年人等弱势群体上。可借助国外养老经验，培养专门的服务人员"养老天使"，便于老人在家中生活自理不便时"天使"来到家中为老人服务。这种"养老天使"经验在天津部分地区已有试点，效果不错。

三、老年人心理健康的维护与促进

（一）老年人的心理健康

1. 心理健康的定义

第三届国际心理卫生大会将心理健康（mental health）定义为："所谓心理健康，是指在身体、智能以及情感上与他人的心理健康不相矛盾的范围内，将个人心境发展成最佳状态"。基于以上定义，心理健康包括两层含义：一是与绝大多数人相比，其心理功能正常，无心理疾病；二是能积极调节自己的心理状态，顺应环境，建设性地发展完善自我，充分发挥自己的能力，过有效率的生活。也就是说，心理健康不仅意味着没有心理疾病，还意味着个人的良好适应和充分发展。

2. 老年人心理健康的标准

国内外尚没有统一的心理健康的标准。

我国著名的老年心理学专家许淑莲教授把老年人心理健康概括为五条：①热爱生活和工作；②心情舒畅，精神愉快；③情绪稳定，适应能力强；④性格开朗，通情达理；⑤人际关系适应强。

国外专家则针对老年人心理健康订出了 10 条参考标准：①有充分的安全感；②充分了解自己，并能对自己的能力作出恰当的估计；③有切合实际的目标和理想；④与现实环境保持接触；⑤能保持个性的完整与和谐；⑥具有从经验中学习的能力；⑦能保持良好的人际关系；⑧能适度地表达与控制自己的情绪；⑨在不违背集体意识的前提下有限度地发挥自己的才能与兴趣爱好；⑩在不违反社会道德规范的情况下，能适当满足个人的基本需要。

综合国内外心理学专家对老年人心理健康标准的研究，结合我国老年人的实际情况，老年人心理健康的标准可从以下六个方面进行界定。

（1）认知正常：认知正常是人正常生活的最基本的心理条件，是心理健康的首要标准。老年人认知正常体现在：感觉、知觉正常，判断事物基本准确，不发生错觉；记忆清晰，不发生大的遗忘；思路清楚，不出现逻辑混乱；在平时生活中，有比较丰富的想象力，并善于用想象力为自己设计一个愉快的奋斗目标；具有一般的生活能力。

（2）情绪健康：情绪是人对客观事物的态度体验，是人的需要是否得到满足的反映。愉快而稳定的情绪是情绪健康的重要标志。能否对自己的能力作出客观正确的判断，能否正确评价客观事物，对自身的情绪有很大的影响。如过高地估计自己的能力，勉强去做超过自己能力的事情，常常会得不到想象中的预期结果，而使自己的精神遭受失败的打击；过低地估计自己的能力，自我评价过低，缺乏自信心，常常会产生抑郁情绪；只看到事物的消极面也会产生不愉快甚至抑郁情绪。心理健康的老年人能经常保持愉快、乐观、开朗而又稳定的情绪，并能适度宣泄不愉快的情绪，通过正确评价自身及客观事物而较快稳定情绪。

（3）关系融洽：人际关系的融洽与否，对人的心理健康影响较大。融洽和谐的人际关系表现为：乐于与人交往，能与家人保持情感上的融洽并得到家人发自内心的理解和尊重，又有知己的朋友；在交往中保持独立而完整的人格，有自知之明，不卑不亢；能客观评价他人，取人之长补己之短，宽以待人，友好相处；既乐于帮助他人，也乐于接受他人的帮助。

（4）环境适应：老年人能与外界环境保持接触，虽退休在家，却能不脱离社会。通过与他人的接触交流、电视广播网络等媒体了解社会变革信息，并能坚持学习，从而锻炼记忆和思维能力，丰富精神生活，正确认识社会现状，及时调整自己的行为，使心理行为能顺应社会改革的进步趋势，更好地适应环境，适应新的生活方式。

（5）行为正常：能坚持正常的生活、工作、学习、娱乐等活动，其一切行为符合自己年龄特征及在各种场合的身份和角色。

（6）人格健全：人格健全主要表现为：①以积极进取的人生观为人格的核心，积极的情绪多于消极的情绪；②能够正确评价自己和外界事物，能够听取别人意见，不固执己见，能够控制自己的行为，办事盲目性和冲动性较少；③意志坚强，能经得起外界事物的强烈刺激：在悲痛时能找到发泄的方法，而不至于被悲痛所压倒；在欢乐时能有节制地欢欣鼓舞，而不是得意忘形和过分激动；遇到困难时，能沉着地运用自己的意志和经验去加以克服，而不是一味地唉声叹气或怨天尤人；④能力、兴趣、性格与气质等各个心理特征和谐而统一。

（二）老年人心理健康的维护与促进

1. 维护和增进心理健康的原则

（1）适应原则：心理健康强调人与环境能动地协调适应。环境包括自然环境和社会环境，环境中随时都有打破人与环境协调平衡的各种刺激，其中尤其是社会环境中的人际关系能否协调对心理健康有重要意义。人对环境的适应、协调，不仅仅是简单的顺应、妥协，而更主要的是积极、能动地对环境进行改造以适应个体的需要或改造自身以适应环境的需要。因而，需要积极主动地调节环境和自身，减少环境中的不良刺激，学会协调人际关系，发挥自己的潜能，以维护和促进心理健康。

（2）整体原则：每个个体都是一个身心统一的整体，身心相互影响。因此，通过积极的体育锻炼、卫生保健和培养良好的生活方式以增强体质和生理功能，将有助于促进心理健康。

（3）系统原则：人是一个开放系统，人无时无刻不与自然、社会文化、人际之间等相互影响、相互作用。如生活在家庭或群体之中的个体会影响家庭或群体，同时也受到家庭或群体的影响，个体心理健康的维护需要个体发挥积极主观能动性做出努力，也依赖于家庭或群体的心理健康水平，要促进个体的心理健康，创建良好的家庭或群体心理卫生氛围也很重要。所以，只有从自然、社会文化、人际关系等多方面、多角度、多层次考虑和解决问题，才能达到系统内外环境的协调与平衡。

（4）发展原则：人和环境都在不断变化和发展，人在不同年龄阶段、不同时期、不同身心状况下和不同或变化的环境中，其心理健康状况不是静止不变的，而是动态发展的，所以，要以发展的观点动态地把握和促进心理健康。

2. 维护和促进老年人心理健康的措施

（1）帮助老年人正确认识和评价衰老、健康和死亡

①生老病死是自然规律：每个物种都有其生命周期，人也不例外。古往今来，没有人可以长生不老，也没有让人长生不老的药。如果总处于一种年龄增长、生命垂暮、死亡将至的心理状态，就会加速心理及生理的衰老；若能以轻松自如的平常心态接受生老病死，则可能延缓衰老。

②年老并不等于无为、无用：老年人阅历丰富、知识广博，很多老人为家庭、为社会继续发挥余热，实现其老有所为、老有所用的理想，获得心理的满足和平衡。

③树立正确的健康观：研究表明，老年人往往多病，并对自己的健康状况持消极评价，对疾病过分忧虑。不能实事求是地评价自己的健康状况，过度担心自己的疾病和不适，会导致神经性疑病症、焦虑、抑郁等心理精神问题，加重疾病和躯体不适，加速衰老，对健康十分不利；只有正确对待疾病，才能采取适当的求医行为，顽强地与疾病抗争，促进病情稳定和康复。正确的老年健康观为：能保持生活自理，有社会功能，并最大限度地发挥自主性，没有疾病。

④树立正确的生死观：死亡是生命的一个自然结果，衰老与死亡相邻。当死亡的事实不可避免时，若不能泰然处之，就可能没有足够时间精

力处理未尽心愿。只有树立正确的生死观，克服对死亡的恐惧，才能以无畏的勇气面对将来生命的终结，也才能更好地珍惜生命，使生活更有意义和乐趣，提高生命质量。

（2）做好离退休的心理调节：培养对生活的新兴趣，转移离退休后孤独、忧郁、失落的情绪，是避免患"离退休综合征"的重要措施。

（3）鼓励老年人适当用脑：坚持适量的脑力劳动，使脑细胞不断接受信息刺激，对于延缓脑的衰老和脑功能的退化非常重要。研究表明，对老年人的视、听、嗅、味、触的器官进行适当的刺激，可增进其感、知觉功能，提高记忆力、智力等认知能力，减少老年期痴呆的发生。老年人应坚持学习，活到老学到老，通过书报、电视、网络等不断获得新知识。

（4）妥善处理家庭关系：家庭是老年人晚年生活的主要场所。处理好与家人的关系，尤其是处理好与两代或几代人的人际关系显得十分重要。因为家庭关系和睦，家庭成员互敬互爱则有利于老年人的健康长寿；相反，家庭不和，家庭成员之间关系恶劣，则对老年人的身心健康极其有害。

①面对"代沟"，求同存异，相互包容：首先，要在主观上认识到社会在发展，时代在前进，青年一代与老年人之间存在一些思想和行为的差别是自然的。其次，家庭成员应多关心和体谅老年人，遇事主动与老年人商量，对于不同意见，要耐心听取，礼让三分，维护老年人的自尊；老年人也应有意识地克服或压制自己的一些特殊性格，不必要求晚辈事事顺应自己，对一些看不顺眼又无法改变的事情，则尽量包容，不要强行干涉。

②促进老年人与家庭成员的情感沟通：A.鼓励老年人主动调整自己与其家庭成员的关系，在老有所为、老有所乐的同时多关心下一代，家庭成员要为老人的衣、食、住、行、学、乐等创造条件，为老人提供便利和必要的情感、经济和物质上的帮助，共同建立良好的亲情。B.空巢家庭中，老年人应正确面对子女成家立业离开家的现实，不过高期望和依赖子女对自身的照顾，善于利用现代通信与子女沟通，并及早由纵向的父母与子女的关系转向横向的夫妻关系，子女则应经常看望或联系父母，让父母得到天伦之乐的慰藉。C.夫妻恩爱有助于老年人保持舒畅的心理状态，有利于

双方的健康监护，老年夫妻之间要相互关心、相互照顾、相互宽容、相互适应，还要注重情感交流和保持和谐、愉悦的性生活。D. 为老年人提供表达情感的机会，促进老年人与家庭成员的沟通理解。E. 鼓励老年人与家人或其他老年人共同居住。

③支持丧偶老年人再婚：加拿大心理学家塞奥考曾对 4489 名 55 岁以上的鳏夫进行长达 9 年的调查，发现约 5% 的人在丧妻后半年内去世，其死亡率是同龄有妇之夫死亡率的 26 倍，可见老年丧偶对人的身心健康是很大的摧残。老年人丧偶以后，只要有合适的对象，一方面是老年人自身要冲破习俗观念，大胆追求；另一方面子女要理解、支持老年人再婚，使老年人晚年不再孤寂。

（5）注重日常生活中的心理保健

①培养广泛的兴趣爱好：对老年人而言，广泛的兴趣爱好不仅能开阔视野，扩大知识面，丰富生活，陶冶性情，充实他们的晚年生活，而且能有效地帮助他们摆脱失落、孤独、抑郁等不良情绪，促进生理及心理的健康。因此，老年人要根据自己的情况，有意识地培养一两项兴趣爱好，如书法、绘画、下棋、摄影、园艺、烹调、旅游、钓鱼等，用以调节情绪，充实精神，稳定生理节奏，让老年人的晚年生活充实。

②培养良好的生活习惯：饮食有节，起居有常，戒烟限酒，修饰外表，装饰环境，多参与社会活动，增进人际交往，多与左邻右舍相互关心往来，有助于克服消极心理、振奋精神、怡然自得。

③坚持适量运动：坚持适量运动有益于老年人的身心健康。适量运动有助于改善老年人的体质，增强脏器功能，延缓细胞代谢和功能的老化，并增加老年人对生活的兴趣，减轻老年生活的孤独、抑郁和失落的情绪。老年人可根据自己的年龄、体质、兴趣、爱好及锻炼基础选择合适的运动项目，散步、慢跑、钓鱼、游泳、骑自行车、太极拳、气功等都是非常适合老年人的运动项目。老年人的体育锻炼，运动量要适度，时间不宜过长，且贵在坚持、循序渐进。

（6）营造良好的社会支持系统

①进一步树立和发扬尊老敬老的社会风气：尊老敬老是中华民族的传

统美德，也是我国老年人保持心理健康的良好社会心理环境。但随着社会的变革、人口老龄化的到来、家庭结构和年轻一代赡养压力的改变，敬老养老的社会风气正面临着新的挑战。在我国未富先老的国情下，应加强宣传教育，继续大力倡导养老敬老，促进健康老龄化，促进社会和谐稳定发展。

②尽快完善相关立法：现行的《中华人民共和国老年人权益保护法》在维护老年人权益中个别条款操作性还不够强，新法正在修订中，应加强老龄问题的科学研究，为完善立法提供依据，尽快完善相关法律，为增强老年人安全感、解除后顾之忧、安度晚年提供社会保障。

(7) 心理咨询和心理治疗：常用的方法有心理疏导、暗示疗法、转移疗法、行为疗法和想象疗法等。

第二节　老年期常见精神障碍患者的护理

随着人口老龄化和高龄化的快速发展，老年人精神障碍的发病率日趋上升，而老年人精神障碍的临床表现往往不典型或明显不同于青年、中年人，其护理常有特殊性。老年人常见精神障碍包括神经症、心境障碍、老年失智症等，此节就老年人中常见的、对老年人危害较大的老年期抑郁症和老年失智症患者的护理进行阐述。

一、老年抑郁症患者的护理

老年期抑郁症 (depression in the elderly) 泛指存在于老年期 (≥60岁) 这一特定人群的重性抑郁障碍 (major depressive disorder, MDD)，包括原发性抑郁 (含青年或成年期发病，老年期复发) 和见于老年期的各种继发性抑郁。严格而狭义的老年期抑郁症是指首次发病于 60 岁以后，以持久 (时间持续至少两周) 的抑郁心境为主要临床相的一种精神障碍。老年期抑郁症的临床症状多样化，趋于不典型，其主要表现为情绪低落、焦虑、迟滞和躯体不适等，常以躯体不适的症状就诊，且不能归于躯体疾病和脑器质性病变。具有缓解和复发的倾向，缓解期间精神活动保持良好，一般不残留人格缺损，也无精神衰退指征，部分病例预后不良，可发展为难治性抑郁症。

抑郁症是老年人最常见的精神疾病之一。国外 65 岁以上老年人抑郁症患病率在社区为 8%~15%，在老年护理机构约为 30%。我国老年人抑郁症患病率在 7%~10%，在那些患有高血压、冠心病、糖尿病甚至癌症等疾病的老人中，抑郁症发病率高达 50%。上海 2007 年一项调查显示，社区重症老年抑郁症的患病率已达 2.8%。老年期抑郁症患病率随老龄化社会的进展正日趋上升。抑郁症还因反复发作，使患者丧失劳动能力和日常生活功能，导致精神残疾。相关研究发现，老年人的自杀和自杀企图有50%~70%继发于抑郁症。所以老年期抑郁症已构成全球性的重要精神卫生保健问题，被世界卫生组织列为各国的防治目标之一。

（一）护理评估

1. 健康史

多数患者具有数月的躯体症状，如头痛、头昏、乏力，全身部位不确定性不适感，失眠、便秘等。有些患者患有慢性疾病，如高血压病、冠心病、糖尿病及癌症等，或有躯体功能障碍。另外，老年期抑郁症的发病与下列因素有关：

（1）遗传因素：早年发病的抑郁症患者，具有明显的遗传倾向。

（2）生化异常：增龄引起中枢神经递质改变如 5-羟色胺（5-HT）和去甲肾上腺素（NE）功能不足以及单胺氧化酶（MAO）活性升高，影响情绪的调节。

（3）神经-内分泌功能失调：下丘脑-垂体-肾上腺皮质轴功能失调导致昼夜周期波动规律紊乱。

（4）心理社会因素：心理社会因素对抑郁症的发病有一定的影响。

2. 临床表现

老年抑郁症的临床症状群与中青年的相比有较大的临床变异，症状多样化，趋于不典型。老年抑郁症患者更易以躯体不适的症状就诊，而不是抑郁心理。具体表现如下：

（1）疑病性：患者常从一种不太严重的身体疾病开始，继而出现焦虑、不安、抑郁等情绪，由此反复去医院就诊，要求医生予以保证，如要求得不到满足则抑郁症状更加严重。疑病性抑郁症患者疑病内容常涉及消化系统症状，便秘、胃肠不适是此类患者最常见也是较早出现的症状之一。

（2）激越性：激越性抑郁症最常见于老年人，表现为焦虑恐惧，终日担心自己和家庭将遭遇不幸，大祸临头，搓手顿足，坐立不安，惶惶不可终日，夜晚失眠或反复追念着以往不愉快的事，责备自己做错了事导致家人和其他人的不幸，对不起亲人，对环境中的一切事物均无兴趣，可出现冲动性自杀行为。

（3）隐匿性：抑郁症的核心症状是心境低落，但老年抑郁症患者大多数以躯体症状作为主要表现形式，常见的躯体症状有睡眠障碍、头疼、疲乏无力、胃肠道不适、食欲下降、体重减轻、便秘、颈背部疼痛、心血管症状等，情绪低落不太明显，因此极易造成误诊。隐匿性抑郁症常见于老年人，以上症状往往查不出相应的阳性体征，服用抗抑郁药可缓解、消失。

（4）迟滞性：表现为行为阻滞，通常以随意运动缺乏和缓慢为特点，肢体活动减少，面部表情减少，思维迟缓、内容贫乏、言语阻滞。患者大部分时间处于缄默状态，行为迟缓，重则双目凝视，情感淡漠，对外界动向无动于衷。

（5）妄想性：大约有 15% 的患者抑郁比较严重，可以出现妄想或幻觉，看见或听见不存在的东西；认为自己犯下了不可饶恕的罪恶，听见有声音控诉自己的不良行为或谴责自己，让自己去死。由于缺乏安全感和无价值感，患者认为自己已被监视和迫害。这类妄想一般以老年人的心理状态为前提，与他们的生活环境和对生活的态度有关。

（6）自杀倾向：自杀是抑郁症最危险的症状。抑郁症患者由于情绪低落、悲观厌世，严重时很容易产生自杀念头，且由于患者思维逻辑基本正常，实施自杀的成功率也较高。据统计，抑郁症患者的自杀率比一般人群高 20 倍。自杀行为在老年期抑郁症患者中很常见，而且很坚决，部分病人可以在下定决心自杀之后，表现出镇定自若，不再有痛苦的表情，进行各种安排，如会见亲人等，寻求自杀的方法及时间等等。因此，常由于患者所表现出的这种假象，而使亲人疏于防范，很容易使自杀成为无可挽回的事实。由于自杀是在疾病发展到一定的严重程度时才发生的，所以及早发现疾病，及早治疗，对抑郁症的患者非常重要。

（7）抑郁症性假性痴呆：抑郁症性假性痴呆常见于老年人，为可逆性认知功能障碍，经过抗抑郁治疗可以改善。

（8）季节性：有些老年人具有季节性情感障碍的特点。抑郁常于冬季发作，春季或夏季缓解。

3. 辅助检查

可采用标准化评定量表对抑郁的严重程度进行评估，如老年抑郁量表（GDS）、流调中心用抑郁量表（CES-D）、汉密顿抑郁量表（HAMD）、Zung 抑郁自评量表（SDS）、Beck 抑郁问卷（BDI），其中 GDS 较常用。CT、MRI 显示脑室扩大和皮质萎缩。

4. 心理-社会状况

老年期遭遇到的生活事件如退休、丧偶、独居、家庭纠纷、经济窘迫、躯体疾病等对老年抑郁症产生、发展的作用已被许多研究所证实。此外，具有神经质性格的人比较容易发生抑郁症。老年人的抑郁情绪还与消极的认知应对方式如自责、回避、幻想等有关，积极的认知应对有利于保持身心健康。

（二）常见护理诊断/问题

1. 应对无效：与不能满足角色期望、无力解决问题、认为自己丧失工作能力成为废人、社会参与改变、对将来丧失信心、使用心理防卫机制不恰当有关。

2. 无望感：与消极的认知态度有关。

3. 睡眠形态紊乱：与精神压力有关。

4. 有自杀的危险：与严重抑郁悲观情绪、自责自罪观念、有消极观念、自杀企图和无价值感有关。

（三）护理计划与实施

治疗护理的总体目标是：老年抑郁症患者能减轻抑郁症状，减少复发的危险，提高生活质量，促进身心健康状况，减少医疗费用和死亡率。治疗原则包括：采取个体化原则，及早治疗，一般为非住院治疗，但对有严重自杀企图或曾有自杀行为、或身体明显虚弱、或严重激越者须住院治疗，以药物治疗为主，配合心理治疗、电抽搐治疗。具体护理措施如下：

1. 日常生活护理

（1）保持合理的休息和睡眠：生活要有规律，鼓励患者白天参加各种娱乐活动和适当的体育锻炼，按摩安眠、神门、内关、三阴交等穴位促进睡眠；晚入睡前喝热饮、热水泡脚或洗热水澡，避免看过于兴奋、激动的电视节目或会客、谈病情。为患者创造舒适安静的入睡环境，确保患者充足睡眠。

（2）加强营养：饮食方面既要注意营养成分的摄取，又要保持食物的清淡。多吃高蛋白、富含维生素的食品，如牛、鸡蛋、瘦肉、豆制品、水果、蔬菜，少吃糖类、淀粉食物。

2. 用药护理

（1）密切观察药物疗效和可能出现的不良反应，及时向医生反映：目前临床上应用的抗抑郁药主要有：①三环类和四环类抗抑郁药。以多塞平、阿米替林、氯丙嗪、麦普替林、米安色林等为常用，这些药物应用时间较久，疗效肯定，但可出现口干、便秘、视线模糊、直立性低血压、嗜睡、心动过速、无力、头晕、心脏传导阻滞、皮疹、诱发癫痫等副作用，对老年患者不作首选药物。②选择性 5-羟色胺再摄取抑制剂（selective serotonin reuptake inhibitors，SSRI）.主要应用的有氟西汀、帕罗西汀、氟伏沙明、舍曲林、西酞普兰及艾司西酞普兰六种。常见副作用有头痛、影响睡眠、食欲不振、恶心等，症状轻微，多发生在服药初期，之后可消失，不影响治疗的进行。其中，艾司西酞普兰禁与非选择性、不可逆性单胺氧化酶抑制剂（MAOI）（包括雷米替叮）合用，以免引起如激越、震颤、肌阵挛和高热等 5-羟色胺综合征的危险；如果患者用药要由单胺氧化酶抑制剂改换成艾司西酞普兰则必须经 14d 的清洗期。③5-羟色胺和去甲肾上腺素再摄取抑制剂（serotonin-norepinephrine reuptake inhibitors, SNRIs）目前所用的 SNRI 药物主要有文拉法辛、米那普仑、度洛西汀、左米那普仑等。SNRI 比使用更广泛但只能单独作用于 5-羟色胺的 SSRI 作用更多，是一种用来治疗重度抑郁症和其他精神障碍的抗抑郁药，主要用于对当前抗抑郁药治疗无效或不能耐受时。其中近年上市的左米那普仑安全性、耐受性较好，但对其过敏者、正在使用单胺氧化酶抑制剂的患者、尿路梗阻患者（如前列腺疾病患者）以及哺乳期妇女禁用。④单胺氧化酶抑制剂（Monoamine oxidase inhibitor，MAOIs）和其他新药物。因前者毒副作用大，后者临床应用时间不长，可供选用，但不作为一线药物。

（2）坚持服药：因抑郁症治疗用药时间长，有些药物有不良反应，患者往往对治疗信心不足或不愿治疗，可表现为拒药、藏药或随意增减药物。要耐心说服患者严格遵医嘱服药，不可随意增减药物，更不可因药物不良反应而中途停服。另外，由于老年抑郁症容易复发，因此强调长期服药，对于大多数患者应持续服药 2 年，而对于有数次复发的患者，服药时间应该更长。

3. 严防自杀

自杀观念与行为是抑郁患者最严重而危险的症状。患者往往事先计划周密，行动隐蔽，甚至伪装病情好转以逃避医务人员与家属的注意，并不惜采取各种手段与途径，以达到自杀的目的。

（1）识别自杀动向：首先应与患者建立良好的治疗性人际关系，在与患者的接触中，应能识别自杀动向，如在近期内曾经有过自我伤害或自杀未遂的行为，或焦虑不安、失眠、沉默少语，或抑郁的情绪突然"好转"，在危险处徘徊，拒餐、卧床不起等，给予心理上的支持，使他们振作起来，避免意外发生。

（2）环境布置：患者住处应光线明亮，空气流通、整洁舒适，墙壁以明快色彩为主，并挂上壁画，摆放适量的鲜花，以利于调动患者积极良好的情绪，焕发对生活的热爱。

（3）专人守护：对于有强烈自杀企图的患者要专人 24h 看护，不离视线，必要时经解释后予以约束，以防意外。尤其夜间、凌晨、午间、节假日等人少的情况下，要特别注意防范。

（4）工具及药物管理：自杀多发生于一刹那间，凡能成为患者自伤的工具都应管理起来；妥善保管好药物，以免患者一次性大量吞服，造成急性药物中毒。

4. 心理护理

（1）阻断负向的思考：抑郁患者常会不自觉地对自己或事情保持负向的看法，护理人员应该协助患者确认这些负向的想法并加以取代和减少。其次，可以帮助患者回顾自己的优点、长处、成就来增加正向的看法。此外，要协助患者检视其认知、逻辑与结论的正确性，修正不合实际的目标，协助患者完成某些建设性的工作和参与社交活动，减少患者的负向评价，并提供正向增强自尊的机会。

（2）鼓励患者抒发自己的想法：严重抑郁患者思维过程缓慢，思维减少，甚至有虚无罪恶妄想。在接触语言反应很少的患者时，应以耐心、缓慢以及非语言的方式表达对患者的关心与支持，通过这些活动逐渐引导患者注意外界，同时利用治疗性的沟通技巧，协助患者表述其看法。

（3）怀旧治疗：怀旧治疗是通过引导老年人回顾以往的生活，重新体验过去的生活片段，并给予新的诠释，协助老年人了解自我，减轻失落感，增加自尊及增进社会化的治疗过程。怀旧治疗作为一种心理社会治疗手段在国外已经被普遍应用于老年抑郁症、焦虑及老年性痴呆的干预，在我国也得到初步运用，其价值已经得到肯定。也有研究显示，怀旧功能存在个体差异，某些个体不适应怀旧治疗。

（4）学习新的应对技巧：为患者创造和利用各种个人或团体人际接触的机会，以协助患者改善处理问题、人际互动的方式、增强社交的技巧。并教会患者亲友识别和鼓励患者的适应性行为，忽视不适应行为，从而改变患者的应对方式。

5. 健康指导

（1）不脱离社会，培养兴趣：老年人要面对现实，合理安排生活，多与社会保持密切联系，常动脑，不间断学习；参加一定限度地力所能及地劳作；按照自己的志趣培养爱好，如种花、钓鱼、跳舞、书法、摄影、下棋、集邮等。

（2）鼓励子女与老年人同住：子女对于老年人，不仅要在生活上给予照顾，同时要在精神上给予关心，提倡精神赡养。和睦、温暖的家庭和社交圈，有助预防和度过灰色的抑郁期。避免或减少住所的搬迁，以免老年人不易适应陌生环境而感到孤独。

（3）社会重视：社区和老年护理机构等应创造条件让老年人进行相互交往和参加一些集体活动，针对老年期抑郁症的预防和心理健康促进等开展讲座，有条件的地区可设立网络和电话热线进行心理健康教育和心理指导。

（四）护理评价

通过护理，患者能面对现实，认知上的偏差得以纠正，应对应激的能力得到提高，自信心和自我价值感增强，能重建和维持人际关系和社会生活，自杀念头或行为消除。

二、老年痴呆患者的护理

老年期痴呆（senile dementia）属于 DSM-V 中描述的重度神经认知障碍（major neurocognitive disonder），是指发生在老年期由于大脑退行性病变、脑血管性病变、感染、外伤、肿瘤、营养代谢障碍等多种原因引起的，以认知功能缺损为主要临床表现的一组综合征。为了使公众和患者及家属走出以为是自然衰老误区和病耻感，目前多个国家和地区已经对该病使用了新的病名，如日本称为"认知症"；中国香港特别行政区称为"认知障碍症"，中国台湾称为"失智症"，中国其他省份也趋向于使用新病名，但为目前教材医学术语的统一，此处仍沿用老年期痴呆。老年期痴呆主要包括阿尔茨海默病（Alzheimer disease，AD）、血管性痴呆（vascular dementia，VD）、混合性痴呆和其他类型痴呆，如额颞叶变性、路易体病、HIV 感染、帕金森病、酒精依赖、外伤等引起的痴呆。其中以 AD 和 VD 为主，占全部痴呆的 70%~80%。

AD 是一组病因未明的原发性退行性脑变性疾病。AD 起病可在老年前期，但老年期的发病率更高。在神经细胞之间形成大量以沉积的 β 淀粉样蛋白（β-amyloid，Aβ）为核心的老年斑（senileplaques，SP）和神经细胞内存在神经元纤维缠结（neurofibrillary tangles，NFT）是 AD 最显著的组织病理学特征。

VD 是指由各种脑血管病导致脑循环障碍后引发的脑功能降低所致的失智。VD 大都在 70 岁以后发病，在男性、高血压和（或）糖尿病患者、吸烟过度者中较为多见。如能控制血压和血糖、戒烟等，一般能使进展性VD 的发展有所减慢。

2014 年阿尔茨海默病协会国际会议（Alzheimer's Association International Conference 2014，AAIC2014）报告显示，美国等西方发达国家 60 岁以上痴呆患病率有所下降，这一现象可能与血管危险因素（如高血压、高脂血症、糖尿病等）的有效治疗、提高受教育水平、改善经济状况等密切相关；而中国以及非洲国家的老年期痴呆患病情况仍被低估，东亚区痴呆的患病率由之前的 5% 增至 7%，非洲地区的患病率则由之前的2%~4% 增至 4.76%。根据 2015 年全球老年期痴呆报告显示，全世界约有4850 万老年期痴呆患者，平均每 3s 世界上就增加 1 位老年期痴呆患者；目前我国已超过 600 万 AD 患者，国内 65 岁以上老年人痴呆发病率高达5.1%。多项研究还表明，AD 患病率随增龄而增长，老年人每增长 5 岁其AD 患病率约增长一倍。老年期痴呆已成为老年人健康的第三大杀手，其发病率和致残率仅次于肿瘤和心脑血管病，死亡率占疾病死亡的第 5 位。老年期痴呆给老年人带来不幸、给家庭带来痛苦、给社会带来负担，已引起广泛关注，AD 和 VD 成为目前的研究热点。

（一）护理评估

1. 健康史

（1）了解老年人有无脑外伤、心脑血管疾病、糖尿病、既往卒中史、吸烟等。

（2）评估老年人有无 AD 发病的可能因素：①遗传因素：早发家族性AD（familial Alzheimerdisease，FAD）与第 1、14、21 号染色体存在基因异常有关，65%~75% 散发 AD 及晚发 FAD 与第 19 号染色体 ApoEe4（载脂蛋白 e4）基因有关；②神经递质乙酰胆碱减少，影响记忆和认知功能；③

免疫系统功能障碍：老年斑中淀粉样蛋白原纤维中发现有免疫球蛋白存在；④慢性病毒感染；⑤高龄；⑥文化程度低等。

2. 临床表现

AD 和 VD 在临床上均有构成痴呆的记忆障碍和精神症状的表现，但二者又在多方面存在差异，见表 10-1。

此外，VD 的临床表现除了构成痴呆的记忆障碍及精神症状外，还有脑损害的局灶性神经精神症状，如偏瘫、感觉丧失、视野缺损等，并且 VD 的这些临床表现与病损部位、大小及发作次数关系密切。

表 10-1　阿尔茨海默病与血管性痴呆的鉴别

	阿尔茨海默病	血管性痴呆
起病	隐袭	起病迅速
病程	缓慢持续进展,不可逆	呈阶梯式(stepwise)进展
认知功能	可出现全面障碍	有一定的自知力
人格	常有改变	保持良好
神经系统体征	发生在部分患者中,多在疾病后期发生	在痴呆的早期就有明显的脑损害的局灶性状体征

AD 则根据病情严重程度，一般分为三期：

第一期：轻度，遗忘期，早期：①首发症状为近期记忆减退；②语言能力下降，找不出合适的词汇表达思维内容甚至出现孤立性失语；③空间定向不良，易于迷路；④日常生活中高级活动，如做家务、管理钱等出现困难；⑤抽象思维和恰当判断能力受损；⑥情绪不稳，情感较幼稚或呈童样欣快，情绪易激惹，出现抑郁、偏执、急躁、缺乏耐心、易怒等；⑦人格改变，如主动性减少、活动减少、孤僻、自私、对周围环境兴趣减少、对人缺乏热情，敏感多疑。病程可持续 1~3 年。

第二期：中度，混乱期，中期：①完全不能学习和回忆新信息，远事记忆力受损但未完全丧失；②注意力不集中；③定向力进一步丧失，常去向不明或迷路，并出现失语、失用、失认、失写、失计算；④日常生活能力下降，出现日常生活中基本活动困难，如洗漱、梳头、进食、穿衣及大小便等需别人协助；⑤人格进一步改变，如兴趣更加狭窄，对人冷漠，甚至对亲人漠不关心，言语粗俗，无故打骂家人，缺乏羞耻感和伦理感，行为不顾社会规范，不修边幅，不知整洁，将他人之物据为己有，争吃抢喝类似孩童，随地大小便，甚至出现本能活动亢进，当众裸体，甚至发生违法行为；⑥行为紊乱，如精神恍惚，无目的性翻箱倒柜，爱藏废物，视作珍宝，怕被盗窃，无目的徘徊、出现攻击行为等，也有动作日渐少、端坐一隅、呆若木鸡者。本期是本病护理照管中最困难的时期，该期多在起病后的 2~10 年。

第三期：重度，晚期：①日常生活完全依赖，两便失禁；②智能趋于丧失；③无自主运动，缄默不语，成为植物人状态。常因吸入性肺炎、压疮、泌尿系感染等并发症而死亡。该期多在发病后的 8~12 年。

3. 辅助检查

影像学检查：对于 AD 患者，CT 或 MRI 显示有脑萎缩，且进行性加重；正电子发射体层摄影（PET）可测的大脑的葡萄糖利用和灌流在某些脑区（在疾病早期阶段的顶叶和颞叶，以及后期阶段的额前区皮层）有所降低。对 VD 患者，CT 或 MRI 检查发现有多发性脑梗死，或多发性腔隙性脑梗死，多位于丘脑及额颞叶，或有皮质下动脉硬化性脑病表现。

4. 心理–社会状况

（1）心理方面：老年期痴呆患者大多数时间限制在家里，常感到孤独、寂寞、羞愧、抑郁，甚至有自杀行为。

（2）社会方面：痴呆患者患病时间长、自理缺陷、人格障碍，需家人付出大量时间和精力进行照顾，常给家庭带来很大的烦恼，也给社会添加了负担，尤其是付出与效果不成正比时，有些家属会失去信心，甚至冷落、嫌弃老人。

（二）常见护理诊断/问题

1. 记忆功能障碍：与记忆进行性减退有关。

2. 自理缺陷：与认知行为障碍有关。

3. 睡眠型态紊乱：与白天活动减少有关。

4. 语言沟通障碍：与思维障碍有关。

5. 照顾者角色紧张：与老人病情严重和病程的不可预测及照顾者照料知识欠缺、身心疲惫有关。

三、护理计划与实施

治疗护理的总体目标是：老年期痴呆患者能最大限度地保持记忆力和沟通能力，提高日常生活自理能力，减少问题行为，能较好地发挥残存功能，提高生活质量，家庭应对照顾能力提高。防治原则包括重在预防、早期发现、早期诊治、积极治疗已知的血管病变和防止卒中危险因素。具体护理措施如下：

1. 日常生活护理

（1）老年期痴呆患者的日常生活护理及照料指导

①穿着：A.衣服按穿着的先后顺序叠放；B.避免太多纽扣，以拉链取代纽扣，以弹性裤腰取代皮带；C.选择不用系带的鞋子；D.选用宽松的内裤，女性胸罩选用前扣式；E.说服患者接受合适的衣着，不要与之争执，慢慢给予鼓励，例如告诉患者这条裙子很适合她，然后再告知穿着的步骤。

②进食：A.定时进食，最好是与其他人一起进食；B.如果患者不停地想吃东西，可以把用过的餐具放入洗涤盆，以提醒患者在不久前才进餐完毕；C.患者如果偏食，注意是否有足够的营养；D.允许患者用手拿取食物，进餐前协助清洁双手，亦可使用一些特别设计的碗筷，以减低患者使用的困难；E.给患者逐一解释进食的步骤，并作示范，必要时予以喂食；F.食物要简单、软滑，最好切成小块；G.进食时，将固体和液体食物分开，以免患者不加咀嚼就把食物吞下而可能导致窒息；H.义齿必须安装正确并每天清洗；I.每天安排数次喝水时间，并注意水不可过热。

③睡眠：A.睡觉前让患者先上洗手间，可避免半夜醒来；B.根据患者以前的兴趣爱好，白天尽量安排患者进行一些兴趣活动，不要让患者在白天睡得过多；C.给予患者轻声安慰，有助患者入睡；D.如果患者以为是日间，切勿与之争执，可陪伴患者一段时间，再劝说患者入睡。

（2）自我照顾能力的训练：对于轻、中度痴呆患者，应尽可能给予自我照顾的机会，并进行生活技能训练，如鼓励患者洗漱、穿脱衣服、用餐、如厕等，以提高老人的自尊。应理解老人的动手困难，鼓励并赞扬其尽量自理的行为。

（3）患者完全不能自理时应专人护理：注意翻身和营养的补充，防止感染等并发症的发生。

2. 用药护理

目前治疗老年期痴呆的药物主要有两大类：一类为改善认知功能的药物，包括胆碱能激动剂、促智药、钙拮抗剂、神经生长因子等；另一类药物可能防止或延缓病程的发展，主要有抗炎药、抗氧化剂、抗 βAP 药物等。另外，须积极治疗脑血管疾病以预防和缓解 VD 症状。照料老年失智症患者服药应注意以下几点：

（1）全程陪伴：失智老人常忘记吃药、吃错药，或忘了已经服过药又过量服用，所以老人服药时必须有人在旁陪伴，帮助患者将药全部服下，以免遗忘或错服。失智老人常不承认自己有病，或者因幻觉、多疑而认为给的是毒药，所以他们常常拒绝服药。需要耐心说服，向患者解释，可以将药研碎拌在饭中吃下。对拒绝服药的患者，一定要看着患者把药吃下，让患者张开嘴，观察是否咽下，防止患者在无人看管时将药吐掉。

（2）重症老人服药：吞咽困难的患者不宜吞服药片，最好研碎后溶于水中服用；昏迷的患者由胃管注入药物。

（3）观察不良反应：失智老人服药后常不能诉说不适，要细心观察患者有何不良反应，及时报告医生，调整给药方案。

（4）药品管理：对伴有抑郁症、幻觉和自杀倾向的失智老人，一定要把药品管理好，放到患者拿不到或找不到的地方。

3. 智能康复训练

（1）记忆训练：鼓励老人回忆过去的生活经历，帮助其认识目前生活中的人和事，以恢复记忆并减少错误判断；鼓励老人参加一些力所能及的社交活动，通过动作、语言、声音、图像等信息刺激，提高记忆力。对于记忆障碍严重者，通过编写日常生活活动安排表、制定作息计划、挂放日历等，帮助记忆。对容易忘记的事或经常出错的程序，设立提醒标志，以帮助记忆。

（2）智力锻炼：如进行拼图游戏，对一些图片、实物、单词做归纳和分类，进行由易到难的数字概念和计算能力训练等。

（3）理解和表达能力训练：在讲述一件简单事情后，提问让老人回答，或让其解释一些词语的含义。

（4）社会适应能力的训练：结合日常生活常识，训练老人自行解决日常生活中的问题。

4. 安全护理

（1）提供较为固定的生活环境：尽可能避免搬家，当患者要到一个新地方时，最好能有他人陪同，直至患者熟悉了新的环境和路途。

（2）佩戴标志：患者外出时最好有人陪同或佩戴写有联系人姓名和电话的卡片或手镯，以助于迷路时被人送回。

（3）防意外发生：老年失智症患者常可发生跌倒、烫伤、烧伤、误服、自伤或伤人等意外。应将老人的日常生活用品放在其看得见找得着的地方，减少室内物品位置的变动，地面防滑，以防跌伤骨折。患者洗澡、喝水时注意水温不能太高，热水瓶应放在不易碰撞之处，以防烫伤。不要让患者单独承担家务，以免发生煤气中毒、或因缺乏应急能力而导致烧伤、火灾等意外。有毒、有害物品应放入加锁的柜中，以免误服中毒。尽量减少患者的单独行动，锐器、利器应放在隐蔽处，以防痴呆老人因不愿给家人增加负担或在抑郁、幻觉或妄想的支配下发生自我伤害或伤人。

（4）正确处理患者的激越情绪：当患者不愿配合治疗护理时，不要强迫患者，可稍待片刻，等患者情绪稳定后再进行。当患者出现暴力行为时，不要以暴还暴，保持镇定，尝试引开患者的注意，找出导致暴力表现的原因，针对原因采取措施，防止类似事件再发生。如果暴力表现变频，与医生商量，给予药物控制。

5. 心理护理

（1）陪伴关心老人：鼓励家人多陪伴老人，给予老人各方面必要的帮助，多陪老人外出散步，或参加一些学习和力所能及的社会、家庭活动，使之去除孤独、寂寞感，感到家庭的温馨和生活的快乐。

（2）开导老人：多安慰、支持、鼓励老人，遇到患者情绪悲观时，应耐心询问原因，予以解释，播放一些轻松愉快的音乐以活跃情绪。

（3）维护老人的自尊：注意尊重老人的人格；对话时要和颜悦色，专心倾听，回答询问时语速要缓慢，使用简单、直接、形象的语言；多鼓励、赞赏、肯定患者在自理和适应方面作出的任何努力。切忌使用刺激性语言，避免使用呆傻、愚笨等词语。

（4）不嫌弃老人：要有足够的耐心，态度温和，周到体贴，不厌其烦，积极主动地去关心照顾老人，以实际行动关爱老人。

6. 照顾者的支持与指导

教会照顾者和家属自我放松方法，合理休息，寻求社会支持，适当利用家政服务机构、社区卫生服务机构、医院和专门机构的资源，组织有老年失智症患者的家庭进行相互交流，相互联系与支持。

7. 健康指导

（1）及早发现：大力开展科普宣传，普及有关老年期痴呆的预防知识和老年期痴呆前驱期症状即轻度认知障碍和记忆障碍知识。全社会参与防治痴呆，让公众掌握痴呆早期症状的识别。重视对老年期痴呆前驱期的及时发现，鼓励凡有记忆减退主诉的老人应及早就医，以利于及时发现介于正常老化和早期痴呆之间的轻度认知障碍（mild cognition impairment, MCI），对老年期痴呆做到真正意义上的早期诊断和干预。

（2）早期预防

①老年期痴呆的预防要从中年开始做起。

②积极合理用脑，劳逸结合，保护大脑，保证充足睡眠，注意脑力活动多样化。

③培养广泛的兴趣爱好和开朗性格。

④培养良好的卫生饮食习惯，多吃富含锌、锰、硒、锗类的健脑食物，如海产品、贝壳类、鱼类、乳类、豆类、坚果类等；适当补充维生素E，中医的补肾食疗有助于增强记忆力。

⑤戒烟限酒。

⑥积极防治高血压、脑血管病、糖尿病等慢性病。

⑦按摩或灸任脉的神阙、气海、关元，督脉的命门、大椎、膏肓、肾俞、志室，胃经的足三里穴（双），均有补肾填精助阳、防止衰老和预防痴呆的效果，并且研究表明按摩太阳、神庭、百会、四神聪等穴位可有效提升认知功能或延缓认知功能的衰退。

⑧许多药物能引起中枢神经系统不良反应，包括精神错乱和倦怠，尽可能避免使用镇静剂如苯二氮䓬类药物、抗胆碱能药物如某些三环类抗抑郁剂、抗组胺制剂、抗精神病药物以及苯甲托品。

（四）护理评价

经过预防、治疗和护理干预后，老人的认知能力有所提高或衰退有所延缓，并能最大限度地保持社交能力和日常生活自理能力，生活质量有所提高。

第十章　老年人健康促进

健康促进是指一切能促使行为和生活条件向有益于健康改变的教育与生态学支持的综合体，是促使人们维护和改善自身健康的过程，通过有效的健康管理采用现代医学和现代管理学的理论、技术、方法和手段，对个体或群体整体健康状况及其影响健康的危险因素进行全面检测、评估、有效干预与连续跟踪服务的医学行为过程、其目的是以最小投入获取最大的健康效益。运用健康管理模式促进积极老龄化或健康老龄化的实现，并对老年人实施连续、主动地身心健康照护和慢病康复管理，解决老年人日常生活能力、精神心理、躯体和社会等诸多老年健康问题。

第一节　老年人健康管理

一、自我健康管理

健康管理是 20 世纪 50 年代末最先在美国提出的概念。健康管理是指一种对个人或人群的健康危险因素进行全面管理的过程。其宗旨是调动个人及集体的积极性，有效地利用有限的资源来达到最大的健康效果，老年人健康管理包括三个步骤：首先要掌握个人的健康状况；其次应进行健康风险评估和健康评价，了解各种慢性病的发生风险；第三是健康干预，改善和促进健康。

具体来说，老年人因身体功能随年龄下降、常合并多种慢性病，同时因活动能力受限，通常伴有消极情绪，心理健康水平较低，因此应定期进行身体和心理的体检，使老年人掌握自己的身体状况。随后，根据体检所得到的数据及资料，对健康危险因素进行分析，并进行生活方式的评价、疾病风险的评估及心理状况的测评。这部分内容专业性较强，可由专业的健康管理师或流行病学专家协助完成，个人需了解评估报告的内容和结论。在前两部分的基础上，由医师或健康管理师以多种形式进行个性化地指导，即针对个人的风险和疾病情况，设定个体目标，纠正不良的生活方式和习惯、控制健康的危险因素、预防和治疗慢性病，实施自我健康管理，并动态追踪健康管理效果。

自我健康管理一般应包括以下几个方面：

（一）生活方式管理

生活方式与老年人的健康和疾病息息相关，国内外研究表明，生活方式改变有助于慢性非传染性疾病高危患者的患病风险。不良生活方式往往不是独立存在的，不良生活方式会促进多种慢性病的发生和发展，如缺乏体力活动、高脂高热量饮食会引起肥胖症、糖尿病、动脉硬化、高血压病，同时也与痴呆、骨关节病的发病密切相关，所以建立健康的生活方式是预防慢性病的基础。国内外众多指南中均强调综合的生活方式干预在慢性病一级预防中起到重要作用。如中国心血管病风险评估和管理指南推荐联合采取多种生活方式、行为干预措施，应重点关注的 7 项心血管健康指标为：4 种行为因素（不吸烟、控制体重、增加身体活动、合理膳食）和 3 种生理生化因素（血压、总胆固醇及空腹血糖水平达到理想水平）。研究表明，如果全部达到 7 项理想心血管健康指标，我国成年人能够减少62.1% 的心血管发病。如果能够保持不吸烟或戒烟、控制体重（BMI<25.0kg/m²）、适度的身体活动（进行 ≥150min/周的中强度或 ≥75min/周的高强度身体活动，或两者兼有）、合理膳食这四种健康生活方式，将可减少 17% 的心血管病发病。

老年人生活方式的管理要针对生理和心理特点，重点在积极指导生活方式干预、膳食营养、适当的体力活动、禁烟、限酒、疏解精神心理压力。

1. 合理膳食

中国居民膳食指南及老年膳食标准指出，中国老年人膳食要求食物要粗细搭配、松软、易于消化吸收；合理安排饮食，提高生活质量；重视预防营养不良和贫血；多做户外活动，维持健康体重等。而调查表明，我国60岁以上老年人中膳食纤维摄入不足（每日摄入的蔬菜和水果量少于400g）的比率达56.6%，蛋白质、脂肪和碳水化合物的摄入量也低于推荐标准，农村老年人营养问题更是堪忧。对老年人合理膳食的具体建议如下：

（1）根据其运动量，能量摄入 25~34kcal/(kg·d)；碳水化合物占 55%~60%；脂肪供能 20%~30%；建议老年人采用蛋白丰富的饮食，依据中华医学会老年医学分会颁布的《老年医学科临床营养管理指导意见》推荐每日蛋白质 1.0~1.5g/kg，优质蛋白占 50%以上。

（2）三餐定时定量，遵循"早餐吃好；午餐吃饱；晚餐清淡并要早"的原则，细嚼慢咽。

（3）减少烹调用油（植物油<25g/d，约 2 平勺），减少饱和脂肪酸、反式脂肪酸和胆固醇的摄入；增加单不饱和脂肪酸（橄榄油）和 Ω-3 多不饱和脂肪酸（深海鱼）的摄入。

（4）膳食纤维（平均 14g/1000kcal）；适量坚果（25g，约 1 把）。

（5）钙 1000~1200mg/d（平常饮食之外，需另外补充钙剂 500~600mg/d），维生素 D3 每日约 1000IU。

（6）充分饮水（包含食物中的水分，每日 30ml/kg）。

（7）特殊疾病情况下的饮食方案，应由营养师给予个体化的方案。

2. 适度运动

2014 年澳大利亚和新西兰老年医学会（Australian and New Zealand Society for Geriatric Medicine，ANZSGM）制定的老年人运动指南中指出，定期锻炼对于健康老龄化至关重要，应鼓励所有老年人锻炼身体。研究表明，体育锻炼可以改善情绪、减少跌倒风险、维持正常的身体功能。保持体力活动的老年人更容易维持认知完整。而我国"2010 年慢性病危险因素监测调查"数据显示，约84%的老年人不经常锻炼。老年人的运动应该遵循个体化的原则，要循序渐进，在运动的时候要兼顾安全性和有效性。

（1）有氧运动：有助于改善心肺功能，维持体力、步速，降糖，控制体重；建议老年人30min/d，每周5d以上进行运动；心率达到170-年龄（运动后即刻数心率，一般不宜超过110次/d，或稍感气喘）。老年人适合轻中等强度运动，如快走、慢跑、游泳、舞蹈、太极拳、健身操等。

（2）抗阻锻炼：有助于保持肌肉质量与力量，预防跌倒、肌少症。每周2~3次，如哑铃操、站桩、蹬车、游泳、弹力带训练等。

（3）平衡与协调锻炼：预防跌倒。如单腿站、太极、舞蹈等。

（4）特殊状态下的运动方案，如骨关节炎、糖尿病、手术后等，应由康复科医师给予个体化的建议。

同时，在家庭或小组环境中实施锻炼计划，并对老年人进行运动指导，使老年人有社会支持并且感到安全锻炼，有相互认可的目标并且对自己的成功能力有信心，也可能帮助老年人坚持锻炼计划。

3. 戒烟限酒

（1）戒烟：烟草使用是导致一系列慢性病，包括癌症、肺病和心血管病的主要危险因素之一。老年人健康管理技术规范指出，对所有参加管理的老年人都应进行吸烟有害健康的教育，有条件者进行戒烟咨询。中国临床戒烟指南提出，医生应询问就医者的吸烟状况，评估吸烟者的戒烟意愿，根据吸烟者的具体情况提供恰当的治疗方法。目前常以"5R"法（相关 relevance、危害 risk、益处 rewards、障碍 roadblocks 及反复 repetition）增强吸烟者的戒烟动机，用"5A"法（询问 ask、建议 advise、评估戒烟、意愿 assess、提供戒烟帮助 assist 及安排随访 arrange）帮助吸烟者戒烟。使吸烟老年人认识到吸烟的危害与戒烟的益处，增强戒烟动机并主动参与到戒烟计划中。

（2）限酒：大量饮酒或酗酒，不仅不利于健康，还增加癌症与死亡的风险。如无禁忌少量或适度饮酒，有益于健康长寿。《中国居民膳食指南（2016）》中建议，成年男性如果饮酒，饮用酒的酒精量不超过25g/d，大约相当于啤酒750ml，或葡萄酒250ml，或38°的白酒75g，或高度白酒

50g；成年女性饮用酒的酒精量不超过 15g/d，相当于啤酒 450ml，或葡萄酒 150ml，或 38°的白酒 50ml。

4. 心理健康

(1) 调整心态：人到老年，一方面是对躯体疾病及精神挫折的耐受能力日趋减退，另一方面遭遇各式各样心理刺激的机会却越来越多。老伴的亡故、子女的分居、地位的改变、经济的困窘、疾病的缠绵等，都给予或加重老年人的孤独、寂寞、无用、无助之感，成为心境沮丧抑郁的根源。老年人在生理"老化"的同时，心理功能也随之老化，心理防御和心理适应的能力减退，一旦遭遇生活事件，便不易重建内环境的稳定，如果又缺乏社会支持，心理活动的平衡更难维持，有可能促发包括抑郁症在内的各种精神疾病。应关注老年人的心理健康，及时发现情绪改变，给予疏导或求助专业医生，以减少焦虑抑郁的发病率，甚至由此引发的自伤、自杀。

(2) 益智活动：社会人口学资料提示独身、文化程度低、兴趣爱好少、无独立经济收入以及社会交往少的老年人为本病的高危人群。鼓励老年人发展兴趣爱好、继续学习和进行记忆训练，有助于身心健康。

5. 室内空气污染管理

室内空气污染的主要来源是木头、煤炭、稻草/秸秆取暖和烹饪燃料。数据显示，约45%的60岁及以上老年人在做饭时使用非清洁燃料。室内空气污染可导致脑卒中、缺血性心脏病、慢性阻塞性肺病和肺癌等非传染性疾病。为确保室内和住家周围的良好空气质量，应向老年人及家属宣传普及使用清洁燃料和技术的重要性，如使用煤气、电或太阳能等较清洁替代物，改进炉具或排风罩以避免吸入有害健康的污染物等。

(二) 积极治疗慢性病

随着老龄化的到来，我国老年人口呈现出慢病高发和多病共存的特点，多种慢性之间常常互相关联，比如糖尿病、高血压、肥胖症相互关联，引起的动脉硬化会带来多个脏器的损害，造成脑卒中、冠心病心梗等；慢性炎症反应可以使血管内皮破坏、加速血管硬化，也会造成肌少症和骨质疏松。因此老年人要积极治疗慢性病，以保护靶器官的功能、预防并发症。

（三）规范和合理用药

合理的药物对于慢性病及危险因素的预防也是非常重要的。比如降脂药，可以降低低密度脂蛋白胆固醇水平，对于预防冠心病、糖尿病、脑卒中等，都是非常必要的。但由于罹患多种慢病，在用药上可能存在重复用药或者用药矛盾。因此应定期评估用药的目的、治疗的效果和持续治疗的必要性，不要随意自行调整药物用量或者停药，尽量用最少的药物达到最好的治疗效果，减少药物伤害。

（四）定期体检或随诊

老年人应进行定期体检，除了疾病筛查之外，还要评估视力、抑郁等老年综合征以及功能状况，对于慢性病能早期发现、早期诊断、早期治疗及早发现并纠正风险因素，可以降低老年病的发病率，延缓慢病发展，维持老年人良好功能状态。如果已经明确诊断为慢性病，应该遵医嘱，按时随诊，遵医嘱服药，进行相关的检查以评估疾病的控制情况。

（五）提升健康素养

同样的社会环境，同样的年龄，有些人的健康保持得好，有些人疾病缠身、痛苦不堪，其中很大区别就是健康素养。老年人经常存在一些健康认知误区。比如在饮食营养方面，受"有钱难买老来瘦""少吃长寿"观念的影响，习惯于少吃，一味地追求瘦。有些患有2型糖尿病、高脂血症等慢性疾病的老年人由于得不到专业指导，不科学的节食长期甚至导致营养不良。还有很多老年人养生过度，认为多吃粗粮健康就顿顿吃粗粮，或者喜欢什么口味就长时间吃"老三样"，这都会导致营养不均衡。除了健康知识，老年人还应该掌握慢病监测和急救的相关技能，比如血压和血糖监测，随身携带必备药物，学会心肺复苏技能等。提高健康素养是保证老年人健康的最经济、最高效、最根本的手段。

（六）正常的人际交往

鼓励子女与老年人同住，安排老年人互相之间的交往与集体活动，改善和协调好包括家庭成员在内的人际关系，争取社会、亲友、邻里对他们的支持和关怀。鼓励老年人参加一定限度的力所能及的劳作，培养多种爱好等，鼓励老年人学会应用互联网，智能手机等交流沟通方式，以减少老年人的孤独及与社会隔绝感，增强其自我价值观念，保持积极乐观的情绪和良好的社会心理状态。

（七）基于互联网技术的居家健康管理

基于互联网技术的居家老年健康管理系统符合现代健康管理理念，为老年人提供在线的自我健康管理平台，实现健康信息采集、健康评估、健康咨询、紧急医疗救助等功能，具有实时监测、双向数据传输、在线沟通、便捷有效等优势，能使老年人更客观、全面地了解自身的健康状况，减少就医成本和医疗资源的盲目占用。国内已经有机构运用互联网技术，实时了解老年人血压、心率、氧饱和度、血糖检测结果等。对于老年人而言，这种居家健康管理能够及时提供病情变化信息，使老年人得到及时治疗，降低因疾病加重后才介入的医疗干预所要付出的医疗保健成本；同时可以加深个体对自我健康状况的认识，促进老年人自我健康管理和自我照顾，推进健康老龄化和积极老龄化的实现。

二、慢性疾病的预防及管理

老年人中有 60%~70% 存在慢性病史，人均患有 2~3 种慢性病，而60岁以上人口慢性病患病率为全人口的 3.2 倍，60 岁以上老年人在余寿中有 2/3 的时间带病生存。当前影响老年人健康的主要慢性病已经从之前的传染性疾病变成以生活方式改变而导致的慢性疾病。世界卫生组织报告的中国老年人疾病谱中，高血压、糖尿病、冠心病、脑血管疾病、慢性呼吸道疾病、肿瘤、关节炎等是老年人常见的慢性疾病，尤其以高血压最常见。

（一）老年人慢病预防

应对慢病最好的方法是预防。针对老年患者的个体预防包含了预防疾病的发生、发展、早期发现疾病、促进健康和维持功能等内容。定期的健康筛查与评估，维护健康的宣教与实施，是疾病预防的重要组成部分。对于重大疾病应该从以治疗为本转向以预防为重点，将治疗疾病为主转向呵护生命、提高生活质量为主。特别是对于老年人，预防疾病的目的不仅是为了使老年人保持身体健康、延年益寿，同时也是为了最大限度地提高老年人的生活质量，防止病残。因此重大疾病的预防内容涉及流行病学、营养学、运动医学、养生学、保健医学、心理卫生、健康教育等多个学科专业。应该了解老年人重大疾病的病因、危险因素和保护因素，采取有效的预防措施，加强卫生宣传，提高老年人的自我保健意识，推进合理的生活方式和饮食营养，加强体力和脑力锻炼、讲求劳动卫生，防止重大疾病的发生和发展。根据疾病发生发展过程以及决定健康因素的特点，把预防策略按等级分类，称为三级预防策略。

1. 一级预防

针对病因的预防。老年人可以采用健康的生活方式，接种季节性流感疫苗、肺炎球菌疫苗等方式来预防疾病的发生。

2. 二级预防

对于已经患病的老年人，采取措施预防疾病的进展或疾病的并发症。早期发现慢性病，特别是肿瘤等恶性疾病，对于改善预后，维持老年人的功能非常重要。

3. 三级预防

针对症状和康复治疗为主。对于终末期的疾病，目标是减少痛苦，改善生活质量，与缓和医疗的目标相一致。

（二）老年人慢病管理

慢病管理是指医疗工作者对慢病个体进行教育、支持和管理的医疗服务，宗旨是调动老年个体、群体及整个社会的积极性，有效地利用有限的医疗卫生资源，以最小的投入获取最大的慢病防治效果。管理过程分为四个方面：综合功能评估；制订可行的管理目标；根据目标制订管理计划；定期随访。

1. 健康促进

健康促进针对的是群体，不以诊治特定疾病为目的，是促进人们维护和提高自身健康的过程。包括普及健康的生活方式，倡导健康的心理、饮食和运动，戒除不良生活习惯。

2. 健康体检与慢病筛查

健康体检主要是针对老年人群的生理特点，对全身各系统进行基础性检查，主要是明确老年人身体的健康状况。如称体重可查出过胖或过瘦；

测血压可预测有无冠心病和脑血管病意外发生的可能；尿常规可及时发现糖尿病和老年妇女的慢性肾盂肾炎；心电图检查可发现心肌缺血改变和心律失常等。

健康体检除包括内科、外科、妇科和辅助检查外，还包括老年健康现状的调查和老年综合功能评估，即根据对老年人的躯体功能、精神心理、社会行为和生活环境等方面进行的综合评估，判断老年人的智能和活动能力以及发现潜在疾病。功能评估一般采用评估量表来评定，内容包括日常生活能力、视力和听力、认知功能、社会支持、居家安全、跌倒风险和压力性损伤风险。

3. 预防疾病和慢病自我管理

预防疾病是指针对特定的人群采取一定的方法避免疾病的发生。各级各类医疗机构有义务教育老年人正确认识慢性疾病的危害性，更好地预防和管理老年慢性疾病。指导患者或家属了解各种慢病的相关知识，掌握疾病监测（如血压和血糖的监测）的相关技能，指导患者合理用药，帮助患者掌握各种慢病急性发作的预防措施。

三、老年延续护理

随着年龄的增长，老年人健康水平逐渐下降，功能性和器质性疾病的发病率逐步增加。根据 2012 年卫生部的统计数据，中国目前慢性病患者超过 2.6 亿人，在每年 1030 万各种死亡事件中，85% 由慢性病所致，支出占整个疾病经济负担的 70%。慢性病对身体的影响和危害逐步增加。国内外研究均有显示，患慢性病的老年人更愿意居住在自己家里，慢性病患者的出院护理成为必然。然而，现阶段我国仍缺乏成熟的延续性卫生服务以及正确的护理措施和康复方法，常有院外护理不当导致患者出院后的病情严重而再次入院，消耗更多医疗资源。因此，在老年慢性病患者中开展延续护理具有重要意义。

世界卫生组织发文强调延续护理是确保卫生保健服务质量的重要方面。延续护理就是通过一系列连续性的护理活动以确保患者在不同的保健机构（例如从二级及以上医院到社区医院）及同一医疗机构（例如在医院的不同部门之间）享受到不同水平的协调性和连续性的照护，具有时间的延续、地域的延续、学科的延续、关系的延续和信息的延续 5 个特征。目前延续护理可分为两类，包括以社区为基础的延续护理和从急性期护理所在医院转出的延续护理。

在以社区为基础的延续护理中，患者出院后可转介到社区医院或者直接回家，由社区医院或家庭医生护士接管后续的治疗护理或随访工作。国内有些城市才刚起步，欧美、日本已经有很成熟的模式。如引导式护理（guided care，GC），此服务模式是将经过慢性病保健培训的注册护士整合到初级卫生保健系统中，向患有多种疾病的老年人提供慢病管理的综合服务。该类护士的工作内容包括 8 项：在患者家中进行综合性评估、制订计划、监测患者的健康状况和需求变化、通过监测时的接触对患者进行指导、对患者实施每周 1 次共 6 周的慢性病自我管理课程、照顾者教育和指导、转移过程中的协调以及帮助患者获得社区服务。评估和照顾长者的老年资源模式（geriatric resources for assessment and care of elders，GRACE）是针对低收入的老年人以及初级卫生保健工作者所建立。GRACE 旨在提高老年人的医疗护理质量，以最大限度地提高其健康和躯体功能状态，减少对医疗资源的过度使用及避免入住养老院。在我国，日常生活活动能力的丧失是老年人最主要的健康问题，健康老龄化的主要目标之一就是要将老年人晚年生活中不能自理的时间尽可能地缩短。国内通常采用电话随访、家庭访问等方式为所需老年人提供连续性照顾，近年来，微信等互联网技术也逐渐被应用于延续护理中。

近年来根据国家卫生健康委员会关于做好患者延续护理工作的指示，国内已经呈现出各种延续护理的形式，如利用强大的互联网系统建立针对患者出院后加强联络的微信群；护理专科门诊；专科微信公众号定期发布专科疾病护理和康复护理信息等。

第二节 老年人健康教育

一、老年人健康教育的内容

健康教育的内容针对性要强，应结合老年人的实际问题，主要内容如下：

（一）日常生活活动能力重度功能障碍患者的健康教育

1. 保持皮肤完整，至少每两小时翻一次身或更换一次体位。

2. 合理饮食，保证每日必需的营养和能量的摄入，同时要控制体重。

3. 根据患者自身状况，协助其进行适当锻炼，以增强患者心肺功能。

4. 养成良好的排便习惯。

5. 协助患者进行四肢关节被动与主动运动。

6. 协助患者床椅移动、拄拐训练、穿衣、进食、如厕、站立等锻炼。

7. 在精神上疏导安慰患者，使其树立信心，保持愉快心情。

（二）跌倒高危患者健康教育

1. 保持地面平整，避免不必要的台阶和门槛，通道不要放置过多物品。

2. 保持房间干净整洁，地面无水渍。

3. 夜间起床时，要开灯，保持房间光线充足。

4. 选择舒适合身的衣服和防滑的鞋子。

5. 必要时，配置助行器或轮椅，将便盆、尿壶、便椅等用品放置床旁使用。

6. 服用镇静催眠类药物后或感到头晕时，立即卧床休息。

7. 正确服用降压药和降糖药，避免因药物使用不当而引起头晕造成跌倒。

8. 适当锻炼身体，增强肌肉力量和协调性。

（三）压力性损伤高危患者健康教育

1. 保持床铺清洁、平整、干燥。

2. 建议使用气垫床。

3. 保持皮肤清洁，避免皮肤过于干燥，便后及时温水清洗擦干。

4. 禁止对受压部位用力按摩。

5. 每 2h 更换一次体位，避免局部皮肤长期受压。

6. 提供多样、均衡、低脂易消化的饮食。

7. 如果受压部位发生皮肤破损，及时就医。

8. 保持房间清洁干燥，阳光充足，避免潮湿阴暗的居住环境。

（四）尿失禁患者健康教育

1. 用温水清洗会阴部皮肤，勤换衣裤、床单、尿垫等，以保持局部皮肤清洁干燥。

2. 观察会阴部皮肤，如有潮红、红疹、湿疹、水疱、浸渍、糜烂等症状出现，应及时就医，或在专业人员指导下进行护理。

3. 对于无法自由如厕者，应提供辅助用具，如拐杖、助行器等。必要时提供便盆、尿壶、便椅等用品供床上或床边使用。

4. 保证足量饮水，尽量在白天饮水，睡前 2~4h 应限制饮水。

5. 饮食清淡，多食新鲜蔬菜、杂粮等富含膳食纤维的食物，防止便秘引起的腹压增高。

6. 在精神上疏导安慰患者，使其树立信心，保持愉快心情。

（五）营养风险患者健康教育

1. 合理饮食，增加饮食中的优质蛋白量，比如瘦肉、蛋清等。

2. 在不影响饮食摄入量的基础上，适当补充经口营养补充剂。

3. 如果咀嚼功能受限，可将食物进行二次加工，用料理机打成糊状、便于食用。

4. 对于不能经口进食、进食量不能满足自身需要或短期内体重明显减轻者，应尽早就医。

5. 居家行管饲肠内营养时，营养液应使用成品或现做现用，注意用品的清洁卫生；管饲时保持半坐卧位，直至结束 30min 后。

6. 在精神上疏导安慰，协助树立信心，保持愉快心情。

（六）疼痛患者健康教育

1. 学会疼痛评估，利用数字评定量表、视觉模拟评分量表等工具进行疼痛评估。

2. 遵医嘱根据疼痛评估结果服用止痛药物。

3. 指导非药物止痛方法，如冷热敷、音乐疗法、想象疗法、按摩疗法、放松疗法等。

4. 告知老年人疼痛不能控制时，及时就医。

5. 在精神上进行疏导安慰，使其树立信心，保持愉快心情。

（七）认知障碍患者健康教育

1. 应教会照护者注意观察老年人的细节表现，尽早发现老年人认知功能的问题，进行相应照护，避免意外发生。

2. 指导老年人形成规律的生活作息，每日按特定顺序安排日常生活；房间内的摆设、常用物品放在固定位置等。

3. 指导老年人使用便签或在日历上标记等方式帮助记忆。

4. 建议佩戴腕带或定位手表、口袋里装有家属信息的卡片，防止老年人走失。

5. 做好安全指导，尽量远离煤气、插座，避免烫伤、跌倒等意外发生。药物存放安全，保证在有效期内，有条件者可使用提醒服药装置，以帮助老年人安全服用药物。

6. 充分理解老年人的心理变化，不指责、不嘲笑，同时做好心理疏导，使其保持愉快心情，鼓励老年人多与外界接触，与人交谈等。

（八）临终患者及家属健康教育

随着人均预期寿命的延长及人口老龄化的加剧，人们的不健康期也同时在延长。在追求人均寿命延长的同时，我们还应关注生活质量，尤其是老年人的健康水平，帮助临终患者达到"优逝"境界。"优逝"理念提倡维护人格尊严，减轻痛苦，通过合适的死亡教育帮助患者及家属接受死亡，规划死亡，迎接死亡，真正获得有尊严而安详的死亡。研究表明，家属现有的死亡观念不符合"优逝"理念，但可通过"优逝"教育逐步改变，选择合适的时机和方式与患者讨论即将到来的死亡，使其平静面对自己病笃的现实，表达自己的意愿和感受，征求对临终或濒死阶段的治疗和抢救措施的意见，选择离世的地点、方式，制定"生前预嘱"，安排好后事等。但是，由于受中国传统死亡观念的影响，我们在开展"优逝"教育过程中应注意循序渐进，不能急于求成。

（九）照护者健康教育

照护者的健康教育对提升老年人生活质量具有重要意义。通过多种教育形式，如集中授课、发放宣传资料、多媒体宣教等，向照护者宣传如何对老年人进行心理、用药、饮食、生活护理等知识技能。

二、老年人健康教育的形式

（一）科普宣传

利用各种传媒以浅显的、易于理解接受和参与的方式向普通大众传播知识。不同时代传播的方式不同，在当今社会，手机是人们日常通信中必不可少的工具，通过微信平台，定期传播老年人健康教育内容，既经济便捷又对环境零污染，适用于初中文化程度以上的老年人。

（二）口头语言宣教

应根据社会文化背景和躯体疾病的现况可给予语言或非语言形式的宣教。口头宣教可以通过面对面座谈、电话咨询、会议、广播、报刊宣传、发放宣传手册等形式开展，可辅助使用目光接触、面部表情、手势、体态、肢体语言、身体接触等。

（三）形象教育

直观形象教育即采用通俗易懂的语言及生动活泼的教学方式，理论联系实际，是老年人喜闻乐见的形式，如卫生科教电影、电视、录像、幻灯片等进行健康指导和教育。如举例法（现身说法、病例介绍等），图片法（辅以图表讲解等）及示教法（将常用的家庭护理技术进行示范等）。其中，现身说法最容易被老年慢性病患者接受，容易使其树立战胜疾病的信心，消除悲观消极的心理。直观形象的教育方法通俗易懂，有利于老年人更快更好地掌握健康保健技能。

（四）重复记忆教育形式

老年人记忆力因年龄增高逐渐减退，通过重复内容记忆教育即通过反复教育，不断强化，使老年人牢记所学知识。艾滨浩斯遗忘曲线表明：遗忘的进程是先快后慢，根据这一规律，为提高教育的有效性，健康教育应反复进行，以达到反复强调、强化记忆的效果。通常可以采取随机教育的方法，充分利用每次接触老年人的机会，再次进行健康教育；还可以通过教育、反馈、再教育的循环教育方法，对每次宣教后的内容、方法等进行记录，而后通过观察、提问等评价手段，了解老年人掌握的程度，对未明白的问题再次进行宣教直至老年人记住为止。

（五）内容少而精的教育形式

老年人尤其是慢性病患者，需要学习和掌握的知识很多，为了避免给老年人加重负担，教育的内容要尽量浓缩到最少的程度，且教育应分层次有侧重点地进行，循序渐进，应从老年人最关心、最需要的内容讲起。

（六）归纳综合性教育形式

老年人常同时患有多种疾病，健康教育涉及的内容比较广，如康复锻炼、合理用药及合理膳食等。健康教育时应该通过归纳综合法将老年人所需的众多内容进行归纳总结，如可以为老年人设计一张钟表样图表，标上12h 的位置，而后在相应的时间位置标上需要注意的内容，同时也可以将合理用药及合理饮食也巧妙地构思进去，这种综合归纳后的图表无需更多的记忆，可以使老年人更有效地完成预定目标。

（七）同伴教育形式

参与的人主要是年龄相仿，知识背景、兴趣爱好相近的同伴和朋友。同伴教育的培训中，侧重于态度的讨论和技能的培训，而不是知识的传授。其中主持人的角色不是老师，而是话题讨论的引导者，启发大家就共同关心的话题提出建议。主持人侧重正确知识和核心信息的传达，而不将知识的讲解作为重点。比如老年人感兴趣的养生方法，糖尿病患者血糖管理、高血压患者血压控制等经验。

三、老年人健康教育的注意事项

文字说明要简单明了；字体的选用需考虑老年人视力减退的特点；用于健康教育的资料最好用图片形式呈现；随着现代信息技术、多媒体的发展，可以利用网络媒体制作动画、视频、微信公众号等发布健康教育信息，但要注意健康教育内容的正确性、科学性和通俗易懂等。

良好的沟通技巧是老年人健康教育效果的重要保障。与老年人的沟通不应局限于语言，还可以通过手势、动作等来表达。设身处地从老年人的角度去看和感受事物，并且正确地向对方传达自己的理解，使其觉得被了解和接受。

第三节　老年人健康环境

面对快速的人口形态和家庭结构改变，空巢和独居老年人逐渐增多，老年人的心理健康问题已成为全社会关注的焦点。老年人的心理健康不仅会直接影响其生活态度、生活满意度，更会间接影响身体健康，从而影响其生活质量。老年宜居环境建设，是从养老到享老的变化，关系到老年人生活质量的提高，不仅包括物理环境设计和建设，也包含心理健康及社会文化健康的居住环境营造。

一、心理健康环境的营造

社区环境直接影响老年人的心理状况。中国人民大学一项"居住方式对老年人心理健康的影响—社区环境的调节作用"的研究结果显示，社区环境在老年人居住方式对抑郁倾向的影响过程中起着重要的调节作用。生活在文化活动丰富的社区中，老年人心理状况更好，而独居老年人的抑郁倾向明显。因此，全社会需要更加关注独居老年人，关心独居老年人的生活状况、身体状况和精神状态；鼓励子女和父母共同居住，在养老保障体系尚未完全建立的条件下，充分发挥传统的家庭养老功能。对没有条件跟父母居住的子女，应大力倡导"常回家看看"的观念。同时，可以营造更为开放的社区，社会文化，鼓励离婚丧偶老年人再婚，为老年人晚年生活找到精神上相互支持和依靠的伴侣。

二、健康老年人物理环境的营造

随着我国人口老龄化的快速发展和新型城镇化进程的不断加快，公共基础设施与老龄社会要求之间不适应的矛盾日益凸显，全国老龄办发布的《关于推进老年宜居环境建设的指导意见》（以下简称"意见"）中指出推进老年宜居环境建设有利于增进老年民生福祉，有利于促进经济发展，增进社会和谐，有利于有效应对人口老龄化挑战，是开展积极应对人口老龄化行动的重要举措。

（一）老年人居住环境设施建设原则

1. 加强安全设施。全方位的无障碍设计，避免意外事故发生。

2. 考虑使用方便。符合老年人人体尺度，减少设备使用时的困难因素。

3. 维护隐私需求。加强居住私密性要求，避免与老年人共居的摩擦。

4. 明显识别环境。建立清晰的标示系统，提高老年人的识别能力，减少老年人迷失方向。

5. 照顾身心健康。注重自然采光通风，改善环境卫生品质，根据不同健康程度，提供适合的医疗设施。

6. 提高生活情趣。设置老年人康乐场所，丰富养生休闲内容。

7. 利于人际交往。避免老年人孤独感、失落感，被遗弃感，增加人际交往机会。

8. 再造生命活力。鼓励老年人参与社会发展、社会保障。

（二）对老年人现有居住环境的改善

1. 制订老年住宅的用地规模指标和面积标准，目前我国实施的《城市居住区规划设计规范》对托儿所、幼儿园有设置规定，但对老龄居住问题尚未引起社会的重视，应该将"老年住宅"纳入到城市规划区的公建设施和服务设施中，并确定科学的面积定量指标分级配建。

2. 完善社区老年文化教育、生活照料、医疗保健等设施、建立老年人教育和管理机制，完善社区老年照料服务，创造一个适应人口老龄化需求的社区环境。

3. 规划设计中提高老年人的住房质量，如卧室朝阳、通风、安静；老旧楼房加装电梯等。

4. 推进老年人住宅适老化改造，建立社区防火和紧急救援网络。对老年人住宅室内设施中存在的安全隐患进行排查和改造。重视室内活动空间的特殊要求；浴厕要便于护理和家人照料；注意地面材料的选择和安装扶手；使老年人不易滑倒；提高室内照明度；最好设置有呼叫装置。

5. 居住小区规划应重视老年活动场所的配置，重视为老年人创造亲善的邻里交往环境，有利于老年人的自理和互助，为倡导社会及家庭和睦的养老环境创造条件。

三、敬老社会文化环境的营造

除对老年人现有物质环境的改善外，包容、支持老年人融入社会的文化环境建设也是今后一个时期老年宜居环境建设的重点任务之一，是老年人社会支持系统的重要组成部分。《意见》中也指出要营造老年社会参与支持环境，弘扬敬老、养老、助老社会风尚，倡导代际和谐社会文化。

鼓励老年人参与经济社会发展。加大宣传引导，为广大老年人在更大程度、更宽领域参与经济社会发展搭建平台，鼓励老年人自愿量力、依法依规参与经济社会发展，助力其实现自我价值，如投资自己的兴趣爱好，周游世界开阔视野等。

加强敬老、养老、助老宣传教育。通过各种形式的普法宣传、主题教育等活动弘扬敬老、养老、助老社会风尚，弘扬中华民族孝亲敬老传统美德，加强家庭美德教育，如开展寻找"最美家庭"活动和"好家风好家训"宣传展示活动。

助力代际和谐发展。关注老年人家庭氛围，增强接纳、尊重、帮助老年人的关爱意识，增强不同代际间的文化融合和社会认同，协助解决家庭成员间的责任分担、利益调处、资源共享等问题，实现家庭和睦、代际和顺、社会和谐，为老年人创造良好的生活氛围。

第十一章　老年人常见疾病与护理

老年病 (elderly disease) 是指由于衰老引起的一系列与增龄相关的疾病 (age-related disease) 及伴随的相关问题，包括衰老相关问题，长期疾病引起的问题，神经退变引起的心理健康相关问题。老年病的产生存在个体间的高度异质性，与遗传和环境因素密切相关，60 岁以上人群，随年龄的增涨，遗传因素的影响越发明显。

第一节　老年疾病的主要特点

老化引起的老年高发疾病威胁老年人生存质量。根据流行病学调查，老年人心脑血管疾病、呼吸系统疾病及肿瘤疾病较多见。地区不同，疾病患病率的顺位也不同，如北京以心脑血管疾病为首位，而上海则以肿瘤性疾病为首位。

一、病因学与诊断学特点

1. 病因复杂：多种病因同时存在。

2. 早期诊断困难：老年人记忆力差，反应慢，对疼痛反应不敏感，病理改变与自觉症状不成正比，常延误诊断。

3. 病史采集困难：老年人听力减弱，记忆感觉功能减退，语言表达不清，理解能力和思维能力迟缓，采集反映真实情况的病史有困难，而通过家人或邻居等提供现病史不确切或不够全面，影响老年人疾病的早期诊断。

4. 病情重、症状轻，容易误诊、漏诊：老年人患病或原有疾病加重，常常表现为轻者精神萎靡，重者嗜睡甚至昏迷，而且同样的症状在不同年龄的诊断可能不同，如胃灼热或心前区疼痛，在青年中以消化性溃疡多见，而老年人则有食管炎、心绞痛、心肌梗死的可能。

二、临床特点

老年病表现出的共有临床特征。

1. 起病隐匿，发展缓慢：疾病发生时，有的老年患者并无任何不适或突出的反应，可以像往常一样生活或工作。

2. 症状、体征不典型：老年人由于神经系统和全身反应较迟钝，对痛觉敏感性降低，应激能力下降，对疾病的反应也相对降低，因而临床症状往往不典型，甚至不表现出临床症状。

3. 多种疾病同时存在：老年人患有多种疾病。国外一项研究显示，65岁以上老年人平均患 7 种疾病。

4. 易出现意识障碍：有些老年人常以意识障碍为首发症状，如脑卒中等，还见于使用中枢神经系统抑制性药物时，甚至直立性低血压时，有的老年人可表现意识突然丧失。

5. 易出现并发症和后遗症：老年患者易出现并发症，如水、电解质和酸碱平衡紊乱，运动障碍，压疮等。老年人器官老化、功能低下、患有多种慢性病，易出现多器官功能衰竭。

6. 其他：伴发各种病理心理反应，治愈率低，预后不良，死亡率高。

三、治疗学特点

老年人由于长期患有多种慢性病及衰老等因素的影响，一般难以治愈，老年医学治疗的主要目的是减轻患者痛苦，尽可能恢复生理功能。药物治疗是最重要的治疗措施之一，但老年人肝、肾功能减退导致对药物代谢和排泄降低，对药物的敏感性改变以及多药合用所致的药物相互作用等因素，使老人更容易发生药物不良反应，影响疗效。

1. 依从性差：部分老年患者不能遵医嘱用药。

2. 用药种类多：老年人因多病共存，常常需要服用多种药物。

3. 药物疗效反应不一：老年人由于个体差异大，对药物反应性不同，用药剂量存在差异。

4. 药物不良反应多：老年人肝肾功能减退，药物代谢缓慢，半衰期延长，容易导致药物蓄积，致使药物不良反应明显增多。

四、预后学特点

老年人患病常因病情复杂、合并症多，所以病程长，康复慢。老年人预后不良主要表现为治愈率低和死亡率高。

五、护理学特点

老年病的特殊性要求护士对老年人应做全面而细致的评估，从多途径提供满足患者所需的照顾，加强个体的自我照顾能力，使老年人保持尊严和舒适，提高生活质量。

1. 细致观察病情

老年人患病后常缺乏典型的症状和体征，即使病情重往往临床表现较轻，甚至没有明显症状。因此对老年患者应仔细观察症状、体征等微小变化，及时发现和处理。

2. 加强基础护理

清洁、安静、舒适、温湿度适宜的病室环境可以让老年人心情舒畅，减缓失眠、焦虑和急躁等，有利于康复。护理工作尽量保证病房的安静，保证患者足够的睡眠。做好病室的消毒和清洁工作，防止患者受凉感冒。

3. 注重心理护理

老年人对疾病的心理承受能力下降，特别是躯体的疼痛、呼吸困难或其他不适，使得一些老人对死亡产生恐惧心理，而老人又怕给亲人带来负担麻烦，更容易产生焦虑、恐惧、失眠等现象，导致有的患者对临床治疗产生抵触，甚至会产生厌世绝望的极端情绪。因此在护理工作中做好对患者的解释和疏导，耐心倾听，理解其健忘和啰嗦，尽量满足其合理要求，使患者积极配合治疗和护理。

4. 监测病情和用药

严密监测患者的意识、生命体征和病情的变化，出现异常时要及时通知医生。护士要掌握老年患者的用药情况，熟悉药理作用、常用剂量、副作用、注意事项，对药物的不良反应做到早发现、早处理，使药物治疗取得最佳疗效。

5. 重视饮食护理

指导老年患者根据病情进食，少吃煎炸类食物，多吃富含维生素等营养丰富的清淡、新鲜食物。

6. 做好健康指导

积极向老年患者宣传疾病预防和治疗知识，提供健康咨询和卫生指导。鼓励老人参加社会活动，做好老年疾病保健，定期检查。

第二节 慢性阻塞性肺疾病

一、概述

慢性阻塞性肺疾病（chronic obstructive pulmonary disease，COPD）简称慢阻肺，是一种常见的、可以预防和治疗的疾病，以持续呼吸症状和气流受限为特征，通常是由于明显暴露于有毒颗粒或气体引起的气道和/或肺泡异常所致。急性加重和合并症对个体患者整体疾病的严重程度产生影响。慢性气流受限由小气道疾病（阻塞性支气管炎）和肺实质破坏（肺气肿）共同引起，两者在不同患者所占比重不同。通常，慢性支气管炎是指在除外慢性咳嗽的其他已知病因后，患者每年咳嗽、咳痰 3 个月以上，并连续 2 年以上者。肺气肿则是指肺部终末细支气管远端气腔出现异常持久的扩张，并伴有肺泡壁和细支气管破坏而无明显的肺纤维化。当慢性支气管炎和肺气肿患者的功能检查出现持续气流受限时，则可诊断为慢阻肺；如患者仅患有慢性支气管炎和/或肺气肿，而无持续气流受限，则不能诊断为慢阻肺。

慢阻肺是一种严重危害人类健康的常见病和多发病，严重影响老年人的生活质量，病死率较高，并给老年人、家庭及社会带来沉重的经济负担。2018 年中国成人肺部健康研究对 10 个省市 50991 人调查显示 20 岁及以上成人的慢阻肺患病率为 8.6%，40 岁以上则高达 13.7%，首次明确我国慢阻肺患者人数近 1 亿，慢阻肺已经成为与高血压、糖尿病"等量齐观"的慢性疾病，构成重大疾病负担。据统计 2013 中国慢阻肺死亡人数约 91.1 万人，全世界慢阻肺死亡人数的 1/3，远高于中国肺癌年死亡人数。COPD 患者年住院费用估计高达 24.5 亿元，因 COPD 致残的人数达 500 万~1000 万，其疾病负担居我国首位。《中国防治慢性病中长期规划（2017—2025 年）》指出：我国 70 岁以下人群慢性呼吸系统疾病死亡率为 11.96/10 万。

二、病因与发病机制

（一）危险因素

慢阻肺的发病是遗传与环境因素共同作用的结果。

1. 遗传因素

某些遗传因素可增加慢阻肺发病的危险，即慢阻肺有遗传易感性。已知的遗传因素为 α1-抗胰蛋白酶缺乏。α1-抗胰蛋白酶是一种蛋白酶抑制剂，重度 α1-抗胰蛋白酶缺乏与非吸烟者的肺气肿形成有关。在我国 α1-抗胰蛋白酶缺乏引起的肺气肿迄今尚未见正式报道。

2. 吸烟

吸烟是慢阻肺最重要的环境发病因素。吸烟者的肺功能异常率较高，第 1 秒用力呼气容积（forced expiratory volume in one second，FEV1）下降率更快，吸烟者死于慢阻肺的人数多于非吸烟者。但并非所有的吸烟者均发展成具有显著临床症状的慢阻肺。被动吸烟也可能导致呼吸道症状及慢阻肺的发生。孕妇吸烟可能会影响胎儿肺脏的生长及其在子宫内的发育，并对胎儿的免疫系统功能产生一定影响。

3. 空气污染

空气中的烟尘或二氧化硫明显增加时，慢阻肺急性加重显著增多。其他粉尘也能刺激支气管黏膜，使气道清除功能遭受损害，为细菌入侵创造条件。研究表明大气中直径 2.5~10μm 的颗粒物 (particulate matter，PM)，即 PM2.5、PM10 水平的升高与慢阻肺的发生显著增加相关。木材、动物粪便、农作物残梗、煤炭等，以明火或在通风功能不佳的火炉中燃烧，可导致严重的室内空气污染，是导致慢阻肺的重要危险因素。

4. 职业性粉尘和化学物质

当职业性粉尘及化学物质 (烟雾、过敏原、有机粉尘、工业废气等) 的浓度过大或接触时间过久，均可导致慢阻肺的发生。接触某些特殊物质、刺激性物质、有机粉尘及过敏原也可使气道反应性增加。

5. 感染

呼吸道感染是慢阻肺发病和急性加重的另一个重要因素，病毒和/或细菌感染与气道炎症加剧有关，是慢阻肺急性加重的常见原因。

6. 社会经济地位

慢阻肺的发生风险与患者的社会经济地位呈负相关。这可能与低社会经济状态与室内及室外空气污染暴露、拥挤、营养状态差或其他因素有关。

7. 室内生物燃料

2019 版 GOLD 指南里增加了关于室内生物燃料的研究，越来越多的证据表明，许多发展中国家的女性可能因暴露于室内烹饪过程中使用的现代或传统生物质燃料而易发生慢阻肺。一项荟萃分析纳入了 24 相关研究，其中 5 项病例对照研究，19 项横断面研究，结果显示：暴露于生物烟雾的个体被诊为慢阻肺的可能性是无暴露危险因素者的 1.38 倍(OR=1.38；95%CI:1.28~1.57)；生物燃料与慢性支气管炎显著相关 (OR=2.11；95%CI:1.70~2.52)；横断面研究和病例对照研究的合并 OR 分别为 1.82 (95%CI:1.54~2.10) 和 1.05 (95%CI:0.81~1.30)。因此，制定消除生物质燃料将减轻女性慢性呼吸道疾病的发生。

8. HIV 感染

近年来，学者们提出 HIV 感染者慢阻肺的患病率增高。一项荟萃分析纳入了 30 项研究，共 151686 例受试者，慢阻肺总体患病率依据正常下限诊断为 10.5%（95%CI:6.2~15.7），依据固定比值诊断为 10.6%（95%CI:6.9~15.0）。HIV 感染组患者的慢阻肺患病率显著高于 HIV 阴性对照组（合并 OR 为 1.14；95%CI:1.05~1.25；I2=63.5%；11 项研究），校正烟草消费量后慢阻肺患病率仍然高（合并 OR 为 2.58；95%CI:1.05~6.35；I2=74.9%；4 项研究）两者之间相关的机制尚不清楚，HIV 医疗工作者、研究人员、政策制定者及企业应关注 HIV 感染者慢阻肺的诊断治疗，在抗 HIV 治疗的同时还应强调戒烟和慢阻肺规范化治疗。

9. 谷胱甘肽 S-转移酶基因 M1 和 T1 多态性

2019 版 GOLD 指南里提出了谷胱甘肽 S-转移酶基因 M1 和 T1 多态性与慢阻肺发生风险，来自中国学者的荟萃分析，谷胱甘肽 S-转移酶（glutathione S-transferase，GST）基因 M1 和 T1 与慢阻肺易感性一直存在争议。中国学者对 GSTM1 和 GSTT1 多态性在慢阻肺发生风险中的作用进行了荟萃分析，从 2000 年 1 月至 2017 年 12 月发表的符合条件的病例对照研究中共筛选出 37 篇文献，包括 4674 例慢阻肺患者和 5006 例对照者，发现 GSTM1 和 GSTT1 缺失基因型显著增加慢阻肺的发生风险（GSTM1:OR=1.52；95%CI:1.31~1.77；GSTT1:OR=1.28；95%CI:1.09~1.50）；种族亚组分析发现，GSTM1 缺失基因多态性与所有种族的慢阻肺易感性密切相关，而 GSTT1 缺失基因多态性仅与亚洲慢阻肺患者相关；联合 GSTM1/GSTT1 缺失基因型进一步增加了慢阻肺易感性（OR=1.42；95%CI:1.21~1.66）。

（二）发病机制

慢阻肺的发病机制尚未完全明确，肺部炎症反应、氧化应激、蛋白酶和抗蛋白酶失衡等在慢阻肺的发病中起重要作用。

1. 慢性炎症反应

气道炎症在慢阻肺发病机制中发挥重要作用，小气道黏膜表面免疫屏障对于维持内环境稳定发挥重要作用。慢阻肺主要以外周气道、肺实质和肺血管中增加的巨噬细胞为特征，同时还伴有活化的中性粒细胞和淋巴细胞。急性加重期较稳定期炎症反应更为明显。发表于Am J Respir Crit Care Med 的研究发现，慢阻肺既往吸烟者小气道局部免疫球蛋白A (immunoglobulinA, IgA) 分泌不足，驱动细菌移位，促进核因子kB(nuclearfactor-kB, NF-kB) 增加，巨噬细胞和中性粒细胞浸润，从而导致小气道炎症和气道重塑。肺气肿可以促进血管结构紊乱，但血管内皮功能紊乱及病理改变是否可以发生于肺气肿之前，CT肺灌注成像检查有助于明确这一问题。研究发现，即使是轻度慢阻肺或易患肺气肿的吸烟者，其肺部微血管血流也会出现显著异常，并随疾病进展而恶化。这项检查将有助于区分哪些患者容易发生肺气肿。一些患者也可能出现嗜酸性粒细胞、Th2或ILC2细胞增加，尤其是临床上和哮喘有重叠时。所有这些炎症细胞和上皮细胞及其他结构细胞一起释放多种炎症介质。炎症介质水平增高，吸引循环中的炎症细胞，放大炎症过程，诱导结构改变。

2. 氧化应激

氧化应激可能是慢阻肺重要的炎症放大机制。氧化应激的生物标志物（如过氧化氢，8-异前列腺素）在慢阻肺患者呼出气冷凝液、痰、体循环中浓度升高。慢阻肺急性加重时，氧化应激进一步加重。氧化剂由香烟及其他吸入颗粒刺激产生，并通过巨噬细胞和中性粒细胞等活化的炎症细胞释放出来。

3. 蛋白酶-抗蛋白酶失衡

有证据表明慢阻肺患者肺组织中蛋白酶与抗蛋白酶表达失衡，前者可降解结缔组织，后者与之相反。蛋白酶介导弹性蛋白的破坏，后者是肺实质中重要的结缔组织成分，这种破坏是肺气肿的重要特征。

4. 细支气管周围和间质纤维化

慢阻肺患者或无症状吸烟者中存在细支气管周围纤维化和间质改变。吸烟者或有气道炎症的慢阻肺患者中发现有过量的生长因子产生，炎症可先于纤维化发生，或气道壁反复损伤本身导致肌纤维组织过度产生，从而促进小气道气流受限的发生，最终导致气道闭塞，继发肺气肿。

三、临床评估与判断

(一)临床评估

1. 症状评估

起病缓慢,病程较长。一般均有慢性咳嗽、咳痰等慢性支气管炎的表现,但有少数病例虽有明显气流受限,但无咳嗽症状。COPD 的标志性症状是气短或呼吸困难,会导致患者焦虑不安。最初仅在劳动、上楼、爬坡时有气短,休息后可缓解。随着病情发展,在平地活动时即可出现气促,晚期在日常活动时,甚至在静息时出现气促。老年COPD 患者不同于一般成年人的特点。

(1)呼吸困难更突出:老年人随着气道阻力的增加,呼吸功能发展为失代偿时,轻度活动甚至静息时即有胸闷、气促发作。采用改良版英国医学研究委员会呼吸问卷(the modifiedBritish medical research council,mMRC)对呼吸困难严重程度进行评估,见表 11-1。

表 11-1 mMRC 对呼吸困难严重程度的评估表

mMRC 分级	mMRC 评估呼吸困难症状
0 级	只在剧烈活动时感到呼吸困难
1 级	在快走或上缓坡时感到呼吸困难
2 级	由于呼吸困难比同龄人走得慢,或者以自己的速度在平地上行走时需要停下来呼吸
3 级	在平地上步行 100m 或数分钟需要停下来呼吸
4 级	因为明显呼吸困难而不能离开房屋或者换衣服也感到气短

(2)慢性咳嗽、咳痰:机体反应能力差,典型症状弱化或缺如:如在急性感染时体温不升、白细胞不高、咳嗽不重、气促不显著,可表现为厌食、胸闷、少尿等,体格检查精神萎靡、发绀、呼吸音低或肺内啰音密集等。

(3)易反复感染,并发症多:老年人气道屏障功能和免疫功能减退,体质下降,故易反复感染,且肺源性心脏病、休克、电解质紊乱、呼吸酸中毒、肺性脑病、DIC 等并发症的发生率增高，其中心血管系统疾病是最重要的合并症，是导致 COPD 患者死亡的首要原因。

2. 体征评估

早期可无异常体征，随着疾病进展出现阻塞性肺气肿的体征。听诊呼气延长常提示有明显的气流阻塞和气流受限。并感染时肺部可有湿啰音，如剑突下出现心脏搏动，心音较心尖部明显增强，提示并发早期肺源性心脏病。

3. 实验室和其他检查

（1）肺功能检查：肺功能是诊断慢阻肺的金标准，但不能仅依赖一次肺功能检查，需要动态随访。肺通气功能检查是判断气流受限的客观指标，重复性较好，对 COPD 的诊断、严重程度评价、疾病进展、预后及治疗反应等均重要意义。COPD 高危人群建议每年进行一次肺通气功能检测。气流受限是以第 1s 用力气容积（foreed expiratory volume in oneecond，FEV1）占用力肺活量（forced vital capacity，FVC）百分比（FEVI\FVC）和 FEV1 占预计值%降低来确定的。FEVI/FVC 是 COPD 一项敏感指标，可检出轻度气流受限 FEVI 占预计值%是评价中、重度气流受限的良好指标，是潮气量与补吸气量之和，深吸气量与肺总量之比是反应肺过度膨胀的指标，在反 COPD 呼吸困难程度甚至预测 COPD 生存率方面具有意义。吸入支气舒张剂后 FEVI/FVC<70%者，可确定为不能完全可逆的气道阻塞和气流受限。评估是否存在气流受限时，单次使用支气管扩张剂后 FEVI/FVC 为 0.6~0.8 时，应在另一场所重复肺功能检查确诊。因为在某些情况下，间隔一段时间后，由于个体差异，FEVI/FVC 可能会发生改变。若初始使用支气管扩张剂后，FEVI/FVC<0.6，不太可能升至 0.7 以上。支气管舒张试验作辅助检查，与基础 FEVI 值及是否处于急性加重期和以往的治疗状态等有关，在不同时期检查结果可能不尽一致，因此要结合临床全面分析。

（2）胸部 X 线检查：X 线检查对 COPD 诊断特异不高，对确定肺部并发症及与其他疾病（如肺间质纤维化、肺结核等）鉴别具有重要意义。COPD 早期线胸片可无明显变化，之后出现肺纹理增多和紊乱等非特征性改变。X 检查对 COPD 的诊断鉴别有较高价值。

（3）血气分析：对确定发生低氧血症、高碳酸血症、酸碱平衡失调以及判断呼吸衰竭类型有重要意义。

（4）其他实验室检查：COPD 合并感染时，外周血白细胞增高、分类中性粒细胞增高、痰涂片中可见大量中性粒细胞，痰培养可检出各种病原菌。

4. 心理—社会状况

老年人因明显的呼吸困难导致自理能力下降，从而产生孤独焦虑等情绪，病情反复可造成抑郁症及失眠，对治疗缺乏信心。应评估患者有无上述心理反应及其家庭成员对此疾病的认知和照顾能力。

（二）临床判断

1. 医疗诊断

COPD 诊断主要根据存在吸烟等高危因、临床症状、体征及肺功能检查等多方面综合分析确定。肺功能检查（FEVI/FVC，FEV1%，RV/TLC，RV）用于确立气流阻塞及其严重程度。如有 FEV1%或FEV1/EVC 下降，即可诊断气流阻塞。COPD 患者气流受限的肺功能分级分为 4 级，见表 11-2。

表 11-2　COPD 肺功能严重程度分级

分　　级	肺功能 FEVI/FVC<0.7
GOLD1：轻度	FEV1%≥80%预计值
COLD2：中度	50%~79%预计值
GOLD3：重度	30%~49%预计值
GOLD4：极重度	FEV1%<30%预计值

2. 慢阻肺新病情评估分布及意义

将肺功能检查在慢肺整体管理中的作用主要定位于慢阻肺的诊断、气流受限严重程度评估及随访评估，依据症状和急性加重频率对慢阻肺进行综合评估后分为 A、B、C、D 四组，既往1 年发生 2 次中级以上急性加重或有至少 1 次住院史即为高风险患者。COLD2019 仍然沿用 GOLD2018 的评估工具，但对于急性加重史的判断修改为中度或重度急性加重，需要应用短效支管扩张剂以及抗生素和/或激素治疗为中度急性加重，需要住院或急诊就诊为重度急性加重，通常伴有急性呼吸衰竭，见图 11-1。由于对于急性加重的判断缺乏一定的客观指标，中重度急性加重相对较好判断，有助于识别高风险患者，可操作性强。

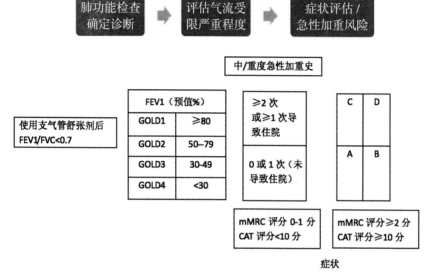

图 11-1　GOLD 2018 修订的慢阻肺综合评估工具

3. 初始药物治疗

GOLD2019 根据 ABCD 分组评估方案对症状和急性加重风险的个体化评估制定了慢阻肺初始药物治疗模型。但在新诊断的慢阻肺患者中缺乏支持初始药物治疗策略的高质量证据，见表 11-3。所有患者均可以用短效支气管扩张剂作为急救药物按需使用。

表 11-3　新诊断的慢阻肺患者中缺乏支持初始药物治疗策略的高质量证据

初始药物治疗		
≥2 次中度急性加重 或≥1 次导致住院的急性加重	C 组 LAMA	D 组 LAMA+LABA 或 ICS+LABA
0 次或 1 次中度急性加重 （未导致住院）	A 组 一种长效支气管扩张剂	B 组 一种长效支气管扩张剂 （LAMA 或 LABA）
	mMRC 评分 0~1 分 CAT 评分<10 分	mMRC 评分≥2 分 CAT 评分≥10 分

4. 随访期药物治疗 GOLD2019 提供了一种基于症状（呼吸困难/活动受限）和急性加重管理的随访治疗方案，此方案不依赖于患者初诊治疗的ABCD 组别，见图 11-2。

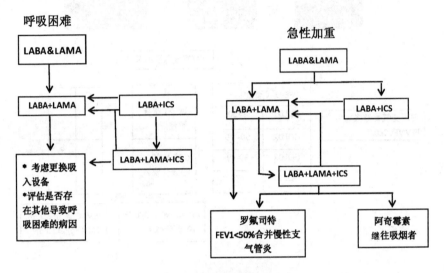

图 11-2 随访治疗方案

5. 常见护理问题

（1）气体交换受损。与气道阻塞、呼吸肌无力、用药和氧疗效果不佳有关。

（2）清理呼吸道无效。与分泌物增多、黏稠及无效咳嗽有关。

（3）焦虑或抑郁。与呼吸困难、生活质量下降有关。

（4）知识缺乏。缺乏用药、氧疗及肺康复相关知识有关。

（5）潜在并发症：肺源性心脏病、休克、呼吸性酸中毒、肺性脑病、DIC 等。

四、监测与护理

慢阻肺稳定期主要治疗目标是减少症状和未来急性加重的发生风险，管理策略不应局限于药物治疗，应该通过适当的非药物治疗来完善。COPD 急性加重是指呼吸道症状的急性恶化，需要额外的治疗，急性加重治疗的目标是尽可能减少急性加重的不良影响，预防后续事件的发生。护理的目标是改善呼吸功能和运动能力，降低抑郁程度，减少急性发作及并发症的发生。

（一）监测

1. 患者主诉：咳嗽、咳痰和气短或呼吸困难情况、睡眠状况、运动能力、社会交往能力等。

2. 用药及氧疗效果：是否遵医嘱用药、有无不良反应及复查血药浓度，是否遵医嘱吸氧、记录 SaO_2 值。

3. 呼吸功能：是否坚持呼吸康复训练，定期到医疗机构复查血气分析、肺功能。

4. 血嗜酸性粒细胞计数：定期监测血嗜酸性粒细胞计数，识别急性加重高风险人群对于临床医生制订个体化治疗方案非常重要。当血 EOS 计数为 200~340/μl 时，急性加重风险下降 26%~50%；当血 EOS 计数为 350~630/μl 时，急性加重风险下降 51%~60%。当血 EOS 计数>300/μl 时，ICS 和血 EOS 之间存在连续关系。血 EOS 作为生物标志物，可以帮助预测在常规支气管扩张剂治疗中添加 ICS 是否能够减少急性加重方面获益。

（二）护理

1. 保持呼吸道通畅

（1）有效排痰：老年人因咳嗽无力，常排痰困难，要鼓励老年人摄入足够的水分，也可通过化痰药、雾化吸入、胸部叩击、体位引流的方法促进排痰，体弱的老年人应禁用体位引流的方法。

（2）氧疗：呼吸困难伴低氧血症者，遵医嘱给予氧疗，一般采用鼻导管持续低流量吸氧，氧流量为 1~2L/min，每日湿化吸氧 15h 或以上。对严重低氧血症的老年人可采用加热加湿高流量氧疗。

（3）呼吸功能锻炼：COPD 患者需要增加呼吸频率来代偿呼吸困难，这种代偿多数依赖于辅助呼吸肌参与呼吸，即胸式呼吸。胸式呼吸的效能低于腹式呼吸，患者容易疲劳，因此应指导患者进行缩唇呼吸、腹式呼吸、吸气阻力器的使用等呼吸训练，以加强胸、膈呼吸肌群的肌力和耐力，改善呼吸功能。

（4）中国特色慢阻肺康复方法：肺道音方案对改善慢阻肺患者的活动

耐力、患者报告结局及满意度方面的作用。肺道音（由中国古代道音技术演变而来）是一种康复技术，结合了特殊设计的手臂和身体动作以及控制呼吸练习，改善慢性呼吸系统疾病患者的生理和心理状态。改良太极拳对慢阻肺患者的肺功能、运动能力、呼吸困难症状及健康状况的影响。24式太极拳是一种在中国老年人群中流行的传统运动，但其中有一些超出慢阻肺患者能力范围的复杂动作。中国学者开发了一种新的简单的6式太极拳，结合了慢阻肺特点、专家智慧及患者需求。慢阻肺患者可于约3h内掌握，参与者对太极拳训练的依从性为86.0%，可有效改善患者的肺功能、运动能力及健康状况，预防慢阻肺患者呼吸困难症状加重，建议将其作为慢阻肺患者的运动疗法。

2. 用药护理

常用药物有支气管舒张剂、糖皮质激素、止咳药及祛痰药。遵医嘱用药，注意观察药物疗效和不良反应。老年人用药宜个性化，疗程较长，且治疗方案应根据检测结果及时调整。

（1）支气管舒张剂：是控制COPD症状的主要治疗药物。包括β2肾上腺素受体激动剂、抗胆碱能药物和茶碱类药。β2受体激动药定量吸入作为首选，大剂量使用可引起心动过速、心律失常，长期使用可发生肌肉震颤；抗胆碱能药同β2受体激动药联合吸入可加强支气管舒张作用，如合并前房角狭窄的青光眼，或因前列腺增生而尿道梗阻者应慎用，常见不良反应有口干、口苦等；茶碱类药使用过程中要监测血药浓度，当大于15mg/L时，恶心、呕吐等副作用明显增加。

（2）糖皮质激素：COPD加重期住院患者宜在应用支气管扩张药的基础上，口服或静脉滴注，激素剂量要权衡疗效及安全性。其使用可引起老年人高血压、白内障、糖尿病、骨质疏松及继发感染等，故对COPD患者不推荐长期口服糖皮质激素，长期吸入仅适用于有症状且治疗后肺功能有改善者。

（3）止咳药：可待因有麻醉性中枢镇咳作用，可因抑制咳嗽而加重呼吸道阻塞，不良反应有恶心、呕吐、便秘等。喷托维林是非麻醉性中枢镇咳药，不良反应有口干、恶心、腹胀、头痛等。

（4）祛痰药：盐酸氨溴索为润滑性祛痰药，不良反应轻；溴己新偶见恶心、转氨酶升高，胃溃疡者慎用。

3. 心理调适

COPD 患者因长期患病，生活质量下降，社会活动减少等因素易导致睡眠障碍、焦虑和抑郁。因此医护人员应帮助患者消除导致焦虑的原因，与家属相互协作，鼓励老年人参加各种团体活动，发展个人的社交网络。情绪的改变和社交活动的增加可有效改善睡眠质量，提高患者配合治疗的积极性。

4. 健康指导

（1）健康教育：需要对患者进行健康教育，教会患者早期识别急性加重并给予早期干预。向老年人讲解 COPD 的诱发因素、临床表现、防治措施等基础知识；教育和督促患者戒烟；教会患者和家属家庭氧疗的方法及注意事项；使患者了解就诊时机和定期随访的重要性。

（2）生活指导：保持室内空气流通，老年人居室温度保持在 24℃~26℃为宜，相对湿度 50%~70%。尽量避免或防止粉尘、烟雾及有害气体吸入；根据气候变化及时增减衣物，避免感冒；在多雾、雨雪天气不要外出，可在室内活动；给予高热量、高蛋白、高维生素饮食，其中优质蛋白占 50% 以上，避免摄入产气或引起便秘的食物。

（3）氧疗指导：氧疗是慢阻肺急性加重住院治疗的关键部分，调节氧流量以改善患者低氧血症，保证氧饱和度为 88%~92%。氧疗开始后要频繁监测动脉血气分析，以保证合适的氧合，且无二氧化碳潴留和/或恶化的酸中毒。需向老年人讲解氧疗的目的、必要性及注意事项，注意用氧安全：远离明火、防油、防震、防热；家庭用氧时需指导老年人要定期清洗、消毒、更换氧疗装置。

（4）用药指导：指导患者使用吸入剂的正确方法。

（5）康复训练：包括骨骼肌运动训练和呼吸肌运动训练两个方面。骨骼肌运动训练项目包括步行、踏车、太极拳、体操等，注意训练强度应为无明显呼吸困难情况下接近患者的最大耐受水平。呼吸肌运动训练包括腹式呼吸、缩唇呼吸、对抗阻力呼吸、全身性呼吸操等，对病情较重、不能或不愿参加以上几种呼吸肌锻炼者，还可使用各种呼吸训练器，如膈肌起搏器等。

肺康复是对患者进行全面评估后为患者量身打造的全面干预，包括运动训练、教育和自我管理干预。肺康复是改善呼吸困难、健康状况和运动耐力的最有效的治疗策略，也可提高生活质量，减少住院时间与次数，改善患者相关焦虑与抑郁症状。肺康复方案最好持续6~8周，推荐每周进行两次指导下的运动训练，包括耐力训练、间歇训练、抗阻/力量训练。此外，还包括合理膳食，保持营养均衡摄入，保持心理平衡。

第三节　高血压

一、概述

我国已步入老龄社会，民政部2016年7月发布的《2015年社会服务发展统计公报》显示，至2015年年底，全国60岁及以上老年人口2.22亿人，占总人口的16.1%，其中65岁及以上人口1.43亿人，占总人口的10.5%。高血压是导致心脑血管疾病的独立危险因素，是老年人致死、致残的重要原因。大量流行病学临床研究表明，随着年龄增加高血压导致缺血性心脏病、心功能不全、卒中、慢性肾脏病、主动脉及外周动脉疾病等靶器言损的风险显著增加降压治疗显著降低心脑血管事件发生率及全因死亡率。与中青年患者相比，相似程度的血压升高，老年人发生心脑血事件的危险显著升高。由于老年人高血压的发病机制、临床表现等具有特殊性，应重视群体特征和治疗措施的个体化。

（一）老年高血压的定义

1. 老年高血压（elderly hypertension）是指年龄≥65岁，在未使用抗高血压药物的情况下，血压持续或3次以上收缩压≥140mmHg（8.7kPa）和/或舒张压≥90mmHg（12.0kPa）

2. 单纯收缩期高血压（isolated systolic hypertension，ISH）是指DBP<90mmHg，SBP≥140mmHg。因ISH多发生于60岁以上的老年人，所以又叫老年性收缩期高血压。

（二）老年人血压的测量

准确测量血压对于老年高血压诊治至关重要，需注意以问题：①测量血压前患者需静坐 5min，一般测量坐位血压，将血压袖带与心脏保持同一水平；②与诊室血压测量相比，非诊室血压检测（特别是家庭自测血压）有助于提高血压评估的准确性；③首次就诊应测量双侧上臂血压；④首次就诊或调整治疗方案后需测量卧立位血压，观察有无体位性低血压家庭自测血压可测量 2~3 次取平均值；测量血压时测量脉率。

不同测量方法的血压正常值标准：诊室血压<140/90mmHg，家庭自测血压<135/85mmHg，24h 平均动态度血压<130/80mmHg，24h 动态血压清醒时平均血压<135/85mmHg。近年，推荐采用示波技术的自动电子血压计测定诊室血压（automated offiee blood pressure，AOBp）收缩期压≥135mmHg 或舒张压≥85mmHg 定义为高血压。家庭自测血压对于老年高血压患者监测血压及疗效，鼓励老年高血压患者掌握基本测量方法并使用袖带式电子血压计测量血压，加强血压的自我管理。对于精神紧张或焦虑的老年患者不鼓励自测血压。血压波动大或血压控制不理想时可监测 24h 态血压，条件允许时可作为老年高血压患者诊断及疗效监测的常规检查项目。

（三）流行病学与防治现状

《全国居民营养与健康状况调查 2002 综合报告》显示，2002 年我国≥60 岁人群高血的患病率为 49.1%。《中国居民营养与慢性病状况报告（2015 年）》发布的数据显示，2012 年我国≥60 岁人群高血压的患病率上升至 8.9%，10 年间上升幅度接近 20%。随着年龄的增长，老年人高血压患病率持续增加，我国约每 5 个老年人中有 3 人患高血压。美国 2011—2014 年数据显示 65~75 岁人群高血压病率分别为男性 63.4%、女性64.3%，≥75 岁人群高血压患病率分别为男性 72.3%、女性 79.9%。老年高血压患者合并心脑血管病危险因素、靶器官损害及其他疾病的比例高于中青年患者。高血压病患者合并多重心血管病危险因素和治疗现状调查显示：我国门诊高血压者 42.6%合并临床疾病，约 90%合并≥1 个其他危险因素，13.2%合并靶器官损害，≥65 高血压患者 78.4%为高危或很高危。全球疾病负担研究对全球伤残调整生命年及主要危险因素的分析显示，高血压位列首位。此外高血压是卒中最重要的危险因素。

近年来，我国高血压的知晓率、治疗率和控制率有所改善。2014 年 9 月至 2017 年 6 月对中国 31 个省份共计 1738886 人调查显示，我国高血压患病率、知晓率、治疗率和控制率分别为 37.2%、36.0%、22.9%、5.7%但与西方发达国家相比仍有很大差距。美国 2011—2012 年 ≥60 岁人群高血压知晓率、治疗率和控制率分别为 86.1%、82.2%和 50.5%。

（四）高血压的分类

高血压按血压水平分类见表 11-4、表 11-5。

表 11-4　诊室血压的分类和高血压分级的定义

分类	收缩压（mmHg）		舒张压（mmHg）
最佳血压	<120	和	<80
正常血压	120~129	和/或	80~84
正常高值血压	130~139	和/或	85~89
1 级高血压（轻度）	140~159	和/或	90~99
2 级高血压（中度）	160~179	和/或	100~109
3 级高血压（重度）	≥180	和/或	≥110
单纯收缩期高血压	≥140	和	<90

根据座位诊室血压和血压的最高水平，无论是收缩压还是舒张压，定义血压分类
单纯收缩期高血压根据指定范围的收缩压值分为 1 级、2 级和 3 级

表 11-5　高血压定义的更新

收缩压（mmHg）	逻辑符号	舒张压（mmHg）	JNC7 指南	2017ACC/AHA 指南
<120	和	<80	正常血压	正常血压
120~129	和	<80	高血压前期	血压升高
130~139	或	80~89		1 级高血压
140~159	或	90~99	1 级高血压	2 级高血压
≥160	或	≥100	2 级高血压	

JNC7：美国预防、检测、评估与治疗高血压全国联合委员会第 7 次报告（The Seventh Report of the Joint Naional Committee on Prevention, Detection, Evaluation and Treatment of High Blood Pressure, JNC7）
ACC：美国心脏病协会（the American College of Cardiology）
AHA：美国心脏协会（the American Heart Association）

（五）高血压与心血管及肾脏事件的关系

在 2015 年，高血压是全球过早死亡的首位原因，占了几乎一千万人死亡和超过两亿残疾调整的生命年。重要的是，尽管过去 30 年。来诊断和治疗取得了进展，但自 1990 年以来，因高血压的残疾生命调整年增加了 40%。SBP≥140mmHg 占了死亡和残疾负担的大部分（约70%），每年最大量 SBP 相关的死亡是由于缺血性心脏病（490 万）、出血性卒中（200万）和缺血性卒中（150 万）。血压与几种心血管事件（出血性卒中、缺血性卒中、心肌梗死、猝死、心力衰竭和外周动脉病变）以及终末期肾病有独立而连续的关系，有很多因素都会影响高血压患者患心血管疾病，见表 11-6。

表 11-6　影响高血压患者心血管风险的因素

常见因素	具体项目
1.人口统计学特征和实验室参数	性别(男>女) 年龄 吸烟(当前吸烟或既往吸烟) 总胆固醇"和高密度脂蛋白胆固醇 尿酸 超重或肥胖 糖尿病 早发 CVD 的家族史(男性年龄<55 岁,女性年龄<65 岁) 早发高血压的家族史或双亲史 早发停经 静坐的生活方式 心理和社会经济因素 心率(静息心率>80 次/d)
2.无症状的高血压介导的器官损伤(HMOD)	动脉僵硬:脉压(在老年人)≥60mmHg,颈-股 PWV>10m/s 心电图左室肥厚:(Sokolow-Lyon 指数>35mm、或 aVL 的 R 波≥11mm;康奈尔电压时程乘积>2440mm·ms、或康奈尔电压:男性>28mm 或女性>20mm) 超声心动图左室肥大[左室质量指数:男性>50g/m²·⁷;女性>47g/m²·⁷(身高 m²·⁷);体表面积(BSA)指数可用于正常体重的患者;LV 面积/BSA (g/m²)男>115,女>95],微量白蛋白尿(30~300mg/24h)、或白蛋白-肌酐比值增高(30~300mg/g;3.4~34mg/mmol)(优先用清晨随机尿) 踝-臂指数<0.9 中度慢性肾病(CKD):eGFR>30~59ml/min/1.73㎡(BSA);或重度 CKD:eGFR<30ml/min/1.73m²b
3.明确的心血管和肾脏疾病	脑血管病:缺血性卒中、脑出血、短暂性脑缺血发作(TIA) 冠心病(CAD):心肌梗死、心绞痛、心肌血运重建 影像检查存在动脉粥样硬化性斑块 包括 HFpEF 在内的心力衰竭, 外周动脉疾病(PAD) 心房颤动(AF)

注：BSA=体表面积（body surface area）；CAD=冠心病（coronary artery disease）；CKD=慢性肾病（chronic kidney disease）；CV=心血管（cardiovascular）；CVD=心血管病（cardiovascular disease）；ECG=心电图（electrocardiogram）；eGFR=估算的肾小球滤过率（estimated glomerular filtration rate）；HDL-C=高密度脂蛋白胆固醇（HDL cholesterol）；HFpEF=射血分数保留的心力衰竭（heart failure with preserved ejection fraction）；HMOD=高血压介导的器官损害（hypertension-mediated organ damage）；LV=左室肥大（left ventricular）；PWV=脉搏波传导速度（pulse wave velocity）；SCORE=系统性冠脉风险评估（Systematic Coronary Risk Evaluation）；TIA=短暂性脑缺血发作（transient ischaemic attack）

纳入 SCORE 系统的心血管风险因素。蛋白尿和 eGFR 降低是独立的风险因素。

很多心血管风险评估系统是可用的，最突出的是 10 年风险。自 2013 年以来，欧洲心血管病预防指南已经使用 SCORE 系统，因为它是基于大规模、有代表性的欧洲队列数据设置的。对于老年人，根据不同的高血压级别、心血管风险因素、HMOD 或共病的存在，高血压相关疾病各个阶段（从没有并发症到无症状的或明确的疾病）的影响，血压也可以进行分级，见表 11-7。

表 11-7　根据血压水平、心血管风险因素的存在、高血压介导的器官损害或共病高血压各期的分类

高血压分期	其他因素、HMOD 或疾病	正常高值 SBP130~139 DBP85~89	1 级 SBP140~159 DBP90~99	2 级 SBP160~179 DBP100~109	3 级 SBP≥180 或 DBP≥110
1 期（无并发症）	无其他风险因素	低危	低危	中危	高危
	1~2 项其他危险因素	低危	中危	低-中危	高危
	≥3 个其他危险因素	低-中危	中-高危	高危	高危
2 期（无症状的疾病）	HMOD、3 期 CKD、无器官损害的 DM	中-高危	高危	高危	高-很高危
3 期（明确的疾病）	明确的 CVD、≥4 级 CKD、有器官损害的 DM	很高危	很高危	很高危	很高危

注：DM=糖尿病（diabetes mellitus）

二、病因与发病机制

（一）病因

高血压是遗传因素和环境因素相互作用的结果。在比例上，一般认为遗传因素约占 40%，环境因素约占 60%。

1. 遗传因素

遗传性高血压常见于中老年人，具有明显的家族聚集性。父母无高血压，子女患高血压的概率为 3%；父母均有高血压，子女的患病率高达 46%。约 60% 患者的父母有高血压病史。高血压的遗传可能存在主要基因显性遗传和多基因关联遗传两种方式。在遗传表型上，不仅血压升高发生率体现遗传性，而且在血压高度、并发症发生以及其他有关因素方面，如肥胖，也有遗传性。

2. 环境因素

（1）饮食习惯：不同地区人群血压水平和高血压患病率与钠盐平均摄入量呈显著正相关，但同一地区人群中个体间血压水平与钠盐平均摄入量无相关性。高蛋白质摄入量、饱和脂肪酸或饱和脂肪酸/多不饱和脂肪酸比值较高也可导致血压升高。高钾、高钙摄入量可能具有降压作用。

（2）吸烟和长期饮酒：吸烟是高血压最显著的危险因素。长期大量吸烟可使心率增快、血压增高；饮酒量与收缩压呈线性相关，乙醇摄入量超过 50g/d 者，高血压发病率明显增高。

（3）精神刺激：脑力劳动者高血压患病率超过体力劳动者，从事精神紧张度高的职业者、长期生活在噪声环境中听力敏感性减退者和不良视觉刺激者发生高血压的可能性较大。

3. 其他因素

（1）体重超重或肥胖是血压升高的重要危险因素。高血压患者约 1/3 有不同程度肥胖，血压水平与体重指数呈显著正相关。肥胖类型与高血压发生率密切相关，其中腹型肥胖者更易发生高血压。

（2）睡眠呼吸暂停低通气综合征指睡眠期间反复发作性呼吸暂停。有中枢性和阻塞性之分，后者主要是上呼吸道特别是鼻咽部有狭窄。患者约

50%有高血压，血压水平与该病的病程有关。

（二）病理生理特点

随着年龄增长，老年人动脉壁弹力纤维减少、胶原纤维增加导致动脉硬化、血管顺应性及弹性降低，表现为：①大动脉弹性回缩能力降低，使心脏收缩时左心室射血阻力增加，收缩压升高；②大动脉顺应性降低，对血压升高的缓冲能力降低和血流反射波由舒张期提前至收缩期，导致收缩压进一步升高、舒张压降低、脉压增大；③大动脉的弹性回缩能力降低，血管弹性及储备能力下降，造成心脏收缩期内流至外周的血量增加及舒张早期弹性储备血管中存留的血量减少，导致舒张压下降；④小动脉硬化程度加重，管腔缩小甚至闭塞，外周血管阻力显著增高。

老年人心脏结构改变，如左心室心肌纤维化、室壁增厚、顺应性下降，导致老年高血压患者心脏舒张和收缩功能下降，左心室收缩末压升高、心脏负荷增加、心房扩大，更容易发生心功能不全和心律失常。增龄相关的肾脏结构改变导致肾脏血流量减少、肾小球滤过率降低、肾小管浓缩和分泌功能受损、肾脏排钠功能减退、盐敏感性增加，使细胞外容量增加和水钠潴留；长期的高血压促进肾血管灌注压自身调节的阈值升高并加剧肾功能的减退。老年高血压患者的压力感受器敏感性下降，使老年人对血压波动缓冲能力及调节能力降低。血管僵硬度增加、顺应性减退、内皮功能异常使自身对血管内压力变化的调节能力下降。血压调节功能受损使老年高血压患者血压变异性增大。

三、临床评估与判断

（一）临床评估

1. 收缩压增高为主

老年人收缩压随增龄升高，舒张压在 60 岁后呈降低趋势。与舒张压相比，收缩压与心、脑、肾等靶器官损害的关系更为密切，是心脑血管事件更重要的独立预测因素。

2. 脉压增大

脉压是反映动脉弹性功能的指标，与生理性老化和多种导致血管老化的疾病相关。脉压增大是高血压的特点，定义为脉压＞40mmHg，老年人的脉压在 50~100mmHg。

3. 血压波动大

随着年龄增长，老年高血压患者的血压易随情绪、季节和体位的变化明显波动，清晨高血压多见。老年人血压波动增加了降压治疗的难度，需谨慎选择降压药物。此外，老年高血压患者常伴有冠状动脉、肾动脉、颈动脉及颅内动脉病变等，血压急剧波动时，心脑血管事件及靶器官损害可显著增加。

4. 体位性低血压

体位性低血压是指从卧位改变为直立体位（或至少60°的直立倾斜试验）3min 内，收缩压下降≥20mmHg 或舒张压下降≥10mmHg，同时伴有头晕或晕厥等脑循环灌注不足的症状。老年患者由于血管硬化，动脉顺应性降低，自主神经系统调节功能减退，容易发生体位性低血压。当高血压伴有糖尿病、低血容量，或使用利尿剂、扩血管药物及精神类药物时更容易发生体位性低血压。因此，在老年人高血压的诊治过程中需要注意测量卧、立位血压。

5. 餐后低血压

定义为进餐后 2h 内收缩压下降≥20mmHg 或餐前收缩压≥100mmHg、餐后收缩压＜90mmHg，并于进餐后出现头晕、晕厥、心绞痛等低血压相关症状。

6. 血压昼夜节律异常

健康成年人的夜间血压水平较日间降低 10%~20%（杓型血压节律）。老年高血压患者常伴有血压昼夜节律的异常，表现为夜间血压下降幅度＜10%（非杓型）或＞20%（超杓型），甚至夜间血压反较白天升高（反杓型），血压昼夜节律异常更易发生心、脑、肾等靶器官损害。老年高血压患者非杓型血压发生率可在 60% 以上。与年轻患者相比，血压的昼夜节律异常与老年人靶器官损害关系更为密切。

7. 诊室高血压

又称白大衣高血压（white coat hypertension），指患者就诊时由医生或护士在诊室内所测血压收缩压≥140mmHg，或舒张压≥90mmHg，在家中自测血压或动态血压监测不高的现象。老年人诊室高血常见，易导致过度降压治疗。对于诊室血压高者应加强血压监测鼓励患者家庭自测血压，必要时进行动态血压监测，是否存在诊室高血压。必要时校对血压计，避免测量误差。诊室高血压患者常有代谢异常，心脑血管风险增加。

8. 多种疾病并存并发症多

高血压常伴动粥样硬化性心血管疾病及心脑血管疾病的其他危险因素，部分患者多种疾病并存。若血压长期控制不理想，更易导致或加重靶器官损害，显著增加心脑血管病死率及总死亡率。部分老年人高血压及伴随疾病的临床表现不典型，容易漏诊，应进行综合评估并制订合理治疗措施。老年患者脑血管病常见，应注意筛查和评估。若患者存在≥70%的双侧颈动脉狭窄或存在严重颅内动脉狭窄，过度降压或血压波动可增加缺血性脑卒中。

9. 辅助检查

老年高血压患者在心电图、胸部 X 线、眼底检查等方面表现与一般成人高血压无区别。不同点为：

（1）24h 动态血压监测：老年人血压波动性较，有些高龄老年人血压昼夜节律消失。

（2）血脂、血糖检测：老年高血压患者常合并高血脂、高血糖。

（3）内分泌检测：高血压多为低肾素型，表现为血浆肾素活性、醛固酮水平、β 受体数目及反应性低。

（二）临床判断

1. 医疗诊断：年龄≥65 岁的老年人，在未使用抗高血压药物的情况下，三次或三次以上非同日多次测量血压持续升高达收缩压≥140mmHg 和/或舒张压≥90mmHg，即为老年高血压。既往有高血压史，目前正使用高血压药物，现血压虽未达到上述水平，亦应诊断老年高血压。老年高血压的诊断需要排除继发性的高血压和假性高血压。

2. 常见护理问题

（1）血压控制不达标：与知识缺乏有关。

（2）疼痛、头痛：与血压升高所致的脑供血不足有关。

（3）活动无耐力：与血压升高所致的心、脑、肾循环障碍有关。

（4）有受伤的危险：与视物模糊、低血压反应、意识障碍有关。

（5）潜在并发症：高血压危象、高血压脑病等。

四、监测与护理

（一）监测

1. 血压监测

2. 并发症的观察

（1）高血压危象（hypertensive crisis）：指在高血压进程中，如全身小动脉发生暂时性强烈痉挛，周围血管阻力明显上升，致使血压急剧上升出现的一系列临床症状。常在诱发因素作用下出现，如强烈的情绪变化、精神创伤、身心过劳、寒冷刺激和内分泌失调（如经期和绝经）等。在高血压早期和晚期均可发生。危象发时，出现剧烈头痛、眩晕，亦可有恶心呕吐、心悸、气急、视物模糊、排尿困难等症状；严重者可出现肺水肿、高血压脑病等。发作一般历时短暂，控制血压后，病情可迅速好转，但易发作。在有效降压药普遍应用的人群中此危象已很少发生。

（2）高血压脑病（hypertensive encephalopathy）：指急进型或严重缓进型高血压病患者，尤其是伴有明显脑动脉硬化者，脑部小动脉可先出现持久而明显的痉挛，继之被动性或强制性扩张，急性脑循环障碍导致脑水肿和颅内增高从而出现一系列临床表现。临床表现以脑病症状与体征为特点，多为弥漫性严重头痛、呕吐、意识障碍、精神错乱甚至昏迷、局灶性或全身抽搐。发作短暂者历时数分钟，长者可数小时甚至数天。

（3）急性左心衰竭：临床表现以气急心悸、唇发绀、端坐呼吸，咳粉红色泡沫痰等为主要症状。此时应嘱患者双腿下垂，采取坐位，给予吸氧，并迅速通知医生。

（4）脑血管意外：包括脑出血、脑血栓形成、腔隙性脑梗死、短暂性脑缺血发作。临床主要表现为呕吐、头痛、意识障碍、肢体瘫痪等。应注意观察患者生命体征、神志变化，记录头痛的性质、程度、时间、发作规律、伴随症状及诱因素等。患者出现呕吐时，应采取平卧位头偏向一侧，避免将呕吐物吸入气道。

（二）护理

1. 诊治原则与流程

老年高血压治疗的主要目标是保护靶器官，最大限度地降低心脑血管事件和死亡的风险。≥65岁老年人推荐血压控制目标<150/90mmHg，若能够耐受，可降低至140/90mmHg以下。对于收缩压140~149mmHg的老年患者，可考虑使用降压药物治疗，在治疗过程中需监测血压变化以及有无心、脑、肾灌注不足的临床表现。对于高血压合并心、脑、肾等靶器官损害的老年患者，建议采取个体化、分级达标的治疗策略：首先将血压降低至<150/90mmHg，耐受良好者可低至<140/90mmHg。对于年龄<80岁且一般状况好、能耐受降压的老年患者，可降<130/80mmHg；≥80岁的患者，建议降至<150/90mmHg，如能耐受降压治疗，可降至<140/90mmHg。由于我国老年人卒中患病率远高于西方人群，降压治疗对预防卒中尤为重要。对有症状的颈动脉狭窄患者，降压治疗应慎重，不应过快过度降低血压，如能耐受可降至<140/90mmHg。过度降压不利于各重要脏器的血流灌注，增加了老年人晕厥、跌倒、骨折和死亡的风险。对于伴有缺血性心脏病的老年高血压患者，在强调收缩压达标的同时应关注舒张压，舒张压低于60mmHg时应在密切监测下逐步达到收缩压目标。降压药物的降压幅度与基线血压水平相关，基线血压越高其降压幅度越大。降压药物对收缩压的降大、对舒张压的降幅小。老年患者降压治疗应强调收缩压达标，强调在患者能耐受的前提下逐步降压，避免过快、过度降低血压。老年高血压患者常同时合并多种疾病，存在多种心脑血管疾病的危险因素和/或靶器官损害，多数患者需联合使用两种或以上降压才能达到降压目标。应根据患者的个体特征、并存的临床疾病及合并用药情况合理选择降压药物，同时评估并干预心脑血管病的危险因素。降压药应从小剂量开始，逐渐增加量或种类，使血压达标，避免降压速度过快，并密切观察有无降压治疗相关的脑供血不全及心肌缺血的症状和药物不良反应，避免体位性低血压或过度降压带来的伤害。对于体性血压变化明显者应监测坐、立、卧位血压。

2. 一般护理

（1）环境舒适：流行病学调查表明高血压发病环境因素影响，不良环境刺激可加重老年高血压患者的病情，应保持良好的生活环境，如干净整洁、温湿度适宜、光线柔和，以利于老年患者充分休息。护理操作应相对中，动作轻巧，尽量避免影响老年患者休息。

（2）适当运动：根据老年高血压患者危险性分确定活动量。极高危组患者需绝对卧床休息；高危组以休息为主，可根据身体耐情况，指导其做适量的运动；中危及低危组患者应选择适合自己的运动方式，坚持运动，运动量及运动方式的选择以运动后自我感觉良好、体重保持理想为标准。

（3）疾病管理：老年人血压波动大，应每日定点、多次测量血压；老年人已发生直立性低血压，测血压时必须强调测量立位血压。同时注意观察有无靶器官损害的现象。让患者关注 24h 血压是否得到平稳控制，尤其是清晨血压是否达标。告知患者，清晨消血压控制<135/85mmHg，意味着24h 血压得到严格控制，其带来的保护作用远远高于诊室血压评估结果

（4）病情观察：如发现患者意识发生改变，应绝对卧床休息，床头抬高 15°~30°，做好口腔护理和皮肤护理，以避免口腔溃疡和压力性损伤的发生。

3. 并发症的护理

（1）高血压危象：抬高床头 30°，密切监测患者的心率、血压、呼吸、意识以及脏器功能，保持环境安静，保持呼吸道通畅。意识不清时防止坠床以及发生抽搐时舌咬伤。降压治疗过程中，密切观察血压变化。

（2）高血压脑病：应嘱患者绝对卧床休息，监测血压，遵医嘱给予降压药、利尿剂、静剂，观察并记录用药后的效果。患者躁动不安、抽搐时，防止舌咬伤，恶心、呕吐时，防止误吸。

（3）急性左心衰竭：应嘱患者双腿下垂，采取坐位，配合吸氧、强心、利尿等不同的治疗，评估疗效，判断其意识的清醒程度及降压效果，出现此情况，及时告知医生处理。

（4）脑血管意外：观察患者生命体征、神志变化，记录头痛的性质、程度、时间、发作律伴随症状及诱发因素等。患者出现呕吐时，应采平卧

位，头偏向一侧，避免将呕吐物吸入气道。

4. 生活方式

指导非药物治疗是降压治疗的重要措施，应鼓励患者纠正不良生活习惯。

(1) 限制食盐摄入：老年人常见盐敏感性高血压，限食盐摄入尤为重要。建议每日盐量应<6g。同时，应警惕过度限盐导致低钠血症。

(2) 平衡膳食：鼓励老年人摄入多种新鲜蔬菜、水果、类、豆类及制品、粗粮、脱脂奶及其他富含钾、钙、膳食纤维及多不饱和脂肪酸的食物。

(3) 戒烟或避免吸二手烟：烟草增加心脑血管事件发生率及病死率，应戒烟或避免吸入二手烟。

(4) 限制饮酒：不鼓励老年人饮酒，饮酒者限制每日酒量，每日酒精摄入量男性<25g，女性<15g。应注意酒精对药物疗效的影响。纯净量(g)=饮酒量(ml)×酒精度数(%)×0.8。

(5) 适度减轻体重：减重有利于降低血压，建议将BMI控制在25kg/m² 以内。

(6) 坚持规律有氧运动：有助于降低血压，可根据个人爱好和身体状况选择容易坚持的运动方式，如快步走，一般每周5~6次，每次30min。

(7) 保持心理健康：避免情绪波动和应激，保持精神愉快、心理平衡和生活规律，治疗焦虑、抑郁等精神疾患。

5. 用药护理

(1) 老年血压的治疗指南遵循以下的顺序

①治疗前检查有无直立性低血压

②选择对合并症有益处的药物。具体选择的原是：无并发症者选用噻嗪类利尿剂与保钾利尿剂；如需第二种药，则钙拮抗剂；除非有强适应证，不宜应用β受体阻滞药。

③从小剂量开始，逐渐递增。

④应用长效剂型，每日1次。

⑤避免药物间的相互作用，尤其是诸如非甾体抗炎药物等非处方药。

⑥观察不明显的药物副作用，如虚弱、眩晕、抑郁等。

⑦为止血压过低，应定时监测血压。

（2）常用降压药物应用原则：从小剂量开始优先选择长效制剂，联合应用及个体化。目前用于降压治疗的一线药物主要有 6 大类，老年高血压患者选药受很多因素影响，如危险分层、合并症等，在考虑到药物作用及老年人自身情况的前提下，下面列出了老年高血压患者对不同药物的适应性及可能出现的不良反应，见表 11-8。

表 11-8　老年高血压患者降压药物的选用及不良反应观察

降压药名称	老年高血压患者适应性	不良反应
利尿剂	老年和高龄老年高压 1SH 或伴心力衰竭患者：难治性高血压的基础监测药物之一	可引起低血钾，长期应用者应定期监测血钾，并适量补钾
钙拮抗剂（CCB）	老年高血压、ISH、冠状动脉或颈动脉粥样硬化及周围血管病患者，可作为一线降压药物	可导致心跳加快、面部潮红、脚踝部水肿、牙龈增生等
血管紧张素转换酶抑制剂（ACE）	可降低心脏前后负荷、不增加心率、不降低心脑肾血流、不引起直立性低血压、无停药反跳现象	最常见不良反应为持续性干咳，症状较轻者可坚持服药，不能耐受者改用 ARB；其他不良反应有低血压、皮疹、高钾，偶见血管神经性水肿及味觉障碍
血管紧张素受体拮抗剂（ARB）	具有强效、长效，平稳降压的特点，对老年 ISH 有效	副作用少，偶有腹泻，长明应用可升高血钾
α 受体阻滞剂	伴快速性心律失常，冠心病，心绞痛、慢性心力衰竭的高血压患者	疲乏、肢体冷感，激动不安、胃肠不适等，影响糖脂代谢
β 受体阻滞剂	不作为一般高血压治疗的首选药，适用于高血压伴前列腺增生患者，也用于难治性高血压患者的治疗	直立性低血压、晕厥、心悸等

6. 心理调适

强烈的焦虑、紧张、压抑及愤怒，是老年高血压病诱发和病情加重的重要因素。应鼓励患者使用正向调试法，如通过与家人、朋友间建立良好关系以得到情感支持，从而获得愉悦感；根据患者性格特征给予个性化指导，训练患者自我控制能力；同时指导家属尽量避免导致患者情绪紧张的因素，减轻患者心理压力和矛盾冲突，对患者的合作与进步及时给予鼓励和肯定。

7. 健康教育

对老年患者进行面对面培训，提高其有关高血压知识、技能和自信心，使患者明确定期检测血压、长期坚持治疗的重要性，避免出现不愿服药、不难受不服药、不按医嘱服药的三大误区，养成定时定量服药、定时间、定体位、定部位测量血压的习惯。

8. 生活方式指导

（1）减轻体重：患者可通过减重来控制血压，最有效的措施是控制能量摄入和增加体力活动。减重速度因人而异，通常以每周减重0.5~1kg为宜。对非药物措施减重效果不理想的重度肥胖患者，应遵医使用减肥药物控制体重。

（2）膳食调节：饮食应遵循"四要"和"四忌"原则。"四要"：低盐、低脂、低胆固醇、高纤维素和高维生素；"四忌"：忌含糖的饮料和咖啡、忌高热量食品、忌含有较多钠盐的食物，忌暴饮暴食。

（3）不吸烟：吸烟和被动吸烟是心血管病和癌的主要危险因素之一。烟草依赖是种慢性成瘾性疾病，不仅戒烟困难，复发率也很高。因此，医生应强烈建议并督促高血压者戒烟，并鼓励患者寻求药物辅助戒烟（使用尼古丁替代品、安非他酮缓释片和伐尼克兰等）同时也应对戒烟成功者进行随访和监督，避免复吸。

（4）限制饮酒：高血压患病率随饮酒量增加而高。少量饮酒后短时间内血压会有所下降，但长期少量饮酒可使血压轻度升高；过量饮酒则使血压明显升高。

（5）体育锻炼：定期的体育锻炼可降低血压、改善糖代谢等。因此，老年高血压患者每天应进行30min左右的体力活动；而每周则应进行1次以上的有氧运动锻炼，如慢跑、游泳等运动形式和运动量均应根据个人的兴趣、身体状况而定。但对于合并多种疾病、跌倒高风险或衰弱症患者，应进行综合评估以判断是否需要运动治疗及如何保障安全。

然而，生活方式的显著变化可能降低患者的生活质量，因此，应以不带来额外的生活压力为前提。在限制钠盐、利尿降压的同时，应注意监测电解质水平，以防止低钠、低钾、高钾等异常，见表11-9。

表 11-9 高血压治疗—生活方式干预和改善

相关因素	建议	估计可降低 SBP 的水平
减重	BMI 保持在 18.5~24.9	5~20mHg/减重 10g
膳食计划	膳食多蔬菜、水果、低脂,尤其是控制饱和脂肪酸和总脂肪量	8~14mmHg
钠盐摄入	限制钠盐摄入低于 100mmol/d(钠<2.4g/d,氯化钠<6g/d)	2~8mmHg
体力活动	规律进行有氧运动(如快走 30min/d 以上)	4~9mmHg
减少酒精摄入量	男性酒精摄入小于 30ml/d,女性及低体重者小于 15ml/d	2~4mmHg

9. 并发症处理

发生高血压脑病时,应嘱患者绝对卧床休息,监测血压,遵医嘱给予降压药、利尿剂、镇静剂,观察并记录用药后的效果。

10. 老年高血压筛查

社区通过各种筛查途径(健康档案、体检、门诊就诊、场所提供测量血压的装置、家庭自测血压)及其他途径的机会性筛查(如流行病调查)等,可经济高效地筛查出高血压患者。根据患者的具体特点做必要的附加检查和补充性追查。复杂或难治的高血压患者应及时转诊到上级专科医院,并根据上级医院的治疗方案继续管理该病例。

11. 社区防治策略

老年高血压防治必须采取全人群、高血压易患(高危)人群和高血压人群相结合的策略,以控制危险因素水平、早诊早治和患者规范化管理三个环节入手,构筑高血压防治的全面战线。由于疾病模式的转变,老年高血压的防治策略由单纯的生物学防治模式转向包括社会、心理在内的综合防治模式,因此社区高血压防治是控制高血压日益增长趋势的关键。社区高血压防治要运用健康促进理论将一级预防、二级预防与三级预防相结合,开展综合一体化的防治策略。通过建立健康档案的过程,熟知社区人群高血压患病率及高血压患病个体,了解社区人群中的高危个体,并主动采取相应的干预措施。

第四节　冠心病

一、概述

冠状动脉粥样硬化性心脏病（coronary heart disease）是指在冠状动脉粥样硬化病理改变的基础上，伴或不伴冠状动脉功能异常（如痉挛），导致心肌缺血、缺氧或坏死而引起的心脏病，亦称为冠状动脉疾病（coronary heart disease）或缺血性心脏病（ischemic heart disease）简称冠心病。按照世界卫生组织 2008 年公布的统计数字，冠心病已是人类的第一杀手。预计在未来的 20 年时间里，其在死因构成中所占的比例还将进一步增加。老年人是冠心病的高危人群，占慢病死亡总数的 3/4。根据《2015 年中国卫生和计划生育统计年鉴》，我国人群 2002—2014 年急性心肌梗死（acute myocardial infarction，AMI）死亡率上升，并随年龄而增加，40 岁开始上升，其递增趋势呈指数关系，80 岁及以人群 AMI 病死率增加更为显著。75 岁以上、80 岁以上和 85 岁以上年龄组 AMI 病死率增幅：城市男性分别是 84.68/10 万、207.26/10 万和 685.94/10 万；城市女性分别是 66.36/10 万、215.10/10 万和 616.25/10 万；农村男性分别是 225.92/10 万、347.04/10 万和 801.04/10 万；农村女性分别是 177.62/10 万、348.69/10 万和 804.85/10 万。与年轻人比较，老年冠心病患者由于衰老引起的机体生理和心理变化，临床表现和治疗等方面都有其自身特点。

二、病因与发病机制

（一）病因

心血管病的流行病学研究表明危险因素是需要区别对待的，有些是不可改变的因素，有些是可以改变的因素。对于老年人群，总体危险评估取决于多种患病因素的总和及严重程度，且必须考虑到伴有亚临床症状的心血管疾病和终末器官的损害。

1. 不可改变的危险因素

（1）血脂异常：在各种血脂异常中，高胆固醇血症与冠心病危险增高的相关性最明确。血浆胆固醇浓度升高，冠心病危险增加；降低血浆胆固醇浓度能减少冠心病危险。血脂异常也是老年人独立的危险因素。

（2）高血压：随着年龄增加，高血压患病率升高。研究表明，收缩压每升高 10 mmHg，血管事件发生率可增加 16%；而脉压每升高 10mmHg，血管事件发生率可增加 23%。

（3）糖尿病：糖尿病是冠心病的高危因素。对于老年，胰岛素抵抗比胰岛素缺乏更为重要。糖尿病患者动脉粥样硬化发生较早且更为常见。冠心病也是成人糖尿病的重要死亡原因之一。

2. 可以改变的危险因素

（1）吸烟：吸烟能使高密度脂蛋白胆固醇降低，对冠状动脉血流量、血管内皮细胞功能、纤维蛋白原浓度及血小板凝集性产生不利效应。同时，吸烟对冠心病的死亡率和致残率起到协同作用。

（2）肥胖：肥胖是心血管疾病的独立危险因素，能加重已知危险因素的作用。体重指数(BMI)=[体重(kg)]/[身高(m)]² 应控制在 25 以下。超过标准体重 20%时，心脏发病危险性增加 1 倍，体重迅速增加者更甚。

（3）体力活动减少：许多流行病学研究表明定期进行体育活动能减少冠心病事件的危险，延缓生理功能的下降。

（4）精神因素：合并抑郁老年人，冠心病风险增加，抑郁也能增加冠心病的死亡率。

（5）其他因素：过量饮酒等也与冠心病有一定关系。

（二）发病机制

1. 冠状动脉粥样硬化性狭窄加重

90%以上的冠心病患者均有严重的冠状动脉硬化性狭窄，这是由于斑块的不断进展及逐渐增大，至少有一支主要的冠状动脉有一处或多处超过75%的管腔狭窄区域。老人冠状动脉病变程度严重，多支血管病变，复杂病变、弥漫病变、钙化病变等。在这些情况下，冠状动脉代偿性扩张能力下降，心肌需求增加，血供便难以保证，出现各种临床表现。严重的斑块可以位于冠状动脉三条主干的任何部位，以前降支、左旋支起始部的前2cm以及右冠状动脉近端1/3和远端1/3最多见。

2. 斑块的出血、破裂及溃疡

有些斑块尽管狭窄不同（只有50%~70%），但由于斑块偏心、纤维帽薄，含有大量的脂质及坏死组织核心，特别容易发生继发改变，如内膜下出血、斑皮裂开或脱落形成溃疡，在溃疡基础上还发生血栓形成。这些患者平时可无症状或症状轻微，一旦发病，后果严重，常可造成不稳定性心绞痛、心肌梗死、甚至猝死等心脏事件。斑块内出血主要发生在斑块基部化的小血管，由于坏死组织的侵蚀以及血管搏动的影响，这些小血管常发生破裂出血。血液积聚于斑块，使斑块表面的纤维膜隆起，造成管腔狭窄。斑块内出血还可以导致斑块破裂。另外，即使没斑块内出血，一些其他因素如斑块钙化高脂血症、血管痉挛、血流动力学因素等也可引起斑块自发裂伤，多在斑块表面薄弱处或偏心性斑块的基部与正常动脉壁交界处发生。斑块裂伤后，易于在损伤处形成血栓，裂伤较大可以发生脱落形成溃疡。溃疡基础上更易形成血栓。

3. 冠状动脉血栓形成

在粗糙的粥样斑块及溃疡基础上，极易形成血栓。附壁血栓可以引起不同程度的管腔狭窄，发生不稳定性心绞痛，并进一步导致梗死、猝死。研究表明，不稳定性心绞痛患者胸痛发作时，其心脏中的TAX2和其他的血小板成分也相应增加，表明了血小板的活化、分泌和聚集。斑块破裂处TAX2及其他调节因子的增加可以进一步引起血小板的聚集及血管痉挛。此外，血小板可以释放促增值因子，促进斑块的发展。用血管内镜可以直接看到冠状动脉内的血栓，有时在心肌内小冠状动脉分支内，还可以见到血栓物质的碎片形成的栓塞，并伴有相应的微小死灶。总之，血栓形成不但可以阻塞管腔阻碍血流，当部分或全部脱落造成栓塞时，还能诱发进一步血栓形成及血管痉挛，从而促进斑块的进一步发展。因此，在冠心病的发展演变过程中血栓形成起着重要作用，因此，抗凝治疗非常重要。

4. 冠状动脉痉挛

在斑块破裂及血栓形成的基础上，常有短暂的血管痉挛发生。血管痉挛一般发生在无斑块一侧的动脉壁上，常常是由于血管收缩物质过多以及内皮受损后血管舒张因子减少所致。严重的血管痉挛也可造成心肌的明显缺血，甚至心肌梗死。

三、临床评估与判断

（一）临床评估

1. 症状评估

（1）无症状性：心肌缺血常见。老年人对疼痛的敏感性下降，往往胸痛症状轻微，甚至无症状。部分老年冠心病患者冠脉侧支循环的建立会导致无症状心肌缺血的发生。

（2）心绞痛症状不典型：许多老年患者心绞痛发作时，疼痛部位不典型可以出现在从牙齿到上腹部之间的任何部位，且疼痛程度多比青年人轻。部分患者的疼痛可发生于头颈部、咽喉和下颌部，还有部分是以牙痛、颈痛、肩背痛等为首发症状。老年人发生急性冠脉综合征（acute coronary syndrome，ACS）时，容易出现急性心肌梗死（acute myocardial infarction，AMI），无痛性心肌梗死是老年人心肌梗死的重要特征。

（3）典型的心绞痛发作：有典型症状者不到40%。最常见的症状是气短、呼吸困难、恶心、呕吐、乏力、晕厥、急性意识丧失或迷走神经兴奋等非疼痛症状。但程度较轻，持续时间较短，短则数分钟，长则10min以上，且会有无症状心肌缺血的发生。

（4）神经精神系统表现：可有短暂性脑缺血或类似脑卒中发作，可继发于脑动脉粥样硬化的患者心排血量减少时；也可出现恐惧和神经质表现或突然出现狂躁和精神病发作。

2. 合并症评估

（1）心律失常发生率高：老年人心脏传导系统随着年龄的增加而逐渐衰弱，加之患者冠心病时心肌细胞缺血缺氧进一步损伤传导系统，易导致心律失常。

（2）易合并心力衰竭：老年冠心病患者的冠状动脉病变较年轻人严重且广泛，常伴有冠状动脉钙化及左主干病变，缺血程度严重，致心脏舒缩功能明显下降，容易出现心力衰竭，甚至部分患者以心源性休克为首发症状。

（3）多种类型的冠心病合并出现：老年冠心病患者常以多种类型的冠心病同时出现，特别是心绞痛或心肌梗死合并心律失常者最多见。

（4）非 Q 波型心肌梗死发生率高：老年心肌梗死患者胸痛症状常不典型，心电图也无 Q 波出现，多需结合心肌酶检测结果才能诊断。

3. 临床分型

冠心病可分为稳定型心绞痛及急性冠脉综合征两大类，急性冠脉综合征又根据 ST 段抬高与进一步分为 ST 段抬高型急性冠脉综合征和非 ST 段抬高型急性冠脉综合征。其中 ST 段抬高型急性冠脉综合征主要是指 ST 段抬高型急性心肌梗死，非 ST 段抬高型急性冠脉综合征则包括不稳定型心绞痛和非 ST 段抬高型急性心肌梗死。

4. 实验室和其他辅助检查

（1）心电图：近一半的稳定型心绞痛患者 ECG 正常，最常见的心电图异常表现是非特异性 ST-T 改变伴或不伴有陈旧性的 Q 波心肌梗死。不稳定型心绞痛患者心电图常表现为暂时性 ST 段改变（压低或抬高）及/或 T 波倒置。急性心肌梗死的心电图特征为：坏死型 Q 波形成、损伤型 ST 段移位（压低或抬高）、缺血型 T 波改变（高尖或深倒）。老年冠心病患者心电图表现不典型，心肌梗死时心电图通常表现为传导阻滞。24h 动态心电图（Holter）检查如有特征性的 ST-T 变化则对诊断有价值，尤其是对于无症状心肌缺血。

（2）心肌标记物：最常用的心肌标记物包括肌酸激酶（CK）及其同工酶 MB（CK-MB）、肌红蛋白、肌钙蛋白 T 或 I（cTnT 或 cTnI）、乳酸脱氢酶（LDH）等。由于老年心肌梗死患者的症状及心电图不典型，因此对心肌损伤标记物的检查尤为重要。

（3）运动心电图检查：是简便且经济的辅助检查。老年患者静息心电图中的 ST-T 异常降低了运动试验心电图异常的特异性，但是运动试验的持续时间比 ST 段下降更为重要。

（4）超声心动图：可检出缺血或梗死区室壁节段性运动减弱、消失、矛盾运动甚至膨出，还可以评价心室的收缩功能。

（5）核素检查：能显示心肌缺血或坏死的部位和范围。

（6）冠状动脉造影：是确定冠状动脉粥样硬化存在和程度的金标准。能显示冠脉病变部位、严重程度及侧支循环建立情况。

（二）临床判断

1. 医疗诊断

临床各种相关危险因素、临床表现、体征和辅助检查综合进行诊断和鉴别诊断。特别是冠心病患者的危险分层，有助于早期识别高危患者，积极干预，减少严重心血管事件的发生，改善患者预后。老年冠心病情进展快，易发生并发症，病程长，反复发作，预后不良，误诊漏诊多。

2. 常见护理问题

（1）急性/慢性疼痛：与心肌缺血、缺氧有关

（2）活动无耐力：与心肌供血、供氧不足有关

（3）知识缺乏与缺乏控制诱发因素及药物应用的知识有关。

（4）潜在并发症：心源性休克、心力衰竭、心律失常。

（5）恐惧：与病情重有关

四、监测与护理

（一）监测

1. 控制血压

老年人的目标血压<130/80mmHg。当患者血压≥140/90mmHg 时开始给予降压治疗，首选 β 受体阻滞剂、血管紧张素转换酶抑制剂（ACEI）或血管紧张素受体抑制剂（ARB）必要时加用其他种类降压药物。

2. 调节血脂

高危患者 LDL-C<2.59 nmol/L（100mg/dL），极高危患者（ACS 冠心病合并糖尿病）LDL-C<2.07mmol/L（80mg/d1）。减少饱和脂肪酸占总热量的比例（<7%）反式脂肪酸和胆固醇的摄入（<200mg/d）；增加植物醇的

摄入(2g/d)。如无禁忌证，启动并坚持使用他汀类药物。如没有达到目标值或不能接受他汀类药物，可用胆酸螯合剂和/或烟酸。

3. 控制血糖

控制糖化血红蛋白≤7%。所有冠心病患者病情稳定后，应注意空腹血糖检测，必要时做口服葡萄糖耐量试验。

4. 药物治疗的效果和不良反应

包括β受体阻滞剂、硝酸酯类药物、钙离子拮抗剂和曲美他嗪，是否改善症状、减少心肌缺血。

5. 定期到医疗机构复诊

查心电图、心肌酶等。

（二）护理

老年人心绞痛的治疗护理原则是改善冠状动脉血供和降低心肌耗氧量，以改善患者症状，增加运动耐量，提高生活质量。AMI的治疗护理目标是尽快恢复心肌的血液灌注（到达医院后30min内开始溶栓或90min内开始介入治疗）以挽救濒死的心肌，防止梗死扩大，保护和维持心脏功能，减少并发症的发生，使老人度过急性期。

1. 一般护理

急性期12h卧床休息，若无并发症，24h内应鼓励患者在床上行肢体活动。保持环境安静，减少探视，缓解焦虑。最初几日间断或持续吸氧；在监护室进行5~7d的心电图、血压和呼吸监测，除颤仪处于备用状态，必要时监测血流动力学变化。

2. 用药护理

老年人与中青年存在不同之处。

（1）溶栓治疗：排除年龄以外导致脑出血的危险因素，对有适应证的老年人应积极、谨慎地开展溶栓治疗。在此过程中，应密切观察有无头痛、意识改变及肢体活动障碍，注意血压及心率的变化，及时发现脑出血的征象。发病3~6h最多在12h内溶栓，效果最好。

（2）急性介入治疗：老年患者介入治疗的并发症相对较多，应密切观察有无心前区疼痛、心电图有无变化，及时判断有无新的缺血时间发生。

（3）常规药物治疗：①镇痛剂：吗啡或哌替啶，老年患者对吗啡的耐受性降低，使用时应观察有无呼吸抑制、低血压等不良反应。对伴有阻塞性肺气肿等肺部疾病者忌用。②抗凝制剂：阿司匹林能降低 AMT 的死亡率，大于 70 岁的老年人受益更大，已成为 AMI 标准治疗。但老年人使用过程中要注意观察胃肠道反应及有无出血倾向。③β 受体拮抗剂：发病 24h 内尽早应用可降低老年 AMI 的死亡，可选用对心脏有选择性的比索洛尔或美托洛尔，从小剂量开始口服逐渐增量，以静息状态下心率控制在 60 次/min 为宜。④ACEI：可有头晕、乏力肾功能损害等不良反应，故老年人应使用短作用制剂，从小剂量开始，几天内逐渐加至耐受剂量，且用药过程中要严密监测血压血钾浓度和肾功能。钙拮抗剂和洋地黄制剂一般不作为心肌梗死的一线药物。

（4）并发症治疗：①心律失常：老年 AMI 窦性心动过缓发生率高于中青年，而老年人多患有前列腺增生或青光眼、用阿托品治疗易发生尿潴留青光眼急性发作；用异丙肾上腺治疗可导致室性心律失常甚至扩大心肌梗死面积，故应慎用并密切观察。②心力衰竭：利尿剂对 AMI 伴中度心力衰竭有较好疗效，但老年人过度利尿可引起头晕、心慌等不良反应，故应尽量口服给药。老年人易发生洋地黄中毒，故在选用快速制剂和控制剂量的基础上，还应动态监测肾功能和电解质。老年人对多巴胺易产生依赖，不宜长期使用。③心源性休克有适应证者应立即溶栓或介入治疗，可明显降低死亡率。

3. 心理调适

老年人的负性情绪往往来自对疾病的错误认识，可通过对疾病本质和预后的讲解纠正其错误的理解和认识。也可指导患者通过自我暗示改变消极态度，减轻精神负担。

4. 健康指导

（1）健康教育：通过教育和咨询，使患者及家属了解冠心病发生机制、常见危险因素治疗和康复的方法，改善他们在治疗、护理和康复中的配合程度。

（2）生活指导：生活干预可减少或消除危险因素，延缓病情进展，减少冠心病发作。老年人心脏储备功能差，稍微增加心脏负荷的活动即可诱发心绞痛，防止诱因特别重要。日常生活中指导患者养成少食多餐的习惯，提倡清淡饮食，做到四少三多。即少吃糖、盐、脂肪、淀粉；多吃蔬菜、水果、蛋白质。三餐进食不宜过饱，否则容易诱发心肌梗死。每天摄入蔬菜 30~500g，水果 200~400g，谷类 250~400g，鱼虾类 50~100g，畜、禽肉 50~75g，蛋类 25~50g，相当于鲜奶 300g 的奶类及奶制品和相当于干豆 30~50g 的大豆及其制品，食用油<25g。每日饮水量至少 1200ml；减少钠盐摄入，现有水平的基础上先减少 30%，逐步达到每天食盐摄入量在 5g以内；增加钾盐摄入，每天钾盐≥4.7g（含钾多的食物有坚果、豆类、瘦肉及桃、香蕉、苹果、西瓜、橘子等水果以及海带、木耳、蘑菇、紫菜等）戒烟限酒，饮酒每日不超过 50g；控制体质量；根据老年人的心功能状态合理安排活动；避免过度劳累；保持乐观稳定的情绪；注意防寒保暖；及时控制各种并发症。

（3）康复运动：可在全面评估其病情的基础上，结合自身运动习惯，有针对性地制订运动计划，实施要循序渐进。通常活动过程从仰卧位到坐位、站位、再到下地活动，如活动时没有出现不良反应，可循序渐进到患者能耐受的水平。无论体位如何，都需终止运动，重新从一个级别运动量开始。患者一旦脱离急性危险期，病情处于稳定状态，运动康复即可开始。参考标准：①过去 8h 内无新发或再发胸痛；②心肌损伤标志物水平（肌酸激酶 CK—MB 和肌钙蛋白）没有进一步升高；③无明显心力衰竭失代偿征兆（静息时呼吸困难伴湿性啰音）；④过去 8h 无新发严重心律失常或心电图改变。运动康复应循序渐进；从被运动开始，逐步过渡到座位，坐位双脚悬吊在床边，床旁站立，床旁行走，病室内步行以及上1层楼梯。运动量宜控制在较静息心率增加 20 次/左右，同时患者感觉不大费力。

5. 建立健康档案

重视社区健康档案的建立，在社区开展冠心病管理，通过对该疾病患者相关信息的采集，有利于护理工作规范化、制度化、程序化。健康档案的真实性、完整性、连续性、可用性，可以为社区开展冠心病管理提供完整、系统的居民健康信息。

6. 建立畅通的双向转诊机制

社区卫生服务中心应积极主动地与所在区域的上级医院进行沟通，以便有转诊需要的患者及时到应有的专科医疗服务，同时使经上级医院治疗好转的患者能够顺利转回社区卫生服务中心，最大限度地发挥社区医生和专科医生各自的优势和协同作用，促进医疗资源的有效利用。

7. 社区卫生人才的培养

近年来社区卫生服务是我国卫生工作的重点内容之一。在各级政府和有关部门的共同努力下，管理者应加强社区卫生人才队伍的建设，提高社区卫生人才队伍整体素质和服务水平。目前城市社区卫生工作已经取得了快速进展，全科医生、健康管理师、社区护士的培养工作越来越受到重视。高起点、高水平、高素质的人才队伍，是开展社区卫生工作的重要组成部分，也是社区开展冠心病管理规范化的重要环节。

第五节　糖尿病

一、概述

糖尿病是继心脑血管疾病、肿瘤之后又一严重危害人类健康的慢性非传染性疾病。随着生活方式的改变和老龄化进程的加速，我国老年糖尿病患者比例逐年增加，据国家统计局 2018 年公布的数据显示，2017 年我国老年（≥60 岁）人口占总人数的 17.3%（2.4 亿），预计到 2050 年，我国老年人口比例将超过 30%，其中 20% 以上的老年人是糖尿病患者（95% 以上是 2 型糖尿病），45% 以上的老年人处于糖尿病前期状态。糖尿病是一种遗传因素和环境因素长期作用所导致的慢性、全身性的代谢性疾病，以血浆葡萄糖水平增高为特征，主要是因体内胰岛素分泌不足和/或胰岛素作用障碍引起的糖、脂肪、蛋白质代谢紊乱而影响正常生理活动的一种常见的慢性代谢性疾病。老年糖尿病是指年龄≥60 岁的糖尿病患者（西方国家≥65 岁），包括 60 岁以前和 60 岁以后诊断为糖尿病者。糖尿病是一种终身性且不可治愈的慢性疾病，需要长期治疗和护理。因此，对老年糖尿病充分认识并进行规范化管理是每位护理人员的重要任务。

二、病因与发病机制

老年糖尿病患者的病因和发病机制和其他年龄段糖尿病患者一样，主要是胰岛素分泌缺陷和/或胰岛素作用缺陷。凡是能影响胰岛素分泌及作用的因素都可能参与糖尿病的发病。由于影响因素的作用环节较为复杂，因此，糖尿病的机制至今尚未完全阐明。

（一）遗传因素

近年来研究结果显示糖尿病是一种多基因遗传性疾病，但未查清导致发病的特异性基因。老年糖尿病大多为 2 型糖尿病，具有很强的遗传倾向，阳性糖尿病家族史的老年人群中糖尿病发病率增高。单卵双胎成年后患 2 型糖尿病的一致性可达 90% 以上。研究发现老年男子葡萄糖激酶基因位点的等位基因是糖耐量异常的标志，这种基因异常可以解释老年人葡萄糖诱导的胰岛素释放的减少。但大量的 2 型糖尿病的遗传本质尚未明了，故仍有待于进一步研究。

（二）影响胰岛素分泌的因素

影响胰岛素分泌和糖代谢的因素很多，包括神经递质、体液及胰岛内分泌各激素等，但这些因素在糖尿病发病中的作用复杂，有些机制尚不清楚。近年来研究发现游离脂肪酸水平增高可增加胰岛素抵抗和引起高胰岛素血症。游离脂肪酸在 β 细胞中堆积与 β 细胞数减少及纤维化有关，从而容易发生糖尿病。高血糖本身有损于胰岛素分泌及组织对胰岛素的反应能力。胰岛素 β 细胞分泌的胰岛素可抑制肌肉对葡萄糖的利用，抑制骨骼肌糖原合成，并对胰岛素 β 细胞有直接的毒性作用，它可能在 2 型糖尿病的胰岛素抵抗及胰岛素分泌缺陷中产生一定的影响。

（三）胰岛素抵抗

胰岛素抵抗是 2 型糖尿病发病的机制之一，可发生在三个环节上：

1. 受体前因素如结构异常的胰岛素、胰岛素抗体、胰岛素受体抗体等。

2. 受体缺陷如胰岛素受体功能与结构的异常。

3. 受体后缺陷是指胰岛素与受体结合后信号向细胞内传递所引起的一系列代谢过程，包括信号传递、放大、蛋白质、蛋白质交联反应、磷酸化与脱磷酸化，以及酶联反应等诸多效应异常。

2 型糖尿病的胰岛素抵抗推测多与受体后缺陷有关，对这些引起受体后缺陷的诸多因素的作用机制尚待进一步研究。

四、临床评估与判断

（一）临床评估

1. 患病率高

40 岁以下的患者发病率仅为 0.04%，40 岁以上升高至 2.5%，60 岁以上患病率为 22.86%。

2. 症状不典型

起病隐匿，易漏诊，但超重及肥胖者占多数。仅有 1/4 或 1/5 老年患者有多饮、多尿、多食及体重减轻的症状，很多患者虽然餐后血糖已有升高，仅有一些非特异性症状，如乏力、视力模糊、外阴瘙痒、阳痿等，也常常以并发症为首发症状，如高血压、脑血管病、视网膜病变和肾脏病等的表现。

3. 易出现低血糖症状

自身保健能力及依从性差，可使血糖控制不良，在病重卧床、活动量过大、用药不当时引起低血糖。

4. 常出现严重的并发症

以心血管及神经病变、泌尿系统感染、肾病、眼病为常见，而高渗性非酮症型糖尿病昏迷为严重急性并发症，多发生于原来轻症糖尿病或无糖尿病史者，病死率常高达 50%。主要诱因为感染、胃肠功能紊乱、停用胰岛素，或在对症治疗时补充过多葡萄糖、应用皮质激素等药物所致。

（二）临床判断

1. 医疗诊断

目前常用糖尿病诊断标准和分类有 WHO1999 年标准和美国糖尿病学会（ADA）2013 年标准，我国根据《中国 2 型糖尿病防治指南（2017 年版)》进行诊断,见表 11-10、表 11-11。要加强老年人的自我保健意识,除了控制饮食、加强体育锻炼外,更重要的是合理选择降糖药。

表 11-10　老年糖尿病治疗策略的优化-个性化控制目标糖尿病
诊断标准(WHO 2017 年)

糖尿病诊断标准	静脉血浆葡萄糖(mmol/L)
(1)典型糖尿病症状(烦渴多饮、多尿、多食、不明原因体重下降) 加上随机血糖 或加上	≥11.1
(2)空腹血糖 或加上	≥7.0
(3)葡萄糖负荷后 2h 血糖 无典型糖尿病症状者,需改日复查确认	≥11.1

表 11-11　糖代谢状态分类(WHO 2017 年)

糖代谢分类	空腹血糖(mmol/L)	餐后 2h 血糖(mmol/L)
正常血糖	<6.1	<7.8
空腹血糖受损(IFG)	≥6.1,<7.0	<7.8
糖量减低(IGT)	<7.0	≥7.8,<11.1
糖尿病	≥7.0	≥11.1

2. 常见护理问题

(1) 血糖控制不达标,与知识缺乏有关。

(2) 有酮症酸中毒、非酮症高渗性昏迷及乳酸性酸中毒的危险,与血糖急剧升高有关。

(3) 有低血糖的危险,与降糖药、运动、饮食有关。

(4) 有微血管及大血管病变的危险,与血糖控制不佳有关。

五、监测与护理

(一) 监测

1. 空腹血糖、三餐后 2h 血糖、糖化血红蛋白等

血糖监测是糖尿病管理中的重要组成部分,其结果有助于评估糖尿病

患者糖代谢紊乱的程度，制订合理的降糖方案，反映降糖治疗的效果并指导治疗方案的调整。糖化血红蛋白是评估长期血糖控制状况的金标准。治疗之初每 3 个月检测一次，治疗达标每 6 个月检查一次，其正常参考值为 4%~6%。糖化血红蛋白能反映糖尿病患者检测前 2~3 周平均血糖水平，是评价患者短期糖代谢控制情况的良好指标，其正常参考值为 11%~17%。持续葡萄糖监测是通过葡萄糖传感器监测皮下组织血液葡萄糖浓度变化，可提供更全面的血糖信息。

2. 糖尿病的急性并发症

急性并发症往往由于血糖急剧升高所引起。例如原来并不知道自己患有糖尿病，其实血糖已经超过正常水平。若此时再吃一片西瓜或喝一瓶糖水，就可能使血糖急升而昏迷。急性并发症主要有3种：糖尿病酮症酸中毒、高血糖高渗状态及乳酸酸中毒，这些并发症的死亡率比较高，要急诊抢救，需要补液、胰岛素治疗，及时纠正电解质紊乱、酸中毒，去除诱因和治疗并发症。此外，长期接受胰岛素治疗的患者常常出现低血糖，可能因用药（例如胰岛素等）过量引起，也可致命，应急诊抢救。2017 年版标准更新了低血糖的诊断标准，将低血糖分为 3 个级别：低血糖警戒值被定义为血糖≤3.9mmol/L，具有显著临床意义的低血糖为血糖<3mmol/L，严重低血糖没有明显的血糖界限，指具有严重认知功能障碍且需要其他措施帮助恢复的低血糖。

3. 糖尿病的慢性并发症

可以分为微血管病及大血管病两大类。微血管病为糖尿病所特有，且患病率高，主要指糖尿病视网膜病变及糖尿病肾病，也包括糖尿病神经病变，其中最常见的是周围神经病变，可单一出现，也可多发，主要是因为长期高血糖通过各种机制使蛋白质变性而造成。大血管病变主要是指动脉硬化，如高血压、冠心病等，此种病变不仅与血糖升高有关，还与高血压及高血脂有关，进一步发展可发生脑卒中、心肌梗死及下肢血管狭窄等，心、脑血管病变是目前 2 型糖尿病患者死亡的主要原因。糖尿病的慢性并发症是逐渐产生的，与长期高血糖、高血压及高血脂有关，到后期很难恢复。因此必须强调要早发现、早诊断、早治疗，而且要严格控制血糖。

（二）护理

1. 血糖控制达标

（1）协助患者选择适合的血糖仪，掌握正确的末梢血糖测量方法，进行自我血糖监测，并做好记录。

（2）根据患者的实际情况，制订血糖控制目标，基于血糖监测结果，相应调整降糖方案，必要时咨询内分泌医师。

（3）指导患者不要随意停药，避免诱发血糖变化的因素。

（4）注意观察患者的病情变化，适时调整治疗方案，必要时内分泌科就诊或住院调整。

2. 预防潜在并发症发生

低血糖、酮症酸中毒、非酮症高渗性昏迷、乳酸性酸中毒、大血管或微血管病变。

（1）准备事项：在患者居住场所备有血糖仪、血压计、降糖药物和糖类食物；养成定时测量、记录血糖的习惯，出现异常变化及时就诊；熟练掌握糖尿病潜在并发症的表现。

（2）急症处理：迅速拨打急救电话；让患者立即休息，保持安静，避免躁动刺激，给予精神安慰和心理支持；患者出现意识不清时注意保持其呼吸道通畅，把头部偏向一侧，避免误吸；出现心慌、冒汗、手颤、饥饿感、头晕等症状时，应测量血糖，如为低血糖，给予适量糖类食物，直至症状缓解，严重低血糖可能出现反应迟钝和昏迷，不宜喂食糖类食物，应予静脉补糖；如出现四肢软弱无力，甚至瘫痪，意识不清，应尽快就近去医院就诊。

（3）日常护理

①饮食：按照糖尿病饮食计算方法和患者实际情况安排饮食方案，由于老年糖尿病患者情况复杂多变，必要时咨询营养师协助调整；老年糖尿病患者无须过度严格禁食含蔗糖食物、水果等，每餐应包括适量的糖，白糖、软饮和果汁不要过量；蛋白摄入应以优质蛋白为主，如鱼类、肉类、牛奶等，推荐每周吃鱼2~4次；限制饮酒，建议每周饮酒不超过2次，以减少低血糖的风险，避免空腹饮酒。

②运动：鼓励所有糖尿病患者进行运动锻炼，且要综合考虑患者的疾病和失能情况制订个体化的运动方案；运动方案应循序渐进，从低、中强度开始，以一种没有损伤且可持续的运动时间和频率长期坚持；建议每周运动至少 3 次，每次 20~45min，最长不超过 1h，累计每周 150min 以上为宜；运动形式应该包括有氧运动和抗阻运动等；运动宜在餐后 1~3h 内进行，应以避免发生低血糖为首要原则；老年人应避免运动量过大或过猛的剧烈运动。下列几种情况应暂停运动疗法：血糖大于 16.7mmol/L，伴尿酮体阳性；明显的低血糖症或者血糖波动大；急性感染如发热时，或血压超过 180/120mmHg；稍活动就感觉胸闷、气喘的患者；对于合并心功能不全、严重糖尿病肾病、眼底病变、脑卒中者，应咨询医师后选择合适的运动。

③用药：熟悉患者的用药方案和药物不良反应，做好用药及对应的血糖记录；了解患者同时服用的其他药物的不良反应，注意药物间的相互作用；如需使用胰岛素治疗，应考虑老年人视力、肢体灵活性等问题，应用时应有专人照护。

④心理：高龄老年人往往多病共存，病情复杂，心理承受能力差，要及时了解患者的负面情绪，有效疏导。对疾病早期精神紧张的老年患者，可鼓励其参加户外活动，以转移其对疾病的高度关注；对拒绝治疗者可通过真诚交流了解其顾虑，逐步引导使其正确认识疾病；对自暴自弃者应多提供积极的信息使其看到希望，增强战胜疾病的信心。

3. 组建医院-社区-家庭一体化互动管理团队

通过组建医院-社区-家庭一体化互动管理团队，进行职责分工、培训、运行，以实现优势整合，资源互补。

（1）组建医院-社区-家庭一体化互动管理团队将其分为 3 个小组，分别是医院糖尿病多学科教育小组、社区糖尿病管理随访小组、居家照顾管理小组。

（2）医院糖尿病多学科教育小组负责住院期间患者的诊疗及健康教育

①为患者制订出院后的管理方案。

②尽快解决社区糖尿病管理过程中遇到的疑难问题，为其提供技术指导。

③系统化培训社区医护人员糖尿病专业知识和技能。

④制定双向转诊制度、标准及流程，及时完成双向转诊安排。

⑤帮助社区建立糖尿病健康小屋、糖尿病患者信息网络管理平台等。

⑥定期与糖尿病管理随访小组成员沟通交流，指导并协助其管理工作及相关活动的开展。

⑦定期组织小组成员下社区，开展专题讲座、义诊等活动。

（3）社区糖尿病管理随访小组负责

①将医院转诊、社区门诊、疾病筛查、健康体检等多渠道发现的社区糖尿病患者建立档案，资料录入糖尿病患者信息网络管理平台。

②制定社区糖尿病患者随访制度，按时完成随访工作，包括电话随访、上门访视、预约门诊等。

③培训、指导社区糖尿病患者居家照顾人员，承担家庭咨询工作。

④按制度、标准、流程完成双向转诊工作。

⑤利用糖尿病健康小屋的资源，进行健康教育、并发症筛查、知识讲座、经验交流等，对象包括患者及居家照顾管理人员。

⑥定期与上级医院、居家照顾管理小组人员沟通交流，及时反馈各种信息。

（4）居家照顾管理小组负责

①指导、协助并督促患者进行糖尿病自我管理。

②及时记录并反馈患者情况。

（5）团队成员的培训

①由医院糖尿病多学科教育小组成员负责系统化培训社区糖尿病管理随访小组成员，将理论知识和临床实践相结合，内容主要包括：糖尿病专科知识与技能、糖尿病教育的形式与方法、糖尿病健康小屋的建立与使用、糖尿病患者信息网络管理平台的应用等。

②由社区糖尿病管理随访小组成员培训居家照顾管理小组成员，包括定期专题讲座和定期上门访视与指导，内容涉及自我血糖监测的方法与记录、口服降糖药的服药时间与注意事项、胰岛素注射的方法、饮食与运动的原则、并发症的预防等。

（6）团队管理方案的实施：管理者需制定医院–社区–家庭一体化合作的书面指南，内容涵盖双向转诊的制度、标准及流程；糖尿病患者信息网络管理平台的档案录入与管理；糖尿病健康小屋的使用方式；社区糖尿病患者随访制度；小组成员之间的联络渠道与通信方式等。各小组工作严格按照合作指南进行，在落实该方案的实践过程中，应实行互相监督制度，开展定期督查工作，有利于确保工作质量，使管理措施真正落实。

医院–社区–家庭一体化互动管理模式将综合医院、社区卫生服务中心与家庭紧密结合，既享受了综合医院强大的医疗和技术支持，又纳入了社区卫生服务中心与家庭在地域上的高辐射性，有利于定期随访与长期干预，同时通过形式多样的互动方式使医疗护理资源共享，让患者真正享受到了便捷、优质、一体化的医疗护理服务。

第六节　脑卒中

一、概述

脑血管病是指由各种原因导致的急慢性脑血管病变。其中，脑卒中（stroke）是指由急性脑循环障碍所致的局限或全面性脑功能缺损综合征或称急性脑血管病事件。根据 1995 年我国脑血管疾病分类将脑卒中分为蛛网膜下腔出血、脑出血、脑梗死三类。脑卒中成为全球第二大死亡原因。具有发病率高、死亡率高、致残率高、复发率高的特点。我国脑卒中的患病率、发病率和死亡率分别为：每年 1114.8/10 万、每年 246.8/10 万和每年 114.8/10 万，其中 75% 丧失劳动能力，40% 重度致残。目前我国脑卒中的发病率正以每年 7% 的速度上升，脑卒中还给国家造成每年高达647.8 亿元的经济负担。急性脑卒中发病随年龄的增长呈明显增加的趋势；90%以上的脑血管病事件发生在 50 岁以后，严重威胁老年人的身心健康。在我国，脑卒中已成为严重危害老年人生命与健康的主要公共卫生问题，护理贯穿在脑卒中预防、救护、诊治和康复每一个环节之中，其对患者及家属健康教育起着至关重要的作用。

二、病因与发病机制

(一) 病因

各种原因如动脉硬化、血管炎、先天性血管病、外伤药物、血液病及各种栓子和血流动力学改变都可引起急性或慢性的脑血管疾病。

(二) 发病机制

1. 血管壁病变

以高血压性动脉硬化和动脉粥样硬化所致的血管损害最常见，其次结核、梅毒、结缔组织疾病和钩端螺旋体等疾病所致的动脉炎，再次为先天性脑血管病（如动脉瘤、血管畸形和先天性狭窄）和各种原因（外伤、颅脑手术、插入尿管、穿刺等）所致的血管损伤，另外，还有药物、毒物、恶性肿瘤等所致的血管病损等。

2. 心脏病和血流动力学改变

如高血压、低血压或血压的急剧波动，以及心功能传导阻滞、风湿性或非风湿性心瓣膜病、心肌病及心律失常，特别是心房纤颤。

3. 血液成分和血液流变学改变

包括各种原因所致的高黏血症，如脱水、红细胞增多症、高纤维蛋白原血症等，另外，还有凝血机制异常，特别是应用抗凝剂、避孕药物，弥散性血管内凝血和各种血液性疾病等。

4. 其他疾病

包括空气、脂肪、癌细胞和寄生虫等栓子，脑血管受压、外伤、痉挛等。

三、临床评估与判断

(一) 临床评估

根据脑卒中的类型不同其临床表现也不尽相同。

1. 脑血栓形成的表现

约25%的老年人发病有短暂性脑缺血发作（transientischemic attack, TIA）史，多在睡眠或安静状态起病。发病时一般神志清楚，局灶性神经系统损伤的表现多在数小时或 2~3d 达高峰，且因不同动脉阻塞表现各异，其中大脑中动脉闭塞最为常见，可出现典型的"三偏征"：对侧偏瘫、偏身感觉障碍、同向偏盲；若主干急性闭塞，可发生脑水肿和意识障碍；若病变在右侧半球常伴失语。

2. 脑栓塞表现

老年人脑栓塞发作急骤，多在活动中发病，无前驱症状，意识障碍和癫痫的发生率高，且神经系统的体征不典型。部分病例有脑外多处栓塞证据，如肺栓塞、肾栓塞或下肢动脉栓塞等。

3. 无症状性脑梗死

多见在 65 岁以上的人群中无症状性脑梗死的发生率可达 28%。

4. 脑梗死并发症多

老年人由于多病并存，心、肺肾功能较差，常易出现各种并发症如肺部感染、心力衰竭、肾衰竭、应激性溃疡等，使病情进一步加重。

5. 脑出血表现

（1）神经功能缺失严重：老年人因为脑动脉硬化和脑组织萎缩，导致脑部供血不足。一旦脑出血，可产生严重的神经功能缺损，意识障碍多见，癫痫发作率高。

（2）颅内高压症不典型：老年人因为脑组织萎缩对额外颅内容物提供了场所，导致到小到中量脑出血，不会出现颅内高压的症状。

6. 脑出血并发症多

脑出血可引起下丘脑、边缘系统、血管调节中枢受累，同时作为应激反应可使交感神经刺激强化，导致老年人心血管功能紊乱进一步加重，在急性期常出现心肌梗死、心律失常表现。另外，脑出血可影响到分泌和凝血功能，可出现非酮症高渗性、血栓性静脉炎、应激性溃疡等并发症。

7. 蛛网膜下腔出血

（1）头痛：突然发生的剧烈头痛，可呈爆裂样或全头痛，其始发部位常与动脉瘤破裂部位有关。

（2）恶心呕吐：头痛严重者多伴有恶心呕吐，面色苍白，全身出冷汗，呕吐多为喷射性、反复性。

（5）意识障碍：半数患者可有不同程度的意识障碍，轻者有短暂意识模糊,重者出现昏迷。

（4）癫痫发作：部分患者可有全身性或局限性癫痫发作。

（5）精神症状：可表现为淡漠、嗜睡、谵妄、幻觉妄想、躁动等。

（二）临床判断

1. 医疗诊断

（1）CT检查：为脑出血的首选检查，可显示血肿地位、大小形态及周围组织情况，脑出血为边界清楚、均匀的高密度影。脑梗死发病后尽快进行CT检查，虽早期有时不能显示病灶，但对排除脑出血至关重要。多数脑梗死患者发病后24h行CT检查可逐渐显示低密度梗死灶，发病后2~15d可直观显示梗死的部位、大小、数量等，梗死区为低密度影。临床疑诊蛛网膜下腔出血首选CT检查，可早期诊断。出血早期敏感性高，可检出90%以上的蛛网膜下腔出血。可见蛛网膜下腔高密度出血征象，多位于大脑外侧裂、前纵裂池、鞍上池和环池等。可显示出血量、血液分布、有无再出血，并进行动态观察。

（2）CTA检查：用于脑颈部大血管的影像检查，可定义脑血管闭塞狭窄及血管结构异常（动脉瘤、血管畸形）

（3）磁共振（MRI）：MRI可清晰显示早期缺血性梗死，脑干、小脑梗死，静脉窦血栓形成等，比CT更早发现梗死灶，尤其是对脑干及小脑梗死的诊断率高。MRI弥散加权成像（DW1）可早期显示缺血病变（发病2h内），为早期治疗提供重要信息。MRI对发现结构异常，明确脑出血的病因很有帮助。对检出脑干和小脑的出血灶和检测脑出血的演进过程优于CT扫描，但对于急性脑出血诊断不及CT检查，MRI发现脑血管畸形、血管瘤等病变对于蛛网膜下腔出血患者，应注意蛛网膜下腔出血急性期，MRI检查可能诱发再出血，故主要用于发病1~2周后，CT不能提供诊断证据时采用此项检查

（4）经颅多普勒超声/颈动脉彩超：检查颅内外血管是否存在严重狭窄或闭塞，判断内外血管闭塞后侧支代偿及闭塞血管再通情况。

（5）选择性数字减影血管造影：动脉内溶栓术（急诊即可安排）、拟行血管内成形术，颈动脉内膜剥脱术、搭桥术，或经无创检查（TCD、颈

动脉彩超、MRA 或 CTA）仍不能明确诊断时进行。这是明确血管病变的最可靠方法。

（6）脑脊液（CSF）检查：仅在无条件进行 CT 检查，临床又难以区别脑梗死与脑出血时进行，一般脑梗死患者 CSF 压力、常规及生化检查正常，但有时仍不能据此就诊断为脑梗死。

脑出血患者一般无须进行腰椎穿刺检查，以免诱发脑疝形成，如排除颅内感染和蛛网膜下腔出血，可谨慎进行。脑出血患者脑脊液呈洗肉水样。对蛛网膜下腔出血患者，若 CT 扫描不能确定其诊断，可行 CSF 检查，最好在发病 12h 后（CSF 开始变黄）进行，以便与穿刺误伤鉴别，肉眼均匀一致血性脑脊液，压力增高，蛋白含量增高，糖和氯化物水平多正常。

2. 常见护理问题

（1）活动受限：与脑卒中有关。

（2）头痛：与脑卒中有关。

（3）营养缺乏：与吞咽障碍有关。

（4）语言障碍：与脑卒中有关。

（5）有下肢深静脉血栓的危险：与卧床、肢体活动受限有关。

（6）有压力性损伤的危险：与卧床、肢体活动有关。

（7）有肺部感染的危险：与误吸、卧床有关。

（8）有跌倒的危险：与肢体活动受限、衰弱有关。

四、监测与护理

神经系统疾病并发症常给患者带来诸多功能障碍，或促发原有疾病加重，甚至引发新的病症，对病情及预后有明显影响，监测并发症发生，积极预防和护理，可以降低病死率、致残率和复发率。

（一）下肢深静脉血栓形成

1. 监测下肢静脉血管 B 超等

2. 预防

（1）早期筛查：入院后及早完善下肢静脉血检查，早发现早治疗。

（2）避免对患者进行下肢输液，尤其是瘫痪侧。

（3）病情允许的情况下，鼓励患者进行床上及床下活动。运动功能的训练应循序渐进对肢体瘫痪患者在康复早期及早开始做关节被动运动，幅度由小到大，由大关节到小关节，以后应尽早协助患者下床活动，先借助平行木练习站立、转身，后逐渐借助拐杖或助行器练习行走。对于肢体肌力在Ⅱ~Ⅳ级的患者，可教会患者在床上做勾脚趾、抬腿、床上平移等主动运动。

（4）完全瘫痪或长期卧床患者可穿弹力袜或应用循环压力泵。

3. 治疗与护理

（1）对于诊断明确的下肢静脉血栓患者，应给予患侧肢体抬高。

（2）密切观察患者病情变化，与健侧肢体对照患侧肢体有无突然肿胀、皮肤温度和颜色有无异常，疑似异常应用卷尺精确测量两侧腿围；询问患者有无局部疼痛、胀感等。如有上述病情变化，及时报告医生进行处理。

（3）对于有发生深静脉血栓风险的患者，遵医嘱给予预防性抗凝药物治疗。

（4）抗凝药物治疗症状无缓解者，遵医嘱给予溶栓治疗。

（5）注意抗凝、溶栓禁忌证，并按照护理常规进行护理。

（二）压力性损伤

1. 监测皮肤情况等。

2. 预防

（1）评估患者发生压力性损伤的风险，是否存在消瘦、高龄、低蛋白血症、高血糖、昏迷等，动态评估 Braden 评分，找出易发生压力性损伤的部位，依据评分等级给予相应护理措施。

（2）使用气垫床、楔形垫等。

（3）对大小便失禁，出汗多者随时清理，保持床单位清洁，平整，干燥。

（4）患者仰卧位时，身体一侧垫楔形垫，使其和床面保持 25°~30°；每2h 翻身一次，对于 Braden 评分小于 12 分的患者，变换体位的时间要相应缩短。

（5）对于合并低蛋白血症的患者，评估患者营养状态，遵医嘱纠正低蛋白血症，记录出入量，及时向医生进行反馈；合并糖尿病患者，监测血糖值变化，遵医嘱调整胰岛素用量。

（6）避免护理器具对患者的伤害，如输液管路、电极线、矫形器等。

3. 治疗与护理

（1）评估压力性损伤的伤口面积、深度、颜色、分期，准确记录，动态评估。

（2）及时给予局部清创换药。

（3）有效处理感染性伤口。

（4）选择适宜的敷料进行伤口保护，促进愈合。

（5）改善全身症状，提高营养状况，减轻水肿。

（6）增加翻身频率、减低局部受压时间或避免局部受压。

（三）肺部感染

1. 监测肺部听诊、胸部 X 线检查、胸部 CT 等。

2. 预防

（1）每 1~2h 翻身、叩背、咳嗽锻炼，并鼓励清醒患者充分深呼吸。

（2）保持呼吸道通畅，有舌后坠者可使用口咽气道；做到有效叩背、有效吸痰、雾化吸入。

（3）在病情允许情况下，取半卧位或床头抬高 30°~45°。

（4）正确喂养，预防误吸及吸入性肺炎的发生。

（5）患者吸氧使用的氧气湿化瓶和超声雾化装及管道一人一用，做好终末消毒。

（6）有发热的患者，给予降温护理。

（7）保持口腔清洁，必要时口腔护理每日 2 次，危重症患者每日 4 次。

（8）有机械通气者执行机械通气护理常规。

3. 治疗与护理

（1）遵医嘱合理应用抗菌药物。

（2）定期监测体温，血常规、生化检查。

（3）遵医嘱采用高维生素、高蛋白、高热量与易消化饮食，确保充足的能量与营养供给，必要时静脉输注免疫球蛋白，从而改善机体抵抗力。

（4）对患者有针对性地使用漱口液进行漱口或口腔护理。

（5）人工气道患者定期监测气囊压力，及时彻底清洁口腔及气道分泌物。

（四）便秘

1. 监测大便情况等。

2. 预防

（1）向患者及家属讲解合理饮食的重要性，指导做饮食调理。鼓励患者适当增加纤维素食物和水分的摄入量，保证每日 1500~2000ml 的饮水量。

（2）大部分患者有焦虑、抑郁心理，担心生命安危或肢体留有后遗症，应给予患者积极的情感支持

（3）形成良好的排便习惯及姿势可有效地预防便秘。

（4）适当增加全身运动量，并教会患者做提肛收腹运动，以加快胃肠蠕动，促进粪便排出。

3. 治疗及护理

（1）按摩疗法：常用的有传统腹部按摩法和脐周按摩法。适当增加穴位疗法有助于减轻便秘。

（2）必要时口服缓泻剂或使用开塞露。

（3）创造良好的排便环境，尽量避免如厕时受到外界因素的干扰，保持厕所清洁。

（五）头痛的管理

观察头痛的部位、性质、头痛加剧的时间、诱因、头痛的频率等，同时查看瞳孔变化，当双侧瞳孔不等大、形状不规则，往往提示为脑疝的征兆，应立即急救。老年卒中患者头痛时应协助其取得最舒适的体位，集中操作，减少不良的情绪刺激，必要时给予镇静止痛药。

（六）营养支持管理

1. 经口进食管理

（1）患者在进食过程中采取直立坐位或 30°~50°半坐卧位，头正中稍

前屈或向健侧倾斜 30°，颈和头稍前屈，偏瘫侧肩部以枕头垫起，喂食者站于老年人健侧。进食后应保持坐位或半坐卧位 10~20min。进食后 30min 内不宜行翻身、吸痰等操作，尽量鼓励患者自行进食，必要时给予适当协助。

（2）一口量的选择：一口量为最适于吞咽的每次摄食入口量，正常人约为 20ml。吞咽障碍患者一般先以少量试之（2~4ml），然后酌情增加，最多不超过 20ml，尽量使用薄而小的勺子，比较容易控制每口进食量。

（3）控制进食速度：缓慢进食，以防食物残渣误入气管，全程以 30~40min 为宜，在气促、咳嗽、呛咳时停止喂食，予以充分的休息时间。

（4）摄食方法：食物应放至舌中后部用匙背轻压舌部，以刺激老年人吞咽；可选择在进食前先嘱老年人吸气，吞咽前及吞咽时闭气，防止食物误吸入气管。

（5）心理支持：饮食管理前要对患者进行一定程度的心理疏导，嘱老年人保持轻松、愉悦的情绪，减少外界干扰，保持环境安静，让老年人得到充分休息。

2. 鼻饲的护理

如患者不能经口进食，可留置鼻胃管，抬高床头 30°，防止发生误吸。给予鼻饲营养液，每次喂养前应确定胃管在胃内（可用两种方法同时确认：听诊胃内水泡音和回抽胃内容物法）胃管深度、查看胃管固定。鼻饲喂养过程中，每 4h 回抽胃内容物以监测患者胃内残留液的颜色、性质、量，当胃内残留液<100ml 时，可暂时不予处理；当胃内残留液>100ml 时，可暂停或减慢喂养速度，残留液量减少至 100ml 以内时继续喂养。

（七）溶栓治疗的护理

溶栓开始给予心电监护，血压监测要求每 15min 监测一次，持续 2h，每 30min 监测一次，持续 6h，每 60min 监测一次，持续 16h。严密观察神志、肢体、言语、运动等变化以判断溶栓效果及病情进展，观察有无牙龈、消化道出血、皮肤黏膜、颅内出血等。溶栓治疗后 2h 内绝对卧床，转头不宜过猛、过急，翻身及护理操作动作轻柔，有创操作延长按压时间，关注凝血相关检验结果。听取患者主诉，如出现头痛、恶心、呕吐，意识障碍、肌力下降等表现应立即通知医生，配合急救。

（八）用药管理

1. 脱水药物

是治疗脑水肿和降低颅内压的首选药物。应用甘露醇时需要根据患者病情每日准确记录出入量变化，观察尿液颜色、性质、量。并掌握脱水药物的使用方法。甘露醇的应用应因人而异、剂量适当、输注速度控制在6~30min内；防止药物结晶，大剂量甘露醇快速给药后短时间血容量急骤增加，有加重心功能不全的可能。长期脱水疗法过程中，需警惕水和电解质的失衡，密切观察血压的变化，利尿药的长期应用可引起失钾、失氯，应密切监测电解质的变化，对有高血压、高血脂、糖尿病的患者，应用多种药物前应了解患者肾功能情况；出现心力衰竭时输入速度不可过快，注意生命体征变化。

2. 抗凝、抗血小板聚集药物

使用抗凝、抗血小板聚集药物需关注患者凝血功能化验数值，观察患者神志有无加重，有无血尿、血性便排出，如皮肤出现瘀斑，需关注瘀斑部位、面积、颜色，应及时联系医生。告知患者活动过程中注意避免磕碰、外伤，使用软毛牙刷等。阿司匹林肠溶片应空腹或饭后2h服用。

3. 扩血管药物

可使脑血流量增加，可导致患者头部胀痛、颜面发红、血压降低，应监测血压变化，注意滴速，准确用药。

（九）安全风险的管理

跌倒/坠床的预防 准确进行跌倒/坠床的评估，确定高危人群，具有警示标志；改善居室环境，地面采用防滑面料，保持清洁干燥，物品摆放合理，浴室、卫生间、走廊安装扶手，室内照明充足，开关设置方便，床面、座椅高度适宜；嘱患者穿防滑鞋，衣裤合体；使患者了解自身活动能力及活动受限程度，当需要帮助时可寻求照护者帮助，不逞强。

（十）运动障碍及康复的管理

1. 开展早期康复护理

在患者病情、生命体征稳定48h后，由康复科医生制定康复训练计划，讲解、示范康复训练的方法技能，视患者病情的稳定和全身情况，指导其按照计划内容进行被动或主动训练（肢体摆放和定时体位转换、各关节的被动运动、健患侧翻身训练、单双桥式运动、双手交叉上举训练、腕关节背伸等）以及日常生活能力训练（包括穿衣、进食、刷牙等）。康复过程中注意动作由小到大、由简单到复杂，从近端到远端，循序渐进地进行，及时肯定患者为自身康复所作出的努力，将康复效果反馈给患者，帮助患者建立康复信心。

2. 失用综合征的预防

急性期应以临床抢救为主，早期介入良肢位的摆放，有助于抑制和减轻肢体痉挛姿势的出现和发展，最大限度减少患者的肢体残障，提高后期的生活质量。卒中后患者的体位摆放在不影响患者生命体征的前提下，应随时注意保护患肢，使用软枕或体位垫给予患者肢体良肢位摆放。对抗痉挛，避免上肢屈曲，下肢过度伸展，痉挛期肢体置于抗痉挛体位，1~2h 变换一次，必要时选择固定性手矫形器、腕矫形器、踝足矫形器。

3. 良肢位摆放

健侧卧位时，患侧在上，身前用枕头支撑，患侧上肢自然伸展，患侧下肢屈曲；患侧卧位时，患侧在下，背后用枕头支撑，患侧上肢伸展，下肢微屈，健侧上肢自然位，下肢呈迈步位；仰卧位时，患侧臀部和肩胛部用枕头支撑，患侧上肢伸展，下肢屈膝，头稍转向患侧；床上坐位时，患侧后背、肩部、手臂、下肢用枕头支撑，患侧下肢微屈。摆放良肢位时应注意平卧屈曲的膝外应放置软枕，防止屈膝控制不住突然外旋造成股内收肌拉伤，不要将患侧手掌放于胸前以防上肢屈肌痉挛。

（十一）语言障碍的管理

1. 佩戴腕带，以便身份确认

可利用表情–手势–语言相结合方法进行交流，或使用具体实物交流；对感觉性失语的患者要注意观察其表情、动作，摸索规律，满足其需求。

2. 手势提示法

与患者共同约定手势示意表，见表 11–12，除双侧肢体瘫痪和理解障碍患者不能应用外，其他失语均可应用。

表 11-12 手势提示表

手势	代表意义
伸拇指	排便
伸小指	排尿
伸示指	有痰
握空心拳（形如水杯）	口渴
握实心拳	疼痛
用手拍床	想交流
握笔写字式	想写字

3. 实物图片法

利用一些实物图片进行简单的交流以满足生理需求。利用常用物品如茶杯、便器、病床等，反复教患者：茶杯表示要喝水、病床表示翻身等。此种方法最适合于听力障碍的交流。能够书写的患者，可使用提示板写出自身需求，与其沟通。

（十二）感觉障碍的护理

对于感觉障碍的患者，一般不给予热疗法，如暖水袋等，以免引起烫伤。对于存在感觉障碍合并运动障碍的患者，应防止压力性损伤的发生。

（十三）心理支持

应同情并理解老年人的感受，鼓励患者表达内心的感情，指导并帮助其增强战胜疾病的信心。使老年人正确认识自身所患疾病对老年人在接受治疗期间的心理状态进行适当的调节，认真分析每位患者的心理状态评估，必要时陪同进行心理咨询和护理。充分鼓励患者能够正确地面对其所患的疾病，必要时可以树立一个已经治愈的患者为榜样，使其进一步树立战胜疾病的信心；用通俗易懂的语言回答患者及其家属所提出的有关问题，使患者的思想疑虑在最大程度上得以消除。

第七节　痴呆症

1906 年德国神经精神病学家 Alzheimer 首次报道了一例 51 岁女性患者，大脑病理解剖时发现了该病的特征性病理变化即老年斑、神经纤维缠结和神经元脱失。阿尔茨海默病（Alzheimer disease，AD）曾被称为早老性痴呆和老年性痴呆，现一般将 65 岁以前发病者称早发型，65 岁以后发病者称晚发型，有家族发病倾向者称家族性 AD（FAD）无家族发病倾向者称散发性 AD。符合临床诊断标准的 AD 患病程多在 5~10 年，少数患者可存活 10 年以上。

一、概述

老年痴呆是指由于大脑退行性病变、脑血管病、感染、外伤、肿瘤、营养代谢障碍多种原因引起的，以认知功能缺损为主要临床表现的一组综合征，包括 AD、血管性痴呆（vascular dementia，VD）及混合性痴呆（mixed dementia，MD）等。老年痴呆是一个临床综合征，而不是特指一种疾病或神经病理过程。痴呆除了表现为定向、记忆、学习语言思维等多种认知功能损害外，还表现为精神行为异常。认知功能缺损和精神行为异常，将导致患者的职业及社会生活功能下降或丧失。根据全球老年痴呆报告显示，全世界均每 3s 就增加 1 位老年呆患者。目前我国 AD 患者已超过 1000 万。65 岁以上的人群痴呆患病率在 30%~40%，80 岁以上的人群患病率高达 51%。老年痴呆已成为老年健康的第三大杀手，其患病率和致残率仅次于肿瘤和心脑血管病，死亡率占疾病死亡第 5 位。

老年痴呆中最常见的是 AD。AD 是一种发生在老年和老年前期的一种病因表明，以进行性认知功能障碍和行为损害为特征的中枢神经系统退行性病变。临床表现为记忆障碍、失语、失用、失认、定向力障碍、抽象思维和计算力损害以及人格和行为改变等。老年痴呆常见的危险因素中，年龄、性别、遗传是可干预的危险因素。在 AD 患者中男性高于女性，在

AD 患者中女性高于男性。带有两个载脂蛋白 ε4 等位基因的人患 AD 危险性高达 90%。可干预的危险因素有疾病、心理和社会因素。疾病因素主要包括高血压、高脂血症、心脏病、脑血管病、糖尿病等，心理因素主要包括抑郁兴趣匮乏、生活中的重大不良事件等、社会危险因素包括教育程序低、工作地位低经济条件差、社会活动范围小以及吸烟、嗜酒等不良嗜好。

二、病因与发病机制

多年来，AD 的病因和发病机制研究取得了许多进展，下面分别介绍几种主要的病因和发病机制理论：

（一）遗传

1. 病因

三个常染色体显性遗传基因的突变可引起家族性 AD。21 号染色体的淀粉样蛋白前体基因（amyloid precursor protein，APP）突变导致 Aβ 产生和老年斑形成，另外两个是早老素 -1（PSEN1）和早老素 -2 基因（PSEN2）。PSEN1 位于 14 号染色体，PSEN2 位于 1 号染色体。携带有 APP 或 PSEN1 基因突的人群 100% 会发展为 AD，而携带有 PSEN2 基因突变的人群，其发展为 AD 的概率为 95%。在家族性 AD 患者中检测到上述 3 个基因突变的概率低于 10%，在散发性 AD 患者中检测到上述 3 个基因突变的概率低于 1‰。

2. 发病机制

载脂蛋白 E（APOE）基因是 AD 重要危险基因。在大脑中，APOE 是由星形细胞产生，在脑组织局部脂质的转运中起重要作用，与神经元损伤和变性后、髓鞘磷脂的代谢和修复密切相关。APOE 有三种常见亚型即 E2、E3 和 E4，分别由三种复等位基因 e2、e3 和 e4 编码。不同 APOE 等位基因对 AD 发病风险的影响各不相同，APOE、e4 等位基因的频率在散发性 AD 中显著升高。

（二）β-淀粉样蛋白瀑布理论

1. 病因

老年斑的主要成分是 β 淀粉样蛋白（β-amyloid，Aβ），它是 β 淀粉样前体蛋白的一个片段。APP 为跨膜蛋白，由 21 号染色体的 APP 基因编码，其羧基端位于细胞内氨基端位于细胞外。异常的 APP 代谢会释出 99 个基酸的羧基端片段和具有神经毒性的 Aβ。Aβ 为异质多肽，其中含 42 个和 40 个氨基酸的 β 多肽毒性最大。Aβ42 是老年斑的主要成分，Aβ40 主要见于 AD 的血管性病损。

2. 发病机制

Aβ 的神经毒性作用是通过产生自由基、刺激细胞死亡程序或刺激胶质细胞产生肿瘤坏死因子等炎症物质而使神经元死亡。细胞培养表明 Aβ 具有神经毒性，使神经元易于受代谢、兴奋性物质和氧化剂破坏。

（三）Tau 蛋白学说

1. 病因

神经元纤维缠结是皮质和边缘系统神经内的不溶性蛋白质沉积所致。电子显微镜下，构成缠结的蛋白质为双股螺旋丝，主要成分是过度磷酸化的 Tau 蛋白。Tau 蛋白分子量为 5 万~6 万，是一种微管结合蛋白。

2. 发病机制

Tau 蛋白对维持神经元突触中微管的稳定起到重要作用，而微管与神经元内的物质转运有关。Tau 蛋白过度磷酸化后，其与微管的结合功能受到影响，参与形成神经元纤维缠结，进而破坏了神经元及突触的正常功能。

（四）氧化应激

1. 病因

自由基是指原子核外层轨道带有不对称电子的分子。在生物体内，各种携氧分子是自由基的主要品种。细胞中氧自由基主要来源于线粒体，这是因为线粒体内的电子传递过程中可产生超氧阴离子自由基。来源于线粒体的氧自由基对神经元的氧化损害起主要作用。

2. 发病机制

氧化应激学说是 AD 的发病机制之一。蛋白质的氧化水平通常用蛋白质碳酰基来测量。脑组织研究发现 AD 患者的易感脑区特别是退化的神经元中蛋白质氧化水平升高，碳酰基显著升高。蛋白质糖残基增多称为糖化，蛋白质糖化会增加细胞的氧化应激压力。老年斑和神经元纤维缠结的主要成分 Aβ 和 Tau 蛋白就是过度糖化的蛋白质。AD 的易感皮质区的神经元 DNA 受损明显，反应氧化应激水平的 8-羟基鸟嘌呤浓度升高。在 AD 患者的脑细胞中，能量代谢过程中的酶的活性严重减少。这些酶的活性严重不足是由于编码这些酶的 DNA 受到了氧化性损害所致。

三、临床评估与判断

（一）临床评估

1. 健康史评估

（1）询问发病情况：询问患者或家属发病的时间，是否逐渐起病。了解患者发病有无明显的病因和诱因。

（2）了解既往史：询问患者既往健康状态，了解有无脑外伤史、既往服药史。长期大量服用巴比妥、溴化物、副醛及其他镇静药有引起痴呆的可能。

（3）了解患者有无重金属接触史：有无酗酒、吸烟嗜好，患者的爱好、价值观、信仰和兴趣对发病有无影响。

（4）了解患者是否存在内外环境的心理压力：患者家属和社会的支持系统情况。

（5）了解家族中有无痴呆患者。

2. 症状评估

（1）认知功能减退

①轻度：主要是记忆障碍。首先出现的是近期记忆减退，忘记刚发生的事情。随着病情的发展，可出现远期记忆减退，即对已经发生已久的事情和人物遗忘。部分患者出现视空间障碍，外出后找不到回家的路。

②中度：记忆障碍加重，工作、学习新知识和社会接触能力减退，特别是原已掌握的知识和技巧出现明显衰退。出现逻辑思维、综合分析能力减退，言语重复、计算力下降，明显的视空间障碍，在家中找不到自己的房间，还可出现失语、失用、失认。

③重度：患者症状继续加重，言语能力丧失，不能自行穿衣、进食。

（2）非认知性神经精神症状：面对生疏和复杂的环境容易出现焦虑和消极情绪，还会出现人格障碍，如不爱清洁、不修边幅、暴躁、易怒、自私多疑。性格内向者变得易激惹、兴奋欣快、言语增多，原来性格外向的患者沉默寡言，部分患者出现明显的人格改变。

3. 身体评估

（1）观察患者的仪表和行为：了解个人卫生、衣着、活动方式等。

（2）观察认知状态：有无瞬间回忆、近期记忆力和远期记忆力变化；了解时间、地点、人物的定向力变化和言语变化；有无理解力与判断力变化；有无失语、失用、失认症等。

（3）观察情感变化：有无情感淡漠、低落、欣喜、兴奋等。

（4）观察思维有无异常：是否出现过错觉、幻觉、妄想等。

（5）观察患者外貌：是否显得老态龙钟，有无满头白发、牙齿脱落、身体弯曲、肌肉萎缩、步态不稳、步态蹒跚、手指震颤及书写困难等。

（6）神经系统检查：无明显体征，晚期可出现震颤、痉挛、偏瘫和肌强直等。

（二）临床判断

1. 医疗诊断

（1）实验室检查：血、尿常规，血生化检查正常。脑脊液检查 Aβ42 水平降低，总 Tau 蛋白和磷酸化 Tau 蛋白增高。

（2）脑电图：早期主要是波幅降低和 α 波节律减慢，少数患者早期就有 a 波明显减少，甚至完全消失，随病情进展，可出现广泛的活动，以额叶、顶叶明显。晚期表现为弥漫性慢波。

（3）影像学检查：CT 检查脑萎缩、脑室扩大；头颅 MRI 检查显示双侧颞叶、海马萎缩。正电子发射体层摄影（PET）、单光子发射计算机断层摄影术（SPECT）可见顶叶、颞叶和额叶，尤其双侧颞叶的海马区血流和代谢降低。PET 可见脑内的 Aβ 沉积。

（4）神经心理学检查：对 AD 的认知评估领域应包括记忆功能、言语功能、定向力、应用能力、注意力和执行功能。2018 年中国痴呆与认知障碍诊治指南中推荐简易精神状态检查（mini-mental state examination,

MMSE）用于痴呆的筛查；蒙特利尔认知评估量表（Montrealcognitive assessment，MoCA）可用于轻度认知功能障碍（mild cognitive impairment，MCI）的筛查；阿尔茨海默病评估量表-认知部分（Alzheimer disease assessment scale-cog，ADAS-cog）用于轻中度 AD、血管性痴呆评估量表（vascular dementia assessment scale-cog，VaDAS-cog）用于轻中度 VD 药物疗效评价；临床痴呆评定量表（clinical dementia rating scale，CDR）用于痴呆严重程度的分级评定和随访。

应用广泛的 AD 诊断标准是由美国国立神经病语言障碍卒中研究所和阿尔茨海默病及相关疾病学会 1984 年制定，2011 年美国国立老化研究所和阿尔茨海默病协会对此标准进行了修订。

2. 常见护理问题

（1）有走失的危险：与患者存在视空间障碍、记忆力障碍有关。

（2）记忆障碍：与认知功能障碍导致记忆力下降有关。

（3）自理能力缺陷：与痴呆导致生活自理能力下降有关。

（4）潜在并发症：肺部感染、压力性损伤等。

四、监测与护理

（一）监测

包括 CT 或 MRI 等影像学检查，还要监测记忆力、注意力、语言功能、计算力、视空间、执行功能等认知功能，神经精神症状，日常生活能力，营养、电解质情况，家庭、社会支持系统等。目前，对于老年痴呆药物治疗仍在探索中，早期诊断和干预对延缓疾病的进展起到至关重要的作用。

（二）护理

老年痴呆患者普遍存在记忆功能障碍、自理缺陷、语言沟通障碍等，并且有失能的可能，如护理稍有不慎，往往容易并发其他疾病，比如呼吸系统疾病、骨折、胃肠道疾病、泌尿、感染等。为此，要采取有效的应对措施，做好并发症的预防与护理。老年痴呆患者的护理目标是通过精心的护理，使患者的能力与所处的环境压力相适应，保留原有生活自理能力，从而防止并发症发生，提高生活质量。

1. 安全护理

（1）提供较为固定的生活环境，尽可能避免搬家，来到陌生的地方时，尽量有他人陪同，指导患者熟悉新的环境和路途。在病房走廊铺设防滑砖，外围加装防护扶栏，并适当摆放休闲座椅，供疲累的患者休息。病房内摆设尽量简单、宽敞，给患者足够的活动空间，并有清晰的环境导向标志。

（2）患者外出时尽量有人陪同，或佩戴写有联系人姓名和电话的卡片或手环，以助于走失时被人送回。

（3）加强日常生活的照护，防止跌倒、烫伤、烧伤、误服、自伤及伤人等意外事件的发生。当患者情绪激动出现暴力行为时，不要以暴制暴，保持镇定，尝试转移患者的注意力，找出导致暴力表现的原因，针对原因采取措施，暴力表现频繁出现时，与医生沟通给予药物控制。

2. 日常生活护理

（1）进食：由于老年痴呆患者认知功能下降，不能及时准确地表述自身情况及进食障碍的原因，增加了护理难度。对于不能判断自己是否吃饱，反复要吃的患者，控制每次进食量，少量多餐，保证每日正常的餐量。对于进食时间过长的患者，吃饭过程中反复提醒咀嚼、吞咽。创造一个安静的就餐环境，就餐过程中关闭电视机、收音机等，让患者专注地吃饭。

（2）睡眠：由于老年痴呆患者存在时间定向力障碍，可能分不清白天和晚上，早期即会出现睡眠-觉醒节律紊乱。随着疾病的发展，逐渐加重甚至出现完全的昼夜睡眠模式颠倒。建立有规律的活动及时间表，养成良好睡眠习惯和方式，形成一定的生物钟，每天定时督促患者进行一定活动，增加日间光照。室内灯光照射能达到类似效果，光照的设备可根据具体情况选用床头灯、台灯和落地灯。

（3）如厕：除上述表现外，患者还会出现不能及时找到卫生间的情况，而且这种情况会变得越来越多。制订有规律的如厕时间表，把如厕时间记录下来，寻找规律，按时如厕，如在进餐前后、睡前或每隔两小时如厕一次。如果厕所距离较远，可在卧室放置床边简易坐便器。夜间起夜患者，可将小便壶放置于床旁，家人或照护者协助床上、床旁小便。

3. 精神行为异常护理

老年痴呆患者随着疾病的进展，除了认知功能障碍还会出现精神行为症状。大致可分为4个症状群：情感症状（焦虑、抑郁、易怒）、精神病性症状（幻觉、妄想、淡漠）、脱抑制症状（欣快、脱抑制行为）及活动过度症状（易激惹、激越、冲动控制障碍、攻击性行为）。出现精神行为异常首先分析其原因，主动关心患者，耐心倾听，不要讲道理。保持家庭氛围融洽、温馨，让患者感觉到家的温暖，没有被家庭抛弃。给患者提供喜欢吃的食物、舒缓的运动及锻炼，缓解焦虑抑郁的情绪。

使用疏导、解释或转移注意力等方式减轻激越症状，避免发生争吵，必要时暂时回避。创造安静、舒适、轻松的生活环境，避免环境中噪声、光线等造成刺激，妥善保管好刀剪等危险品。消除刺激幻觉的因素，如墙壁上的图案、影子、镜子，窗户上的反射光线等。出现冲动行事、讲粗话、语出伤人及性欲亢进等表现，不要表现出强烈的反应，要理解这是由于疾病导致的，本着不争辩、不纠正、不正面冲突的原则，防止患者出现脱抑制行为，在安全的前提下，可采取有意忽略的态度，还可转移患者注意力，积极的活动锻炼可减少其脱抑制行为的发生。

4. 开展痴呆症训练活动

从简单的日常生活开始，逐渐到针对性的平衡、肌力训练。并予记忆训练、理解和表达能力的训练等。在医疗护理和日常生活中，给予他们最佳的个人照顾，细心观察，随时指导。

5. 维持现存功能

弥补患者功能上的缺损，帮助患者完成日常各项生活事务，但同时也要给予其自我照顾的机会，尽可能地维持患者尚存的功能，如洗漱、穿脱衣服、用餐、如厕等。兼顾患者的生活习惯和个人兴趣爱好。比如，可以向患者的家属了解，患者平时习惯在什么时候洗澡，喜欢什么文体活动，这样就可以将这些信息纳入管理计划，尽量避免因习惯改变而导致患者困惑。

6. 用药护理

痴呆患者常忘记吃药、吃错药或重复服药，所以患者服药时必须有人在旁陪伴，亲视服药。由于痴呆患者常不能诉说不适，要细心观察患者有无用药不良反应等。对伴有抑郁、幻觉和自杀倾向的患者，要把药品管理好，放在患者拿不到的地方。

7. 心理护理

要有足够的耐心，交流时语言简单易懂，态度温和，积极主动地关心照顾患者，以实际行动关爱、支持和鼓励患者，并鼓励家人多陪伴患者。予患者成年人的尊严，注意保护患者的自尊，不急于否定或批评，不强迫患者、教育患者，要用平常心对待患者的健忘，不责备患者。

8. 制订管理方案

内容包括管理方案的制订时间、患者的基本信息、个人生活护理的需求和方案、活动的需求和方案、专业性护理的需求和方案、行为管理的需求和方案。

9. 管理方案的实施

（1）管理者应确保护理团队掌握护理痴呆患者的基本知识和技能。

（2）所有护理人员和相关工作人员都需要理解和熟悉管理方案，明确自己的任务、要求、权限和责任。要确保护理人员充分了解他们所管理的每一位痴呆患者的能力和需求，能够为痴呆患者提供恰当的照顾和服务。

（3）在实施过程中，护理人员需要得到培训、督导和支持。管理者要帮助护理人员采取灵活有效地解决方法，及时调整管理策略，预防问题的发生，并能够适应痴呆患者不断地变换。护理团队的管理者要具备为护理人员进行示范和指导的能力。

（4）护理团队及工作人员的编制，应确保痴呆患者能得到足够的照顾和帮助。

（5）管理者、护理团队和其他工作人员应和痴呆患者的家庭成员建立"管理伙伴"关系，从而使患者获得最佳生活品质。

（6）管理者需要评估工作流程，支持一线的护理人员在与痴呆患者的实时互动中采取有效方法来解决问题。一旦护理人员成功地照顾了痴呆患者，就需要得到认可和鼓励。

第八节 骨质疏松症

一、概述

骨质疏松症（osteoporosis，OP）是一种以骨量降低和骨组织微结构破坏为特征，导致骨脆性增加和易于骨折的代谢性骨病，系由各种原因引起的一种全身性骨骼疾病。骨质疏松按病因可分为原发性和继发性两类，原发性骨质疏松又分为绝经后骨质疏松症（1型）、老年骨质疏松症（Ⅱ型）和特发型骨质疏松症（包括青少年型）3种。

骨质疏松是老年人的常见病之一，其严重后果是脆性骨折。据报道，全球目前约有2亿人患有骨质疏松症，其发病率跃居世界各种常见病的第7位。到2050年，全球60岁以上的老年人口数量将上升到20亿，超过了儿童（0~14）人数，占全球人口总量的22%。随着社会老龄化进程加快及人们生活方式的转变，骨质疏松症的发病率日益增加，已成为威胁中老年人健康的全球性的公共卫生问题，其危害度仅次于心血管疾病。骨质疏松症早期可无临床症状，随着病程的进展，骨量持续丢失，骨小梁破坏、消失，引起周身疼痛、乏力、脆性骨折等临床症状，且由此导致的失能、抑郁、失眠等并发症，严重影响着患者的生理及心理健康，给社会、家庭及个人造成沉重的经济负担和巨大的痛苦。

二、病因与发病机制

（一）年龄因素

年龄因素是骨质疏松症发生的根本因素。老年期的骨量丢失合并骨转换的减慢是老年骨质疏松症的主要病理表现。有实验表明，在性激素水平正常的情况下，骨髓中的骨细胞随着年龄的增加而减少，并导致骨质疏松。成骨细胞生成的减少同时伴随着脂肪生成增加、破骨细胞生成减少，是骨质疏松症的主要原因。

（二）遗传学因素

遗传因素对年轻时骨峰量的峰值高低、随后的骨质丢失速度及骨质疏松症的形成有重要影响。成熟期的骨量即骨峰值（peak mass）对于骨质疏松症的发生具有重要影响。一般认为，骨量获得过程中存在遗传因素的影响，50%~60%的骨峰值由遗传决定成熟期的骨量和老年期的骨量丢失决定患者骨量多少，这两种因素决定了70岁时的骨量含量。

（三）性腺功能减退

老年人性腺功能减退引起的性激素分泌减少是导致骨质疏松症的重要因素之一。雄性激素参与骨代谢，有促进蛋白合成作用，对骨基质的合成有促进作用，从而有人把雄激素减少看成男性老年骨质疏松症的主要原因。老年女性因雌激素缺乏使甲状腺C-细胞对钙离子的敏感性下降，从而减少降钙素的分泌，肾 $1,25-(OH)_2D_3$ 合成发生障碍，从而使肠钙的吸收减少，此外，雌激素不足时，骨对甲状旁腺素（PTH）的敏感性增加，骨质吸收作用加强，导致骨质丢失。

（四）钙调节类激素改变

人体有3种钙调节激素调节钙磷代谢和维持血钙浓度稳定，即降钙素（CT）、甲状旁腺激素（PTH）及活性维生素 $D[1,25-(OH)_2D_3]$。降钙素可使破骨细胞内的钙离子转移至线粒体内，从而抑制破骨细胞的活性，并可抑制大单核细胞向破骨细胞的转化。大剂量PTH抑制成骨细胞而使大单核细胞转化为破骨细胞，从而增加骨质的吸收。$1,25-(OH)_2D_3$ 既能促进骨吸收，又能促进骨形成。老年人各器官的功能出现衰退，肾功能显著下降，肌酐清除率降低，导致血磷升高，继发性使PTH上升，骨吸收增加，骨钙下降。老年人肾内 $1-a$ 羟化酶活性下降，使 $1,25-(OH)_2D_3$ 合成减少，肠钙吸收下降，又反馈性使PTH分泌上升。同时C细胞功能衰退，CT分泌减少，骨形成下降。

（五）失用性因素

各种原因的失用如石膏固定、瘫痪或严重关节炎等，由于运动活动减少，肌肉力量衰退，对骨骼和成骨细胞的机械刺激减弱，造成肌肉萎缩，骨形成减少，骨质吸收增加，而绝对卧床不活动每个月约可丢失骨质量的

1%，从而造成骨质疏松症。

（六）营养缺乏

营养状况及矿物盐的摄取对骨量的积累和维持有重要影响。老年人由于消化系统功能减退，易出现营养素及微量元素摄入不足，影响成骨细胞的活性，导致骨形成的减少。人体元素中骨钙约占人体总钙量的99%，若饮食中长期缺钙（每日不足400mg），可引起继发性甲状旁腺功能亢进，促进骨质吸收，也可致骨质疏松症。

（七）日照偏少

日光可促进人体中的维生素D活化，活化的维生素D才能促进钙的吸收。人体维生素D3一半来源于食物，另一半来自日光照射。老年人光照不足，可致维生素D3缺乏，导致骨质疏松。

三、临床评估与判断

（一）临床评估

1. 临床表现

（1）骨痛和肌无力：早期无症状，仅在X线摄片或骨密度测量时被发现。较重者常诉腰背疼痛、乏力或全身骨痛。骨痛通常为弥漫性，无固定部位，检查不能发现压痛点。仰卧或坐卧时疼痛减轻，直立后伸、久坐时疼痛加剧；日间疼痛减轻，夜间和清晨醒来时疼痛加重。乏力常于劳累或活动后加重。负重能力下降或不能负重。

（2）骨折：常因轻微活动、创伤、弯腰、负重、挤压或摔倒发生骨折。脊柱压缩性骨折多见于绝经后骨质疏松症，可引起驼背和身高变矮，多在突发性腰背疼痛后出现。髋部骨折多在股骨颈部，以老年性骨质疏松症多见。

（3）脊柱变形：骨质疏松严重的患者可有身高缩短或驼背。女性65岁时比自身最大身高缩短4cm以上，75岁时缩短可在9cm以上。驼背特点是呈弧形，故又称老年圆背（roundback），并进行性加重。

（4）并发症：驼背和胸廓畸形患者可出现胸闷、气短、呼吸困难，甚至发绀等表现；肺活量、肺最大换气量和心排出血量下降，极易并发上呼吸道和肺部感染。髋部骨折者常因感染、心血管病或慢性衰竭而死亡；幸存者生活自理能力下降或丧失，长期卧床加重骨丢失，使骨折难愈合。

2. 国际骨质疏松症基金会骨质疏松症风险测试

测试内容见表 11-13。

表 11-13　国际骨质疏松症基金会骨质疏松症风险测试内容

	编号	问题	回答
不可控因素	1	父母曾被诊断为骨质疏松或曾在轻摔后骨折？	是否
	2	父母中一人有驼背？	是否
	3	实际年龄超过 40 岁？	是否
	4	是否成年后因轻摔后发生骨折？	是否
	5	是否经常摔倒(去年超过一次)，或因为身体较虚弱而担心摔倒？	是否
	6	40 岁后的升高是否减少超过 3cm 以上？	是否
	7	是否体质量过轻(BMI 值少于 19kg/㎡)？	是否
	8	是否曾服用类固醇激素(例如可的松、泼尼松)连续超过 3 个月(可的松通用于治疗哮喘、类风湿关节炎和某些炎性疾病)？	是否
	9	是否患有类风湿关节炎？	是否
	10	是否被诊断出有甲状腺功能亢进或是甲状旁腺功能亢进、1 型糖尿病、克罗恩病或乳糜泻等胃肠疾病或营养不良？	是否
	11	女士回答：是否在 45 岁或以前就停经？	是否
	12	女士回答：除了怀孕、绝经或子宫切除外，是否曾停经超过 12 个月？	是否
生活方式	13	女士回答：是否在 50 岁前切除卵巢有没有服用雌/孕激素补充剂？	是否
	14	男士回答：是否出现过阳痿、性欲减退或其他雄激素过低的相关症状？	是否
可控因素	15	是否经常大量饮酒？	是否
	16	目前习惯吸烟或曾经吸烟？	是否
	17	运动量少于 30min/d(包括做家务、走路和跑步等)？	是否
	18	是否不能服用乳制品，有没有服用钙片？	是否
	19	从事户外活动时间是否少于 10min/d，有没有服用维生素 D？	是否
结果判断	上述问题，只要其中有一题回答结果为"是"，即为阳性，提示存在骨质疏松症的危险，并建议进行骨密度检查或 FRAX 风险评估		

3. 亚洲人骨质疏松自我筛查工具(osteoporosis sel-assessmento forAsans, OSTA)

此工具根据亚洲八个国家和地区绝经后妇女的研究，收集多项骨质疏松危险因素并进行骨密度测定，得出能最好体现敏感度和特异度的 2 项建议筛查指标，即年龄和体重。计算方法：[体重(kg)-年龄(岁)]×0.2，结果评定如表 11-14。

表 11-14 OSTA 结果评定

风险级别	OSTA 指数
低	>1
中	-4~-1
高	<-4

4. 骨质疏松骨折的风险预测

世界卫生组织推荐的骨折风险预测简易工具（FRAX）可用于计算 10 年内发生髋部骨折的概率及任何主要骨质疏松骨折发生概率。FRAX 的计算参数包括股骨颈骨密度和临床危险因素。在没有骨密度测定条件时，FRAX 提供了仅用 BMI 指数即身体质量指数，简称体质指数和临床危险因素进行评估的计算方法。

在 FRAX 中明确的骨折常见危险因素有年龄、性别、低骨密度、低体质指数（$\leqslant 19 kg/m^2$）、既往脆性骨折史、父母髋骨骨折、接受糖皮质激素治疗（任何剂量，口服 3 个月或更长时间）、吸烟、过量饮酒，合并其他引起继发性骨质疏松的疾病和类风湿关节炎等。

美国指南中提到 FRAX 工具计算出髋部骨折概率≥3%或任何重要的骨质疏松性骨折发生率≥20%时，视为骨质疏松性骨折高危患者；欧洲一些国家的治疗阈值髋部骨折概率≥5%。在临床实践中应根据患者的具体情况而定。

（二）临床判断

1. 医疗诊断

由于骨强度与骨质量在临床上较难检测，而骨密度（bone mineraldensity，BMD）的高低与骨折的危险性密切相关，因此，目前临床上用于诊断骨质疏松症的通用指标是发生了脆性骨折和/或 BMD 低下。

脆性骨折：即为轻微暴力下发生的骨折。常见有椎体骨折、股骨颈骨折及 Coles 骨折，是骨强度下降的最终体现。所以只要有过脆性骨折史即可诊断为骨质疏松。

2. 骨密度测量

BMD 测量是利用 X 线和其他技术对人体骨质含量(BMC)、BMD 和全身体质成分进行无创性定量分析的方法。它是目前诊断骨质疏松、预测骨质疏松性骨质以及监测自然病程或药物干预疗效的最佳定量指标。其中，双能 X 线骨密度仪（DXA）测量的 BMD 为国际学术界公认的诊断骨质疏松症的金标准。

（1）诊断标准：参照 1994 年世界卫生组织建议的白种人妇女骨质疏松症的诊断标准，即：

①骨量正常：骨密度低于同性别、同种族健康成人的骨峰值不足一个标准差。

②骨量减少：骨密度低于同性别、同种族健康成人的骨峰值 1~2.5 个标准差。

③骨质疏松：骨密度等于或低于同性别、同种族健康成人的骨峰值 2.5 个标准差以下。

④严重骨质疏松：骨密度降低程度符合骨质疏松诊断标准，同时伴有一处或多处骨折为严重骨质疏松。

测定部位的骨密度对预测该部位的骨折风险价值最大。临床上常用的推荐测量部位为 L1~L4 和股骨颈，诊断时要结合临床情况具体分析。

（2）BMD 测定的临床指征包括以下几点：

①女性 65 岁以上和男性 70 岁以上者。

②女性 65 岁以下和男性 65 岁以下，有一个或多个骨质疏松危险因素者。

③有脆性骨折史的成年人。

④各种原因引起性激素水平下降的成年人。

⑤X 线摄片已有骨质疏松改变者。

⑥接受骨质疏松治疗、进行疗效监测者。

⑦患有影响骨代谢疾病或使用骨代谢药物史者。

⑧IOF 骨质疏松症一分钟测试题回答结果阳性者。

⑨OSTA 结果≤-1 者。

3. 常见护理问题

（1）疼痛：与骨质疏松、骨折有关。

（2）功能受限：与骨质疏松、骨骼变形、骨折有关。

（3）有跌倒的危险：与骨质疏松有关。

四、监测与护理

（一）监测

骨质疏松又称为"寂静的杀手"，直至骨质疏松严重时才会出现疼痛、身体变形和发生脆性骨折等临床表现。但较多骨质疏松患者早期常无明显的自觉症状，常在骨折发生后经 X 线或骨密度检测时才发现有骨质疏松。

1. 疼痛

约 60% 的患者存在不同程度的骨痛。患者可有腰背疼痛或全身疼痛，负重增加后疼痛加重或活动受限，严重时翻身及起坐有困难。

2. 脊柱变形

椎体压缩性骨折会导致胸廓畸形、腹部受压等，甚至出现限制性通气障碍、呼吸衰竭、肺部感染、便秘及消化不良等。

3. 骨折

轻度外伤或日常活动后易发生骨折。发生骨折的常见部位有胸、腰椎，髋部，桡、尺骨远端及肱骨近端。发生一次脆性骨折后，再次发生骨折的危险性明显增加。

（二）护理

1. 骨质疏松症防治对象的选择

骨质疏松症的初级预防对象是未发生过骨折但有骨质疏松症危险因素或已有骨量减少（-2.5<T≤1）者，应防止发展为骨质疏松症，以避免发

生第一次骨折。二级预防是指已有骨质疏松症（T≤-2.5）或已发生过骨折，以避免初次骨折或再次骨折。

2. 骨质疏松防治的基本措施

骨质疏松的防治被称为"金字塔"样模式。模式的第一步是基本措施及生活方式干预，包括摄入充足的钙和维生素 D、适当的体力活动和预防跌倒。模式的第二步是寻找和治疗引起骨质疏松症的危险因素。模式的第三步是药物干预。以提高骨密度和降低骨折的发生率。

（1）规律的体力活动：运动可增强活动能力、增加肌肉强度、提高机体的协调性、改善平衡能力及减少摔倒的危险。研究表明，治疗性运动可以维持或增加绝经后妇女的骨密度。老年人运动可以增加平衡能力和自信心，有利于预防摔倒，如练习太极拳，散步等。

（2）充足的钙营养：我国营养学会提出成人每日钙摄入推荐量 800mg 是获得理想骨峰值、维护骨骼健康的适宜摄量，绝经后妇女和老年人每日钙摄入推荐量为 1000mg。我国老年人每日从饮食中获得钙量约 400mg，故每日应补充 500~600mg 钙剂。钙剂的选择应充分考虑其安全性与有效性，应与其他药物联合应用。

（3）充足的维生素 D 营养：维生素 D 缺乏和作用不足在老年性骨质疏松症和骨质疏松性骨折的发生中具有重要的作用。我国骨质疏松症诊疗指南中规定成年人维生素 D 推荐剂量为 400IU/d（10μg/d），老年人因缺乏日照和摄入及吸收障碍常有维生素 D 缺乏，故推荐剂量为 600IU/d（15μg/d）。研究表明，较高的维生素 25-(OH)D 水平可能有利于健康，合适的25-(OH)D 水平应为 70~80mmol/L。要达到该水平老年人需要补充大量的维生素 D（800-1600IU/d）。老年人因肾脏合成维生素 D 的能力下降，宜使用活性维生素 D 制剂用于骨质疏松症的防治。

（4）预防摔倒和骨骼保护：60 岁以上的老年人有 30%在 1 年至少发生 1 次摔倒，随着年龄的增大摔倒的危险性大大增加。因此，预防跌倒对于老年人具有重要意义。研究表明，使用髋部保护器有助于降低老年人髋部骨折的发生率，因此，具有骨折危险的老年人应使用髋部保护器。

3. 心理疏导

(1) 老年骨质疏松症患者病程长，见效慢，个别患者疼痛明显，行动不便，有心理障碍，应理解尊重，建立良好护患关系，减轻或消除不良情绪，积极配合治疗，利于疾病康复。

(2) 加强对老年患者的宣教，使其了解疾病的程度，正确引导患者做好长期治疗的心理准备，同时介绍疾病康复病例，增强其治疗信心。

(3) 协助老年人及家属适应其角色与责任，减少对老年人治疗和康复不利的因素。

4. 用药管理

(1) 遵医嘱及时正确用药，慎用激素类药物，注意观察药物的疗效及不良反应。

(2) 钙剂和维生素 D 是基础用药。尽可能通过饮食摄入充足的钙，服用钙剂最好在用餐时间外服用，空腹服用效果最好，不可与绿叶蔬菜一起服用，鼓励患者多饮水以减少泌尿系结石的发生；不同种类钙剂中碳酸钙含钙量最高，吸收率最高。目前国内市场上用于治疗骨质疏松症的活性维生素 D 及其类似药物，不需要肾脏 1α 羟化酶羟化就有活性，具有提高骨密度，减少跌倒，降低骨折风险的作用。

(3) 临床研究已证明绝经激素治疗 (menopausal homone therapy, MHT)

包括雌激素补充疗法 (estrogen therapy, ET) 和雌、孕激素补充疗法 (estrogen plus progestogen therapy, EPPT 是防治绝经后骨质疏松症的有效措施，性激素必须在医生的指导下使用，定期进行妇科检查和乳腺检查，定期监测肝功能。

(4) 降钙素能抑制破骨细胞的生物活性，减少破骨细胞的数量，减少骨量丢失并增加骨量。服用降钙素应注意观察不良反应，如食欲减退、恶心、面色潮红等。

(5) 服用阿伦磷酸钠时为避免药物对食管胃部的刺激，建议晨起空腹服药，200~300ml 开水送服，服药后 30min 不能平卧，应站立或坐立，以减少消化道刺激。期间不能进食牛奶、果汁等饮料。首次口服或静脉注射含氮双磷酸盐可出现一过性发热、骨痛和肌痛等类流感样不良反应。下颌骨坏死主要见于使用静脉注射双磷酸盐的肿瘤患者，发生率不等，为 1%~15%。

5. 饮食管理

指导患者饮食均衡，合理膳食。摄入含钙和维生素 D 丰富的食物；减少盐的摄入量；适当控制含磷高的食物；增加含维生素 C 和含铁食物的摄入；增加奶制品的摄入。改变不良的生活习惯，避免饮酒、喝浓茶及碳酸饮料。

6. 运动管理

老年人适当运动可保持骨量，减少骨丢失，提高骨密度与预防跌倒，预脆性骨折。

（1）运动原则：包括个体原则、评定原则和产生效应原则。个体原则指根据个体身体状态与运动功能的差异，选择适合的运动方式；评定原则指每个人在选择运动方式时应进行营养、脏器功能等方面的评估；产生骨效应原则指负重、抗阻、超负荷和累积的运动可以产生骨效应，抗阻运动具有部位特异性，即承受应力的骨骼骨量增加。

（2）运动方式：以负重运动、抗阻力运动为宜。例如：快步走、哑铃操、划船、蹬踏运动等。

（3）运动频率与强度：建议做负重运动每周 4~5 次，抗阻力运动每周 2~3 次。强度以每次运动后肌肉有酸胀感，休息后次日此种感觉消失为宜。

7. 健康指导

加强预防跌倒的宣传教育和保护措施，如家庭、公共场所防滑、防碰撞措施。指导患者维持良好姿势，改变体位时动作应缓慢。必要时可指导老年人使用手杖和助步器，以增加其活动时的稳定性。衣服和穿着要合适，大小适中，且有利于活动选择合适的衣裤。

第九节　肌少症

一、概述

肌少症或称"肌肉减少症"源于希腊语，最早由美国塔夫茨大学教授

Irwin Rosenberg 于 1989 年提出。2010 年欧洲老年肌少症工作组（European Working Group on Sarcopeniain Order People， EWGSOP）发表了肌少症共识。此后，国际肌少症工作组（InternationalWarking Group on Sarcopenia.Ws）也有了新共识，将肌少症定义为："与增龄相关的进行性、全身肌肉量减少和/或肌强度下降或肌肉生理功能减退"。肌少症与活动障碍跌倒低骨密度及代谢紊乱密切相关，是老年人生活功能逐渐减退的重要原因和表现之一。肌少症会增加老年人的住院率及医疗花费，严重影响老年人的生活质量，甚至缩短老年人的寿命。

二、病因及发病机制

随着年龄的增长，肌少症发病率逐渐增加，其增龄之间的关系已被证实。人类的骨纤维分为Ⅰ型和Ⅱ型，其中Ⅰ型为慢肌纤维，Ⅱ型为快肌纤维。肌少症主要与Ⅱ型肌纤维的减少密切相关。增龄除了引起骨骼肌纤维量的减少之外，激素水平变化、营养摄入减少、蛋白质合成与分解失衡、神经一肌肉功能衰退及运动单位重组、线粒体及染色体损伤、炎性因子与自由基氧化损伤及卫星细胞的修复受损细胞凋亡、热量和蛋白质摄入改变等均与肌少症有关，这些均是衰老相关的多因素综合作用的结果。目前尚无明确的首要致病因素，但对以下几个观点较为认可。

（一）运动减少

增龄相关的运动能力下降是老年人肌肉量丢失和强度下降的主要因素。长期卧床者肌肉强度的下降要早于肌肉量的丢失，活动强度不足导致肌力下降，而肌肉无力又使活动能力一步降低，最终肌量和肌肉强度均下降。较多研究提示老年人进行阻抗运动能显著增加肌肉量、肌肉强度和肌肉质量。

（二）神经一肌肉功能减弱

运动神经元的正常功能对肌纤维的存活是必需的，在肌少症发病机制中 a 运动神经元的缺失是关键因素，研究发现老年人 70 岁以后运动神经元数量显著减少，a 运动神经元丢失达 50%，显著影响下肢功能。老年时期 a 运动神经元数量的显著减少直接导致肌肉协调性下降和肌肉强度的减弱。在肌肉纤维数量上，对成人肌肉的研究发现，90 岁时肌肉中Ⅱ型和Ⅰ型纤维含量仅为年轻人的一半。老年时期，由于肌肉卫星细胞数量和募集能力下降，导致Ⅱ型纤维比Ⅰ型纤维下降更显著。星状细胞是肌源性干细胞，可在再生过程中被激活，分化为新肌纤维和新星状细胞，但是这种再生过程在应对损伤时将导致Ⅰ型纤维不平衡和数量减少，且老年人肌肉更易损和难修复。

（三）增龄相关激素变化

胰岛素、雌激素、雄激素、生长激素和糖皮质激素等的变化参与肌少症的发病。肌少症时，身体和肌细胞内脂肪增加，这与胰岛素抵抗有关。实验已证实老化肌细胞接受胰岛素作用后，蛋白合成能力明显降低。雌激素对肌少症的发病作用存在不一致的证据。男性睾酮水平随增龄每年下降 1%，这在男性肌少症发病中起重要作用。很多研究显示老年男性低睾酮水平与肌肉量、强度和功能的下降均相关，有研究发现，与安慰剂比较，睾酮能显著增加全身瘦体质、握力，而脂肪质量减少。这种作用具有剂量依赖性。此外，老年人维生素 D 缺乏非常普遍，多项研究证实维生素 D 缺乏是肌少症的危险因素，并且1, 25 双羟维生素 D 水平降低与肌肉量、肌肉强度、平衡力下降和跌倒风险增加相关。

（四）促炎性反应细胞因子

促炎性反应细胞因子参与老年人肌少症的发病，研究发现血 IL-6、TNF-α 和 C 反应蛋白水平与肌量、肌肉强度有关。荷兰老年人群的研究提示高水平 IL-6 和 C 反应蛋白使肌量和肌肉强度丢失风险增加。这些炎性反应细胞因子增高引起肌肉组织合成代谢失衡，蛋白分解代谢增加。老年人炎性反应细胞因子长期增高是肌少症的重要危险因素。

（五）肌细胞凋亡

肌肉活检显示老年人肌细胞凋亡显著高于年轻人，这是肌少症的基本发病机制，肌细胞凋亡与线粒体功能失常和肌肉量丢失有关。研究证实肌少症主要累及Ⅰ型肌纤维更容易通过凋亡途径而死亡。增龄、氧化应激、低生长因子以及完全制动等可触发胱天蛋白酶依赖或非依赖的凋亡信号通路。

（六）遗传因素

骨骼肌质量与力量是肌少症研究中最常见的两种表型，两者在个体间差异较大，其中遗传因素是引起差异的重要因素，可能是由于不同个体间的生长激素及其受体、转运蛋白、肌肉生长抑制激素及某些细胞因子的表达水平不同造成的蛋白更新差异所致。分子遗传学研究显示，遗传因素在骨骼肌质量表型中占45%~90%，在肌力中占30%~85%。目前关于肌少症遗传方面的研究还存在很多未知数。

（七）营养因素

已证实老年人合成代谢率降低30%，其降低究竟与老年人营养、疾病、活动少有关，还是仅与增龄有关，仍有争议。老年人营养不良和蛋白质摄入不足可致肌肉合成降低，已有研究证实氨基酸和蛋白补充可直接促进肌肉蛋白合成，预防肌少症，推荐合适的饮食蛋白摄入量为1.0~1.2g/(kg·d)。

三、临床评估与判断

（一）临床评估

1. 肌量评估

双能X线吸收测定法（dual-energy X-ray absorptiometry，DXA）是目前评估肌量最常用的方法，依据身体成分对X线吸收率不同来区分骨骼和软组织，可精确区别全身和局部肌肉、脂肪和骨骼量，且费用低廉，放射剂量小。近十余年国内双能X线骨密度仪已普及，但主要用于骨密度的测定。1998年Baumgartner等基于DXA肌肉量测量，提出了肌量减少的诊断标准。该标准以身高校正后的四肢肌量为参照指标［四肢肌量(kg)/身高 2 (m^2)］，如低于青年健康人峰值的2SD可诊断肌量减少。由于人种不同，不同地区的诊断切点有所差异，亚洲肌少症工作组（Asican working group of sarcopenia，AWGS）将诊断阈值设定为：男性<7.0kg/m^2，女性<5.4kg/m^2为肌量减少。欧洲肌少症工作组将诊断切点设定为：男性<7.26kg/m^2，女性<5.45kg/m^2。国际肌少症工作组的诊断切点设定为：男性<7.23kg/m^2，女性<5.67kg/m^2。CT和MRI曾为评估肌量的金标准，可以精确区分肌肉、

脂肪以及其他软组织，主要用于特殊部位横切面的分析，如肢体肌量测定。但其操作难度较大，费用昂贵。同时，CT 因具有较大的放射性也限制其用于全身肌肉量的评估。

生物电阻抗测定（bioelectrical impedance analysis，BIA），通过向体内引入小量交流电，计算电流在体内肌肉中的水传导及阻抗信息，进而推算出体内肌肉含量。这种检测方法与 MRI 相关性良好、方便携带、价格低廉、操作快捷、无创、无辐射，缺点是检测结果受机体含水量影响，适用于筛查。不同国家或地区、不同学会以 BIA 为测量工具诊断肌少症标准有所不同。亚洲肌少症工作组建议男性和女性肌肉量减少的切点分别为 $7.0kg/m^2$ 和 $5.7kg/m^2$。

2. 肌力评估

评估肌少症患者的肌力时，最常采用的是简单易行的握力测定法。握力测定与下肢肌力、膝关节屈伸力、腓肠肌横截面积有良好相关性。亚洲肌少症工作组建议诊断切点为男性<26kg、女性<18kg 为肌力减弱。欧洲肌少症工作组建议诊断切点：男性握力<30kg，女性握力<20kg 为肌力减少。

3. 肌肉功能评估

评估肌肉功能的方法较多，最常用的包括简易机体功能评估法（short physical performance battery，SPPB）、日常步速评估法、站起步行试验以及爬楼试验等。SPPB 由 Guralnik 于 1994 年首度应用，一共有三项内容，分别是三姿平衡测试、步速测试、椅上坐-站测试。SPPB 是美国国家衰老研究院认可的老年人评定项目，应用较为广泛，单项测试分值为 4 分，总分为 12 分。若总分≤8 分，则肌肉功能下降。为提高测试的精度，每项测试通常重复测量 2~3 次，取最短时间值。SPPB 被多次证实能较好地评定体弱老年人的日常活动能力，较低的 SPPB 得分预示着老年人未来 4 年住院和死亡的可能性较大。

（1）三姿平衡测试：该测试要求受试者用三种姿势站立，第一种姿势为并脚站立，第二种姿势为前脚脚后跟内侧紧贴后脚脚拇指站立，第三种姿势为双足前后并联站立，受试者可用手臂或其他方式保持平衡，但不能移动足底。评分标准：第一种、第二种姿势站立超过 10s 得 1 分，少于

106 得 0 分；第三种姿势站立超过 10s 得 2 分，3~10s 得 1 分，3s 以内得 0 分。

（2）步速测试：该测试要求用胶带在地面标注 4m 的直线距离，测试区域前后保留 2m 的无障碍空间。受试者可借助拐杖等工具完成 4m 行走（鼓励尽量不用工具），要求受试者用平常步速。评分标准：≤4.82s 得 4 分；4.82~6.20s 得 3 分；6.21~8.71s 得 2 分；>8.70s 得 1 分；不能完成得 0 分。

（3）椅上坐–站测试：受试者坐在距地面约 40cm 的椅子上，椅子后背靠墙。要求受试者双手交叉放在胸，最快的速度反复站起–坐下 5 次，记录所需时间。该测试可反映老年人的下肢力量、协调性以及平衡能力。评分标准为：≤11.19s 得 4 分；11.20~13.6s 得 3 分；13.70~16.69s 得 2 分；>16.7s 得 1 分；>60s 或不能完成得 0 分。

（二）临床判断

1. 医疗诊断

肌少症的诊断标准包括 3 个要素：肌量减少、肌力减少和肌肉功能减退，欧洲和国际肌少症工作组对肌少症的诊断标准达成了共识，采用符合 1+2 和/或 3，即：

（1）骨骼肌质量指数（SMI）：即通过 DXA 测定（双能 X 线骨密度仪）的四肢骨骼肌质量与身高平方的比值。DXA 是目前评估肌量最常用的方法，可精确区别全身和局部肌肉、脂肪和骨骼量。

（2）肌肉强度：通过测量握力法体现，最常使用的是简易的握力测定法。

（3）肌肉功能：目前最常用的是日常步速评估法，能很好地反映机体功能，有一定的预测价值。亚洲肌少症工作组建议 65 岁以上的老年人日常步速≤0.8m/s 时需要进一步检测肌肉量。

2. 常见护理问题

（1）衰弱：与疾病有关。

（2）营养不良：与营养素缺乏有关。

（3）有跌倒的危险：与肌少症有关。

四、监测与护理

（一）监测

1. 活动能力下降，日常活动（如行走、坐立等）完成困难，甚至导致平衡障碍、易跌倒等。

2. 肌肉数量减少，易发生骨质疏松症或骨折，肌肉数量与骨密度呈同步变化，其发生可能性是正常肌量人群的 3 倍。

3. 肌肉功能减退，体重、去脂体重明显降低，活动及握力等力量表现明显下降，下肢屈肌衰退较伸肌显著，而下肢肌力的显著衰退直接影响到平衡功能，导致老年人摔倒，失能等一系列不良后果的发生。

（二）护理

肌肉骨骼疾病已经成为危害老年人健康最重要的慢性病。高龄后骨量和肌肉均减少或称肌肉骨骼老化，随着脂肪浸润增加，呈现肌纤维和骨矿含量减少的复合进程。肌肉骨骼老化的功能减低会导致平衡力降低、容易摔倒、易发生骨折，进而增加老年人的致残率和致死率。需采取综合防护措施。

1. 运动疗法

国外近 20 年的研究表明：虽然有氧运动和力量训练都能提高老年人的身体功能，但力量训练却是增加老年人肌肉质量及力量的主要手段；老年人进行力量训练能明显逆转骨骼肌质量减少症，即使对于 90 岁以上的老年人也不例外；骨骼肌虽然是最早衰老的组织之一，但由于肌肉干细胞的存在，可塑性较强，并对力量训练所引起的机械刺激敏感。患者肌肉功能评价指标中力量增长率（rate of force development，RFD）与老年人日常活动能力的关系更密切，可较好地评定老年人肌肉和神经的协调性。RFD 表明力量随时间增加的幅度（RFD=Δ 力/Δ 时间），时间通常指肌肉收缩前 200ms 的时间，因此，通常 RFD 等于 Δ 力/0.2s。RFD 还与肌肉中 I 型肌纤维的含量和比例有关，衰老过程主要伴随 II 型肌纤维质量的减少，力量训练应致力于提高老年人（尤其是 70 岁以上老年人）的 RFD。

老年人运动方式的选择需要因人而异。分别采用主动运动和被动活动，肌肉训练与康复相结合的手段，达到增加肌量和肌力，改善运动能力和平衡能力，进而减少骨折的目的。研究证实，坚持5个月以上的长期运动锻炼（30~45min/次，3次/周）可以明显改善预后。每周2~3次的抗阻训练可以有效改善肌无力的症状，增加肌量、肌肉功能和步速等。不宜实施运动锻炼的老年人可以采用全身肌肉电刺激法。总之运动明显改善患者生命质量，显著提高肌量和肌力，同时促进食欲和血液循环，提高免疫力和改善体质。

2. 营养疗法

营养素缺乏及其导致的肌蛋白合成减少是肌少症发生和进展的重要原因之一。低营养摄入是仅次于老年性厌食而导致肌少症的重要危险因素。因此低营养摄入是造成老年人肌少症的重要原因，也可能成为防治肌少症的切入点之一。有报道称15%的老年人仅摄入每日蛋白质推荐量的75%，一项长期随机对照研究显示服用必需氨基酸可增加健康老年人全身瘦体质（lean body mass，LBM）和肌蛋白基础合成率，从而预防肌肉减少症。Ω-3脂肪酸可刺激老年人肌蛋白合成，足够的蛋白摄入可明显改善甚至逆转肌少症病情。

表11-15 部分食物中优质蛋白质的含量[mg/(100g可食部)]

食物	含量	食物	含量
海参(干)	76.5	鸡肝	18.2
猪皮	26.4	羊肉(瘦)	17.3
鸡肉	21.5	草(带、黄)鱼	17
兔肉	21.2	猪肉(瘦)	17.7
猪肝	21.3	鸭肉	16.5
对虾	21	猪肾	15.5
鲫鱼	21	鸡蛋	14.7
牛肉(瘦)	20.3	羊奶	4
猪心	19.1	牛乳	3.3

大多数老年人存在热量和蛋白质摄入不足，如果饮食中营养不足，或存在其他过度消耗因素时，应考虑蛋白质或氨基酸营养补充治疗。充足的蛋白摄入 [1~1.2g/(kg·d)] 亦可以提高肌量和部分肌肉功能。特别是富含亮氨酸等必需氨基酸的乳清蛋白联合维生素 D 可能增加肌量和爬楼梯的能力。

3. 抗氧化剂及维生素 D 补充

在肌少症中，骨骼肌中的氧化损伤及增生与肌肉纤维和功能的丧失有关。此外，氧化应激带来的线粒体和核 DNA 损伤的积累渐渐损害其功能，从而导致细胞的死亡，最终，活性氧可以直接破坏肌肉组织。因此，抗氧化剂（类胡萝卜素、维生素 E 和维生素 C）在治疗肌少症中发挥着重要的作用。

动物实验表明，在肌纤维膜上存在许多维生素 D 受体，维生素 D 可以触发肌肉蛋白质的合成、骨骼肌细胞增生、骨骼肌 II 型肌纤维数量的增加及体积的增大，然而，维生素 D 缺乏的现象随着年龄增加不断加重。伴随年龄的增长，骨骼肌上的维生素 D 受体表达减少加重了老年人维生素 D 的缺乏。根据国际最新指南建议，对所有肌肉减少症的老年人进行血清25(OH)D 水平的检测，给予足够剂量的维生素 D 使血清 25(OH)D >100nmol/L 应作为一项辅助的疗法；维生素 D 的补充形式可以是 VD2 或 VD3。1 周内补充 50 000IU 剂量的维生素 D 是安全的。根据我国最新的《中国老年患者营养支持治疗专家共识——肌肉减少症的营养支持》，应将补充维生素 D 纳入辅助治疗，以减少跌倒和骨折的发生，维生素 D 补充剂量应至少为 700~1000IU/d。

4. 药物

目前还没有以肌少症为适应证的药物，临床上治疗其他疾病的部分药物可能使肌肉获益，进而扩展用于肌少证。包括同化激素（睾酮、合成类固醇激素）、β 肾上腺能受体兴奋剂、血管紧张素转换酶抑制剂、生长激素等。

5. 家庭关系以及离异或丧偶情况

对患者健康相关生命质量（health related quality of life，HRQOL）也有显著影响，应对离异或丧偶者予以更多的帮扶和关爱。

第十节 尿路感染

一、概述

尿路感染指的是病原体侵犯尿路黏膜或组织引起的尿路炎症。根据感染发生的部位分为上尿路感染和下尿路感染。尿路感染是老年人最常见的细菌感染之一，65~75 岁老年女性患病率为 20%，80 岁以上增加到 20%~50%。大多数老年人尿路感染没有明显症状，但是老年人发生菌血症的常见病因。国外研究发现，社区和长期照护机构中 70 岁老年人菌尿发生率是 20% 和 50%；无症状细菌尿男性为 15%~30%，女性为 25%~50%。

二、病因及发病机制

（一）病因

细菌、病毒、真菌、衣原体和支原体等微生物均可引起尿路感染，其中 95% 以上是革兰氏阴性杆菌所致。大肠埃希氏菌是老年人尿路感染最常见的致病菌。再加上老年人泌尿系统衰老，排尿反射降低，抵抗力下降等因素是发生尿路感染的主要原因之一。

（二）发病机制

1. 上行性感染大约 95% 的尿路感染由于原体经尿道上行至膀胱、输尿管、肾盂引起感染。女性由于生理条件易受粪便和阴道分泌物污染，当人体抵抗力下降时，细菌易侵入繁殖进入膀胱。

2. 血行性感染比较少见，仅占尿路感染的 3% 以下，败血症或菌血症时，循环血中的细菌易到达肾皮质，造成感染。

3. 其他尿路梗阻引起尿液潴留，细菌易于繁殖而诱发尿路感染。泌尿系统畸形或功能异常易使膀胱内的含菌尿上行到肾盂。尿道管或器械检查易导致尿道损伤而感染。

三、临床评估与判断

（一）临床评估

1. 临床表现

下尿路感染常见症状为尿频、尿急、尿痛、排尿困难等，上尿路感染则以肾区疼痛和/或下腹痛，肉眼血尿，发热较为多见。泌尿生殖结构、功能异常或者其他存在易发感染的原发病所引起的临床症状多种多样，如头疼、恶心、呕吐、食欲下降、精神欠佳、反应迟钝加重、尿失禁加重等。

2. 辅助检查

尿常规、尿细菌学检查、尿沉渣图片镜检，影像学检查如超声、腹部平片、尿路造影和泌尿系 CT 主要目的是寻找泌尿生殖道结构、功能异常或者其他存在易发感染的疾病。

3. 尿道置管评估

尿液颜色、性质、量，尿管是否通畅，尿管固定是否牢固，尿管、尿袋是否定期更换，尿道口清洁程度。

（二）临床判断

1. 医疗诊断

临床诊断首先要判断是否为尿路感染，应进行尿常规、尿培养和菌落计数检验，当患者满足下列条件时，可诊断为尿路感染，见表11-16。其次鉴别是上尿路感染还是下尿路感染。最后要辨识是复杂性尿路感染还是非复杂性尿路感染。诊断复杂性尿路感染有 2 条标准，尿培养阳性以及包括以下至少 1 条合并因素：留置导尿管、支架管或间歇性膀胱导尿；残余尿＞100ml；任何原因引起的梗阻性尿路疾病，如膀胱出口梗阻、神经源性膀胱、结石和肿瘤；膀胱输尿管反流或其他功能异常；尿流改道；化疗或放疗损伤尿路上皮；围术期和术后尿路感染；肾功能不全、移植肾、糖尿病和免疫缺陷等。

表 11-16　尿路感染的诊断标准

编号	症状	尿检白细胞	尿亚硝酸盐	尿培养菌落数
1	典型	>5 个/HP	阳性	
2	有	>5 个/HP		$\geqslant 10^5$/ml
3				连续 2 次 $\geqslant 10$/ml 且 2 次细菌相同
4				膀胱穿刺尿培养细菌阳性
5	典型			>1 个细菌/油镜视野

2. 常见护理问题

（1）发热：与感染有关。

（2）疼痛：与感染有关。

（3）有发生管路滑脱的危险。

四、监测与护理

（一）监测

1. 尿液：尿常规，观察尿液的颜色、性质、量。

2. 尿管：通畅情况，尿管、尿袋定期更换。

3. 尿道口：清洁度。

4. 症状：是否出现、有无减轻、是否加重。

（二）护理

1. 注意休息　急性感染期，患者尿路刺激症状明显，或伴发热，应卧床休息，体温恢复正常后可下床活动。慢性患者亦应根据病情适当休息，防止过度疲劳后，机体免疫力下降造成再感染。

2. 鼓励患者多饮水，必要时静脉输液以补充入量，每日入量至少达到2000ml。

3. 饮食应以清淡、易消化、营养丰富为主，忌辛辣、刺激性食物。高热、消化道症状明显的患者，应静脉补液以保证足够的热量。

4. 养成良好排尿习惯，不憋尿，有尿感就要去解小便，或定时排尿。

5. 养成良好的卫生习惯，保持会阴部的清洁。衣裤材质以全棉为好，不宜过小、过紧。对于昏迷、生活不能自理、需长期卧床的患者，要做好基础护理和生活护理，保持尿道口及会阴部的清洁干燥。

6. 密切观察患者临床表现和尿检结果，倾听患者的主诉，及时与医生沟通，根据患者的病情变化及时调整药物，减少不良反应的发生。

7. 尽量避免使用尿路器械和插管。

8. 预防尿管相关性尿路感染，留置尿管时，严格无菌操作；根据具体情况个体化选择尿管，如尿管过粗，不但造成剧烈刺激，还会造成组织损伤；每日消毒尿道口；尿管固定牢固，保持尿管通畅，并防止牵拉，尿袋位置始终低于膀胱水平；观察尿液的颜色、性质、量；必要时做尿检；遵医嘱定期更换尿管、尿袋。留置导尿时间越长，则尿路感染的发生率越高，因此要加强对留置尿管必要性的评估，不需要时立即拔除。

第十一节　白内障

一、概述

老年性白内障（senile cataract）又称为年龄相关性白内障。引起晶状体透明度降低或者颜色改变所导致的光学质量下降的退行性改变称为白内障。其中颜色改变也称为白内障是美国眼科临床指南新增定义。老年性白内障是晶状体老化过程中逐渐出现的退行性改变，根据混浊部位不同可分为皮质型白内障、核性白内障和后囊膜下白内障。

随着年龄的增长，发病率呈增加趋势。世界卫生组织从防盲治盲的角度出发，将晶状体混浊且矫正视力不足 0.5 以下称为临床意义的白内障。60 岁以上的老年人患病率为 43.2%~51.6%，白内障手术治疗是目前最为有效的治疗方法，其发展过程十分漫长，直到英国医生 Harold Ridley 受到飞机的挡风玻璃碎片在飞行员的眼中长期存留而不发生异物反应的启发，发明了人工晶状体，并于 1949 年将首枚 PMMA 的人工晶状体植入患者眼中，开启了人工晶状体治疗白内障的新纪元。通过不断研究和改进人工晶状体质量，白内障手术从单纯的复明手术逐步过渡到提高和改善视觉质量的屈光性白内障手术。

二、病因及发病机制

年龄相关性白内障病因尚不完全清楚，除了老化过程中生理的改变外，还有水分的减少，钙及钠的增加，钾和磷的减少等多因素综合作用，白内障的发病与以下因素有关。

（一）年龄

随着年龄的增长，晶状体的可溶性蛋白含量降低，非可溶性蛋白含量增加，当晶状体蛋白的有序性排列受到破坏，晶状体的透光率下降，晶状体逐步混浊形成白内障。

（二）高度近视

高度近视是核性白内障的风险因素，高度近视伴随玻璃体液化，与氧化损伤或蛋白水解酶的活性增加有关，使得非可溶性蛋白含量增加，导致晶状体混浊。

（三）其他

研究发现，血脂异常患者中白内障发病率高；光照射特别是紫外线照射是白内障形成的危险因素；饮酒、吸烟、缺乏维生素 A、维生素 C、维生素 E 都有可能形成白内障。

三、临床评估与判断

（一）临床评估

1. 症状视力模糊，尤其是看远物明显，可伴有单眼复视或多视现象以及眩光现象。

2. 体征晶状体混浊可在肉眼下、聚光灯或裂隙灯下观察。晶状体混浊分类见表 11-17。

表 11-17 晶状体核的硬度分级标准

度	判　断
I	透明，无核，软核
II	核呈黄色或白色，核软
III	核呈深黄色，中等硬度核
IV	呈棕黄色或琥珀色，硬核

3. 术前评估

（1）眼部情况：视力色觉检查，眼位有无不正；裂隙灯检查有无结膜炎症；晶状体混浊的性质、部位、程度等。眼底检查如 OCT 检查，眼底立体像检查，B 超检查等，以了解玻璃体、视神经和视网膜血管情况；其他还有泪道检查如有无慢性泪囊炎；A 超检查等。

（2）全身评估：了解既往史，有无影响手术的疾病。

（二）临床判断

1. 医疗诊断

根据发病的年龄、晶状体混浊的体征，除外并发眼部前节或后节的多种疾病引起的晶状体混浊，还有除外糖尿病白内障，手足抽搐性代谢性白内障。除外因药物引起的白内障如类固醇类或抗精神类药物。

2. 护理问题

（1）视力下降：与白内障有关。

（2）有跌倒的危险：与视力下降有关。

（3）有烫伤的危险：与视力下降有关。

四、监测与护理

（一）监测

1. 视功能

远、近裸眼和矫正视力；光定位和红绿色觉等。

2. 并发症观察

术后角膜水肿情况及炎症反应，一旦发生严重反应，应遵医嘱进行处理。监测眼压，观察有无继发青光眼。人工晶状体异位可并发葡萄膜炎、复视、高度远视、视网膜损伤等，应及时处理引起异位的原因，必要时进行手术复位。

（二）护理

1. 心理护理：老年患者多因视力下降，害怕失明而担忧；因视力下降影响生活而焦虑；因害怕手术及担心术后复明效果而不安；因术后复明或失明而过分欣喜或失望甚至绝望。因此，做好沟通和解释，安慰与疏导十分重要。

2. 教会患者正确点眼药的方法：提升患者院外自我护理能力，目前大部分白内障手术都在日间手术中心完成，在院停留时间短，故正确点眼药非常必要。

＊知识链接：

点眼药方法：点药前注意手卫生，不能留长指甲，核对眼别、滴眼液标签、有效期。患者取坐位成平卧位，头稍后仰，将下眼皮向下拉开，眼睛向上看，将眼药水滴到下穹隆部，一般一次 1~2 滴。注意眼药瓶不能触及眼睛的任何部位，距离眼睛 2~3cm 即可，避开角膜，先滴眼药水，再滴眼药膏。点眼药后，轻轻闭合眼睑 3~5mim，可用一次性纸巾将眼周的分泌物及药渍擦干净。点多种药物时，两种眼药间隔 5~10mim。眼药使用后拧紧瓶盖，一经开启，宜放于阴凉避光处保存。

3. 白内障是多种因素作用下的结果，应对危险因素进行预防。有研究显示核性白内障与吸烟有关，戒烟能降低患白内障的风险。暴露于紫外线工作的人，累计时间与晶状体混浊有关，应加强户外戴太阳镜等防护。避免紫外线直接照射时间过长。

4. 多吃富含维生素 A、维生素 C、维生素 E 的食物，如苹果、香蕉、蛋、奶、芹菜等。

5. 虽然市面上有 40 多种治疗白内障的药物，但没有临床循证证据表明治疗的有效性。尽管疗效不肯定，对于早期治疗可使部分减慢进展。常用的药物有卡他林、法可来辛、谷胱甘肽等。

6. 当白内障影响到日常生活，应积极给予手术治疗。白内障的超声乳化联合人工晶状体植入手术已经是白内障的主要治疗方法。

（1）术前及术后观察血压、血糖及生命体征情况。

（2）术后为自由体位，不要剧烈运动；不要长时间低头；不要用力大便；避免咳嗽、打喷嚏，以防植入的晶状体移位；不可自行打开术眼敷料，次日换药后方可点药；避免脏水、肥皂水进到眼内，以免造成感染，可用拧干的湿毛巾、纸巾（除外酒精、消毒纸巾）轻擦拭脸部及眼周。

（3）观察术眼有无胀痛、畏光流泪等症状，如出现明显眼胀痛、疼痛、呕吐，应告知医生及时处理。

（4）指导患者正确使用眼药和眼卫生知识。

（5）指导患者出院后1个月内不要剧烈运动；不要长时间低头，出现视力下降，应及时就诊。1~2周门诊复查，3个月后配戴眼镜。

＊知识扩展：

白内障发生率：老年性白内障百万人口白内障手术率（cataract surgery rate，CSR）是指每年每百万人群中实施白内障手术的例数，是比较不同国家和地区间白内障盲人防治水平的常用指标。目前，欧美发达国家的CSR已经超过9000例/（百万人群·年）。我国的CSR也逐步提高，已由2005年的440例/（百万人群·年）提高到2017年的2205例（百万人群·年）。从我国整体CSR和发达国家的差距来看，我国白内障的防盲、治盲工作仍需大力开展。

第十二节　胃食管反流

一、概述

胃食管反流（gastroesophageal reflux，GER）是一种慢性消化系统疾病，胃酸（也可能含胆汁）反流到食管时，刺激食管壁，可引起食管反流的症状和体征；侵蚀食管和/或咽、喉、气管等食管以外组织损害的并发症，所以病理性胃食管反流导致的是一组疾病，称为GER。GER可以根据是否存在糜烂进行分类：①非糜烂性反流（nonerosive reflux，NER）：

客观方法证实有反流，但通过内镜检查未见组织学改变，发生原因有食管裂孔疝、胃酸分泌增多、胃排空延迟及消化功能紊乱等。②糜烂性食管类（erosive esophagitis，EE）：食管有炎症组织学改变，由于胃食管反流引起的食管黏膜损伤，发病机制主要为食管抗反流机制减弱，包括反流屏障，食管对反流物的清除及黏膜对反流物攻击的抵抗力。

老年人因膈肌、韧带松弛，食管裂孔疝的发生率较高，所以 GER 的发生率明显升高，其中反流性食管炎发病率更高。虽然 GER 的发病率和患病率是否随着年龄的增长而增加尚无定论，但有研究报道老年人食管炎的发病率明显高于成年人或青少年。美国、日本，欧洲的流行病和临床研究发现，老龄化在 GER 的发病过程中的确是一个不容忽视的危险因素。

二、病因与发病机制

目前认为 GER 是多种因素所致的消化道动力障碍性疾病。其主要发病机制是抗反流防御机制减弱和反流物对食管黏膜攻击作用的结果。

(一) 食管抗反流防御机制减弱

1. 抗反流屏障功能减弱

食管下括约肌 (lower esophageal sphincter，LES) 是食管和胃连接处抗反流的高压带，能防止胃内容物反流入食管。当 LES 功能异常时，可引起 LES 压下降，从而导致胃食管反流。导致 LES 压降低的因素包括：①贲门失弛缓症术后；②某些激素：如缩胆囊素、胰高血糖素、血管活性肠肽等；③食物：如高脂肪、巧克力等；④药物：如钙拮抗药、地西泮等。导致 LES 相对降低的因素包括：①腹内压增高：如妊娠、腹水、呕吐、负重劳动等；②胃内压增高：如胃扩张、胃排空延迟等。另外，一过性 LES 松弛也是近年研究发现引起胃食管反流的一个重要因素。

2. 食管对胃反流物的廓清能力障碍

正常情况下，一旦发生胃食管反流，大部分反流物通过 1~2 次食管自发和继发性蠕动性收缩将食管内容物排入胃内，即容量清除，是食管廓清的主要方式。剩余的则由唾液缓慢中和。故食管蠕动和唾液产生的异常也参与胃食管反流病的致病作用。常见疾病如干燥综合征等。

3. 食管黏膜屏障作用下降

反流物进入食管后，食管借助上皮表面黏液、不移动水层和表面 HCO_3、复层鳞状上皮等构成的上皮屏障，以及黏膜下丰富的血液供应构成的后上皮屏障，发挥其抗反流物对食管黏膜损伤的作用。因此，任何导致食管黏膜屏障作用下降的因素，如长期吸烟、饮酒以及抑郁等，将削弱食管黏膜抵御反流物损害的功能。

（二）反流物对食管黏膜的攻击作用

在食管抗反流防御机制减弱的基础上，反流物刺激和损害食管黏膜，其中胃酸与胃蛋白酶是反流物中损害食管黏膜的主要成分。近年来对胃食管反流病监测证明存在胆汁反流，其中的非结合胆盐和胰酶是主要的攻击因子，参与损害食管黏膜。

（三）老年人的病理生理改变

随着年龄的增长，食管功能发生的一系列病理生理改变，可能是导致老年人 GER 患病率上升的原因。这些病理生理改变包括：①LES 上有一段较短的腹内节段；②继发性蠕动减弱；③食管第三期收缩发病频率较高；④唾液分泌发生改变；⑤胃排空减慢；⑥食管上皮细胞再生受损导致食管黏膜的防御能力下降；⑦胆汁酸盐的十二指肠胃食管反流。

老年人食管功能减退，较容易受到其他危险因素的影响：①餐后保持直立位困难；②食管裂孔疝导致胃酸反流，严重时可引发 Barrett 食管等疾病；③药物：包括对食管黏膜有直接损害性药物，或是间接作用于 LES 使

表 11-19 可能导致重度 GERD 的药物

直接作用于食管黏膜	降低 LES 压力
阿司匹林	胆茶碱
非甾体类抗炎药	硝基衍生物
钾盐	钙通道阻滞剂
硫酸亚铁	地西泮
皮质激素	多巴胺能类药
二磷酸盐	三环抗抑郁药
	抗胆碱能类药

其压力下降的药物；④其他药物，如二磷酸盐和非甾体类抗炎药（NSAIDs），其食管通过时间延长，如同时伴有反酸，会损伤食管，见表11-20。⑤常见的合并症：糖尿病，代谢综合征，心血管疾病和睡眠呼吸暂停等。超重和肥胖是 GER 和这些常见合并症的风险因素。

表 11-20　GERD 的症状

典型症状	非典型症状
胃灼热（白天或夜间）	呕吐
反流（白天或夜间）	胸痛（心前区）
胃灼热（唾液分泌过多）	呼吸道症状（咳嗽、喘息、慢性鼻窦炎）
恶心、嗳气（打嗝）*	耳鼻喉症状（声音嘶哑、咽部疼痛）
消化缓慢、早饱 *	早醒
上腹疼痛 *	夜间觉醒、噩梦
腹胀 *	

注：* 可以认为是与 GER 相关症状，对 PPI（泵离子抑制剂）治疗相应疾病有所改善的症状

三、临床评估与判断

（一）临床评估

1. 症状评估

是 GER 诊断的关键，特别是在治疗有效性的评价上。胃灼热和反流是最常见的症状，但是 GER 非典型症状可能发生。实际上随着年龄的增长，老年患者的典型症状如胃灼热、反酸、胸痛等症状减少。非典型症状在老年人中也相对少见。相反呕吐、食欲缺乏、体重减轻、贫血等非特异性症状明显增多，见表11-20。因此老年人反流性食管炎容易被漏诊，而且部分老年人会出现无明显临床症状的复发。老年人 GER 的临床表现形式多样，具体原因还不清楚，但有研究证明老年人对内脏痛的敏感性减弱。

2. 实验室及其他辅助检查

（1）X 线钡餐检查：食管钡餐造影检查可作为食管反流病的初始检查。传统的食管钡餐检查将胃食管影像学和动力学结合起来，可显示有无

黏膜病变、狭窄、食管裂孔疝等，并可显示有无钡剂从胃反流至食管，因而对诊断有互补作用，但敏感度较低，不应用于诊断 GER。在出现吞咽困难的患者中，可使用 X 线钡剂检查评估结构性障碍（例如食管裂孔疝，肠旋转不良）或运动障碍（例如，贲门失弛缓症）。

（2）内镜检查：是诊断反流性食管炎最准确的方法，可判定反流性食管炎的严重程度。对于具有反流症状的初诊患者建议其行内镜检查，内镜检查正常者不推荐进行常规食管活组织检查。

（3）质子泵抑制剂试验（proton pump inhibitors test，PPI test）：此试验方便、可行，对拟诊患者或疑有反流相关食管外症状的患者，尤其是上消化道内镜检查阴性时，可采用诊断性治疗。此试验敏感度较高，但特异度偏低。

（4）食管反流监测：是唯一可以评估反流症状相关性检查，可确定胃食管反流程度、食管清除反流物的时间及胸痛与反流之间的关系，为诊断 GERD 提供了客观证据，包括食管 pH 监测、食管阻抗 pH 监测和无线胶囊，是 GER 的有效检查方法。未使用 PPI 者可选择单纯 pH 监测，若正在使用 PPI 者则需加阻抗监测以检测非酸反流。

3. 心理-社会状况

患 GER 的老年人由于进食及餐后的不适，会对进餐产生恐惧。同时会因在食物选择方面的有限性而减少与家人、朋友共同进餐的机会，减少正常的社交活动。

（二）临床判断

1. 医疗诊断

根据临床 GER 症状群及胃镜检查做出诊断。

2. 常见护理问题

（1）疼痛：与反酸引起的烧灼及反流物刺激致食管痉挛有关。

（2）咳嗽、喘息：与 GER 有关。

（3）营养失调：低于机体需要量与厌食和吞咽困难导致进食减少有关。

（4）潜在并发症：消化道出血、穿孔。

四、监测与护理

(一) 监测

1. 癌变：定期复诊，遵医嘱做胃镜检查。GER 可发生 Barrett 溃疡，Barrett 食管是食管腺癌的主要癌前病变。发生食管腺癌的风险增大。

2. 大便：食管黏膜炎症、糜烂或溃疡所致上消化道出血，可有呕血和/或黑便。

3. 食管阻塞症状：食管组织反复发生的炎症性损害可造成纤维组织增生，食管壁顺应性丧失形成食管狭窄。

(二) 护理

GER 的治疗采用循序渐进的方法，核心原则是生活方式干预，对一般老年人通过内科保守治疗就能达到治疗目的，对重症老年人经内科治疗无效者，可采用抗反流手术治疗。治疗的主要目标是缓解症状，改善老年人生活质量，治愈食管炎以及防止或治疗 GER 相关的并发症。具体护理措施如下：

1. 休息与活动

餐后散步或采取直立位，睡眠时可将头侧床垫垫高 15~20cm，这对平卧反流是行之有效的方法，将枕头垫在背部以抬高胸部，这样借助重力作用，促进睡眠时食管的排空和饱餐后胃的排空。避免睡前饱食和右侧卧位，避免反复弯腰及抬举动作。

2. 饮食护理

为减轻老年人与进餐有关的不适，保证营养物质的摄入，需要从以下几个方面进行护理。

(1) 进餐方式：协助老年人采取高坐卧位，给予充分时间，并告诉老年人进食速度要慢，注意力要集中，每次进少量食物，且在一口咽下后再给另一口。应以少量多餐取代多量的三餐制。

(2) 饮食要求：常规给予低脂肪饮食，出现吞咽困难给予糊状饮食，必要时禁食。为防止呛咳、食物的加工宜软而烂，可将食物加工成糊状或肉泥，菜泥、果泥等。另外，应根据个体的伙食习惯，注意食物的色、香、味、形等感观性状，刺激食欲，食物的搭配宜多样化，主副食合理，粗细兼顾。

（3）饮食禁忌：容量增加能促进胃反流，因此避免进食过饱。高酸性食物可损伤食管黏膜，应限制柑橘、西红柿汁等酸性食品。刺激性食品可引起胃酸分泌增加，应减少酒、茶、咖啡、糖等摄入。

3. 胃灼热、反酸的护理

（1）指导老年人调整饮食结构、戒烟酒、肥胖老年人减肥。

（2）改变不良睡姿，如避免将两上臂上举或枕于头下，因为这样可引起膈肌抬高，胃内压力增加，从而使胃液反流而上。

（3）穿着宽松舒适衣物

（4）加强口腔护理，反流后及时漱口，防止口腔溃疡发生。

4. 用药护理

抑酸是 GER 治疗的主要手段。

（1）抑制胃酸分泌药

①H_2 受体拮抗剂（H_2 receptor antagonist，H_2RA）：如西咪替丁、雷尼替丁、法莫替丁等。H_2RA 能减少 24h 胃酸分泌 50%~70%，但不能有效抑制进食刺激引起的胃酸分泌，因此适用于轻、中症患者。如雷尼替丁、西咪替丁。

②质子泵抑制剂（proton pump inhibitor，PPI）：包括奥美拉唑、兰索拉唑、洋托拉唑、雷贝拉唑和埃索美拉唑等。这类药物抑酸作用强，因此对本病的疗效优于 H_2RA，特别适用于症状重、有严重食管炎的患者。

③抗酸药：仅用于症状轻、间歇发作的患者作为临时缓解症状用。抑酸治疗是目前治疗本病的主要措施，对初次接受治疗的患者或有食管炎的患者宜以 PPI 治疗，以求迅速控制症状、治愈食管炎。

（2）促动力药：如西沙必利、甲氧氯普胺、多潘立酮等。这类药物可能通过增加 LES 压力、改善食管蠕动功能、促进胃排空，从而达到减少胃内容物食管径流及减少其在食管的暴露时间。由于这类药物疗效有限且不确定，因此只适用于轻症患者，或作为与抑酸药合用的辅助治疗。

（3）黏膜保护剂：如硫糖铝等。在用药过程中要注意观察药物的疗效，同时注意药物的副作用，如服用西沙必利时注意观察有无腹泻及严重心律失常的发生；甲氧氯普胺可出现焦虑、震颤和动作迟缓等反应，应避免应用；对于多潘立酮，由于可引起心电图上 QT 间歇延长等安全性问题，不推荐使用；使用硫糖铝时应警惕老年人便秘的发生。

避免应用降低 LES 压力的药物，如抗胆碱能药物、肾上腺能抑制剂、地西泮、前列腺素 E 等。对合并心血管疾病的老年人应适当避免服用硝酸甘油制剂及钙拮抗剂，合并支气管哮喘则应尽量避免应用茶碱及多巴胺受体激动药，以免加重反流。慎用损伤黏膜的药物，如阿司匹林、非甾体类抗炎药等。提醒老年人服药时保持直立位，适当饮水，以防止因服药所致的食管炎及其并发症。

5. 心理调适

耐心细致地向老年人解释引起胃部不适的原因，教会老年人及照顾者减轻胃部不适的方法和技巧，减轻其恐惧心理。与家人协商，为老年人创造参加各种集体活动的机会，如家庭娱乐、朋友聚会等，增加老年人的归属感。

6. 健康指导

(1) 健康教育：根据老年人的文化程度、接受能力和知识需求对疾病相关知识选择不同的教育内容。告知老年人胃食管反流的病因、主要临床表现及并发症、实验室检查结果及意义，使老年人明确自己的疾病类型及严重程度。

(2) 生活指导：改变生活方式及饮食习惯是保证治疗效果的关键。指导老年人休息、饮食、运动等各方面的注意事项，避免一切增加腹部压力的因素，如腰带不要束得过紧、注意防止便秘、肥胖者要采取合适的方法减轻体重等。

(3) 用药指导：指导老年人掌握促胃动力药、抑酸药的种类、剂量、用法及用药过程中的注意事项。

＊知识扩展：

动态 24h 食管 pH 监测：24h 动态监测食管 pH 是诊断胃食管及反流性疾病的金标准。一般认为正常食管内 pH 为 5.5~7.0，当 pH<4 时被认为是

酸反流指标，24h 食管内 pH 监测的各项参数均以此作基础。

1. 方法：试验前先在体外用 pH 的 1~7 的标准缓冲液核正电极，参考电极置于剑突下。自鼻腔插入 pH 电极，置于食管下括约肌以上 3cm 处，该部位的确定对监测的准确性十分重要，可用测压法、pH 梯度法或在内镜下及 X 线透视下定位。将电极导管固定于面颊部，连接盒式 pH 记录仪。检查完毕，将记录仪与计算机连接，输入数据，根据临床需要分析食管 24h 的 pH 变化情况。

2. 观察指标：①pH<4 发生的次数；②pH<4 的总时间和百分数（%）；③立位和卧位 pH<4 的时间和百分数（%）；④pH<4 持续 5min 以上的时间和百分数（%）；⑤pH<4 持续最长时间；⑥酸反流指数。

3. 结果分析：正常 24h 食管 pH 参考值为：pH5s 的次数≤2 次，最长反流持续时间<16s。正常标准是：24h 食管 pH<4 的次数<50 次，pH<4 的时间百分数<4%（小于 1h），pH<4 且持续在 5min 以上的次数<3 次，Demeester 计分<14.25。其中以 pH<4 的时间百分数（%）诊断病理反流最具价值。

磁控胶囊胃镜机器人检查：上海安翰医疗技术有限公司和安翰光电技术有限公司是世界上首家验证成功并实现商用"主动精准控制消化道胶囊内镜机器人系统"的公司。其产品定位胶囊内镜系统实现了革命性的精准控制及定位功能，从而实现了胶囊内镜对胃部的全面精准的检查，是胃及消化道疾病早期检查的手段，只需随水吞服一粒内镜胶囊，经过 15min 左右无痛、无创、无感染、无死角的胃部检查即可完成，对早癌检查具有重要的意义。

第十二章　老年常见健康问题与护理

第一节　各系统的老化改变

本节主要介绍各系统因老化而产生的变化，这是老年人健康问题及其护理的基础。了解老年人各系统的变化特点和老化特征，能更好地理解为何老年人容易发生健康问题以及需要多学科综合干预，从而有效维护和促进老年人的身心健康。

一、呼吸系统

（一）鼻、咽、喉

老年人鼻黏膜变薄，嗅觉功能减退；腺体萎缩，分泌功能减退；鼻道变宽，鼻黏膜的加温、加湿和防御功能下降。因此，老年人容易患鼻窦炎及呼吸道感染；加上血管脆性增加，容易导致血管破裂而发生鼻出血。

老年人由于咽部黏膜和淋巴组织萎缩，特别是腭扁桃体明显萎缩，易患呼吸道感染。由于咽喉黏膜、肌肉发生退行性变或神经通路障碍，防御反射变得迟钝，因而出现吞咽功能失调，易发生呛咳、误吸甚至窒息。由于喉部肌肉和弹性组织萎缩，声带弹性下降，故老年人发音的洪亮度减弱。

（二）气管和支气管

老年人气管软骨钙化，弹性降低。气管和支气管黏膜上皮萎缩、鳞状上皮化生、部分纤毛倒伏和功能减退。小气道杯状细胞数量增多，分泌亢进，黏液-纤毛转运功能减退。加之有效咳嗽反射功能减退，从而容易导致黏液潴留，小气道管腔变窄，气流阻力增加，老年人易发生呼吸道感染及呼气性呼吸困难。

（三）肺

老年人肺泡萎缩、弹性回缩能力下降，容易导致肺不能有效扩张，肺通气不足；肺动脉壁随年龄增加出现肥厚、纤维化等，使肺动脉压力增高；肺毛细血管黏膜表面积减少，肺灌注流量减少，因而，老年人肺活量逐渐降低，残气量上升，肺泡与血液、气体交换的能力减弱，换气效率明显降低。

（四）胸廓及呼吸肌

老年人由于普遍发生骨质疏松，造成椎体下陷、脊柱后凸、胸骨前突，引起胸腔前后径增大，易出现桶状胸。肋软骨钙化使胸廓顺应性变小，从而导致呼吸费力。肋间肌和膈肌弹性降低，进一步影响胸廓运动，从而使肺通气和呼吸容量下降。所以，老年人易胸闷、气短、咳嗽、排痰动作减弱，致使痰液不易咳出，造成呼吸道阻塞。同时，呼吸道黏膜分泌性免疫球蛋白 A（SIgA）、非特异性核蛋白合成分泌减少，纤毛受损，局部防御屏障减弱，免疫防御功能降低，加上伴有肺气肿，肺功能差，故老年人容易发生肺部感染，导致肺功能的进一步损害，严重时甚至引起呼吸衰竭。

二、循环系统

（一）心脏

随着年龄的增加，心脏外面间质纤维、结缔组织增多，束缚心脏的收缩与舒张；心脏瓣膜由于纤维化而增厚，易产生狭窄及关闭不全，影响血流动力学变化，导致心功能不全；心肌纤维发生脂褐质沉积，心肌间结缔组织增加，心包膜下脂肪沉着增多，室壁肌肉老化呈结节性收缩，易导致心脏顺应性变差，且主动脉和周围血管老化也导致其顺应性下降，进而影响心功能；心脏传导系统发生退行性变，如窦房结内的起搏细胞数目减少，老年人休息时心率减慢，80 岁时的平均心率可减至 59 次/分。

（二）心功能

1. 心肌收缩力减弱，心脏泵血功能降低

老年人由于肌质网状组织不足，受体数目减少，收缩时钙离子的释放以及舒张时钙离子的吸收均减慢，造成心肌收缩和舒张效力降低，心肌等长收缩和舒张期延长；因静脉壁弹性纤维和平滑肌成分改变，静脉腔变大，血流缓慢，使静脉回心血量减少；心室壁顺应性下降，心室舒张终末期压力增高，引起心排血量减少。

2. 容易发生心律失常

老年人心脏的神经调节能力进行性下降，心脏节律细胞数目减少，特别是窦房结、房室结、希氏束及左右希氏束传导细胞数目的减少，增加了心肌的不稳定性，也降低了对交感神经冲动的反应力，容易出现心律失常。

（三）血管

老年人血管因弹性蛋白减少、胶原蛋白增加而失去原有的弹性，加上钙沉积于血管内膜导致管腔狭窄，造成收缩压增加（正常老化一般不影响舒张压）。末梢血管阻力增加，易导致组织灌流量减少；静脉回流不佳使静脉曲张发生的概率增加。冠状动脉血管以及脑血管的老化使冠心病、脑血管意外等疾病发生率增高。

三、消化系统

（一）唾液腺

老年人唾液腺分泌减少，口腔黏膜萎缩易于角化，特别是在病理状态下或使用某些药物时唾液分泌更加减少，影响口腔的自净和保护功能，易发生感染与损伤，常导致口干、说话不畅及吞咽困难等。另外，唾液中的淀粉酶减少，也直接影响对淀粉食物的消化。

（二）牙齿

老年人牙齿咬合面的釉质和牙本质逐渐磨损，牙龈萎缩，使牙根暴露、牙本质神经末梢外露，对冷、热、酸、甜、咸、苦、辣等刺激过敏而产生疼痛，并易发生感染。牙槽骨萎缩，一方面牙列变松，食物残渣易残留，使龋齿、牙龈炎的发病率上升；另一方面牙齿松动、脱落，咀嚼能力下降，影响营养的消化与吸收而发生营养不良。同时，味觉功能减退，食欲下降，进一步影响人体对营养素的摄取。

（三）食管

老年人食管黏膜逐渐萎缩而易发生不同程度的吞咽功能低下。食管扩张，蠕动减少，致食管排空延迟；食管下段括约肌松弛，易致胃反流，使老年人反流性食管炎、食管癌的发病率增高，误吸的危险性也增加。由于食管平滑肌的萎缩，食管裂孔增宽，导致食管裂孔疝的发生。

（四）胃

老年人胃黏膜变薄，平滑肌萎缩，胃腔扩大，易出现胃下垂。胃壁细胞数目减少，胃酸分泌减少，60岁下降至正常水平的40%~50%，对细菌杀灭作用减弱；胃蛋白酶、脂肪酶及盐酸等分泌减少，影响蛋白质、维生素、铁、钙等营养物质的吸收，可导致老年人出现营养不良、缺铁性贫血等。胃蠕动减慢，胃排空时间延长，代谢产物、毒素不能及时排出，容易发生消化不良、便秘、慢性胃炎、胃溃疡、胃癌等。

（五）肝、胆

肝脏实质细胞减少而使其储存与合成蛋白质的能力降低，可出现白蛋白降低、球蛋白增高等；肝内结缔组织增生，容易造成肝纤维化。由于肝功能减退，肝脏对药物的代谢能力与速度下降，易引起药物性不良反应的发生。胆囊不易排空，胆汁成分改变，使胆固醇增高，发生胆结石的可能性增加。

（六）胰腺

正常成人胰腺重量为60~100g，50岁后逐渐减轻，80岁时减至40g。胰腺分泌消化酶减少，影响脂肪的吸收，易发生脂肪泻。胰腺分泌胰岛素的生物活性下降，导致葡萄糖耐量降低，使老年人容易发生老年性糖尿病。

（七）肠

随着年龄增加，小肠黏膜和肌层萎缩、肠上皮细胞数目减少，小肠吸收功能减退，易造成老年人营养吸收不良。结肠黏膜萎缩，结肠壁的肌肉或结缔组织变薄而易形成结肠憩室；加之老年人活动减少，使肠内容物通过时间延长，水分重吸收增加，易发生或加重便秘。骨盆底部肌肉萎缩、肛提肌肌力降低，易发生直肠脱垂。

四、泌尿系统

（一）肾脏

成年人的肾脏重量为 250~270g，80 岁时减至 180~200g。老年人肾脏重量减轻，主要是因为肾皮质减少，肾小球数量不断减少，到 70~90 岁时只有原来的 1/3~1/2，而且肾小球硬化的比率增高，故肾脏功能在老年期迅速下降，如肾小球滤过率、内生肌酐和尿酸的清除率、肾脏的浓缩与稀释功能均下降，容易导致水钠潴留、代谢产物蓄积、药物蓄积中毒甚至肾衰竭。

（二）输尿管

老年人输尿管平滑肌层变薄，支配肌肉活动的神经细胞减少，输尿管收缩力降低，将尿送入膀胱的速度减慢，而且容易反流，使肾盂肾炎的发生率增高。

（三）膀胱

膀胱肌肉萎缩、肌层变薄、纤维组织增生，使膀胱括约肌收缩无力，膀胱缩小，容量减少至成人的一半左右；由于肌肉收缩无力，使膀胱既不能充满，也不能排空，故老年人容易出现尿外溢、残余尿增多、尿频、夜尿增多等。女性膀胱下垂、男性前列腺增生、水分摄入不足、尿液酸性下降，易造成泌尿道感染、结石，甚至诱发膀胱癌等。老年女性因盆底肌肉松弛，易引起压力性尿失禁，造成生活的不便和困窘。

（四）尿道

老化使尿道肌肉萎缩、纤维化变硬、括约肌松弛、尿道黏膜出现皱褶或致尿道狭窄等，易发生排尿无力或排尿困难。老年女性因尿道腺体分泌黏液减少，抗菌能力减弱，使泌尿系统感染的发生率增大；老年男性因前列腺增生，容易发生排尿不畅，甚至排尿困难。

五、内分泌系统

（一）下丘脑

老化使下丘脑的重量减轻、血液供给减少、细胞形态发生改变，生理学方面表现为单胺类含量减少和代谢的紊乱，引起中枢调控失常，容易导致老年人各方面功能的衰退，故又称下丘脑为"老化钟"。

（二）垂体

50岁以后垂体体积逐渐缩小，重量减轻，有些高龄老年人可减轻20%。垂体功能改变不仅与其本身老化有关，亦与下丘脑对其调节功能减退和靶腺对垂体激素的敏感性变化有关。垂体功能改变对老年人的代谢、应激和衰老等影响重大。垂体分泌的生长激素减少，易发生肌肉萎缩、脂肪增多、蛋白质合成减少和骨质疏松等；垂体分泌的抗利尿激素减少，易导致肾小管的重吸收减少和细胞内外水分的重新分配，继而出现多尿，特别是夜间尿量增多等现象。此外，老年人垂体腺瘤的发生率较高。

（三）性腺

男性从50~59岁开始出现血清总睾酮和游离睾酮水平下降，到85岁时比成年人下降约35%，容易出现性功能减退；游离睾酮等雄激素的缺乏，对老年男性的骨密度、肌肉组织、造血功能等也造成不利影响。老年女性卵巢发生纤维化，雌激素和孕激素分泌减少，易出现性功能和生殖功能减退、更年期综合征、骨质疏松等；子宫和阴道萎缩、分泌减少、乳酸菌减少等易导致老年性阴道炎等疾病的发生。

（四）甲状腺与甲状旁腺

老年人甲状腺的重量可减轻40%~60%，滤泡减少、滤泡间纤维增生，伴有炎症细胞浸润和结节形成。在功能上，甲状腺素（T4）的分泌无明显变化，但三碘甲状腺原氨酸（T3）随年龄增高而降低，导致老年人基础代谢率下降，耗氧量降低，营养吸收和代谢障碍等。因此，老年人容易出现整体性迟缓、怕冷、毛发脱落、思维反应慢、抑郁等现象。

此外，肾脏对甲状旁腺素敏感性降低，使 $1,25-(OH)_2D_3$ 生成减少，是老年骨质疏松症的主要原因之一。

（五）肾上腺

老年人肾上腺皮质的退行性变主要为纤维化，皮质与髓质细胞数目减少，皮质细胞内脂褐质沉积，肾上腺皮质储备功能减退。皮质束状带对ACTH的反应下降引起机体应激不良，为老年危重症发展与转归区别于年轻人的重要原因；皮质球状带萎缩、肾素活性降低、肾素-血管紧张素 II 生成减少，导致老年人醛固酮随增龄而降低，因此老年人对水和电解质平衡的调节能力减弱。肾上腺激素分泌的减少，加上老年人下丘脑-垂体-肾上腺系统功能减退而激素的清除能力明显下降，导致老年人对外界环境的适应能力和对应激的反应能力均明显下降。

（六）胰岛

老年人胰岛萎缩，β 细胞减少，释放胰岛素延迟，糖代谢能力降低；而细胞膜上胰岛素受体减少，使机体对胰岛素的敏感性下降，导致老年人葡萄糖耐量降低，这是老年人糖尿病发病率增高的原因之一。另外，胰高血糖素分泌异常增加，使老年人 2 型糖尿病的发病率增高。由于胰岛素敏感性下降及 β 细胞储备能力降低，危重病症或应激状态下，老年人更易发生应激性血糖升高、糖尿病或糖尿病的急性并发症。

六、运动系统

（一）骨骼

老年人骨骼中的有机物质，如骨胶原、骨黏蛋白含量减少，使骨质萎缩、骨量减少，容易导致骨质疏松，骨骼发生变形，如脊柱弯曲、变短，身高降低，甚至骨折等。又因骨细胞与其他组织细胞的老化，骨的修复与再生能力减退，容易导致骨折后愈合时间延长或不愈合的比例增加。

（二）关节

老年人的关节软骨、关节囊、椎间盘及韧带等会因老化而发生退行性变化，使关节活动范围缩小，尤其是肩关节的后伸、外旋，肘关节的伸展，前臂的后旋，髋关节的旋转，膝关节伸展及脊柱的整体运动等功能明显受限。

（三）肌肉

老年人的肌纤维萎缩、弹性下降，肌肉总量减少，肌肉力量减弱，容易出现疲劳、腰酸腿痛等。由于肌肉力量、敏捷度下降，加上老年人脑功能的衰退，活动更加减少，最终导致老年人动作迟缓、笨拙、步态不稳等。由于老年人卧床不起或限制在轮椅上等，使活动更加减少，进一步导致肌肉的老化，形成恶性循环。

七、神经系统

（一）脑与神经元

老年人脑的体积逐渐缩小，重量逐渐减轻。50 岁以后，脑细胞每年约减少 19%，脑部某些功能降低，如体温调节能力下降。神经元变性或减少，使运动和感觉神经纤维传导速度减慢，老年人容易出现步态不稳，或"拖足"现象；同时手的摆动幅度也减小，转身时不稳，容易跌倒。脑动脉血管粥样硬化和血脑屏障退化，易导致脑血管破裂、脑梗死、神经系统感染性疾病等。老年人脑内的蛋白质、核酸、脂类物质、神经递质等逐渐减少；同时，在脑内可见神经纤维缠结、类淀粉物沉积、马氏小体、脂褐质沉积等改变，这些是脑老化的重要标志，容易导致脑萎缩、认知功能障碍、震颤麻痹等老年性疾病。

（二）脊髓

至 70 岁时脊髓的大部分神经细胞出现退行性变，以后索及后脊髓神经根变性明显。退行性变可以导致深反射减弱或消失，还可引起病理反射的出现，如踝反射、膝反射、肱二头肌反射减弱或消失。

（三）周围神经系统

神经内膜增生、变性，神经束内结缔组织增生，可致神经传导速度减慢，感觉迟钝，信息处理功能和记忆功能减退，出现注意力不集中、性格改变、应激能力下降和运动障碍。

（四）脑血管

随着年龄增长，脑血管发生动脉粥样硬化，导致脑血液循环阻力增大，血流量减少，脑供血不足，进而影响脑代谢，老年人常出现记忆力减退、思维判断能力降低、反应迟钝等，但正常老化通常不会严重影响日常生活。此外，血-脑脊液屏障功能减弱，易导致神经系统感染性疾病发生。

八、感觉器官

（一）皮肤

皮肤的老化是最早且最容易观察到的征象。皮肤脂肪减少、弹力纤维变性，使皮肤松弛、弹性差而出现皱纹。皮脂腺萎缩，皮脂分泌减少或成分改变，使皮肤表面干燥、粗糙、无光泽并伴有糠秕状脱屑，皮肤的排泄功能和体温调节功能也降低。皮肤变薄，抵抗力下降，易受机械、物理、化学等刺激而损伤，长期卧床的老年人易出现压疮等。皮肤色素沉着出现色素斑片，即老年性色素斑，80岁的老年人约70%有老年斑。皮肤中感受外界环境的细胞数减少，对冷、热、痛、触觉等反应迟钝。皮肤的毛细血管较稀疏，面部皮肤变得苍白；血管脆性增加，容易发生出血，如老年性紫癜。

（二）眼和视觉

1. 眼周形态改变

老年人由于眼部肌肉弹性减弱，眼眶周围脂肪减少，可出现眼睑皮肤松弛，上眼睑下垂；下眼睑可发生松弛、脂肪袋状膨出，即眼袋。

2. 视觉改变

（1）角膜：60岁以后会在角膜边缘基质层因脂质沉积而形成一圈灰白色环状，称为"老年环"。

（2）晶状体：晶状体调节功能和聚焦功能在40岁以后开始逐渐减退，视近物能力下降，出现老视；晶状体中非水溶性蛋白逐渐增多而出现晶状体混浊，透光度减弱，致使老年性白内障的发病率增加；晶状体悬韧带张力降低，使晶状体前移，有可能使前房角关闭，影响房水回流，导致眼压升高，容易诱发青光眼。

（3）玻璃体：玻璃体液化和后脱离可引起视网膜脱离，同时易失水、色泽改变、包含体增多，可引起飞蚊症。

（4）视网膜：视网膜周边带变薄，出现老年性黄斑变性。由于瞳孔括约肌的张力增强、睫状肌硬化，视野明显缩小。色素上皮层细胞及其细胞内的黑色素减少，脂褐质增多，使视力显著下降，对低色调颜色难以辨认、对光的反应和调适能力降低。

（三）耳及听觉

超过50岁，人的听力开始下降，50~59岁被视为中国人听力老化的转折期。表现为高频听力下降、言语识别率降低、脑干诱发电位的潜伏期延长等特点。老化对内耳与耳蜗功能的影响较为严重。皮肤弹性变差、软骨生长，会使耳蜗变大；第 W 对脑神经细胞数减少，声波从内耳传至脑部的功能发生退化，最先失去对高频率声音的辨认，随着听力敏感度的普遍下降而发生沟通困难，出现老年性耳聋。听觉高级中枢对音信号的分析减慢，反应迟钝，定位功能减退，造成在噪声环境中听力障碍明显。此外，耳廓表皮皱襞松弛、凹窝变浅，收集声波和辨别声音方向的能力降低。老年人耳垢干硬，堆积阻塞易形成中耳耳垢嵌塞，造成传导性听力障碍。

（四）味觉

50 岁以后，舌表面变得光滑，味蕾数目明显减少。随着年龄的增加，其数量可比成人阶段减少 2/3，味觉刺激阈值增大，味觉功能减退。加之口腔黏膜细胞和唾液腺发生萎缩，唾液分泌减少，口腔干燥，会造成老年人食欲缺乏，从而影响机体对营养物质的摄取，还可增加老年性便秘发生的可能性，形成不良循环。

（五）嗅觉

50 岁以后，嗅觉开始变得迟钝，对气味的分辨力下降，尤以男性减退明显。60 岁以后，嗅觉细胞更新变慢，70 岁时嗅觉开始急剧衰退。老年人嗅神经数量减少、萎缩、变性，鼻腔内感受气味的接收器-嗅球萎缩，嗅觉敏感性降低，食欲下降，影响机体对营养物质的摄取。此外，嗅觉丧失会对一些危险环境，如有毒气体、烟味等的分辨能力下降，继而威胁老年人的安全。

（六）触觉

40 岁以后触觉小体数量逐渐减少，60 岁以后触觉小体和表皮连接发生松懈，使触觉敏感性降低，阈值升高。由于神经细胞缺失，神经传导速度减慢，老年人对温度、压力、疼痛等的感受减弱，加上对需要手眼协调的精细动作不能很好地执行，这使得一些日常生活活动，如系鞋带、剪指甲、拨电话号码等出现障碍；对一些危险环境如过热的水、电热器具等的感知度降低，出现安全隐患。

第二节　老年人常见健康问题与护理

随着社会老龄化的进程，老年人健康问题的发生率不断上升。据统计显示，有 1/3 的老年人出现 2 种以上的日常生活能力下降，30% 的居家老年人和 50% 的住院老年人有尿失禁，80% 的老年人有营养不良，60% 的居家老年人租住护理院，老年患者占有 60% 的急诊量、49% 的住院日和 85% 的长期照护床位。近年来，有学者引入"老年综合征（geriatric syndrome）"一词用以描述老年人由于年老体衰、智能和感官以及运动功能障碍等引发的一系列健康问题综合征。积极实施老年人的健康管理与护理，可有效预防老年人健康问题的发生，提高老年人的生命质量，降低医疗成本，节约医疗康复和护理费用。

一、跌倒

跌倒（fall）是一种不能自我控制的意外事件，指个体突发的、不自主的、非故意的体位改变，脚底以外的部位停留在地上、地板上或者更低的地方。国际疾病分类（ICD-10）将跌倒分为两类：①从一个平面至另一个平面的跌落；②同一平面的跌倒。

老年人跌倒发生率高，是老年人伤残和死亡的重要原因之一。美国每年有 30% 的 65 岁以上居家老年人出现跌倒，而在养老院中每年有近半数人发生跌倒，其中 10%~25% 发生严重损伤。

此外，每年约 180 万 65 岁以上老人因跌倒导致活动受限或医院就诊，而由于跌倒致死的病例中，70% 以上为 65 岁及以上老人。在我国，65 岁以上老年居民中有 21%~23% 的男性，43%~44% 的女性曾发生跌倒；65 岁以上老年人跌倒死亡率男性为：49.56/10 万，女性为：52.80/10 万。此外，老年人跌倒造成沉重的疾病负担，美国每年因跌倒造成的医疗总费用估计到 2020 年将超过 320 亿美元。

跌倒是我国人群伤害死亡的第四位原因，而在 65 岁以上的老年人中则为首位。按 30% 的发生率估算每年将有 4000 多万老年人至少发生 1 次跌倒。老年人跌倒死亡率随增龄急剧上升。跌倒可导致骨折、软组织损伤及脑部伤害等，不仅致残、致死，还可影响老年人的身心健康。如跌倒后的恐惧心理可以降低老年人的活动能力，使其活动范围受限，生活质量下降等。但是，由于大多数情况下老年人跌倒事件存在可预知的潜在危险因素，因此可通过积极评估和干预进行预防和控制。

【护理评估】

跌倒后护理评估应尽早进行，跌倒后需立即了解：①是否出现与跌倒相关的受伤；②导致跌倒的原因。

（一）健康史

1. 一般资料

收集跌倒者的年龄、性别及文化背景等基本信息。

2. 跌倒原因

跌倒是多种因素相互作用的结果，跌倒的可能性随着危险因素的增加而增加。

跌倒的原因分为内在危险因素和外在危险因素两大类。

（1）内在危险因素：内在危险因素是主要来源于患者本身的因素，通常不易察觉且不可逆转，需仔细询问方可获知。

A. 生理因素：①中枢神经系统：老年人智力、肌力、肌张力、感觉、反应能力、反应时间、平衡能力、步态及协同运动能力降低，使跌倒的危险性增加。②感觉系统：老年人的视力、视觉分辨率、视觉的空间/深度觉及视敏度下降；老年性传导性听力损失、老年性耳聋甚至耳垢堆积影响听力，老年人很难听到有关跌倒危险的警告声音；老年人触觉下降，前庭功能和本体感觉退行性改变，导致老年人平衡能力降低；从而增加跌倒的危险性。③步态：步态的稳定性下降也是引发老年人跌倒的主要原因。老年人缓慢踱步行走，造成步幅变短、行走不连续、脚不能抬到一个合适的高度。④骨骼肌肉系统：老年人骨骼、关节、韧带及肌肉的结构、功能损害和退化是引发跌倒的常见原因。老年人骨质疏松会增加与跌倒相关的骨折发生率，尤其是跌倒导致的髋部骨折。

B. 病理因素：①神经系统疾病：脑卒中、帕金森、脊椎病、小脑疾病、前庭疾病、外周神经系统病变。②心血管疾病：直立性低血压、脑梗死、小血管缺血性病变等。③影响视力的眼部疾病：白内障、偏盲、青光眼、黄斑变性。④心理及认知因素：痴呆、抑郁症。⑤其他：晕厥、眩晕、惊厥、偏瘫、足部疾病及足或脚趾的畸形等都会导致神经反射时间延长和步态紊乱；感染、肺炎及其他呼吸道疾病、血氧饱和度下降、贫血，以及电解质平衡紊乱会导致机体的稳定能力受损；老年人泌尿系统疾病或其他伴随尿频、尿急、尿失禁等症状的疾病常使老年人如厕增加或发生排尿性晕厥等而增加跌倒的危险。

C. 药物因素：一些药物通过影响人的意识、精神、视觉、步态、平衡等方面而容易引起跌倒。可能引起跌倒的药物有：①精神类药物：抗抑郁药、抗焦虑药、催眠药、抗惊厥药等；②心血管药物：降压药物、利尿药、血管扩张药等；③其他：降糖药、非甾体类抗炎药、镇痛剂、多巴胺类药物、抗帕金森病药等。

D. 心理因素：沮丧、抑郁、焦虑、情绪不佳及其导致的社会隔离均可增加跌倒的危险。沮丧可能会削弱老年人的注意力，潜在的心理状态混乱也与沮丧相关，都会导致老年人对环境危险因素的感知和反应能力下降。另外，害怕跌倒也使行为能力降低、活动受限，影响步态和平衡能力而增加跌倒的危险。

（2）外在危险因素：与内在危险因素相比，外在危险因素更容易控制。

A. 环境因素：①室内环境因素：如昏暗的灯光，湿滑、不平坦的地面，障碍物，不合适的家具高度和摆放位置，楼梯台阶，卫生间没有扶栏、把手等都可能增加跌倒的危险；②户外环境因素：台阶和人行道缺乏修缮、雨雪天气、拥挤等都可能引起老年人跌倒；③个人环境：居住环境发生改变、不合适的穿着和行走辅助工具、家务劳动（如照顾小孩）等。

B. 社会因素：老年人的教育和收入水平、卫生保健水平、享受社会服务和卫生服务的途径、室外环境的安全设计，以及老年人是否独居、与社会的交往和联系程度等都会影响其跌倒的发生。

C. 既往史：了解老年人过去是否有跌倒的历史和最近一次跌倒的情

况；有无惧怕跌倒的心理；既往疾病及其诊治、用药等是否与跌倒有关。

(二) 跌倒的状况

1. 跌倒现场状况

主要包括跌倒环境、跌倒性质、跌倒时着地部位、老年人能否独立站起、现场诊疗情况、可能的跌倒预后和疾病负担以及现场其他人员看到的跌倒相关情况等。

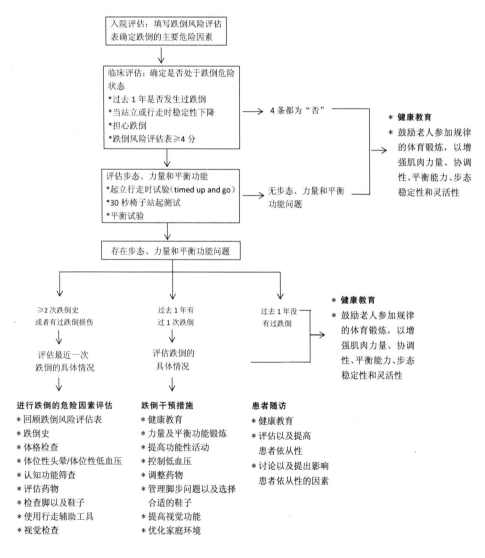

图 12-1　跌倒干预流程图 STEDI(Stopping Elderly Accidents,Deaths, Injuries)

2. 跌倒后的身体状况

主要检查是否出现与跌倒相关的受伤。老年人跌倒后容易并发多种损伤，如软组织损伤、骨折等，故需要重点检查着地部位、受伤部位，并对老年人做全面细致的体格检查。详细检查外伤及骨折的严重程度，同时进行头部、胸腹部、四肢等的全面检查；观察生命体征、意识状态、面容、姿势等；检查听觉、视觉、神经功能等。

（三）辅助检查

根据需要做影像学及实验室检查，明确跌倒造成的损伤情况和引发跌倒的现存或潜在健康问题。

实验室检查包括：①影像学检查：X线、CT等；②诊断性穿刺等。

（四）心理-社会状况

除了解老年人的一般心理和社会状况外，要特别关注有跌倒史的老年人有无跌倒后恐惧心理，有这种心理的老年人往往因害怕再次跌倒而减少活动和外出，导致活动能力降低、活动范围缩小、人际交往减少，既增加了再跌倒的危险，又对老年人的身心产生负面影响，致使其生命质量下降。

【常见护理诊断/问题】

1. 有受伤害的危险：与跌倒有关。

2. 急性疼痛：与跌倒后损伤有关。

3. 恐惧：与害怕再跌倒有关。

4. 移动能力障碍：与跌倒后损伤有关。

5. 如厕自理缺陷：与跌倒后损伤有关。

6. 健康维护能力低下：与相关知识缺乏有关。

【护理计划与实施】

总体护理计划：①做好跌倒后的正确处理和护理；②通过积极治疗原发病或干预危险因素，预防跌倒的再发生。

治疗和护理的具体目标：①患者跌倒后得到正确有效的处理和护理；②患者日常生活需求得到满足；③患者和（或）照顾者理解并识别跌倒的危险因素，能够主动进行自我防护/他护；④患者对跌倒的恐惧心理好转或消除。

（一）紧急处理

老年人跌倒后，不要急于扶起，要分情况进行跌倒后的现场处理。

1. 检查确认伤情：①询问老年人跌倒情况及对跌倒过程是否有记忆，如不能记起跌倒过程，提示可能为晕厥或脑血管意外，需要行 CT、MRI 等检查确认；②询问是否有剧烈头痛或口角歪斜、言语不利、手脚无力等，提示可能为脑卒中，处理过程中注意避免加重脑出血或脑缺血；③检查有无骨折，如查看有无肢体疼痛、畸形、关节异常、肢体位置异常、感觉异常及大小便失禁等，以确认骨折情形，适当处置（详见《外科护理学》中"骨折的护理"章节）。

2. 正确搬运：如需搬运应保证平稳，尽量保持平卧姿势。

3. 有外伤、出血者，立即止血包扎并进一步观察处理。

4. 如果老年人试图自行站起，可协助其缓慢起立，坐位或卧位休息，确认无碍后方可放手，并继续观察。

5. 查找跌倒危险因素，评估跌倒风险，制订防治措施及方案。

6. 对跌倒后意识模糊的老年人，应特别注意：①有呕吐者，将头偏向一侧，并清理口腔、鼻腔呕吐物，保证呼吸通畅；②有抽搐者，移至平整软地面或身体下垫软物，防止碰、擦伤，必要时使用牙间垫等，防止舌咬伤，注意保护抽搐肢体，防止肌肉、骨骼损伤；③如发生呼吸、心跳停止，应立即进行胸外心脏按压、口对口人工呼吸等急救措施。

（二）一般护理

1. 病情观察

立即观察患者神志、心率、血压、呼吸等，警惕内出血及休克征象。严密观察生命体征、意识、瞳孔大小及对光反射，以及单侧虚弱、口齿不清、打哈欠、跌倒后排泄情况，警惕有无颅脑损伤等。

2. 提供跌倒后的长期护理

大多数老年人跌倒后伴有不同程度的身体损伤，往往导致长期卧床。对于这类患者需要提供长期护理：①根据患者的日常生活活动能力，提供相应的基础护理，满足老年人日常生活需求；②预防压疮、肺部感染、尿路感染等并发症；③指导并协助老年人进行相应的功能锻炼、康复训练等，预防实用性综合征的发生，促进老年人身心功能康复，回归健康生活。

（三）心理调适

重点针对跌倒后出现恐惧心理的老年人进行心理护理。帮助其分析产生恐惧的原因，探讨是因为虚弱/身体功能下降还是自己或身边的老年朋友有跌倒史，从而导致恐惧情绪的产生，并共同制订针对性的措施，以减轻或消除恐惧心理。

（四）健康指导

跌倒的健康指导，着重于如何预防再次发生跌倒。积极开展预防老年人跌倒的指导干预，将有助于减少老年人跌倒的发生，减轻老年人跌倒所致伤害的严重程度。

1. 评估并确定危险因素、制订针对性指导措施

通过监测、调查或常规工作记录收集老年人跌倒信息，进行分析评估，确定老年人跌倒的危险因素；并根据国际公认的伤害预防策略，即教育预防策略、环境改善策略、工程策略、强化执法策略和评估策略五个原则，制订预防老年人跌倒的指导措施。

2. 健康指导内容

根据评估结果，指导老年人改变不健康的生活方式和行为，消除环境中的危险因素，防止跌倒的发生。具体指导内容如下：

（1）增强防跌倒意识：加强防跌倒知识和技能的宣教，帮助老年人及其家属增强预防跌倒的意识；告知老年人及其家属发生跌倒时的不同情况的紧急处理措施，同时告知其在紧急情况发生时应如何寻求帮助等，做到有备无患。

（2）合理运动：指导老年人坚持参加适宜的、规律的体育锻炼，以增强其肌肉力量、柔韧性、协调性、平衡能力、步态稳定性和灵活性，从而减少跌倒的发生。适合老年人的运动包括太极拳、散步、慢跑、游泳、平衡操等。

（3）合理用药：指导老年人按医嘱正确服药，不要随意加药或减药，

更要避免自行同时服用多种药物，并且尽可能减少用药的剂量，了解药物的副作用，注意用药后的反应。用药后动作宜缓慢，以防跌倒。

（4）选择适当的辅助工具：指导老年人使用长度合适、顶部面积较大的拐杖，并将拐杖、助行器及经常使用的物件等放在老年人触手可及的位置；如有视觉、听觉及其他感知障碍的老年人应佩戴视力补偿设施、助听器及其他补偿设施。

（5）创造安全的环境：①保持室内明亮，通风良好，保持地面干燥、平坦、整洁；将经常使用的东西放在伸手容易拿到的位置，尽量不要登高取物；保持家具边缘的钝性，防止对老年人产生伤害；对道路、厕所、灯等予以明确标识，并将其具体方位告知老年人。②衣着舒适、合身，避免过于紧身或过于宽松的服饰，避免行走时绊倒；鞋子要合适，尽量避免穿拖鞋、鞋底过于柔软的鞋、过大的鞋、高跟鞋以及易滑倒的鞋；设置跌倒警示牌于病床床头，提醒患者及其照护人员，共同维护老年人的安全。

（6）调整生活方式：指导老年人及家属，在日常生活中应注意：①避免走过陡的楼梯或台阶，上下楼梯、如厕时尽可能使用扶手；②转身、转头时动作一定要慢；③走路保持步态平稳，尽量慢走，避免携带沉重物品；④避免去人多及湿滑的地方；⑤乘坐交通工具时，应等车辆停稳后再上下车；⑥起身、下床时宜放慢速度；⑦避免睡前饮水过多导致夜间多次起床如厕，晚上床旁尽量放置小便器；⑧避免在他人看不到的地方独自活动。

（7）保证良好的睡眠质量：夜间睡眠差可导致思维和判断力下降，易发生跌倒。老年人御寒能力差，夜间经常紧闭门窗，使室内空气不流通，加之白天活动少或白天睡眠时间过长，导致夜间入睡困难或易醒。故寒冷季节老人跌倒发生率较高。应指导老人适当增加白天的活动，晚上保持室内空气新鲜，其他改善睡眠的措施参见本书相关内容。

（8）防治骨质疏松，减轻跌倒后损伤：指导老年人加强膳食营养，保持饮食均衡，适当补充维生素 D 和钙剂；绝经期老年女性必要时应进行激素替代治疗，增强骨骼强度，降低跌倒后的损伤严重程度。

【护理评价】

经过治疗和护理,是否达到:①老年人跌倒后得到正确有效的处理和护理;②老年人日常生活需求得到满足;③老年人和(或)照顾者理解(并识别)跌倒的危险因素,主动进行自我防护/他护;④老年人对跌倒的恐惧心理好转或消除。

二、吞咽障碍

吞咽障碍(dysphagia)又称吞咽功能低下,吞咽异常,或者吞咽紊乱,是指食物或液体从口腔到胃运送过程发生障碍,常有咽部、胸骨后或食管部位的梗阻停滞感觉,是临床常见老年综合征之一。研究发现,在老年住院患者中吞咽障碍的发生率为30%~55%,需要长期照护的患者中吞咽障碍的发生率为59%~66%。

吞咽活动分为口腔准备期、口腔期、咽期、食管期四个时期,任何一个阶段发生障碍都会导致吞咽运动受阻,发生进食困难。

吞咽障碍可引起营养不良、脱水、吸入性肺炎、窒息,甚至死亡。美国每年因吞咽障碍致死者超过1万人,加上其相关并发症导致的死亡达6万人,超过糖尿病,其中多数为老年人,严重影响老年人健康。

【护理评估】

(一)健康史

1. 一般资料

收集患者的年龄、性别及文化背景等基本信息。

2. 口腔功能评估

仔细观察口部开合、口唇闭锁、舌运动、有无流涎、软腭上抬、吞咽反射、呕吐反射、牙齿状态、构音、发声(如开鼻声提示软腭麻痹;湿性嘶哑提示声带上部有唾液等残留)、口腔内知觉、味觉等。同时了解口腔卫生保健情况等。

3. 吞咽障碍的相关因素

吞咽反射是人类最复杂的反射之一,涉及三叉神经、面神经、舌咽神经、迷走神经、副神经及舌下神经6对脑神经,咀嚼肌群、舌骨上下肌群、面部肌肉和舌肌等共 20 多对肌肉。吞咽障碍的影响因素较为复杂。

（1）衰老：研究发现随着年龄的增加，吞咽障碍的发生率也随之增加。老年人牙病或者牙齿残缺，使咀嚼能力大大下降，吃大块食物不易嚼碎；由于年龄和疾病的影响，张口反射下降、咽喉部感觉减退、咳嗽反射减弱、胃肠蠕动减弱、体位调节能力丧失以及抵御咽喉部分泌物及胃内容物反流入呼吸道的能力下降，因而出现吞咽功能失调；老年人头颈部的灵活性下降；这些变化可能会引起患者出现吞咽障碍的症状。

（2）疾病：老年患者吞咽相关肌肉及神经病变容易引起吞咽障碍，老年患者并发吞咽障碍相关的常见疾病主要包括以下三类：①神经系统疾病：脑卒中、帕金森病和老年痴呆等神经系统疾病，损伤神经传导的病变如急性感染性神经炎等都是引起吞咽障碍的危险因素。②梗阻性病变：咽、喉、食管腔内的炎性肿胀、瘢痕性狭窄，口腔、咽、喉、食管肿瘤以及食管腔周围肿块等的压迫，都可能影响吞咽功能。此类疾病导致的吞咽障碍也称为器质性吞咽功能障碍。③其他慢性疾病：类风湿性疾病如硬皮病、干燥病等也可以因为内脏器官硬化及萎缩、唾液分泌减少等影响吞咽功能。如糖尿病、慢性阻塞性肺疾病、慢性呼吸衰竭、心衰等，可能与上述病变联合影响机体自身储备，促进衰老、体位不易保持、呼吸急促、吞咽期会厌闭合时间缩短等，使患者容易发生口腔吞咽障碍。

（3）治疗措施：老年人通常患有一种或多种慢性病，在治疗中药物副作用、侵入性操作等均可导致老年人吞咽障碍。①药物副作用：镇静安眠药物等精神药物抑制中枢神经系统，影响口咽协调；抗组胺药、抗胆碱能药等有可能通过影响口腔唾液分泌而影响吞咽功能。②侵入措施：气管切开、气管插管、头颈部手术及头颈部放疗也可能使患者吞咽障碍的发生率增加。如全部切除术、甲状腺手术等，可导致喉返神经麻痹、吞咽和咳嗽反射减弱，或喉内肌瘫痪影响吞咽功能。③进餐体位：进食姿势不正确，如平卧位进食、进食后平卧位也可能影响吞咽。

4. 吞咽功能评估

（1）评估对象：入院后所有老年患者进食或进饮之前应进行吞咽功能低下筛选，特别是高龄、认知障碍或神经系统疾病患者，ADL 下降者，口腔干燥者，正在接受治疗（如药物、抗癌疗法）导致口腔干燥、肿胀者，有慢性病（如糖尿病、干燥综合征等）影响口腔或牙齿等。

（2）吞咽障碍筛选与评估

基本筛选：观察患者意识的水平，观察控制姿势的能力，能否坐位15分钟；观察口腔卫生，观察口腔及分泌物控制力。

吞咽试验：患者能参与并且配合直立位置（坐位）吞咽，评估可先采用唾液吞咽实验，再进行水吞咽试验或者标准床旁吞咽功能评估。

①反复唾液吞咽试验：患者取端坐位，检查者将手指放在患者的喉结及舌骨处，让其快速反复吞咽，感受舌骨随吞咽的运动。观察在30秒内患者吞咽的次数和喉上提的幅度，30秒内吞咽少于3次确认为吞咽功能异常。

②洼田饮水试验：让患者端坐，喝下30ml温开水，观察所需时间及呛咳情况。评价如下：1级：5秒内能1次顺利将水咽下；2级：5秒内分2次以上将水咽下而无呛咳；3级：5秒内1次咽下，但有呛咳；4级：5~10秒内分2次以上咽下并有呛咳；5级：10秒内不能将水全部咽下并频繁呛咳。1级为正常，2级为可疑异常，3~5级为异常。注意事项：专人负责，做饮水试验时，不要告诉患者，以免患者紧张，影响试验分级；测试者给患者喂水或告诉家属喂水时，剂量要准确，并根据患者平时呛咳的情况决定喝水的方法，以免给患者造成不适感觉。

③标准吞咽功能评估：分为3部分。首先对患者进行初步评价：无异常且能正常饮水，为初步评估正常。若初步评估正常，再进行第二步，饮一匙水（量约5ml），重复3次；若在此步骤中，3次吞咽中有2次正常或3次完全正常，则进行第三步：饮一杯水（量约60ml）。结果判断：根据患者饮水的情况推断是否存在误咽。任何一个步骤不能完成就判断为阳性，完成试验者如果有饮水时呛咳或饮水后声音变化可视为吞咽障碍。分值范围为18~46分，评分越高，吞咽障碍越明显，临床使用敏感度、特异度分别为50%~97%、80%~90%。

④其他吞咽功能：患者入院后对其进行的首次进食评估、吞咽饼干试验、吞糊试验为进食试验。必要时由影像学医师进行视频内窥镜吞咽检

查、改良吞钡检查。此外，可使用一些辅助方法如颈部听诊法和血氧定量法等。

5. 摄食过程评估

（1）先行期：评估意识状态、有无高级脑功能障碍影响、食速、食欲。

（2）准备期：评估开口、闭唇、摄食、食物从口中洒落、舌部运动（前后、上下、左右）、下颌（上下、旋转）、咀嚼运动、进食方式变化。

（3）口腔期：评估吞送（量、方式、所需时间）过程、口腔内残留情况。

（4）咽部期：评估喉部运动、噎食、咽部不适感、咽部残留感、声音变化、痰量有无增加。

（5）食管期：评估胸口憋闷、吞入食物逆流。此外，有必要留意食物内容、吞咽功能低下的食物性状、所需时间、一次摄食量、体位、残留物去除方法、疲劳、环境、帮助方法、帮助者的问题等。

6. 进餐习惯评估

评估有无不良进食习惯：如进食过快、食物过硬或过黏、边进食边说话、饮酒过量、精神疲惫等。评估老年人日常生活能力，特别是进食是否需要监督、协助，甚至是完全依赖。按照进食自理能力提供不同帮助，必要时鼓励患者及家人记录进餐日记。

7. 营养风险评估

可以使用简易营养筛查量表进行评估。应在最初 48 小时内进行，并在患者恢复期间定期进行重新评估。另外还可以用体质指数（BMI）进行评估，并对独立进食能力、食欲、身体状况、精神状态及食品消费进行记录并评估。此外，还可根据患者具体情况监测生化指标(如白蛋白、前白蛋白、水电解质、葡萄糖代谢等)。

8. 其他功能状态

注意有无体力、呼吸状态、疾病稳定性、脱水、营养等方面的问题，确认患者是否属于适合摄食的状态；确认患者的意识水平是否可进行清醒进食，是否随着时间发生变化；观察语言、认知、行为、注意力、记忆力、情感、智力水平等高级脑功能有无问题。并了解患者有无脑损伤、肿瘤、重症肌无力等基础疾病及其发展阶段，可作为选择不同康复手段的参考依据。

9. 评估并监测吸入性肺炎的体征

评估并监测患者有无发热或寒战、呼吸急促、心跳加快、咳嗽、痰量增多或颜色变黄、低氧血症，有无主诉气紧、呼吸困难，并观察有无谵妄或意识状态改变，及时发现吸入性肺炎相关症状体征。

（二）吞咽障碍的状况

由于吞咽障碍导致噎呛的患者常被误认为心绞痛发作而延误最佳抢救时机，所以一定要正确评估、及时判断。噎呛的临床表现大致分为三个时期。

1. 早期表现

进食时突然不能说话、欲说无声，大量食物积存于口腔、咽喉前部，患者面部涨红，并有呛咳反射；如果食物吸入气管，患者感到极度不适，大部分患者常不由自主地一手呈"V"字状紧贴于颈前喉部，并用手指口腔，呼吸困难，甚至出现窒息的痛苦表情。

2. 中期表现

食物堵塞咽喉部或呛入气管，患者出现胸闷、窒息感，食物吐不出，两手乱抓，两眼发直。

3. 晚期表现

患者出现满头大汗、面色苍白、口唇发绀、突然猝倒、意识模糊、烦躁不安，则提示食物已误入气管，不及时解除梗阻，可出现大小便失禁、鼻出血、抽搐、昏迷，甚至呼吸心跳停止。

（三）辅助检查

主要是为正确评价吞咽功能，以了解是否有噎呛的可能及发生的时期。可采用吞咽造影、内镜、超声波、吞咽压检查等手段动态观察。

（四）心理-社会状况

由于噎呛的结果常常危及老年人的生命，患者及其家属在知识不足的情况下往往容易产生焦虑和恐惧的心理，所以，要特别评估患者及其家属是否已出现焦虑和恐惧的心理问题。

【常见护理诊断/问题】

1. 吞咽障碍：与老化、进食过快、食物过硬或过黏、疾病原因（如脑梗死、痴呆、谵妄）等有关。

2. 有窒息的危险：与摄食-吞咽功能减弱有关。

3. 有急性意识障碍的危险：与有窒息的危险有关。

4. 焦虑：与担心窒息而紧张有关。

5. 恐惧：与担心窒息而害怕有关。

【护理计划与实施】

治疗和护理的总体目标是：①吞咽障碍得到缓解；②噎呛能够得到及时处理，未发生窒息和急性意识障碍等危险；③患者焦虑、恐惧情绪减轻，配合治疗及护理；④未发生相关并发症。

（一）改变饮食和使补偿技术

1. 饮食控制

根据老人的吞咽状况，指导或者为患者选择合适的软食，半流质、流质。不同质地食物应精美可口，并且有多种食物可以供患者选择。

2. 补偿技术（姿势和动作改变）

比如吞咽的时候提示和鼓励患者吞下，嘴巴闭合和身体前倾、头部向前等。

3. 其他

可行的话尽量保持直立体位或前倾15°；口水过多使用口水防护服、围裙，必要时抽吸过多口水；进食后30分钟减少痰液的抽吸；内科医生、口腔科医生、药剂师共同讨论药物用药情况。

（二）吞咽困难的治疗

1. 生物反馈　根据吞咽功能障碍的性质，患者治疗愿望和认知状态评估选择合适的对象进行生物反馈治疗。

2. 吞咽康复训练　吞咽困难患者应该有口咽部的吞咽康复训练，包括恢复性练习、补偿技术等。

3. 营养干预

（1）口服营养补充剂：营养筛查出有营养不良和营养不良风险的老

人，应由营养师指导并且给予口服营养补充处方。

（2）静脉补充营养：评估完全不能、部分不能经口进食者，选择适当营养、液体补充方式。

（3）管饲：患者不能吞咽，对液体和食物有噎呛，可以通过鼻胃管，经皮内镜下胃造口术供给营养，并可推荐给长期（＞4周）肠内管饲的患者使用。

（三）进食护理

高危噎呛或者有误吸风险的患者必须经过吞咽评估，由言语治疗师、医生给予进食医嘱，患者才能够开始经口摄食，与护理人员核对言语治疗师建议的食物/液体种类（软食、流质饮食、普通饮食）、食物稠度等级，作为安全吞咽计划的组成部分。

1. 进食环境准备

（1）餐厅或病房：鼓励老年人在餐厅进食以增加进食量，提供个性化餐厅服务；进餐时尽量停止不必要的治疗或其他活动。

（2）餐具：使用适当餐具（例如：大小形状适宜的瓷器、杯碟、筷子、勺子等），不使用一次性餐具，必要时用围兜（围裙）。

（3）家具：老年人应坐在稳定的扶手椅上；坐在轮椅上或在床上进餐的患者餐桌高度应适当调整。

（4）环境：保持安静，尽量让照顾者和电视的声音最小化，同时鼓励老人和照顾者之间的适当交流。

（5）其他：如首选使患者愉快的音乐；光线应适当，以患者无眩光产生为标准，避免光线过暗或过亮；使用颜色对比来帮助适应老年人的视力下降；食物的气味能诱发食欲，或餐厅接近备餐区，刺激食欲；设备齐全、清洁；照顾者和（或）老人能够熟悉使用。

2. 食物选择

避免有刺、干硬容易引起噎呛的食物；避免黏性较强食物如糯米之类食物；避免食物过冷或过热；少食辛辣、刺激的食物；不可过量饮酒；对偶有呛咳的患者，合理调整饮食搭配，尽量做到细、碎、软的食物要求。

3. 体位管理

尽量保持直立体位或前倾 15°。患者应坐在椅子上进食，如果其需要协助，可以使用枕头、坐垫等协助其保持端坐位。如果患者被限制在床上，在整个进食（食物、液体、药物）期间至少抬高床头 60°，而且进食后需至少 20 分钟后才能放低床头。如果患者实在无法保持 60° 及以上的体位，护理人员协助患者经口进食。

4. 注意进餐观察

进餐时观察患者的食量、食速及体位，有意控制食量和速度。进餐时不要与患者交谈，或催促进食，患者发生呛咳时宜暂停进食，严重时停止进食，进食过程中发现患者突然不能说话、欲说无声、剧烈呛咳、面色青紫，呼吸困难等现象，应及时清理呼吸道，保持呼吸道通畅，就地抢救。

5. 进食注意事项

（1）注意力集中：老年人进餐时应精力集中，不宜谈论令人不快的事情，情绪不稳定时不宜进餐。

（2）进食量及速度适宜：避免一次进食过多，应少食多餐、细嚼慢咽；对于进食慢的患者，配餐员可将餐盘留下，不强调在规定的时间内收回。

（3）鼓励自我进食：能够自主进食的患者，护理人员应用多种方法鼓励老人自己进食，而不是帮助进食以减少进食时间。

（4）进餐时段巡视：跨学科团队应从不同方面检查进餐的过程、进餐的服务、进餐环境和老年人个人的喜好。

6. 协助喂食的方法

对于自己进食困难，医嘱能够经口进食的患者，需要喂食。具体见表 12-1。

表 12-1 老年吞咽障碍患者协助喂食的方法

项目	具体内容
辅助用具	确保有义齿、眼镜、助听器或其他辅助设备以方便进食
照顾者和老人位置	照顾者给老年人喂食应该和老人座椅保持在相同的水平面，保持视线与老人接触
喂食速度适当	调整进食的速度和每口喂食的量，避免过快或强迫喂食
促进老年人张口进食	交替喂流质和固体食物
喂食到恰当部位	根据患者的情况，调整喂食到口腔的不同部位（比如患者存在左侧面瘫，则从右边进食）。对于频繁发生呛咳的患者，照顾者可用汤匙将少量食物送至舌根处，让患者吞咽，待完全咽下，张口确认无误后再送入食物
确保安全	患者发生呛咳时宜暂停进餐，待呼吸完全平稳后，再喂食物。若患者频繁呛咳且严重者应停止进食

（四）现场急救

1. 清醒状态下误吸异物堵塞呼吸道的急救

通常采用海姆里克腹部冲击法（Heimlich Maneuver）急救，步骤如下：

（1）护士帮助患者站立并站在患者背后，用双手臂由腋下环绕患者的腰部。

（2）一手握拳，将拳头的拇指一侧放在患者的胸廓下段与脐上的腹部部分。

（3）用另一手抓住拳头，肘部张开，用快速向上的冲击力挤压患者腹部。

（4）反复重复第（3）步，直至异物吐出。

2. 无意识状态下误吸异物堵塞呼吸道的急救

将患者置平卧位，肩胛下方垫高，颈部伸直，摸清环状软骨下缘和环状软骨上缘的中间部位，即环甲韧带（在喉结下），稳准地刺入一个粗针头（12~18 号）于气管内，以暂时缓解缺氧状态，以争取时间进行抢救，必要时配合医师行气管切开术。

（五）临床管理

吞咽障碍患者有误吸与噎呛的高度危险，护士应及时与患者及家属沟通，做好护理记录。患者床旁应有相应标识（如"防误吸与噎呛"），加强交班，做好防噎呛的知识宣教。此外，可根据病情，必要时采用鼻饲法或皮内镜下胃造口术供给营养。

（六）心理调适

引导患者接受由于吞咽障碍导致的进食困难的现实，并告知患者可以通过有效的预防措施来防止误吸与噎呛的发生等，减轻或消除焦虑、恐惧心理。当误吸与噎呛发生后，应及时稳定患者情绪，安慰患者，以缓解其紧张情绪。

（七）健康指导

健康指导对象应包括患者及其照顾者。

1. 现场应急指导

（1）当患者出现呛咳时，立即协助低头弯腰，身体前倾，下颌朝向前胸。

（2）如果食物残渣堵在咽喉部危及呼吸时，患者应再次低头弯腰，喂食者可在其肩胛下沿快速连续拍击，使残渣排出。如果仍然不能排出，取头低足高侧卧位，以利于体位引流；用筷子或用光滑薄木板等撬开患者口腔，放置上下齿之间，或用毛巾卷个小卷撑开口腔，清理口腔、鼻腔、喉部的分泌物和异物，以保持呼吸道通畅。在第一时间尽可能自行去除堵塞气道异物的同时，应尽早呼叫医务人员抢救。

2. 教会患者及照顾者自救方法和步骤

见 Heimlich Maneuver 急救法 3.吞咽功能锻炼指导　①面部肌肉锻炼：包括皱眉、鼓腮、露齿、吹哨、龇牙、张口、咂唇等；②舌肌运动锻炼：伸舌，使舌尖在口腔内左右用力顶两颊部，并沿口腔前庭沟做环转运动；③软腭的训练：张口后用压舌板压舌，用冰棉签于软腭上做快速摩擦，以刺激软腭，嘱患者发"啊、喔"声音，使软腭上抬，利于吞咽。通过上述方法，促进吞咽功能的康复或延缓吞咽功能障碍的恶化，预防噎呛的再发生。

【护理评价】

经过治疗和护理，效果是否达到：①吞咽障碍得到缓解；②未发生窒息和急性意识障碍等危险；③患者焦虑、恐惧情绪减轻，配合治疗及护理；④未发生相关并发症；⑤患者及其照顾者掌握误吸与噎呛的自救方法和预防误吸异物堵塞呼吸道的知识。

三、疼痛

疼痛（pain）是由感觉刺激而产生的一种生理、心理反应及情感上的不愉快经历。老年人疼痛是老年人晚年生活中经常存在的一种症状。随着增龄变化，准确感觉和主诉疼痛的能力降低而不明确的疼痛和由此引发的不适感明显增加。

风湿、关节炎、骨折、胃炎、溃疡病、糖尿病、心绞痛、卒中和癌症等许多疾病都可以诱发老年人疼痛的发生。65岁以上的老年人有80%~85%患有一种以上易诱发疼痛的疾病，故老年人各种疼痛的发病率高。老年人疼痛发生流行趋势为：①老年人持续性疼痛的发生率高于普通人群；②骨骼肌疼痛的发生率增高 ③疼痛程度加重；④功能障碍与生活行为受限等症状明显增加。许多老年人常年都生活在各种疾病的疼痛之中，不仅严重地影响了老年人的生活质量，而且增加了社会负担。因此、老年人疼痛已经成为一个全社会都应当关注的普遍性社会问题。

【护理评估】

（一）健康史

1. 了解病史

详细询问疼痛的部位、性质、开始时间、持续时间和强度，加强或缓解疼痛的因素。询问目前正在使用哪些药物治疗，疼痛对食欲、睡眠和日常生活的影响。

2. 疼痛的特点

不同疼痛类型其原因不同，明确疼痛类型和原因有助于选择恰当的止痛方法。

（1）根据起病缓急和持续时间划分的疼痛类型及其原因：①急性疼痛：有明确原因引起的急性发作，如骨折、手术等，持续时间多在1个月内。常伴有自主神经系统症状，如心跳加快、出汗，甚至血压轻度升高等。②慢性疼痛：起病较慢，一般超过 3 个月。多与慢性疾病有关，如糖尿病性周围神经病变、骨质疏松症等。一般无自主神经症状，但常伴有心理障碍，如抑郁的发生。

（2）根据发病机制划分的疼痛类型及其原因：①躯体疼痛：源自皮肤或骨筋膜或深部组织的疼痛，定位比较明确，性质为钝痛或剧痛。②内脏疼痛：源自脏器的浸润、压迫或牵拉，疼痛位置较深且定位不清，可伴牵涉痛。以腹腔脏器的炎症性疾病较为多见。③神经性疼痛：性质为放射样烧灼痛，常伴有局部感觉异常。常见原因是：疱疹后神经痛、糖尿病性周围神经病、椎管狭窄、三叉神经痛、脑卒中后疼痛。

（二）疼痛的状况

疼痛量表地使用：老年人的短期记忆能力下降，各种疼痛量表可量化评价老年人的疼痛情况，使护士对疼痛状况有较为准确的了解。

（1）视觉模拟疼痛量表（visual analogue scale，VAS）：VAS 是使用一条长约 10cm 的浮动标尺，一面标有 10 个刻度，两端分别为"0"分端和"10"分端，"0"分表示无痛，"10"分表示难以忍受得最剧烈的疼痛。使用时将有刻度的一面背向患者，让患者在直尺上标出能代表自己疼痛程度的相应位置，评估者根据患者标出的位置为其评出分数，临床评定以 0~2 分为优，3~5 分为良，6~8 分为可，大于 8 分为差。VAS 亦可用于评估疼痛的缓解情况。在线的一端标上"疼痛无缓解"，而另一端标上"疼痛完全缓解"。所谓疼痛的缓解是指初次疼痛评分减去治疗后疼痛评分的方法，此方法也称为疼痛缓解的视觉模拟评分法（VAP）。

（2）口述描绘评分（verbal rating scales，VRS）：采用形容词来描述疼痛的强度。0=没有疼痛，1=轻度疼痛，2=引起烦恼的疼痛，3=重度的疼痛，4=可怕的疼痛，s=极度疼痛。VRS 也可用于疼痛缓解的评级法。在 Dunlee 提出的方法中采用的词汇为：优、良、中等、差、可疑、没有。在 Huskisson 提出的方法中采用的词汇为：无、轻微、中等、完全缓解。

（3）Wong-Banker 面部表情量表（face rating sale，FRS）：采用从微笑至悲伤至哭泣的 6 种面部表情表达疼痛程度。0=非常愉快，无疼痛；2=微痛；4=有些疼痛；6=疼痛明显；8=疼痛剧烈；10=疼痛难忍。此法适合任何年龄阶段且没有特定的文化背景或性别要求，易于掌握。尤其适用于急性疼痛患者、老年人、儿童以及表达能力丧失者。

（4）疼痛日记评分法（pain dary sal，PDS）：PDS 也是临床上常用的测定疼痛的方法。由患者、家属或护士记录每天各时间段（每 4 小时或 2 小时，或 1 小时或 0.5 小时）与疼痛有关的活动，其活动方式为坐位、行走、卧位。在疼痛日记表内注明某时间段内某种活动方式，使用的药物名称和剂量。疼痛强度用 0~10 的数字量级来表示，睡眠过程按无疼痛记分（0 分），此方法简单、真实可靠，便于比较及发现患者的疼痛与生活方式、疼痛与药物用量之间的关系等。

一般情况下，对同一位患者疼痛的判定应始终使用同一个量表。此外，疼痛是一个变化的过程，在评估患者某一阶段的疼痛情况时，应记录患者在这一时段的平均疼痛程度（averge pain intensity，API），最重的疼痛程度（wors pain intensity，WPI）和最轻的疼痛程度（leat pain intensity，LP）。

（三）辅助检查

根据疼痛原因及部位等选择辅助检查，如影像学（X 线、CT，MRI、造影等）以及实验室检查等。

（四）心理–社会状况

慢性疼痛常伴随消极的情绪，故要及时评估老年人的心理社会因素，如精神状态有无抑郁、焦虑；是否有社会适应能力下降；老年人个性以及注意力等。

【常见护理诊断/问题】

1. 急性疼痛/慢性疼痛：与组织损伤和反射性肌肉痉挛、继发于骨骼肌疾病、血管疾病、糖尿病、感染等有关。

2. 焦虑：与疼痛引起的紧张，担心治疗预后有关。

3. 抑郁：与长期慢性疼痛而对治疗丧失信心等有关。

4. 舒适度减弱：与疼痛有关。

5. 睡眠型态紊乱：与疼痛有关。

【护理计划与实施】

疼痛治疗和护理的总体目标是：①正确评估疼痛；②老年人的疼痛得到改善，生活未受到明显的影响；③患者接受现实，能说出急、慢性疼痛的存在；④患者能正确服药，并掌握处理疼痛的非介入性止痛方法。

（一）用药护理

1. 药物止痛

疼痛治疗药物主要包括非甾体类抗炎药（nosteroidl ant-infamatory rug，NSAID）、麻醉性镇痛药、抗抑郁药、抗焦虑药与镇静催眠药等。因老年人多以慢性疼痛多见，因此止痛时最好选择长效缓释剂。

（1）非甾体类抗炎药（NSAID）：NSAID 是适用于短期治疗炎症关节疾病（痛风）和急性风湿性疾病（风湿性关节炎）的主要药物。对乙酰氨基酚（泰诺林）是用于缓解轻至中度肌肉骨骼疼痛的首选药物。

（2）阿片类药物：阿片类镇痛药物适用于急性疼痛和恶性肿瘤引起的疼痛。阿片类药物对老年人的止痛效果好，但老年人常因间歇性给药而造成疼痛复发。阿片类药物的副作用有恶心、呕吐、便秘、镇静和呼吸抑制，用药过程中注意观察和处理。

（3）抗抑郁药物：抗抑郁药除了抗抑郁症，还有镇痛作用，可用于治疗各种慢性疼痛综合征。此类药包括三环类抗抑郁药，如阿米替林和单胺氧化酶抑制剂。三环类、四环类抗抑郁药不能用于严重心脏病、青光眼和前列腺增生的患者。

（4）其他药物：曲马多主要用于中等程度的各种急性疼痛和手术后疼痛，由于其对呼吸抑制作用弱，适用于老年人的镇痛。

（5）外用药：临床上常用多瑞吉止痛贴（芬太尼透皮贴剂）等外用止痛，适用于不能口服的患者和已经应用大剂量阿片类的患者。护理上注意各种外用止痛药的使用方法，做到正确有效使用。

2. 非药物止痛

非药物止痛可减少止痛药物的用量，改善患者的健康状况。作为药物治疗的辅助措施，非常有价值。但是非药物止痛不能完全取代药物治疗。冷热疗法、按摩、放松疗法、音乐疗法均为有助于减轻疼痛的方法，详见

《基础护理学》。

（二）运动锻炼

运动锻炼对于缓解慢性疼痛非常有效。运动锻炼在改善全身状况的同时，可调节情绪，振奋精神，缓解抑郁症状。运动锻炼可以增强骨承受负荷及肌肉牵张的能力，减缓骨质疏松的进程，帮助恢复身体的协调和平衡。

（三）心理调适

护士应重视、关心患者的疼痛，认真倾听患者的主诉，给予适当安慰，减轻他们的心理负担。指导患者或家属遵医嘱按时服用止痛药物，同时为患者施行有效的非药物止痛疗法，这些均有助于减轻患者的疼痛和焦虑、抑郁情绪。

（四）健康指导

1. 用药指导

对于长期服用阿片类药物导致的便秘可选用麻仁丸等中药软化粪便。心血管药、降糖药、利尿药及中枢神经系统药都是老年人常用的药物，止痛药物与这些药物合用时，应注意药物的相互作用可能带来的影响。同时，教会患者和家属使用常用的疼痛评估方法，以便得到正确有效的镇痛。

2. 减轻疼痛的方法

疼痛时采取舒适的体位，尽量深呼吸，分散注意力。提倡清淡、高蛋白、低脂、无刺激的易消化食物，少食多餐。保持大便通畅，减轻腹胀，以免诱发疼痛。保持情绪稳定。

【护理评价】

通过治疗和护理后，效果是否达到：①疼痛得到正确评估；②患者的疼痛改善，生活不受到明显的影响，表现为睡眠良好，饮食、活动均正常进行；③患者接受现实，能说出并被证实急、慢性疼痛的存在；④患者正确服药，并掌握非介入性止痛方法。

四、二便失禁

尿失禁（urinary incontinence，UI）是指由于膀胱括约肌的损伤或神经功能障碍而丧失排尿自控的能力，使尿液不受主观控制而自尿道口溢出或流出的状态。

尿失禁是老年人中最为常见的健康问题，不同性别、民族、种族中的尿失禁发生率都随着年龄的增加而增高。据报道，全世界约有 2500 万人患有尿失禁。其中老年女性的发病率高于男性，TopinkovaK 等对多国护理之家的 280271 个病例资料调研显示，尿失禁的比例为 40.9%（日本）~60.2%（法国）。我国近年报道，60 岁女性尿失禁发生率达 55.3%。尿失禁对大多数老年人的生命无直接影响，但是它所造成的身体异味、反复尿路感染及皮肤糜烂等，是导致老年人发生孤僻、抑郁等心理问题的原因之一；而且它还对患者及其家庭、卫生保健人员以及社会带来沉重的经济负担和精神负担，严重影响老年患者的生命质量。

【护理评估】

（一）健康史

1. 一般资料

收集尿失禁患者的年龄、性别、家庭结构、社会参与、饮酒情况等基本信息。

2. 尿失禁的原因

（1）中枢神经系统疾患：如脑卒中、脊髓病变等引起的神经源性膀胱。

（2）手术创伤：如前列腺切除术、膀胱手术、直肠癌根治术等，可损伤膀胱及括约肌的运动或感觉神经。

（3）尿潴留：如前列腺增生、膀胱颈挛缩、尿道狭窄等引起。

（4）不稳定性膀胱：如膀胱肿瘤、结石、炎症、异物等引起。

（5）妇女绝经期后：雌激素缺乏引起尿道壁和盆底肌肉张力减退。

（6）分娩损伤：子宫脱垂、膀胱膨出等引起的括约肌功能减弱。

（7）药物作用：利尿药、抗胆碱能药、抗抑郁药、抗精神病药及镇静安眠药等药物。

（8）心理问题：焦虑、抑郁等。

（9）其他：有无粪便嵌顿，以及活动情况等。

（二）尿失禁的状况

1. 排尿时是否伴有其他症状：如尿急、尿频（日间排尿超过 7 次）、夜尿、突然出现的排尿急迫感等。

2. 是否有诱发尿失禁的原因：如咳嗽、打喷嚏等。

3. 尿失禁发生的时间、失禁时流出的尿量及失禁时有无尿意等。

（三）辅助检查

根据情况选择相应辅助检查，包括：①尿常规、尿培养和生化检查；②测定残余尿量；③排尿期膀胱尿道造影、站立膀胱造影；④膀胱测压；⑤闭合尿道压力图；⑥必要时行膀胱压力、尿流率、肌电图的同步检查；⑦动力性尿道压力图；⑧尿垫试验；⑨排尿记录等。

（四）心理-社会状况

尿失禁造成的身体异味、反复尿路感染及皮肤糜烂等，容易给患者及其家庭带来经济负担和精神负担。所以，有必要评估老年人是否发生孤僻、抑郁等心理问题，是否已发生社会交往障碍，以及其家庭的经济负担和精神负担等。

【常见护理诊断/问题】

1. 压力性尿失禁：与老年退行性变化（尿道括约肌松弛）、手术、肥胖等因素有关。

2. 急迫性尿失禁：与老年退行性变化、创伤、腹部手术、留置导尿管、液体（酒精、咖啡因、饮料）摄入过多，以及患有尿路感染、中枢或周围神经病变、帕金森病等疾病有关。

3. 反射性尿失禁：与老年退行性变化、脊髓损伤、肿瘤或感染引起对反射弧水平以上的冲动的传输障碍有关。

4. 社会交往障碍：与尿频、异味引起的不适、困窘和担心等有关。

5. 知识缺乏：缺乏尿失禁治疗、护理及预防等知识。

6. 有皮肤完整性受损的危险：与尿液刺激局部皮肤、辅助用具使用不当等有关。

【护理计划与实施】

老年人尿失禁的发生常是多种因素共同作用的结果，故在治疗尿失禁时应遵循个体化原则，针对不同的情况采取治疗措施。治疗与护理的总目标是：①患者日常生活需求得到满足；②行为训练及药物治疗有效，患者信心增强、能正确使用引流和护垫、做到饮食控制及规律的康复锻炼等；③患者接受现状，积极配合治疗护理，恢复参与社交活动。

（一）尿失禁护理用具的选择及护理

1. 失禁护垫、纸尿裤

最为普遍且安全的方法，可以有效处理尿失禁的问题，既不影响患者翻身及外出，又不会造成尿道及膀胱的损害，也不影响膀胱的生理活动。注意每次更换时用温水清洗会阴和臀部，防止尿湿疹及压疮的发生。

2. 高级透气接尿器

适用于老弱病残、骨折、瘫痪及卧床不起、不能自理的患者。类型：BT-1型(男)或BT-2型(女)接尿器。使用方法：先用水和空气将尿袋冲开，防止尿袋粘连。再将腰带系在腰上，将阴茎放入尿斗中（男性患者）或接尿斗紧贴会阴（女性患者），并把下面的2条纱带从两腿根部中间左右分开向上，与三角布上的两个短纱带连接在一起即可使用。这种保护方法可以避免生殖器糜烂、皮肤瘙痒感染、湿疹等问题。

3. 避孕套式接尿袋

其优点是不影响患者翻身及外出。主要适用于男性老年人，选择适合患者阴茎大小的避孕套式尿袋，勿过紧。在患者腰间扎一松紧绳，再用较细松紧绳在避孕套口两侧妥善固定，另一头固定在腰间松紧绳上，尿袋固定高度适宜，防尿液反流入膀胱。

4. 保鲜膜袋接尿法

其优点是透气性好，价格低廉，引起泌尿系感染及皮肤改变的情况较少，适用于男性尿失禁患者。使用方法：将保鲜膜袋口打开，将阴茎全部放入其中，取袋口对折系一活口，系时注意不要过紧，留有1指的空隙为佳。使用时注意选择标有卫生许可证、生产日期、保质期的保鲜袋。

5. 一次性导尿管和密闭引流袋

适用于躁动不安及尿潴留的患者，优点在于为患者翻身按摩、更换床单时不易脱落；缺点是护理不当易造成泌尿系感染，长期使用会影响膀胱的自动反射性排尿功能。因此，护理上必须严格遵守无菌操作，尽量缩短导尿管留置的时间。

（二）协助行为治疗

行为治疗包括生活方式干预、盆底肌肉训练、膀胱训练。

1. 生活方式干预

如合理膳食、减轻体重、戒烟、规律运动等。

2. 盆底肌肉训练可分别在不同卧位时进行训练

（1）站立：双脚分开与肩同宽，尽量收缩骨盆底肌肉并保持 10 秒钟，然后放松 10 秒钟，重复收缩与放松 15 次。

（2）坐位：双脚平放于地面，双膝微微分开，与肩同宽，双手放于大腿上，身体微微前倾，尽量收缩骨盆底肌肉并保持 10 秒钟，然后放松 10 秒钟，重复收缩与放松 15 次。

（3）仰卧位：双膝微屈约 45°，尽量收缩骨盆底肌肉并保持 10 秒钟，然后放松 10 秒钟，重复收缩与放松 15 次。

3. 膀胱训练

可增加膀胱容量，以应对急迫性的感觉，并延长排尿间隔时间。具体步骤如下：

（1）让患者在白天每小时饮水 150~200 毫升，并记录饮水量及饮入时间。

（2）根据患者平常的排尿间隔，鼓励患者在急迫性尿意感发生之前如厕排尿。

（3）若能自行控制排尿，2 小时没有尿失禁现象，则可将排尿间隔再延长 30 分钟。直到将排尿时间逐渐延长至 3~4 小时。

（三）用药护理

1. 了解治疗尿失禁的药物

一线药物包括托特罗定、曲司氯铵和索利那新等。其他药物包括：①其他 M 受体拮抗剂：如奥昔布宁；②镇静抗焦虑药：如地西泮、氯丙嗪；③钙拮抗剂：如维拉帕米、硝苯地平；④前列腺素合成抑制剂：如吲哚美辛等。

2. 护理措施

指导老年人遵医嘱正确用药，详细具体地讲解药物的作用及注意事项，并告知患者不要依赖药物而要配合功能锻炼的重要性。

（四）手术护理

各种非手术治疗失败者，或伴有盆腔脏器脱垂、尿失禁严重影响生活质量者可采用手术治疗。手术方法不断更新，根据患者具体情况选择不同手术方法。对需要手术治疗的患者，做好相应的术前、术后护理和术后康复指导（详见《外科护理学》）。

（五）心理调适

从患者的角度思考及处理问题，建立互信的护患关系。注重患者的感受，进行尿失禁护理操作时用屏风等遮挡保护其隐私。尊重患者的保密意愿，先征求老年人同意后，才可以就其健康问题与其亲友或照顾者交谈。向患者及家属讲解尿失禁问题的处理，讲解尿失禁问题可以处理好，增强老年人应对尿失禁的信心，减轻老年人的焦虑情绪，同时顾及老年人的尊严，用心聆听老年人抒发困扰及愤怒情绪，帮助其舒缓压力。

（六）健康指导

1. 皮肤护理

指导患者及其照护者及时更换尿失禁护理用具；注意会阴部清洁卫生，每日用温水擦洗，保持会阴部皮肤清洁干燥；变换体位、减轻局部受压、加强营养等，预防压疮等皮肤问题的发生。

2. 饮水

向老年人解释尿液对排尿反射刺激的必要性，保持每日摄入的液体量在 2000~2500 毫升，适当调整饮水时间和量，睡前限制饮水，以减少夜间尿量。避免摄入有利尿作用的咖啡、浓茶、可乐、酒类等饮料。

3. 饮食与大便管理

告诉老年人宜均衡饮食，保证足够热量和蛋白质供给；摄取足够的纤维素，必要时用药物或灌肠等方法保持大便通畅。

4. 康复活动

鼓励老年人坚持做盆底肌肉训练与膀胱训练、健身操等活动，减缓肌肉松弛，促进尿失禁的康复。

5. 其他指导

老年人的卧室尽量安排在靠近厕所的位置，夜间应有适宜的照明灯，厕所应设有与痴呆、认知障碍相关的标识。必要时指导老年人按医嘱使用药物。

【护理评价】

通过治疗和护理后，是否达到：①患者日常生活需求得到满足，无并发症发生；②患者信心增强、能正确使用尿失禁护理用具，做到饮食控制及规律的康复锻炼等；③患者能主动参与治疗活动，恢复社交活动；④患者了解尿失禁及其处理的相关知识。

五、便秘

便秘（consipation）是指排便困难或排便次数减少，且粪便干结，便后无舒畅感。老年人便秘属于慢性便秘，慢性便秘常使用罗马 1 标准来诊断。罗马 1 标准为：在不用泻剂的情况下，过去 12 个月中至少 12 周连续或间断出现以下 2 个或 2 个以上症状即称为便秘，即：①大于 1/4 的时间排便费力；②大于 1/4 的时间粪便是团块或硬结；③大于 1/4 的时间有排便不尽感；④大于 1/4 的时间有排便时肛门阻滞感或肛门梗阻；⑤大于 1/4 的时间排便需用手协助；⑥大于 1/4 的时间每周排便少于 3 次。

便秘是老年人的常见症状，其便秘程度随增龄而加重。据资料统计，老年人的便秘发生率为 5%~30%，长期卧床老年人可高达 80%，严重影响老年人的生命质量。此外，患者可出现腹胀不适、食欲不振、心烦失眠和头晕等症状，最常见的并发症为类似性肠梗阻。此外，还可导致大肠癌、痔、乳腺癌、高血压，甚至可诱发心绞痛、脑血管意外等严重健康问题。

【护理评估】

（一）健康史

1. 一般情况：收集患者的年龄、性别、饮食习惯、生活方式等基本信息。

2. 既往史：了解患者的疾病史、用药史、家族史等。

3. 便秘的原因：引起老年人便秘的原因很多，需从生理因素、不良的饮食习惯、生活方式、心理因素以及是否有并发症等方面进行评估。

（1）生理因素：随着年龄增加，老年人的食量和体力活动明显减少，胃肠道分泌消化液减少、肠管的张力和拉动减弱，腹腔及盆底肌肉乏力，肛门内外括约肌减弱，胃结肠反射减弱，直肠敏感性下降，使食物在肠内停留过久，水分过度吸收引起便秘。

（2）不良饮食习惯：①膳食纤维摄入不足：日常生活中动物类食物摄入量多，谷类食物、膳食纤维的摄入量减少，使得肠道蠕动缓慢、排便不畅而造成便秘；②饮水不足：老年人口渴感觉迟钝，对体内高渗状态调节能力下降，易出现轻度脱水，增加便秘的危险；③不良的饮食行为：如饮酒、喜食辛辣食物、饮水过少、偏食或挑食等不良的饮食行为与便秘的发生有关。

（3）活动减少：体力活动能促进肠道运动，有利于保持正常排便习惯。老年人，特别是慢性疾病或长期卧床不能自理的老人，缺乏体力活动，肠内容物长时间停留在肠腔，水分被过度吸收而造成粪质干结，排便困难。

（4）药物作用：抗胆碱能药、阿片类镇痛药、非甾体类药物、利尿药、抗抑郁药、抗帕金森病药物，可抑制肠道运动；含铝和钙离子的制酸药、铋剂，可致肠内容物水分过度吸收而引起便秘。

（5）神经系统疾病和心理障碍：中枢和末梢神经病变可导致便秘，如帕金森症、糖尿病性自主神经病变。此外，抑郁、焦虑等心理障碍及老年性痴呆者，主动排便能力下降。

（二）便秘的状况

1. 便秘的情况：询问便秘开始的时间，大便的频率、性状、疾病和用药、饮食、活动等情况。

2. 便秘的伴随症状：观察排便是否伴有口渴、恶心、腹胀、腹痛、会阴胀痛等；配合直肠指检以排除直肠、肛门的疾患。

3. 便秘的并发症：①粪便嵌塞：粪便持久滞留堆积在直肠内，坚硬不能排出；②粪瘤与粪石：粪质长期滞留在结肠形成坚硬的粪块称粪瘤，粪瘤钙化形成粪石；③粪性溃疡：粪块的滞留、粪石的嵌塞，可刺激结肠黏膜而形成溃疡，易发生在直肠、乙状结肠，其次为横结肠，又称为"宿便性溃疡"；④大便失禁：持续便秘形成了粪块的阻塞，由于粪块不能继续运行，上段肠管内的静止粪便被肠管内微生物液化为粪水，这些粪水通过阻塞粪块而流到直肠末端，加之肛门内、外括约肌的舒缩功能下降，缺乏灵敏的调节，致使粪液从肛门流出，造成大便失禁；⑤直肠脱垂：轻度者仅发生在排便时，还可自行还纳；患病日久，可造成肠黏膜糜烂、溃疡出血、黏液渗出，肛门功能失调。

（三）辅助检查

为了排除结肠、直肠病变及肛门狭窄等情况，可视情况选择以下辅助检查：①结肠镜；②直肠镜；③钡剂灌肠；④直肠肛门压力测定；⑤球囊排出试验等。

（四）心理-社会状况

精神紧张、压力大、失眠者，与无此症状的老年人相比，便秘发生的危险性要增加 30%~45%，故便秘老年人需评估其心理社会压力等情况。

【常见护理诊断/问题】

1. 便秘：与老化、活动减少、不合理饮食、药物副作用等有关。

2. 焦虑：与患者担心便秘并发症及其预后有关。

3. 舒适度降低：与排便时间延长、排便困难、便后无舒畅感等有关。

4. 知识缺乏：缺乏合理饮食、健康生活方式及缓解便秘方法等相关知识。

【护理计划与实施】

老年人便秘的治疗护理应针对引起便秘的原因进行。治疗和护理的总体目标是：①患者便秘缓解或消失；②患者形成良好生活习惯，定时排便；③患者掌握便秘护理知识，能描述引起便秘的原因；保证每日含纤维素食品和水分的摄入；坚持每日活动锻炼，预防便秘。

（一）排便护理

1. 指导老年人养成良好的排便习惯：①定时排便，早餐后或临睡前按时蹲厕，培养便意；有便意则立即排便；排便时取坐位，勿用力过猛；注意力集中，避免便时看书看报；②勿长期服用泻药，防止药物依赖性的发生；③保证良好的排便环境，便器应清洁而温暖。

2. 指导使用辅助器：为体质虚弱的老年人提供便器椅或在老年人面前放置椅背，提供排便坐姿的依托，减轻排便不适感，并保证安全。

3. 人工取便法：老年便秘者易发生粪便嵌顿无法自行排出时，需采取人工取便法。向患者解释清楚，嘱患者左侧卧位，戴手套，用涂上皂液的食指伸入肛门，慢慢将粪便掏出，取便完毕后清洁肛门。

4. 排便注意事项：指导患者勿忽视任何一次便意，尽量不留宿便；注意排便技巧，如身体前倾，心情放松，先深呼吸，后闭住声门，向肛门部位用力等。

5. 生物反馈疗法：该疗法通便成功率为75%~90%。它将特制的肛门直肠测压器插入肛门内，通过可观察显示器获得许多信息，包括肛门括约肌压力，直肠顺应性，肛门直肠处的敏感性，使患者能感觉到何时可有排便反应，然后再次尝试这种反应，启发排便感觉，达到排便目的。

（二）一般护理

1. 调整饮食结构：饮食调整是治疗便秘的基础 ①多饮水：如无限制饮水的疾病，则应保证每天的饮水量在2000~2500毫升。清晨空腹饮一杯温开水，以刺激肠蠕动。②摄取足够的膳食纤维：指导老人酌情添加粗制面粉、玉米粉、豆制品、芹菜及韭菜等，适当多吃带馅面食，如水饺、馄饨、包子等，有利于保证更全面的营养，又可以预防便秘。③多食产气食物及维生素B丰富的食物，如白薯、香蕉、生蒜、生葱、木耳、银耳、黄豆、玉米及瘦肉等，利用其发酵产气，促进肠蠕动。④增加润滑肠道食物：对体重正常、血脂不高、无糖尿病的患者，可清晨空腹饮一杯蜂蜜水等。⑤少饮浓茶或含咖啡因的饮料，禁食生冷、辛辣及煎炸刺激性食物。

2. 调整生活方式：改变静坐的生活方式，每天保持30~60分钟活动时间，卧床或坐轮椅的老年人可通过转动身体，挥动手臂等方式进行锻炼。同时养成在固定时间（早晨或饭后）排便的习惯。

3. 满足老年人私人空间需求：房间内居住两人以上者，可在床单位间设置屏风或窗帘，便于老年人的排泄等需要。照顾老年人排泄时，只协助其无力完成部分，不要一直在旁守候，以免老年人紧张而影响排便，更不要催促，以免令老年人精神紧张、不愿麻烦照顾者而憋便。

（三）用药护理

1. 口服泻药：原则是指导患者勿长期服用泻药，防止药物依赖性的发生。①宜用液状石蜡、麻仁丸等作用温和的药物，不易引起剧烈腹泻，适用于年老体弱、高血压、心力衰竭、动脉瘤、痔、疝、肛瘘等患者；②必要时根据医嘱使用刺激性泻药，如大黄、番泻叶、果导等，并在使用过程中注意观察，由于作用强，易引起剧烈腹泻，尽量少用，并在使用过程中注意观察。

2. 外用简易通便剂：老年患者常用简易通便剂，如开塞露、甘油栓、肥皂栓等，经肛门插入使用，通过刺激肠蠕动，软化粪便，达通便效果。此方法简单有效，易教会患者及家属掌握。

3. 灌肠法：严重便秘者必要时给予灌肠。可遵医嘱选用"1、2、3"溶液、植物油或肥皂水行小量不保留灌肠（详见《基础护理学》）

（四）心理调适

耐心听取患者的倾诉，取得患者的信任，反复强调便秘的可治性，增加患者的信心。及时发现并解决问题，增加治疗信心。讲解便秘发生的原因，调节患者情绪，使其精神放松，避免因精神紧张刺激而引发便秘。鼓励患者参加集体活动，提高患者的家庭支持和社会支持水平。

（五）健康指导

1. 适当运动和锻炼：①参加一般运动：老年人根据自身情况参加运动，若身体条件允许可适当参加体育锻炼，如散步、慢跑、太极拳等；②避免久坐久卧，避免长期卧床或坐轮椅等、如果不能自行活动，可以借助辅助器械，帮助其站立或进行被动活动；③腹部按摩：可做腹部按摩，取仰卧位，用手掌从右下腹开始沿顺时针向上、向左、再向下至左下腹，按摩至左下腹时应加强力度，每天 2~3 次，每次 5~15 圈，站立时亦可进行此项活动；④收腹运动和肛提肌运动：收缩腹部与肛门肌肉 10 秒后放松，重复训练数次，以提高排便辅助肌的收缩力，增强排便能力；⑤卧床锻炼方法：躺在床上，将一条腿屈膝抬高到胸前，每条腿练习 10~20 次，每天 3~4 次；从一侧翻身到另一侧（10~20 次），每天 4~10 次。

2. 建立健康的生活方式：①培养良好的排便行为，指导患者在晨起或早餐前排便，即使无便意，也要坚持蹲厕 3~5 分钟；②改变不良饮食习惯，多食粗纤维含量高的食物，多饮水；③高血压、冠心病、脑血管意外患者应避免用力排便，若排便困难，要及时告知医务人员，采取相应措施，以免发生意外。

3. 正确使用通便药物：①容积性泻药服用的同时需饮水 250 毫升；②润滑性泻药也不宜长期服用，以免影响脂溶性维生素的吸收；③温和的口服泻药多在服后 6~10 小时发挥作用，故宜在睡前 1 小时服用；④复方聚乙二醇电解质散是一种新型的等渗性全肠灌洗液，通常 4 小时内导致腹泻，大量应用虽对水电解质平衡无明显影响，但因由 100 毫升液体配制，故会产生腹胀、恶心等不适；⑤简易通便剂的使用方法：老年人取左侧卧位，放松肛门括约肌，将药挤入肛门，保留 5~10 分钟后进行排便。

【护理评价】

通过治疗和护理后，患者是否达到：①便秘减轻或消失，能够规律排便，大便次数较治疗前有所增加；②主诉能排空大便，而且便后无不适感；③心理状态良好；④获得预防及治疗便秘的相关知识，保证每日饮食中有含纤维素食物的量和水分的摄入，调整饮食，建立健康饮食方式。

六、衰弱

衰弱（faily）是指一组由机体退行性改变和多种慢性疾病引起的机体易损性增加的老年综合征。其核心是老年人生理储备下降或多系统异常，外界较小刺激即可引起负性临床事件的发生。2004 年，美国老年学会定义衰弱为老年人因生理储备下降而出现抗应激能力减退的非特异性状态，涉及多系统的生理学变化，包括神经肌肉系统、代谢及免疫系统改变，这种状态增加了死亡、失能、谵妄及跌倒等负性事件的风险。部分老年人虽然无特异性疾病，但出现疲劳、无力和消瘦，也归于衰弱综合征范畴。

老年衰弱往往是一系列慢性疾病、一次急性事件或严重疾病的后果。

高龄、跌倒、疼痛、营养不良、肌少症、多病共存、多重用药、活动功能下降、睡眠障碍及焦虑抑郁等均与衰弱相关。

衰弱患病率随年龄增长而增加，女性高于男性。衰弱在不同人群的患病率为 4.0%~59.0%，65 岁以上人群中衰弱患病率为 7.0%，衰弱前期患病率为 44.0%，80 岁以上老人衰弱状态为 15.0%~50.0%，90 岁以上老人比例则为 30.0%~40.0%。衰弱可以较确切、客观地反映老年人慢性健康问题和医疗需求，预测残疾、意外伤害（如跌倒或骨折）、住院率、急诊就诊率甚至死亡发生，还可以解释疾病预后、康复效果和生活质量的差异。

【护理评估】

（一）健康史

1. 一般情况：评估患者的年龄、性别、婚姻状况、教育程度、职业、饮食习惯、生活方式等。

2. 危险因素：引起老年人衰弱的原因很多，需从多方面进行评估。

（1）遗传因素：不同种族基因的多态性可能影响衰弱的临床表现，如非裔美国人衰弱比例是其他美国人的 4 倍，墨西哥裔美国人衰弱患病率比欧裔美国人高 43%。

（2）生长发育：生长发育期的营养供给、体力活动（劳动、体育锻炼）等尤为重要，如果生长发育不良，则可因体能积累不足，导致老年期衰弱综合征的发生。

（3）增龄：年龄和衰弱患病率相关。随着年龄的增加，衰弱发生率显著增高。

（4）多种疾病共存：多种疾病共存是衰弱重要的危险因素之一。心血管系统疾病、血管异常、恶性肿瘤、肾功能衰竭、HIV 感染以及手术均可促进衰弱的发生。此外，脑卒中、髋部骨折、慢性阻塞性肺疾病、糖尿病、关节炎、肌少症及某些亚临床问题亦与衰弱有关。

（5）营养不良和营养素摄入不足：营养不良是衰弱发生和发展的重要生物学机制。营养评分较差和摄入营养素少于 3 种（包括蛋白质、锌、钙、叶酸和维生素 A、C、E）的老年人易发生衰弱。

3. 既往史：了解患者的疾病史、有无多重用药问题、家族史等。

（二）衰弱的状况

1. 非特异性表现：包括：①疲劳感，做事时无法集中精力或者做事感觉很费力等情况；②不明原因体重下降；③反复感染。

2. 跌倒平衡和步态受损，衰弱的老人即使轻度疾病也会导致肢体平衡受损，不足以维持完整的步态，易出现跌倒等情况。

3. 衰弱老人多伴有脑功能下降，应激时可导致脑功能障碍加剧而出现谵妄。

4. 波动性失能患者可出现功能状态的急剧变化，常常表现为功能独立和需要人照顾交替出现。

（三）辅助检查

老年综合征评估量表评估老年衰弱，并计算衰弱指数比较准确、可靠且敏感，结合该指标将衰弱分为 7 级，并可以反映社会方面的因素。为了进一步评估痴呆老人的衰弱情况，重新修订了分级的方法，将老年人的衰弱情况分为 9 级（表 12-2）。

表 12-2　加拿大临床衰弱评估量表

衰弱等级	具体测量
1.非常健康	身体强壮、积极活跃、精力充沛、充满活力,定期进行体育锻炼,处于所在年龄段最健康的状态
2.健康	无明显的疾病症状,但不如等级 1 健康,经常进行体育锻炼,偶尔非常活跃
3.维持健康	存在可控的健康缺陷,除常规行走外,无定期的体育锻炼
4.脆弱易损伤	日常生活不需他人帮助,但身体的某些症状会限制日常活动,常见的主诉为行动缓慢和感觉疲乏
5.轻度衰弱	明显的动作缓慢,工具性日常生活活动需要帮助(如去银行、乘公交车、干重的家务活、用药等);轻度衰弱会进一步削弱患者独自在外购物、行走、备餐及干家务活的能力
6.中度衰弱	所有的室外活动均需要帮助,在室内上下楼梯、洗澡等需要帮助,可能穿衣服也会需要(一定限度的)辅助
7.严重衰弱	个人生活完全不能自理,但身体状态较稳定,一段时间内(<6 个月)不会有死亡的危险
8.非常严重衰弱	生活完全不能自理,接近生命终点,已不能从任何疾病中恢复
9.终末期	接近生命终点,生存期<6 个月的垂危患者

引自：Rockwood K,SongX,Mitnitski A,et al.老年医学与衰弱老年人的医疗服务，中华老年医学杂志，2009,28(5):353-365.

（四）心理-社会状况

评估老人有无不良心境，如焦虑、抑郁等。评估老人经济状况、经济是否独立、是否存在社会孤独、感到寂寞等，以及其社会地位。

【常见护理诊断/问题】

1. 活动无耐力：与衰弱导致的疲劳感有关。

2. 自理缺陷：与增龄、多种疾病共存等有关。

3. 营养失调：低于机体需要量　与日常能量摄入不足有关。

4. 有跌倒的危险：与平衡功能和步态受损有关。

【护理计划与实施】

治疗和护理的主要目标：①通过适当锻炼及营养补充等方法，患者活动耐力增加；②患者衰弱程度减轻，自理能力提高；③患者营养状况改善，适应身体需要；④患者未发生跌倒等不良事件。

（一）一般护理

1. 日常生活护理：戒烟限酒，摄入充足的营养物质，包括微量元素和矿物质等，合理运动，防跌倒。

2. 基础疾病的护理：关注那些潜在的、未控制的、终末期疾病继发的衰弱，积极治疗基础疾病，如心衰、糖尿病、慢性感染、恶性肿瘤、抑郁和痴呆等，做好疾病相关护理措施。

3. 去除诱因：即使无基础疾病，也要去除可纠正的因素，如药物、住院、手术及其他应激。

4. 支持性干预：预防肌少症、体力活动少和营养不良，规范高分解代谢药物（如茶碱、优甲乐）的使用。

（二）用药护理

多种疾病共存是衰弱的潜在因素，如抑郁、心力衰竭、肾衰竭、认知功能障碍、糖尿病、视力及听力下降等均可促进衰弱的发生与发展。衰弱的预防和治疗应积极管理老年人所患疾病，尤其重视处理可逆转的疾病。评估衰弱老人的用药，合理并及时纠正不恰当的药物使用，不仅可以减少医疗费用，还可以避免药物不良反应对老年人的伤害。

（三）减少医疗伤害

对衰弱老人来说，各种侵入性的检查和治疗会带来更多的并发症，甚至有时会增加患者的负担并损害其生活质量。因此，对中重度衰弱的老人应该仔细评估患者的情况，避免过度医疗行为。

（四）综合管理模式

护理应以患者为中心，强调多学科团队合作及对衰弱老人进行老年综合征的评估和管理，团队参与的照护极为重要。团队应包括老年医学家、护理人员、临床药师、专业治疗师、沟通人员和社会工作者。全面的老年护理计划和老年住院患者的急性护理均以提高功能为目标。个体化的护理目标对衰弱老人也非常重要，可帮助老年人保持自己的价值观和意愿。

（五）心理调适

减少老人社会经济和环境中的应激源，可延缓衰弱的进展。指导老人通过放松、参加各种社交活动等方式释放不良情绪，如焦虑、抑郁等。

（六）健康指导

锻炼是提高老年人生活质量和功能最有效的方法。锻炼可增加活动灵活性和日常生活能力、改善步态、减少跌倒、增加骨密度及改善一般健康状况。可指导老年人进行自我锻炼，包括适当的太极拳。此外，还有个性化基于视觉反馈的平衡训练、家庭和社会支持的自我锻炼等。

【护理评价】

通过治疗与护理后，效果达到：①患者活动力增加；②患者可进行一般的自理活动，自理能力提高；③患者营养状况改善；④患者未发生跌倒等不良事件。

七、谵妄

谵妄（delirium）是一种急性脑功能下降、伴认知功能改变和意识障碍，也称急性意识混乱。以急性发作、病程波动，注意力、意识改变和认知障碍为特征。在综合医院发生率高，尤其多见于 ICU、骨科和老年科，常被漏诊和误诊。事实上，谵妄是可以被早期识别和预防的；通过预防谵妄，可以大大降低患者的病死率和住院时间，改善预后，减少认知功能的损害和生活质量的损失。因此，正确识别和及时治疗谵妄具有重要的临床意义。

由于大脑储备功能随着年龄增长而下降，使谵妄在老年人群中发生率较高。尤其是 65 岁以上的老年人群，年龄每增加 1 岁，谵妄发生风险增加 2%。据统计，在老年住院患者中，谵妄的发病率为 25%~56%，而在重症监护室（ICU）的患者可以高达 80%（表 12-3）。

表 12-3　老年谵妄流行病学数据

患病率（prevalence）	
住院率（普通内科）	18%~35%
急诊室	8%~17%
痴呆	18%
发病率（incidence）	
ICU	19%~82%
非心脏手术	13%~50%
心脏手术	11%~46%
骨科手术	12%~51%
脑卒中	10%~27%

资料来源：Inouye SK, Westendorp RG, Saczynski JS. Delirium in elderly people. Lancet, 2014, 383(9920):911–922.

谵妄的发生对患者预后会产生不良影响，可能导致住院时间延长，躯体/认知功能康复延迟，其他并发症（坠床、压疮、尿路感染、肺部感染等）风险增加，再入院率增加，死亡率增加，家属的精神及经济负担加重；从长远来说，也是导致高龄老年人痴呆的重要危险因素。另一方面，谵妄的发生也浪费了医疗资源，加重了社会的疾病经济负担，美国平均每年约 50% 住院老年患者可能发生谵妄，按此发生率，每位患者每年谵妄相关的额外卫生费用估计值超过 6 万美元，全国每年用于谵妄预防和治疗的总平均费用超过 1640 亿美元，欧洲国家则高达 1820 亿美元（2012 年 WHO 欧洲医院发病率数据）。而临床医护人员对谵妄的识别率和诊断率较低，尤其是轻度谵妄病例漏诊率在70%以上，在国内漏诊率更高。欧美国家越来越多的医疗机构已将谵妄发生率纳入医疗护理质量评价的重要指标；我国临床也应重视老年谵妄的评估和预防。

【护理评估】

（一）健康史

1. 一般资料收集：老年患者的年龄、饮酒史、认知功能情况、合并症、视力/听力功能、活动能力等。

2. 谵妄危险因素：谵妄是一种累及中枢神经系统的急性脑功能障碍，但致病因素却涉及全身其他各大系统。躯体疾病、精神因素、医疗因素和药物是常见的谵妄的四大类危险因素，其中最常见的危险因素是患者合并痴呆或存在认知功能下降的情况。通常将其划分为易患因素（predisposingfactors）和诱发因素（precipitatingfactors）。

（1）易患因素：①高龄；②认知功能障碍；③合并多种躯体疾病：躯体疾病是谵妄的必要条件，而几乎所有的躯体疾病都可能引起谵妄；④存在视力或听力障碍；⑤活动受限；⑥酗酒。这些易患因素往往是不可逆转的。易患因素越多，老年人越容易发生谵妄。

（2）诱发因素：在易患因素的基础上，任何机体内外环境的紊乱均可促发谵妄，成为诱发因素。常见诱发因素：①应激，如骨折、外伤、慢性疾病急性加重等；②营养不良；③手术以及麻醉；④药物，特别是抗胆碱能药、苯二氮䓬类镇静催眠药、抗精神病药物等；⑤缺氧，包括慢性肺病加重、心肌梗死、心律失常、心衰引起的低氧血症；⑥疼痛；⑦排尿或排便异常，如尿潴留及粪嵌塞；⑧脱水，电解质紊乱；⑨感染，如泌尿和呼吸系统感染，甚至脓毒败血症；⑩睡眠障碍。

3. 谵妄的病理生理：谵妄的神经病理生理学机制研究还处于起步阶段。谵妄患者血清抗胆碱酶活性常常增高，可能是内源性因素或药物因素造成的；另外，老年人对胆碱传输下降的耐受力非常脆弱。谵妄的另一机制是在神经递质的合成中，重要氨基酸的比例发生改变，苯丙氨酸和色氨酸的比例改变可能导致5-羟色胺过多或缺乏而引起谵妄。另外，谵妄可能由细胞因子，特别是白细胞介素-2和肿瘤坏死因子介导。

4. 既往史：了解老年人入院前是否存在痴呆、是否发生过精神症状的急性改变。

（二）谵妄状况

谵妄的特征为突然发病，病程为波动性，常常夜间加重。发作当时主要表现如下：

1. 意识紊乱：不能集中和维持注意力，注意力容易转移。

2. 认知功能改变：例如记忆力下降，时间、空间、人物定向力异常，语言障碍等；或者出现感知功能异常，这些异常无法单纯用痴呆进行解释。

3. 急性发病：常于数小时至数天内发病，一天内症状具有波动性。

4. 有潜在的病因：包括全身性疾病、药物中毒、突然停药，以及各种因素的联合作用。

（三）辅助检查

为了快速识别谵妄，提高谵妄诊断的准确度，在临床工作中，常使用一些量表进行谵妄的筛查。谵妄量表（Confusion Assessment Method，CAM）是目前使用最广泛的，20多年来被认为是谵妄最有效的筛查工具。调查量表前，必须对患者进行认知功能和注意力的评估，例如3个单词的记忆力测验，数字广度测验（digit span test），从而客观地了解患者的短时记忆能力和注意力。另外，调查者还要通过询问患者家属以及护理人员了解患者是否为急性发病，病情是否波动。CAM快速筛查量表包括4点，参见图12-2、图12-3。

（四）心理-社会状况

除了解老年人的一般心理和社会状况外，要特别关注有谵妄史的老年人有无谵妄后恐惧、沮丧、抑郁心理，老年人是否受此影响而出现生活自理能力、社交能力下降。远期认知功能状况需持续随访和监测。

【常见护理诊断/问题】

1. 有受伤害的危险：与谵妄发作时患者易激动、思维及行为紊乱，可能坠床、拔管有关。

2. 远期认知功能下降：与谵妄发生后可能继续影响认知功能有关。

特征 1. 精神状态的急性改变
*患者的精神状态是否较基础水平发生急性变化?

特征 2. 注意力不集中
*患者的注意力是否不易集中?
*这种异常在一天中是否有波动?

特征 3. 思维混乱
*患者的思维是否混乱不连贯(对话不通、意思不明确、语无伦次或突然转移话题)?
*这种异常在一天中是否有波动?

特征 4. 意识状态的改变
*患者的神志是否正常? 分为清晰、过分警觉、嗜睡(易叫醒)、昏睡(不易叫醒)、昏迷(不能叫醒)
*这种异常在一天中是否有波动?

图 12-2 谵妄量表(CMA)

资料来源:

1. Schuumans M,Deschamps P,Markham S,et al.The measurement of delirium:Review of scales,Research and Theory for Nursing Practice:An International Journal,2003,17(3):207_244.

2. Wong C,Holroyd_LeducJ,Simel D.Does this patient have delirium?Journal of the American Medical Association,2010,304(7):779—786

数字广度–顺背或倒背数字,正背 5 个或倒背 4 个为正常

正数以及倒数星期一到星期天,1 月到 12 月

听到某个字母举手

给患者看图片,要求患者记忆并且回忆

100 减 7

图 12-3 常用注意力测试方法

资料来源:

Adamis D,Meagher D,Murray O,et al.Evaluating attention in delirium:A comparison of bedside tests of attention.Geriatr Gerontol Int,2016,16(9):1028_1035

3. 有跌倒的危险：与谵妄发生后患者注意力不集中、认知紊乱有关。

4. 健康维护能力低下：与相关知识缺乏有关。

【护理计划与实施】

谵妄重在预防，应预先全面评估患者，针对其存在的危险因素，制定个体化的护理计划，实施个体化预防方案。英国 NICE 谵妄指南是目前最权威的循证医学指南，强调针对以下 10 条危险因素制定综合性预防措施（表 12-4）。

表 12-4　谵妄多学科综合预防措施

危险因素	相应的预防措施
认知功能和定向	* 提供明亮舒适的环境,病房设置时钟和挂历,钟表和日期的数字要求大号数字 * 反复介绍环境和人员,例如这里是哪里、你是谁、主管医护人员是谁 * 鼓励患者进行益智活动,例如打牌、下棋、拼图等 * 鼓励患者亲属和朋友探访
脱水和便秘	* 鼓励患者多饮水,不能保证饮水量,考虑静脉注射 * 如患者需要限制入量,考虑相关专科的会诊意见并保持出入量平衡 * 鼓励进食蔬菜、水果等高纤维素食,定时排便
低氧血症	* 及时发现评估低氧血症 * 检测患者的血氧浓度,保持氧饱和度大于90%
活动受限	* 鼓励术后尽早下床活动 * 为患者提供步行器 * 不能行走的患者,指导并鼓励床上关节主动运动
感染	* 及时寻找病因并治疗感染 * 避免不必要的插管或管道长时间留置(如尿管等) * 严格执行院内感染控制措施(如手卫生等)
多药共用	* 在临床药师的参与下评估药物 * 减少患者用药种类 * 避免会引起谵妄症状加重的药物(如哌替啶、抗精神病药物、苯二氮䓬类药物)
疼痛	* 正确评估患者疼痛水平,对不能言语沟通的患者使用身体特征、表情等进行评估 * 对任何怀疑有疼痛的患者都要控制疼痛,避免治疗不足或治疗过量
营养不良	* 必要时在营养师的参与下改善营养不良 * 独立进食困难者,注意辅助喂食技巧
听力和视力障碍	* 帮助解决可逆的听觉和视觉障碍(如清除耳道耵聍) * 向患者提供助听器或老花眼镜 * 检查助听器和眼镜处于正常状态
睡眠障碍	* 避免在夜间睡眠时间进行治疗护理活动 * 调整夜间给药时间避免打扰睡眠 * 睡眠时间减少走廊的噪音

【护理评价】

通过治疗与护理后，效果达到：①预防谵妄发生或降低谵妄严重程度；②老年人认知功能得到维护或改善；③老年人及家属知晓谵妄的危险因素及严重性，并引起重视；④老年人及家属能知晓相关预防措施。

八、视觉障碍

视觉障碍（visual impairment）是指由于先天或后天原因导致视觉器官（眼球视觉神经、大脑视觉中心）的构造或功能发生部分或全部障碍，经治疗仍对外界事物无法（或甚难）做出视觉辨识。国内有学者报道，60岁以上的老年人中80%患有一种或几种眼病，其中白内障的发病率为60%，这些眼病所引起的视力障碍人数在急剧增多。感觉器官接收到的外界信息，85%以上是依靠眼睛获得的，所以，老年期发生的视觉障碍，使老年人的应对调节困难，影响了日常生活维持、外界信息获取、相互交流等。

【护理评估】

（一）健康史

1. 视力情况：询问老年人近半年内有无自觉视力改变或视力减弱，头痛或眼睛疲倦以及症状发作的程度、部位、时间与特点等。

2. 眼镜情况：对于经常佩戴眼镜的老年人，应该询问其最近的眼睛检查及验光后重新配镜的时间。

3. 全身性疾病情况：了解老年人有无全身性疾病，如糖尿病、高血压史。了解老年人家族中有无青光眼、黄斑变性病史。

（二）视觉障碍的状况

1. 视觉功能情况：与老化有关的视功能的变化主要有老视、视敏度和对比视敏感度开始下降，表现在视物的精细感下降、暗适应能力下降和视野缩小。

2. 眼科疾病情况：如白内障、青光眼、糖尿病性视网膜病变、老年性黄斑变性等，使老年人的视力明显减退甚至失明。

（三）辅助检查

主要通过眼科等检查判断老年人视力障碍的类型及程度。检查方法及其注意事项详见《眼科护理学》。

（四）心理–社会状况

常见的眼科疾患引起的视力减退，影响老年人看电视、书报，继而影响他们的饮食起居以及外出、社会交往等，这严重妨碍老年人的日常生活能力，导致自信心降低，容易产生消极悲观情绪。故要评估老年人是否有孤独、抑郁、自信心降低和自我保护能力受损等问题。

【常见护理诊断/问题】

1. 视觉紊乱：与白内障、青光眼、糖尿病性视网膜病变、老年性黄斑变性等有关。

2. 防护能力低下：与视觉障碍有关。

3. 社会交往障碍：与视力减退有关。

【护理计划与实施】

治疗和护理的主要目标：①采取有效措施，减少视力减退对老年人日常生活的影响；②积极治疗眼科常见疾病和相关的慢性疾病；③能采取有助于保持眼睛健康的生活方式。

（一）疾病治疗及护理

1. 开角型青光眼：应遵医嘱正确使用滴眼剂降低眼压；避免增加眼压的活动；嘱咐患者在夜间及暗处活动要小心等。

2. 白内障、闭角型青光眼：常采用手术治疗，做好手术前后护理，特别是手术后嘱患者睡前应佩戴硬质的眼罩，近期内避免从事弯腰搬重物类体力活动，注意保持大便通畅。注意维持血糖和血压值在合适的范围内，防止或减缓部分白内障、糖尿病性视网膜病变的发生。注意观察眼压的变化，因年龄相关白内障在膨胀期可诱发急性闭角性青光眼。用高渗剂后半小时测眼压，眼压控制不满意者，可考虑行前房穿刺。

3. 视网膜病变：可采用激光、手术治疗，双眼覆盖眼罩，卧床休息，提供安全护理和心理支持等。

（二）一般护理

1. 调节室内光线：提高照明度可弥补老年人视力下降所造成的部分困难。老年人的居室阳光要充足，晚间用夜视灯以调节室内光线，避免受到刺眼的阳光和强光灯泡的直接照射，当室外强光照射进窗户时，可用纱质窗帘遮挡。

2. 指导阅读时间及材料：避免用眼过度疲劳，尤其是精细的用眼活动最好安排在上午进行，看书报、电视的时间不宜过长。老年人对光亮对比度要求较高，故为老年人提供的阅读材料要印刷清晰、字体较大，最好用淡黄色的纸张，避免反光。

3. 物品妥善放置：帮助老年人熟悉日常用品放置的位置，使用的物品应简单，特征性强。

4. 日常生活护理：①多饮水，但是患有青光眼的老年人一次性饮水不能过多，每次饮水量为 200 毫升左右，间隔时间为 1~2 小时，防止眼压升高，加重病情。②饮食宜清淡、易消化。少吃高脂肪、高能量的食物，戒烟、限酒、减少含咖啡因食物的摄入；多吃新鲜蔬菜和水果。选择富含维生素C 的果蔬，因为其有抗氧化防护作用，可减轻光线对眼部晶状体的损害。③保证充足的睡眠。④保证一定的运动量。有研究证实，运动和正常的饮食可以降低黄斑部退化的风险，患视觉障碍的可能性会降低超过 70% 以上。

（三）健康指导

1. 定期眼科检查：指导老年人每年进行一次眼科检查，对于有糖尿病、心血管疾病病史的老年人应缩短检查时间。如果近期自觉视力减退或眼球胀痛伴头痛，应该尽快检查，明确病因。

2. 配镜指导：老年人眼睛或眼部的调节力衰退是随年龄的增长而逐渐发展的，因此要根据定期眼科检查的情况，更换适合的眼镜。配镜前先要验光，确定有无近视、远视和散光，然后按年龄和老视的程度增减屈光度。同时还应考虑平时所习惯的工作距离、适当增减镜片的度数。如进行近距离精细工作，应适当增加老花镜度数，反之老花镜度数则应适当降低。

3. 滴眼剂的正确使用和保存：①用滴眼剂前清洁双手，用食指和拇指分开眼睑，眼睛向上看，将滴眼剂滴在下穹窿内，闭眼，再用食指和拇指提起上眼睑，使滴眼剂均匀地分布在整个结膜腔内；②滴药时注意滴管不可触及角膜；③每种滴眼剂使用前均要了解其性能、维持时间、适应证和禁忌证，检查有无混浊、沉淀、是否在有效期之内；④滴药后须按住内眼角数分钟，防止滴眼剂进入泪小管，吸收后影响循环和呼吸；⑤平时要多备一瓶滴眼剂以备遗失时使用；使用周期较长的滴眼剂应放入冰箱冷藏室保存，切不可放入贴身口袋。

4. 外出活动指导：患者的外出活动尽量安排在白天进行。在光线强烈的户外活动时，宜戴抗紫外线的太阳镜。从暗处转到亮处时，要停留片刻，待适应后再行走，反之亦然。

【护理评价】

通过治疗与护理后，效果达到：①视力减退对老年人日常生活的影响减少；②眼科常见疾病和相关的慢性疾病得到改善；③老年人能够保持规律、健康的生活方式，有助于眼睛的保健。

九、老年性耳聋

老年性耳聋（presbycusis）是指随着年龄的增长，双耳听力进行性下降，高频音的听觉困难和语言分辨能力差的感应性耳聋。老年性耳聋是老年人最常见的听力障碍，部分老年人在耳聋刚开始时可伴有耳鸣，常为高频声，其出现频率随年龄而渐增，60~70 岁达顶峰。

据美国卫生中心统计，65 岁以上的人口中，听力减退者占 72%。我国专家认为，随着年龄的增长，耳聋的发病率逐渐增高，60 岁以上的老年人中，耳聋发病率为 30% 左右，70 岁增加到 40%~50%，80 岁以上超过60%。老年性耳聋影响老年人与他人的沟通，更是妨碍了老年人对外界信息的接收。

【护理评估】

（一）健康史

1. 一般情况：患者年龄、性别以及一般身体情况等。

2. 听力情况：老年性耳聋是由多种因素共同作用而引起的。遗传因素、长期的高脂肪饮食、接触噪声和抽烟、使用耳聋性的药物、精神压力、代谢异常均与老年性耳聋密切相关。

3. 全身性疾病情况：了解老年人是否患有高血压、冠心病、动脉硬化、高脂血症、糖尿病等。

（二）老年性耳聋的状况

1. 临床表现

（1）双侧感音神经性耳聋：大多是双侧感音神经性耳聋，双侧耳聋程度基本一致，呈缓慢进行性加重。

（2）高频听力下降：听力下降多以高频听力下降为主，老人首先对门铃声，电话铃声，鸟叫声等高频声响不敏感，逐渐对所有声音敏感性都降低。

（3）言语分辨率降低：有些老人则表现为言语分辨率降低，主要症状是虽然听得见声音，但分辨很困难，理解能力下降，这一症状开始仅出现在特殊环境中，如公共场合，有很多人同时谈话时，但症状逐渐加重引起与他人交谈困难，老人逐渐不愿讲话出现孤独现象。

（4）重振现象：部分老人可出现重振现象，即小声讲话时听不清，大声讲话时又嫌吵，他们对声源的判断能力下降，有时会用视觉进行补偿，如在与他人讲话时会特别注视对方的面部及嘴唇。

（5）耳鸣：多数老人伴有一定程度的耳鸣，多为高调性，开始时仅在夜深人静时出现，以后会逐渐加重，持续终日。

2. 影响因素

（1）疾病影响：询问老年人是否患有与血管病变关系密切的疾病。高血压、冠心病、高脂血症、糖尿病均对人体的血供造成影响，从而影响耳的供血。此外，还要询问老年人有无中耳炎病史等。

（2）饮食与血脂代谢状况：长期高脂饮食和体内脂肪的代谢异常引起老年性耳聋的发生及进展。除因脂质沉积使外毛细胞和血管网变性、血小板聚集及红细胞淤滞、微循环障碍外，还可能与过氧化脂质对听觉感受器中生物膜和毛细胞的直接损害有关。

(3) 用药情况：耳毒性药物，如链霉素、卡那霉素、多黏菌素、庆大霉素、新霉素、万古霉素、奎宁、氯喹、阿司匹林等药物，对听神经均有毒性作用。而伴随老化发生的肝脏解毒和肾脏排泄功能的下降，使之更易受到药物影响。

(4) 不良嗜好及习惯：长期吸烟可引起或加重心脑血管疾病，使内耳供血不足；不正确的挖耳习惯可能损伤鼓膜，从而影响听力。

(5) 接触噪声史：过去的工作和生活环境中是否长期受到噪声刺激，有无长期使用耳机听音乐或广播的习惯。因为长期接触噪声的刺激不仅会使听觉器官经常处于兴奋状态，产生疲劳感，而且还可使脑血管处于痉挛状态，导致听觉器官供血不足。此外长期的噪声刺激使人情绪烦躁，进而导致血压升高及神经衰弱，也会影响听力。

(三) 辅助检查

主要检查为一般耳道检查、听力检查以及听力学测试。

1. 外耳及中耳道检查：通过外耳道检查以排除因耵聍阻塞耳道而引起的听力下降。检查鼓膜是否完好。

2. 听力检查：询问老年人两侧耳朵的听觉是否一致，如有差异则先对听力较好的耳朵进行测试。测试者先用耳塞塞住老年人听力较差侧耳朵，站在离老年人约 50cm 处对另一侧耳朵小声发出两音节的数字，让老年人复述。测试者的声音强度可由柔软的耳语增强到中等、大声的发音。

3. 听力学测试：强调在专门的医疗机构由专业人员进行，测得的数值可为佩戴助听器提供参考。

(1) 纯音听力测试：患者有不同程度的听阈提高，以高频为主，双耳听力损失程度常相等，阈上功能测试半数以上老年性耳聋患者重振阳性。

(2) 耳蜗电图：听觉系统老化的转折点在 50 岁左右，耳蜗电图表现为动作电位阈值提高，潜伏期延长，波幅下降，微音器电位波幅也下降。

(3) 脑干听觉诱发电位测试：潜伏期随年龄增加延长，V 波峰潜伏期随年龄每增加 10 岁，大约延长 0.2ms。

(4) 言语识别率：在隔音室内，通过加噪声、房间混响的情况下，检测言语识别率的变化，老年性耳聋患者言语识别率下降明显。

按照我国的标准，听力在 26~40dB 为二级重听；听力在 41~55dB 为一级重听；听力在 56~70dB 为二级聋；听力在 71~90dB 为一级聋。如果双侧听力均在 56~70dB，沟通就会发生明显的障碍。

（四）心理-社会状况

随着听力的逐步下降，老年人与外界的沟通和联系产生障碍而造成生理性隔离，应评估听力障碍老年人是否产生焦虑、孤独、抑郁、社交障碍等一系列心理问题。

【常见护理诊断/问题】

1. 听力紊乱：与血供减少、听神经退行性改变有关。

2. 社会交往障碍：与听力下降有关。

3. 防护能力低下：与听力下降有关。

【护理计划与实施】

治疗和护理的总体目标是：①听力障碍对老年人日常生活的影响减少或消除；②老年人和家属配合，积极治疗相关的慢性疾病；③老年人表示愿意佩戴合适的助听器等；④老年人和（或）家属能说出影响听力的相关因素及危害性，避免相关因素对听力的进一步影响；⑤老年人能用语言表达自己积极的自我概念。

（一）一般护理

1. 创造有助于交流的环境：①在安静的环境中进行交流，交流前先正面进入老年人的视线，轻拍老年人以引起注意；②对老年人说话要清楚且慢，不高声喊叫，使用短句表达意思；③必要时在沟通中可采用书面交谈或手势等非语言交流技巧辅助交谈；④帮助老年人把需要解释和说明的事记录下来；⑤指导照顾者多与老年人交谈。

2. 适当运动：运动能够促进全身血液循环，使内耳的血液供应得到改善。锻炼项目可以根据自己的身体状况和条件来选择，例如散步、慢跑、打太极拳、做八段锦等。

3. 病情监测：监测并指导老年人在听力障碍短期内加重时及时检查和治疗。

4. 建立良好的生活方式：清淡饮食，减少动物性脂肪的摄入，多吃新鲜蔬果。一些中药和食物，例如葛根、黄精、核桃仁、山药、芝麻、黑豆等，对于延缓耳聋的发生也有一定作用。避免过度劳累和紧张情绪。指导患者戒烟酒等。

（二）用药护理

注意避免服用具有耳毒性的药物，必须服用时尽量选择耳毒性低的药物，同时嘱咐老年人及其家属严格遵照医嘱执行。用药剂量不可过大，时间不可太长，并加强观察药物的副作用。

（三）心理调适

听力障碍的老年人可能会产生自卑、烦躁等负性情绪，故除了帮助患者树立克服听力障碍的信心外，还应鼓励老年人使用正确的调适方法，如指导其从家人、朋友处得到良好的情感支持等。

（四）健康指导

1. 指导患者定期听力检查：目前尚无有效的手段治疗老年性耳聋，但可以通过各种方法减缓老年性耳聋的发展，减轻对其日常生活的困扰。指导老年人监测听力，尽早发现和治疗老年性耳聋。

2. 安全指导：向患者及家属讲解生活的安全措施，为使老年人对报警器有反应，报警器可设计成声音和光线同时刺激的装置；在家中门铃可与室内灯相连接，以便老人在家中应门；此外，还可给家庭中的电话听筒增加扩音装置等，以利老年人日常生活。

3. 佩戴合适的助听器：经专业人员测试后，根据老年人的要求和经济情况选戴助听器。护士可为患者提供合适的建议，如：①盒式助听器操作方便，开关和音量调节灵活，电池耐用，使用经济，但外露明显，会给佩戴者带来压力，且识别率较低，适用于高龄、居家，且经济承受能力较低的老年人；②眼镜式助听器外观易被接受，没有低频干扰问题，但价格贵，易损坏，鼻梁、耳廓受压明显，不宜长期使用；③耳背式助听器没有上述两款的缺点，又具备上述助听器的优良性能，价格适中，但也有影响外耳道固有共振频率的缺点；④耳内式助听器更加隐蔽，并保留了人耳的一些固有功能；⑤最新型的动态语言编码助听器用于高频下降型耳聋为主的老年人，用残存听力最大限度听清和理解语言信息带来了较为理想的听觉效果，但费用较为昂贵；⑥从听力康复的原则上要求，双侧助听可发挥双耳定向作用，若经济承受能力有限则单侧佩戴。

4. 积极治疗相关慢性病：指导老年人早期、积极治疗慢性疾病，如高血压、冠心病、动脉硬化、高脂血症、糖尿病，减缓对耳部血管的损伤。

5. 避免噪声刺激：日常生活和外出时注意加强个人防护，尽量注意避开噪声大的环境或场所，避免长期的噪声刺激。

【护理评价】

通过治疗与护理后，效果达到：①听力障碍对老年人日常生活的影响减少或消除；②老年人相关的慢性疾病得到改善；③老年人能够正确佩戴助听器，积极地面对生活；④老年人和（或）家属能说出影响听力的相关因素及危害性，避免其相关因素对听力的进一步影响；⑤老年人能用语言表达自己积极的自我概念。

十、认知障碍

认知障碍（cognitive impairment）是指认知功能受到不同程度损害的状态，又称为认知功能衰退、认知功能缺损，根据损害程度，可分为轻度认知障碍和痴呆。轻度认知障碍（mildcognitive impairment，MCI）是介于正常老化过程与痴呆之间的一种过渡阶段，被认为是痴呆前期状态，表现为轻度的记忆力、语言功能，注意力、执行功能等认知功能的减退。而老年痴呆指发生于老年期，由于大脑退行性病变、脑外伤、脑血管性病变、颅脑感染、脑部肿瘤及代谢异常等各种原因引起的持续时间较长的以智力损害为主要表现的一组临床综合征。

【概述】

（一）患病率和危害

我国调查数据显示：年龄≥65 岁的老年人 MCI 患病率约为 20.8%，其中 75 岁以上老年人患病率为 15.7%。我国 65 岁及以上老年人痴呆患病率为 5.14%，约占全世界总病例数的 14%，且每年新增约 30 万人，截至2015 年，我国痴呆人数已居世界第一，预测 2030 年国内老年痴呆人数将达 1645.6 万。

MCI 老年人较健康老年人发生痴呆的比例高 10 倍，超过一半的MCI 老年人在 2~3 年内会进展为痴呆，且与认知功能正常人群相比，MCI 老年人的死亡率危险比高达 2.03。一旦进入痴呆状态，轻则影响其日常生活及社会交往活动，降低其生活质量，重则诱发烫伤、跌倒、走失、噎食等安全事件，且容易发生各种并发症，如肺部感染、压疮等，增加住院频率，甚至造成死亡；同时也会导致医疗费用增加，给社会及家庭带来严重的危害及沉重的负担。

（二）危险因素

1. 遗传学因素

（1）家族史：家族成员中是否患有该疾病。

（2）基因多态性：21 号染色体的淀粉样蛋白前提基因、14 号染色体的早老素 1 基因、1 号染色体早老素 2 基因和 19 号染色体载脂蛋白E 基因。

2. 人口学因素：高龄、女性、丧偶、独居、低教育水平、低经济水平。

3. 不良生活习惯：吸烟、酗酒。

4. 血管危险因素：高血压、糖尿病、高血脂、心脏病、动脉硬化等。

5. 头部外伤：伴有意识障碍的头部外伤。

6. 躯体疾病：肝肾功能不全、免疫系统疾病、甲状腺功能低下、维生素缺乏等。

7. 精神心理疾病：抑郁、精神分裂症、偏执型精神病等。

8. 中毒：酒精中毒、毒品滥用、铝中毒等。

【识别与评估】

（一）健康史

是否有高血压、糖尿病、心血管系统疾病、脑血管病等基础疾病；吸烟、酗酒史等情况。

（二）临床表现

认知障碍老年人的临床表现主要包括三大症候群：认知功能障碍、精神行为症状和日常生活能力及社会功能损害。

1. 认知功能障碍：记忆障碍是 MCI 老年人及早期痴呆老年人最常见、最早出现的症状，尤其是对近期事件的记忆下降，如忘记服药，时常寻找东西等。随着疾病进展，老年人的记忆力进一步下降，累及远期记忆，直至记忆几乎完全丧失。同时伴有其他认知功能障碍，包括语言交流能力下降，如找词困难；时间、地点定向障碍；注意力不集中；无法正常交流及思考问题等。

2. 精神行为症状：MCI 老年人和痴呆老年人均可出现精神行为症状。MCI 老年人及轻度痴呆老年人可能出现的是情绪低落、易怒、抑郁、淡漠等性格异常表现。随着认知障碍的加重，可能出现的是激越、幻觉、妄想等表现。

3. 日常生活能力及社会功能损害：MCI 老年人日常生活能力保存完好，仅有复杂的工具性日常生活能力及社会交往能力轻微受损。而痴呆老年人除了上述改变，还会出现日常生活能力的损害，并随着认知障碍的加重而逐渐失能加重，由仅需要他人提示便可维持自我照护，到完全不能自理，完全需要他人照护。

（三）筛查及评估

痴呆是一种以认知功能缺损为核心症状的获得性智能损害综合征，认知损害可涉及记忆、学习、语言、执行、视空间等认知领域，其损害的程度足以干扰日常生活能力或社会职业功能，在病程某一阶段常伴有精神、行为和人格异常。因此，对此类老年人的评估通常包括英文字母首字可以称之为 ABC 评估。其中，认知功能评估又涉及上述的多个认知领域。认知功能（cognition）、社会及日常生活能力（daily activity）、精神行为症状（behavior），按其英文字母首字可以称之为 ABC 评估。其中，认知功能评估又涉及上述的多个领域。

1. 总体认知功能评估：常见的总体认知功能评估包括：

（1）简易精神状态检查表（mini-mental state of examination，MMSE）：常用于认知障碍的早期筛查）。测评结果受被测者教育水平的影响，中文版量表经教育程度修正后，老年痴呆的评定标准为：文盲组（未受教育）≤19 分，小学组（受教育年限≤6 年）≤22 分，中学及以上学历组（受教育年限>6 年）≤26 分。

（2）蒙特利尔认知评估（Montreal cognitive assessment，MoCA）：包括视空间执行能力、命名、记忆、注意、语言流畅、抽象思维、延迟记忆、定向力方面的认知评估，共计 30 分，如果受试者受教育年限少于 12 年者，在测试结果上加 1 分，<26 分为存在认知功能障碍，校正文化程度的偏倚，得分越低，认知功能障碍越严重。

（3）其他：如临床痴呆评定量表（clinical dementia rating，CDR），智能筛检测验（cognitive ability assessmentinstrument，CASI），痴呆知情者评定问卷 AD8、画钟试验、mini-cog 等。

2018 中国痴呆与认知障碍诊治指南指出总体认知评估是痴呆诊疗的重要环节，尽可能对所有老年人进行相应的认知评估，推荐 MMSE 用于痴呆的筛查，推荐 MoCA 用于 MCI 的筛查。

2. 记忆力评估：记忆可分为内隐记忆（不需要有意识记而获得的技术、操作程序等）和外显记忆；外显记忆分为工作记忆（对信息进行暂时性加工储存）、情景记忆（有关生活情景的实况记忆）、语义记忆（对词语意义和一般知识的记忆）。临床上，记忆评估主要集中于情景记忆。包括各种版本的听觉词语学习测验、韦氏记忆量表逻辑记忆分测验、非语言材料记忆测验等，检查内容包括瞬时回忆、短时延迟回忆、长时延迟回忆、长时延迟再认等，综合各指标可反映记忆的编码、储存和提取等基本过程，揭示记忆障碍的特征。

记忆力评估对痴呆的诊断和鉴别诊断非常重要，应对所有老年人进行记忆力评估，情景记忆评估应尽可能包括延迟自由回忆和线索回忆。

3. 注意、执行功能评估：注意是指把感知和思维等心理活动指向和集中于某一事物的能力。注意的评估工具包括韦氏记忆测验的注意分测验（心智、数字广度测验、视觉记忆广度测验）、简易注意测验、同步听觉连续加法测验、持续操作测验、数字划销测验、字母划销测验、符号、数字测验、日常注意测验、注意力变化测验和连线测验 A。尽可能对所有痴呆老年人进行注意/执行功能评估。

4. 语言功能评估：早期的语言障碍表现为找词困难与流畅性下降，而复述、发音没有损害，随病情进展，出现语言空洞、理解能力受损、书写障碍。详细全面的失语症检查法则包括：北京大学第一医院汉语失语成套测验（aphasia battery of Chinese，ABC）、北京医院汉语失语症检查法（Chinese aphasia examination scale）等。其中 ABC 涵盖语言表达、理解、复述、命名、网读和书写 6 项功能，可对失语进行系统评价，根据表现可以确定失语类型，有助于定位和定性诊断，在国内失语症的临床和研究中应用广泛。

对认知障碍老年人应行语言功能检查。对语言障碍为突出表现的进行性非流利性失语、语义性痴呆、少词性进行性失语老年人应进行详细语言评定。

5. 视空间和结构能力：痴呆老年人早期即可出现视空间功能障碍，老年人不能准确地临摹立体图形，不能正确按照图示组装积木。至中期，老年人临摹简单的二维图形错误，生活中不能判断物品的确切位置。视空间结构功能受损是痴呆患者的常见症状，尽可能对所有痴呆老年人进行该项功能的评估。对后部皮质萎缩的老年人应进行复杂图形模仿等空间能力评定。

6. 日常功能的评估：日常生活能力包括两个方面：基本日常生活能力（basic activities ofdaily living，BADL）和工具性日常生活能力（instrumental activities of daily living，IADL），前者指独立生活所必需的基本功能，如穿衣、吃饭、如厕等，后者包括复杂的日常或社会活动能力，如出访、工作、家务能力等，需要更多认知功能的参与。日常生活能力减退是痴呆的核心症状之一。应根据老年人本人和知情者提供的信息，综合评价老年人日常活动能力。

【综合管理】

MCI 的管理在于早期识别并控制危险因素，积极治疗原发疾病，同时对老年人进行生活指导及认知训练，以延缓甚至终止其发展为痴呆。而老年痴呆的管理重点在开展认知功能训练，维持现有的认知功能，以最大限度延缓进程，提高生活质量，针对性地处理精神行为症状，保证老年人安全。

（一）预防

认知障碍的预防主要是针对危险因素进行管理，包括对血管性危险因素及不良生活习惯等进行干预。

1. 积极防治心理疾病：如抑郁、焦虑等精神心理疾病。

2. 保持良好生活习惯：戒烟限酒；控制体重；饮食均衡，尽量不使用铝制炊具；积极合理用脑、劳逸结合，注意脑力活动多样化。

3. 药物使用管理：积极防治高血压、糖尿病、高血脂、心脏病、脑卒中、肝肾功能不全等躯体疾病，尽可能避免或减少使用可致中枢神经系统受损的药物。

4. 认知筛查：高血压、糖尿病、心脑血管等疾病的老年人，可进行认知筛查，以便早诊断、早治疗。

（二）治疗

1. 治疗目标

改善认知功能，提高生活质量；延缓痴呆进展，延长生存期；减少照护者及社会负担。

2. 药物治疗原则

治疗原则为早期治疗，随时调整；低剂量开始，注意依从性（药物反应）；注意适应证，个体化干预。对于 MCI，目前并没有任何药物被推荐使用于临床以改善老年人的认知功能，其药物治疗主要是针对原发疾病及精神行为症状。而对于痴呆老年人，可使用改善认知功能的药物，如胆碱酯酶抑制剂，兴奋性氨基酸受体拮抗剂，中药制剂，脑代谢复活剂，影响自由基代谢的药物等。

3. 精神行为症状治疗（BPSD）

（1）消除加重 BPSD 的原因：各种因素都可能诱发老年人 BPSD 的发生，如老年人的疼痛及体位不舒适；如泌尿系感染，注意药物因素，如可导致谵妄的抗抑郁药（阿米替林）、解痉药（苯妥英钠）、锂盐等；可导致抑郁的 β 受体阻滞剂，某些抗惊厥药物；可导致精神失常的系统性大剂量皮质激素，可导致意识模糊的 H2 受体拮抗剂（西咪替丁、雷尼替丁）；氟喹诺酮类（环丙沙星、诺氟沙星）。

（2）BPSD 非药物治疗：创建有益的环境，减少噪音，避免不良刺激；房间设置醒目标志，充足的光线，增加时间标志（如日历、闹钟）、维持老年人熟悉的生活环境，减少房间内老年充足的，尽量减少应激压力的刺激，相对固定照护者，减少跌倒风险，如消除障碍物，降低床高，穿戴合适的鞋子，拐杖或助步器取放方便，髋关节保护器等，配备合适的眼镜、助听器，便于保持与外界良好的沟通，工作人员选择合适的交流方式，有原则的妥协，不事事进行纠正，如老年人情绪激动或违拗时可转移老年人注意力，平时选择适合老年人的娱乐活动，可开展音乐治疗、怀旧治疗、认可治疗、芳香治疗、玩偶/宠物疗法等非药物治疗。

（3）BPSD 药物治疗：BPSD 药物治疗的指征包括：非药物治疗无效的异常行为；对自己或他人有急迫的或严重的威胁；可能药物治疗有效的异常行为；有明确的靶症状如抑郁、焦虑、入睡困难、精神病性症状等。

BPSD 药物治疗原则：从低剂量开始，缓慢加量，短程治疗，逐步减量。

BPSD 药物治疗推荐药物：胆碱酯酶制剂，如美金刚等。针对不同的 BPSD 症状针对性治疗。如抑郁症状或长期焦虑给予抗抑郁药物；急性焦虑给予迅速起效的抗焦虑药物；入睡困难给予诱导睡眠药物；精神病性症状及攻击行为的出现给予抗精神病药物。

总之，需注意选用对认知功能和躯体状况不良影响少的药物，并注意药物之间的相互作用，尽量减少或不用苯二氮䓬类药物。

（三）认知障碍的护理

1. 观察病情进展

（1）病情变化时：如突发的生命体征变化，新发躯体症状等。

（2）认知功能：包括记忆力、定向力、计算力、注意力等。

（3）日常生活活动能力：包括进食、洗澡、穿衣、运动能力、如厕、管理财务等能力，重点关注老年人残余的自理能力。

（4）精神行为症状：包括焦虑、抑郁、谵妄、幻觉等。

（5）服药情况：是否需要调整药物治疗方案。

（6）评估照护需求：评估家庭和社会支持系统，确认主要照顾者，并对照顾者的生理和心理状况进行评估；评估是否需要制订临终护理计划。

2. 提供个性化整体护理

（1）日常生活护理：根据评估结果提供生活照护，重点关注残存功能，以维持自我独立。MC 期及早期痴呆老年人的生活辅助以提示为主；随着病程的发展而逐渐加强生活辅助，为老年人建立规律的生活习惯，安排日常活动；而对重度痴呆的老年人而言，护理人员及照顾者需要关注老年人的基本生活需求，如排泄、营养等，护理过程中注意维护老年人的自信与自尊，保证老年人的安全第一。

（2）认知障碍康复护理：定期评估认知功能的损伤程度，与康复医师、照顾者、医生等共同协商，及早制订认知康复训练。一方面可使用替代地方，加用备忘录，帮助老年人及所居住的环境、最近进行的活动等。另一方面，也可利用记忆辅助物、视、听设备，如录音、录像，进行记忆训练。每日活动安排要从简单到复杂，尽量使用生活中的常见事物进行训练，或将整个练习分为若干小部分，一步一步训练。

（3）精神行为异常症状护理：精神行为异常症状一旦发生，护理难度大，强行制止反而会使症状加重，因此预防其发生比被动应对更为重要。应该从以下几方面着手进行预防：①调整生活节奏，使日常生活简单规律。②维持生活环境稳定。③为老年人设计、安排活动以减轻其无聊感并分散注意力。④细心观察，识别可能的诱发因素，尽量避免。⑤重视情感交流：运用语言、肢体语言和倾听等多种手段与老年人沟通，帮助老年人建立良好的社会支持系统；注意避免伤害老年人自尊的行为及语言。

（4）沟通技巧

①态度：保持微笑，每次都要做自我介绍，沟通时应面对面与老年人处于同一平面，适时进行眼神交流，保持适合老年人倾听的语调、语速和声音，可适当使用肢体语言，问题应简单，形式以开放/闭合等方式相结合，每次一个问题，老年人回答后再提出下一个问题。

②共情：换位领悟老年人的想法和感受，通过老年人的言语去理解，可替老年人说出他的感受，询问老年人理解是否正确；因老年人记忆遗忘近记忆损害严重，交谈时尽量回忆相对久远的事。可重复老年人说的话，

表示收到老年人的信息，不与老年人争辩。

③抱有希望、表达爱意：把注意力集中在老年人还能做什么，避免集中在老年人丧失了哪些能力，接受老年人现在的样子、经常表示爱意，保持幽默感，不要把老年人伤人的言语和指责当成问题，如果老年人认为你错了，直接道歉就好，不要辩解。

④利用食物、音乐和照片：在不影响健康的情况下，给老年人提供其喜爱的食物和饮料，以唤醒老年人的愉快情感，谈论照片或图片，可利用音乐打破交流障碍。

⑤保持尊重：建立良好的沟通关系，表达自己的善意，接受老年人的沉默，而不是要求，避免冲突。

⑥利用妄想：与老年人交流其妄想内容，不与老年人争辩，将妄想看作是老年人思想和愿望的表达。

⑦其他：尽量使用老年人母语或方言进行交流，与老年人谈论其记忆深刻的时间；在情况允许时，让老年人做自己力所能及的事情；照顾老年人离别的感受，提前让老年人指导离开或结束，如提前 10min 说一次，5min 说一次。提升与老年人的合作关系，保持安静，尤其是在面临冲突时，避免像"不要""不许""不能"等负性词汇的使用，如老年人不良情绪在一天中特定时间爆发，可在该时间段后对待老人格外温柔，给予正向强化，给予老年人能够使其感到安心的东西，如毛绒玩具等，可尝试宠物疗法、芳香疗法等。

3. 为患者、家属及照护者提供支持

（1）给患者及家属提供疾病相关知识，提高家属及照护者的照护信心及照护能力。

（2）协助照护者或家属为老年人构建适宜的生活环境。用各种提示物增加对老年人感官刺激等。

十一、睡眠障碍

睡眠障碍（sleep disorder）是指睡眠的数量或质量异常，或是在睡眠中或睡眠–觉醒交替时发生异常的行为或生理事件。可由多种因素引起，常与躯体疾病有关。由于老年人大脑皮质功能的减退，新陈代谢的减慢，体力活动的减少，因此老年人的睡眠时间比青壮年少。一般 5~7h/d。随着增龄，客观的睡眠结构改变主要表现为：夜间觉醒次数增加、睡眠潜伏期延长、早醒，Ⅲ期睡眠明显减少。老年人主观抱怨睡眠问题较年轻人少；健康状况良好的老年人往往自觉主观睡眠质量较高。此外，新近研究指出，老年人对睡眠质量的主观体验受不同种族文化的影响而有所差异，欧洲老年人主观失眠率为 37.2%，美国 27.1%，日本仅 6.6%。

【概述】

（一）患病率和危害

随着社会的老龄化，老年人睡眠障碍的发生率不断升高。近 60% 的社区老年人一周中会出现 1 次或数次睡眠问题。2002 年国际精神卫生和神经学基金会调查显示，全球有 27% 的人存在睡眠障碍，我国人群中有 45.5% 有睡眠问题，其中老年人占 56.7%。国内上海社区居民睡眠质量调查显示：41.5% 居民存在睡眠质量下降，其中老年女性占 45.8%，老年男性占 35.8%。

在一项关于 9000 名年龄大于 65 岁的老年人的研究中，42% 的老年人同时存在入睡困难和维持睡眠困难。老年人的失眠的发生和死亡率增加明显相关。入睡时间超过 30min 和睡眠效率（睡眠时间/在床上待的时间）低于 80% 均是增加老年人死亡率的危险因素。睡眠障碍严重威胁老年人身体健康，损害生活质量。此外，认知功能下降、注意力不集中、平衡力下降也与睡眠质量差有关。

（二）危险因素

睡眠障碍在老年人群中很常见，其发生往往是多种因素共同作用的结果。常见的睡眠障碍危险因素包括如下几方面：

1. 年龄因素：随着年龄的增大，睡眠结构发生变化。老年人昼夜节律生理变化是增龄本身的一个基本特征，年龄越大，其伴随的器官系统的生理储备下降越明显，抵抗和忍受外界影响睡眠应激源能力下降。

2. 不良的睡眠习惯：老年人白天活动量减少，很容易在沙发或床上打盹，造成白天睡眠过多，而夜间难以入睡。此外，睡前吸烟、饮酒等习惯也会影响睡眠质量。

3. 不良的睡眠环境：老年人睡眠较浅，容易惊醒，环境中噪声太大，光照过量，都会影响老年人的睡眠。

4. 躯体疾病的影响：老年人常合并各种躯体疾病，这些疾病引起夜间的咳嗽气喘、疼痛、尿急尿频等都会影响睡眠。因病重或瘫痪而长期卧床的老年人，睡眠时间不规律，导致睡眠节律异常。

5. 精神疾病的影响：除躯体疾病外，心理因素也是导致睡眠障碍发生的一个常见因素。其中抑郁与睡眠障碍的关系最为密切。此外，焦虑也和睡眠障碍存在相关性。

6. 药物或饮食的影响：老年人因合并疾病较多，存在多种药物共用，导致药物不良反应的发生率增高，其中很多药物经常引起睡眠障碍，如激素、甲状腺素、某些抗抑郁药物等。另外，老年人临睡前大量饮茶、抽烟也会影响睡眠质量。

7. 原发睡眠障碍：阻塞性睡眠呼吸暂停低通气综合征、不宁腿综合征等也是导致睡眠障碍的重要疾病。

【识别与评估】

（一）健康史

详细了解老年人病史：①是否存在躯体疾病，如高血压、糖尿病、脑卒中、冠心病、肿瘤、骨质疏松、慢性疼痛、胃食管反流、慢性肺部疾病、充血性心力衰竭、慢性肾病、前列腺增生等。②是否患有精神疾病如焦虑、抑郁等以及是否存在认知功能下降。③用药情况以及有无药物依赖。

（二）临床表现

老年人睡眠障碍常常表现为早醒，入睡困难，入睡时间延长，夜间易醒，醒后难以入睡，夜间睡眠断断续续，白天容易打盹。其中白天打盹是老年时期最常见的睡眠问题，老年人每天在上床睡觉前已经累计比年轻人多睡了 2h。另外，老年男性较老年女性更容易出现白天过度嗜睡（发生率分别为 12.0% 和 6.0%）。有研究发现白天过度嗜睡与慢性疾病、早醒、夜间打鼾、严重抑郁相关。

临床上，老年人睡眠障碍主要包括以下几种类型：①失眠症：包括原发失眠和继发失眠；②嗜睡；③昼夜节律紊乱；④睡眠呼吸障碍；⑤睡眠运动障碍。老年人睡眠障碍主要特点是常合并其他老年疾病和问题。老年人睡眠障碍多与精神疾病合并，抑郁就是其中最常见的疾病，同时抑郁情绪也可以预测睡眠问题的发生。已有很多研究证实未治疗的睡眠障碍是新发抑郁或抑郁复发的危险因素。此外，存在躯体疾病的老年人也容易主诉睡眠困难。在 2003 年美国睡眠基金的关于 65 岁以上人群的调查研究中，躯体疾病越多的老年人有更多关于睡眠困难的主诉，以合并心血管和肺部疾病为主。此外，关节炎带来的疼痛、癌症、糖尿病、慢性阻塞性肺病导致的呼吸困难、前列腺增生伴随的夜尿增多、脑血管疾病所致的认知功能下降以及帕金森病都常常合并睡眠障碍。

(三) 筛查及评估

1. 初筛

对于老年人睡眠障碍的评估应该重视主诉，比如：入睡困难、夜间容易醒、醒后不能重新入睡；白天容易打盹、无法集中精力等。但是很多老年人虽然存在睡眠问题，却认为年龄增加睡眠质量就应该下降，很少以睡眠问题为主诉就医。

因此，需要以问卷形式主动了解老年人睡眠状态，同时应调查与老年人同屋睡觉者以及照顾者。表 12-5 提供了初始调查使用的 10 个问题。如果调查对象在初始调查中存在睡眠问题，可进行进一步询问症状表现。

表 12-5　睡眠状态进一步调查问卷

1. 您在休息或睡觉时总有双腿不舒服的感觉或者总是双腿来回摩擦？
2. 您是否经常起夜上厕所？
3. 如果您有白天打盹现象，每天打盹几次，每次持续多长时间？
4. 您每日白天体力活动量有多少？
5. 您白天是否大部分时间都受到自然阳光的照射？
6. 您每天服用什么药物？这些药物都在什么时候服用？
7. 您服用药物后有什么不适吗？
8. 您每天白天和晚上分别服用多少咖啡因(包括咖啡、茶、可乐)和酒精？
9. 您是否经常感到悲伤或焦虑？
10. 您最近是否遭受了巨大的创伤？

2. 评估

（1）常用的失眠评估表，见表 12-6、表 12-7、表 12-8。

表 12-6　常用的失眠评估量表

常用量表	说明
睡眠日记	
失眠严重程度指数	≥15 分(临床意义,中度失眠)
匹兹堡睡眠质量指数	全球应用最广的睡眠质量评估量表,可用于一般人群、精神障碍者、睡眠障碍者;了解最近 1 个月的睡眠情况
多维疲乏量表/疲乏严重程度测量	测量白天疲乏更适用于失眠而非白天嗜睡的评估

表 12-7　睡眠日记

星期	一	二	三	四	五	六	七
早上起床后 2h 内填写							

昨晚关灯上床的时间
昨晚入睡（睡着）的时间
中间醒了几次
早上醒来时间
早上起床时间
昨晚一共睡着几个小时
昨晚一共在床上躺了几个小时
睡眠效率（前两者相除）
起床后感觉：轻松、一般、不解乏

星期	一	二	三	四	五	六	七
晚饭后睡觉前填写							

今天白天觉得困么？
白天打盹了么？多长时间？
锻炼身体了？多长时间？
下午 6 点后抽烟饮酒了么？
白天服药了么？什么药？
有没有进食太饱？

表 12-7 失眠严重程度指数量表

1. 描述你当前(或最近一周)失眠问题的严重程度:

	无	轻度	中度	重度	极重度
入睡困难	0	1	2	3	4
维持睡眠困难	0	1	2	3	4
早醒	0	1	2	3	4

2. 对你当前睡眠模式的满意度:

0	1	2	3	4
很满意	满意	一般	重度	很不满意

3. 你认为你的睡眠问题在多大程度上干扰了你的日间功能(如日间疲劳、处理工作和日常事务的能力、注意力、记忆力、情绪等):

0	1	2	3	4
没有干扰	轻微	有些	较多	很多干扰

4. 与其他人相比,你的失眠问题对你的生活质量有多大程度的影响或损害:

0	1	2	3	4
有	一点	有些	较多	很多

5. 你对自己当前睡眠问题有多大程度的焦虑和烦扰:

0	1	2	3	4
没有	一点	有些	较多	很多

(2) 常用的睡眠呼吸障碍量表

①阿森斯失眠量表:为国际公认的睡眠质量自测量表。适用于门诊或社区场所的老年人。评估包括 8 个项目。前 5 个问题针对夜间睡眠情况评估,后 3 个问题针对日间功能进行评估。评估老年人近一个月的睡眠情况,记录下每星期至少发生 3 次的项目。总分 0~24 分,得分越高,表示睡眠质量越差。总分<4 分为无睡眠障碍,4~6 分为可疑失眠,>6 分为失眠。

②匹兹堡睡眠质量指数量表 (Pittsburgh sleep quality，PSQI)：评估内容包括入睡时间、夜间苏醒、比期望的时间早醒、总睡眠时间、总睡眠质量、白天情绪、白天身体功能和白天思睡。

19 个自评和 5 个他评条目构成。适用于各类场所的老年人，以及睡眠障碍、精神障碍老年人的睡眠质量评价和疗效观察，有助于鉴别暂时性和持续性的睡眠障碍。可由医护人员或被测试者自己填写评估。该量表用于评定最近 1 个月的睡眠质量。由 19 个自评和 5 个他评条目组成，其中参与计分的 18 个条目组成 7 个维度，每个维度按 0~3 等级计分，累计各维度得分为 PSQI 总分。总分 0~21 分，得分越高，表示睡眠质量越差。

③睡眠日记：为了确定主诉失眠老年人是否真的存在睡眠不足，可以通过老年人自己连续 2 周记录睡眠日记，然后分析失眠原因，以便采取有针对性的措施。有时通过分析睡眠日记，发现自己为之所焦虑的所谓睡眠不良其实并不存在，从而"失眠"及其导致焦虑现象，能够自发解决。

3. 睡眠相关辅助检查

多导睡眠图 (polysomnography，PSG) 是目前记录最详细准确的睡眠状态检测方式，通过脑电图、眼动电图和肌电图数据对睡眠进行分期，获得夜间睡眠参数以及呼吸暂停及低通气时间等。PSG 不作为常规检查，在初始睡眠评估和常规体格检查后发现有下列情况考虑行 PSG 检查：①主要标准：习惯性打鼾/干扰性打鼾；睡眠期呼吸停止或有窒息感；原因不明的白天嗜睡或缺乏熟睡感；原因不明的睡眠期心律失常；原因不明的血氧饱和度降低。②次要标准中的危险因素：肥胖，40 岁以上男性，闭经后女性，甲状腺功能减退，脑血管疾病，神经肌肉疾病，鼻咽喉结构异常发现（鼻塞、扁桃体肥大、巨舌、软腭过长、咽部气道狭窄）等。PSG 主要用于睡眠障碍的评估和鉴别诊断。

以上问题回答"是"≥3 个：OSAS 高危；以上问题回答"是"<3 个：OSAS 低危。

表 12-8　STOP-Bang 量表

条目	问题	答案
1	鼾声是否很大（超过正常谈话的声音或关着卧室门也能听到）	A 是 B 否
2	您的老伴或其他人是否有发现过您睡眠时有呼吸暂停的现象	A 是 B 否
3	您是否有高血压或正在治疗高血压	A 是 B 否
4	BMI 是否超过 35	A 是 B 否
5	年纪是否≥50 岁	A 是 B 否
6	测量：颈围是否≥40cm	A 是 B 否
7	是否为男性	A 是 B 否

【综合管理】

老年人睡眠障碍治疗的总体目标是尽可能改善老年人睡眠质量，缓解症状，保持正常睡眠结构，维持和恢复社会功能，提高老年人生活质量。睡眠障碍的治疗首先明确睡眠障碍的伴发疾病，治疗和控制伴发疾病。同时，采用多种方式增加有效睡眠时间，避免药物干预带来的负面影响。睡眠障碍的治疗主要包括非药物治疗和药物治疗。

（一）非药物治疗

老年睡眠障碍的非药物治疗是除治疗伴发疾病以外的首选方法，包括认知行为治疗、睡眠限制-睡眠压缩治疗、睡眠卫生健康教育、光照疗法、中医药治疗、有氧锻炼和综合疗法等。而睡眠呼吸障碍（如 OSAS）首选持续气道正压通气（CPAP）疗法，必要时考虑手术。

1. 认知行为治疗（CBT）

认知行为治疗是一大类合并了认知治疗和行为治疗的心理治疗方法，是在睡眠卫生习惯指导、睡眠刺激控制和/或睡眠限制等行为治疗基础上，同时进行认知干预的治疗。认知行为治疗在老年睡眠治疗有着重要地位，能明显减少使用药物治疗的概率以及药物剂量。CBT 干预失眠的 5 要素，见表 12-9。

表 12-9 干预失眠的 5 要素

(1)强调/正确认识不恰当的睡眠认知:失眠患者往往过分夸大了睡眠对其生活的影响及他们需要更多的睡眠来恢复。这种不正确的信念会促使他们更加担心失眠带来的影响,且树立不切实际的期望
(2)睡眠卫生:建立固定的睡眠型态,减少夜间干扰
(3)刺激控制疗法(stimulus control therapy,SCT):美国睡眠医学会认为 SCT 是治疗慢性失眠的一线行为干预措施。慢性失眠可导致患者产生床和睡眠之间的消极联想,认为在床上很难放松
干预方法:①感到困倦时才躺上床;②避免与睡眠不相容的行为(不要把床当作读书、看电视或工作的地方);③醒来时间超过 15min 时离开卧室;无法睡着或开始感到焦虑时离开卧室
(4)睡眠限制疗法(sleep restriction therapy,SRT):许多失眠患者试图睡更多时间来弥补睡眠不足。而睡眠限制通过引起部分睡眠剥夺,反过来增加失眠患者在床上的实际睡眠。最终目标是打破失眠循环
(5)放松训练(relaxation techniques):对以"不能放松"为特征的患者(或伴有躯体疼痛不适者),这类干预最合适。包括:渐进性肌肉放松法、腹式呼吸、冥想

2. 光照治疗

昼夜睡眠-觉醒节律异常参与老年睡眠障碍的发病,而光线是睡眠-觉醒节律的重要调节因素。光照疗法可帮助重新调整生物钟,对治疗睡眠-觉醒节律障碍有较好的疗效。对睡眠时相提前者,连续每天晚上 7~9 点给予 2h 4000lux 的光照,对于睡眠时相延迟的老年人,清晨给予 4000lux 光照 2h,不仅能延迟睡眠节律,还能改善睡眠结构和睡眠质量。由于老年人可能无法耐受较长时间的光照,导致光照疗法的依从性和治疗效果降低。在初始治疗时,可以根据老年人的治疗反应进行光照时间和强度的调整。已有研究报道光照疗法的副作用,包括轻躁狂、轻度头痛、恶心和呕吐等。对于患有视网膜疾病、偏头痛、有躁狂倾向的老年人慎用光照疗法。

3. 持续气道正压通气（CPAP）治疗

中重度 OSAS 老年人运用 CPAP 治疗具有显著疗效。CPAP 治疗能有效减少睡眠呼吸暂停及低通气事件的发生,纠正缺氧及呼吸相关的微觉醒,改善日间嗜睡,提高认知能力、记忆力和注意力。还可降低心脑血管并发症的发生率,如脑卒中、冠心病、心律失常等,甚至逆转导致原有心力衰竭加重的高危险性。

（二）药物治疗

临床治疗睡眠障碍的药物主要包括苯二氮䓬类、褪黑素受体激动剂和具有催眠效果的其他药物。

1. 苯二氮䓬类

传统苯二氮䓬类药物（benzodiazepine drugs，BZDs）是临床上常用的治疗睡眠障碍的药物。BZDs 根据药物效力可分为：①短效制剂，包括咪达唑仑，三唑仑；②中效制剂，包括艾司唑仑、阿普唑仑、劳拉西泮；③长效制剂，包括地西泮、硝西泮、氯硝西泮、氟西泮。苯二氮䓬类药物可以缩短睡眠潜伏期、增加总睡眠时间。但在老年人中不良反应明显，包括日间困倦、头晕、跌倒、认知功能减退等。对有入睡困难老年人推荐使用短效制剂，对睡眠维持困难的老年人推荐使用中效制剂。长效制剂可能增加老年人髋骨骨折风险，不推荐在老年人群中使用。

2. 新型非苯二氮䓬类药物

该类药物（non-benzodiazepine drugs，non-BZDs）包括唑吡坦、唑吡坦控释剂、佐匹克隆、扎来普隆。由于此类药物半衰期短，次日残余效应被最大程度地降低，一般不产生日间困倦，治疗失眠较传统的苯二氮䓬类药物更安全，但有可能会在突然停药后发生一过性的失眠反弹。

3. 褪黑素

褪黑素参与调节睡眠-觉醒周期，可以改善时差变化引起的症状、睡眠时相延迟综合征和昼夜节律失调性睡眠障碍。褪黑素受体激动剂包括雷美尔通、特斯美尔通、阿戈美拉汀等。雷美尔通是目前临床使用的褪黑素受体 MT1 和 MT2 激动剂，可缩短睡眠潜伏期、提高睡眠效率、增加总睡眠时间，可以用于治疗以入睡困难为主诉的睡眠障碍。

十二、压力性损伤

压力性损伤（pressure sore）又叫压力性溃疡（pressure ulcer）、压力性坏死（pressurenecrosis）和缺血性溃疡（ischaemic ulcers），是临床上一种常见的皮肤损伤，是由于长时间的压力导致的皮肤及皮下组织损伤，曾称为压疮。2009 年美国压疮专家咨询组（NationalPressure Ulcer Advisory Panel，NPUAP）和欧洲压疮专家咨询组（European Pressure UlcerAdvisory Panel，EPUAP）联合定义压疮为：皮肤和皮下组织的局限性损伤，通常在骨突出部位，一般由压力或压力联合剪切力引起。2016 年美国 NPUAP 对将压疮更名为压力性损伤（pressure injury），指出其是发生在皮肤和/或潜在皮下软组织的局限性损伤，通常发生在骨隆突处或皮肤与医疗设备接触处。

【概述】

（一）患病率和危害

压力性损伤多发生于70岁及以上的人群，在养老院患病率高达20%。一旦发生压力性损伤，老年人的住院时间明显延长，医疗负担显著增加，甚至会因并发症导致老年人死亡。有压力性损伤的老年人较无压力性损伤的老年人，其死亡率增加4倍，如压力性损伤经久不愈，死亡率增加6倍。在荷兰压力性损伤的护理费仅次于肿瘤和心血管病，属于第三高的医疗消费。美国每年消费在压力性损伤治疗上的费用高达110亿美元。

（二）危险因素

压力、剪切力、摩擦力和潮湿是压力性损伤发病机制中四个重要的物理因素。压力性损为内因和外因，见表12-10。

表 12-10　导致压力性损伤的危险因素

分类	因素
内源性因素	活动受限,高龄,营养不良,其他因素:心血管疾病、骨折、糖尿病、神经系统疾病、认知功能障碍、失禁(大小便)、风湿性疾病、挛缩和痉挛
外源性因素	压力:翻身不及时,石膏绷带、夹板、衬垫使用不当,松紧不适;剪切力:不适当翻动、移血及渗出物位;摩擦:衣服不平整,床单皱褶有碎屑,翻身时拖拉,使用脱漆便器;潮湿:汗液,尿液,血及渗出物

【识别与评估】

（一）健康史

合并基础疾病，如瘫痪、身体虚弱、神经损伤、脑卒中、糖尿病、营养不良或昏迷等。

（二）临床表现

老年人出现压力性损伤时可伴随出现疼痛、瘙痒、局部皮损，严重者可发生脓毒血症、败血症、贫血及坏疽等并发症。90%以上压疮出现在腰部以下，好发部位见于骶骨、髂棘、股骨大转子、足跟及外踝等处，其他部位也可发生，主要取决于老年人的体位。

2016 年美国 NPUAP 根据皮肤组织的不同表现，将压力性损伤分为以下几期：

1. 1 期（stage 1）骨隆突处皮肤出现苍白发红，压之不褪色的局限红斑，但局部皮肤完整。

2. 2 期（stage 2）表皮和真皮缺失，可表现为完整或破裂的血清性水疱或基底面呈粉红色或红色表浅伤口，但不暴露脂肪层和更深的组织，无肉芽组织、腐肉和焦痂。

3. 3 期（stage 3）皮肤全层缺损，创面可见皮下脂肪组织、肉芽组织和伤口边缘上皮内卷，可能有腐肉和/或焦痂、潜行和窦道，但筋膜、肌肉、肌腱、韧带、软骨和骨未暴露。

4. 4 期（stage 4）全层皮肤和组织损失，创面可见筋膜、肌肉、肌腱、韧带、软骨或骨溃疡。创面可能有腐肉或焦痂，通常有上皮内卷、潜行和窦道。

5. 不明确分期损伤（unstageable）全层组织被掩盖和组织缺损。全层皮肤和组织缺损，创面的腐肉或焦痂掩盖了组织损伤的程度，去除腐肉和坏死组织后，将会呈现 3 期或 4 期压力性损伤。

6. 深部组织损伤（suspicious deep tissue injury，SDTI）骨隆突处强压力和/或持续压力和剪切力会致使局部皮肤出现持久性非苍白性发红、褐红色或紫色，或表皮分离后出现暗红色伤口疮或充血性水疱，颜色发生改变前往往会有疼痛和温度变化。伤口可能因处理不同，呈现出无组织损伤，或迅速发展为真正的组织损伤。

（三）压力性损伤风险评估

1. 评估内容

（1）危险因素：摩擦力、剪切力、大小便失禁等局部皮肤危险因素，以及知觉、感觉、活动能力和营养状态等。

（2）压力性损伤伤口：如老年人已存在压力性损伤伤口，需进一步评估伤口变化情况、疼痛、组织类型、伤口尺寸、瘘管、分泌物、是否发生感染、伤口边缘情况、压力性损伤分期、伤口周围皮肤等情况。

（3）潜在并发症：对局部瘘管形成、溃疡、骨髓炎和蜂窝织炎，全身营养不良、菌血症等并发症进行评估。

2. 评估时间及频率

（1）老年人入住医疗机构均应在入院时、病情和治疗变化时随时进行评估。

（2）急性病入院老年人 48h 内进行再次评估。

（3）高危老年人至少每天检查皮肤和骨隆突处一次，并做好记录。

（4）入院病情平稳的老年慢性病患者，第 1 个月每周重新评估一次，然后每季度再评估一次。

（5）已患有压力性损伤的老年人，每次更换敷料时进行评估，且至少每周对其进行再次评估。

3. 评估工具

目前公认的压力性损伤评估工具为 Braden、Norton 和 Waterlow 压疮评估量表，见表 12–11。

表 12–11　三种压力性损伤危险因素评估量表的预测指标

评估表	灵敏度（%）	特异度（%）
Norton	75.3	62.2
Braden	74.0	29.0
Waterlow	86.3	59.3

备注：灵敏度–实际发生压力性损伤的患者中经危险评估存在压力性损伤发生风险患者的百分比。

（1）Notom 压疮评估量表：1962 年研制，用于预测老年人压力性损伤的危险因素，是筛查压力性损伤高危人群的重要工具。

量表包括 5 个方面的危险因素：一般状况、精神状况、活动能力、运动能力和失禁情况。适用于心脏外科、神经危险因素；一般状况、神经外科、整形外科老年人群。可由医护人员、照顾者或患者本人进行评估。通过仔细询问老年人或家属及认真观察进行评估。每项分为 4 个等级，即 1~4 分，总分 5~20 分，总分越低，发生压力性损伤的危险性越高。总分 12~14 分表示有出现压力性损伤的可能性，<12 分表示是压力性损伤的高危人

群。该量表是美国卫生保健与研究组织推荐使用的工具，但由于该量表缺乏营养评估，因此，在临床使用时，需增加营养评估。

(2) Braden 压疮评估量表：在国内使用较为广泛，对压力性损伤的高危人群有较好的预测效果。量表包括感觉、潮湿、活动、移动、营养、摩擦力和剪切力 6 个部分。适用于昏迷、瘫类、癌症晚期、长期卧床的老年人群，特别适用于内外科的老年患者。新入院/新入科的老年人进行首次评估，高风险的老年人每周评估一次，根据老年人的状况进行动态的评估。每项 1~4 分，总分 6~23 分，总分越低，发生压力性损伤的危险性越高。18 分是发生压力性损伤危险的临界值，15~18 分提示轻度危险，13~14 分提示中度危险，10~12 分提示高度危险，9 分及以下提示极度危险。

(3) Watelow 压疮评估量表：该评估表是国际性标准，条目清晰，可操作性强。评估内容包括一般情况如体型/体重/身高、皮肤状况、失禁情况、移动力、性别/年龄、食欲；特别危险部分：营养不良、感知、特殊药物、吸烟、外科创伤等。适用于昏迷、瘫痪、癌维规期、长期卧床的老年人群。新人院/新入科的老年人进行首次评估，高风险的老年人每周评估一次，根据老年人的状况进行动态的评估。量表得分越高，表示发生压力性损伤的危险性越高。10~14 分提示轻度危险，15~19 分提示高度危险，≥20分提示极度危险。此评估表评价内容较多，临床应用比较困难，但敏感度较高，特别适用于 ICU 危重症老年人及手术老年人的压力性损伤危险预测。

(四) 其他

压力性损伤创面细菌培养对选用抗生素帮助不大，由于创面往往有多种细菌生长。但是，如果发生菌血症、全身感染或压力性损伤持续不愈，则需要进行细菌培养和药物敏感试验，培养应该选择深层组织标本。未治愈的压力性损伤可引起蜂窝织炎或更深层的感染，尤其应警惕压力性损伤下面的骨髓炎，骨髓炎常被遗漏，通过 X 线检查可发现。

【综合管理】

(一) 预防

1. 皮肤护理：全面检查皮肤，大小便失禁应及时清洁并保持皮肤干燥，使用皮肤贴膜保护和保持皮肤的完整性，可使用乳制剂、油膏或油剂预防皮肤干燥。

2. 定期改变体位：定期改变体位以减少骨隆突处的压力，压力性损伤高危者至少每 2h 翻身一次，避免床头抬高>30°。

3. 使用减压设备：为高危老年人的座椅、轮椅和床选择合适的减压设备，如水垫或气垫床。骨隆突处应用柔软材料，如棉花或松软的医用羊毛加以保护。

4. 减少摩擦力：保持床单平整。衣服不要有粗大的缝合处。

5. 加强营养：定时评估老年人的营养及代谢情况，及时纠正营养不良和代谢紊乱，摄入充足水分。

6. 健康教育：对老年人及其照顾者进行健康教育，包括压力性损伤发生原因、危险因素以及预防措施等。

（二）发生压力性损伤的管理

1. 使用敷料

敷料使溃疡创面保持适当的潮湿。根据不同压力性损伤分期，具体敷料选择及换药方法见表 12-12。

表 12-12　压力性损伤治疗敷料选用及操作步骤

压力性损伤分期	敷料选用及操作步骤
1 期	透明薄膜、溃疡贴、泡沫敷料、水胶体敷料
2 期	1. 无水疱或水疱≤5mm ①生理盐水或平衡液冲洗伤口。②使用水胶体、泡沫敷料或油纱覆盖伤口，需要时可使用医用胶带进行二次固定。 2. 水疱>5mm ①生理盐水或平衡液冲洗伤口。②使用无菌剪于水疱低位剪一小口，空针抽出疱液。③使用水胶体、泡沫敷料或油纱覆盖伤口，需要时可使用医用胶带进行二次固定。
3 期	1. 清创：机械性清创(刀片、剪刀) 2. 生理盐水或平衡液冲洗伤口 3. ①黑期：使用水胶体、水凝胶等软化痂皮自溶性清创。②黄期：水凝胶自溶性清创，内层藻酸盐敷料，外层纱布或泡沫敷料固定。③红期：伤口表浅，使用水胶体敷料保护肉芽；伤口较深或有腔洞者，根据深浅选择藻酸盐敷料或水凝胶保护肉芽，外层纱布或泡沫敷料覆盖固定。④粉期：使用水胶体、水凝胶或透明薄膜促进上皮生长
4 期	同 3 期压力性损伤处理方法，需注意：当有骨骼肌腱的暴露时，需要慎重使用藻酸盐敷料，可使用水凝胶保护
深部组织损伤和不明确分期损伤	清创后，确定具体分期，按相应分期处理

2. 缓减压力

去除局部压力对压力性损伤愈合起着重要作用，目前采用的方法包括减压床、床垫、垫子和及时更换老年人体位，至少每 2h 翻身一次，床头角度小于 30°。

3. 治疗并发症

（1）加强营养：治疗原发疾病，改善营养状态，均衡膳食。

（2）创面清洗：对大多数伤口，使用生理盐水进行伤口清洗。避免使用皮肤清洁剂、抗生素以及防腐剂（如碘伏、碘、过氧化氢、冰醋酸等）接触创面，以免妨碍组织的愈合。

（3）手术清创：对于 4 期压力性损伤，有效的清创和清洁伤口能缩小并促进压力性损伤的愈合。压力性损伤进一步发展，累及皮下脂肪和肌肉组织时，需要外科手术清创和封闭治疗。在缺血性肢体或足跟存在不明确分期的压力性损伤，不应去除干燥、附壁、完整、无红斑或波动感焦痂。

（4）抗生素使用：伤口局部感染，应考虑局部使用抗菌药，或清洁伤口经过 2~4 周标准未能痊愈者，应考虑使用有效抗生素。对合并菌血症、脓毒血症、蜂窝织炎或骨髓炎的老年人，应该根据培养结果选用全身抗生素治疗。

4. 物理疗法

目前用于压力性损伤治疗的物理疗法主要包括：电疗法、超声治疗及激光治疗，其临床效果需要进一步研究。

5. 其他治疗

生长因子、局部胰岛素、健康教育等措施有可能促进压力性损伤愈合，临床效果需要进一步研究。

第十三章 老年人安全与物理环境

第一节 老年人的居住环境

一、老年人居住环境的设计

（一）居住环境

居住环境建设是构建社会养老服务体系和完善基本养老服务制度的重要内容。2013年新版《老年人权益保障法》新增了"宜居环境"一章，不仅强调了老年宜居住宅的开发，而且突出了结合人口老龄化趋势、分布等特征推动和扶持老年宜居环境建设。建立老年人宜居环境对维持老年人身心健康，建立和谐会，促进社会和谐、稳定的发展具有十分重要的作用。

1. 老年人居住环境的概念

老年人的居住环境包括物理环境与人文环境两个方面。物理环境又称为硬环境，指的是居住设施的室内环境及相应的配套服务设施，属于建筑规划设施领域，包括老年人专用设施和老年人需要利用的公共设施。人文环境指的是家庭关系、社会关系、社会援助、社会保障制度等，属于社会的、政策的范畴，可称之为软环境。老年人居住建筑是老年居住环境的核心，是指专为老人设计、供其起居生活使用、符合老年人生理、心理特点的居住建筑，包括老年人住宅和老年人设施两类。

2. 老年人居住环境的基本需求

(1) 生理老化的需求：老化是老年人生理上的自然现象，因此，在居住环境的设计上应充分考虑老年人年老体衰、行动不便的生理特性，以免发生各种意外或不便。尤其是出入口的无障碍设计是一项非常重要的需求。

(2) 独立居住的需求：随着社会经济的发展，子女成家立业之后，独立门户的趋势与机会大增，代间共居或老年人与子女同住的比例正逐年降低，老年人独立居住的比例呈增加的趋势。如何提供多样性的住宅形态，让老年人有选择独立居住的机会，是解决老年人住宅问题时必须考虑的要点。

(3) 与他人共处的需求：为了避免孤立，大多数的老年人都会经常性的与亲戚、朋友联络聚会，积极的老年人则会热心参与社区中的各项公共事务。因此，在规划设计老年人住宅时，需要满足老年人有与他人接触、参与社会活动的需求。

(4) 经济能力的考虑：依照经济来源划分，老年人的生活照料基本上可分成家属奉养自力更生、依赖储蓄、接受社会救助三种形式。老年人的经济所得有限，对于希望独立居住的老年人而言，老年人住宅需求是一项非常沉重的负担。

3. 老年人居住环境的现况

随着平均寿命不断增加，为了能够让老年人充分享受晚年生活的乐趣，过上休闲、舒适的生活，其居住环境扮演着非常重要的角色。

(1) 英国：英国政府强调让老年人退休后"继续过独立、自主生活"的概念。现阶段英国的高龄老年人独立生活住宅的数量居世界之冠，已成为英国政府老年人福祉的主流。政府特别关注发展社区服务，建立了老年家庭服务派遣网、老年饮食服务部和老年俱乐部。1969 年规定了老年居住建筑的分类标准，1986 年开始采用国际慈善机构制定的标准，按照人类老化的过程中不同阶段所需社会服务的不同，把老年建筑类型作相应的划分。1989 年英国 Joseph Rowntree 基金会提出"终身住宅"设想，其目的是落实老年人"在宅临终"。

（2）瑞典：瑞典政府认为老年人的照护服务及设施应往"居家化"及"个性化"发展，因此，瑞典老年人照护的基本理念是尽可能让老年人在住惯的地方继续接受"在宅服务"。如果老年人不能居住于家庭时，则为其提供退休住宅（退休住宅是为不能单独生活、需要居家服务及居家护理的老年人所设计）或让其入住护理之家（护理之家目的在于照顾需要长期接受医疗照护的老年人以及临终老年人）。

（3）丹麦：丹麦自1987年实施《老年人住宅法》以来，由地方政府负责管理高龄者的特别住宅，在设计老年人住宅时需融入"终身住宅"的概念。

（4）日本：日本是目前世界上平均寿命最长的国家，为确保高龄者住宅的安定及促进高龄者福利的发展，日本政府于1987年实施了"银发住宅计划"，1990年开始由邻近的日间照护中心派送照护人员，提供住宅服务。2000年开始实施长期照护保险（介护保险）制度，日本老年人居住建筑模式主要有两代居住宅，即日本公共住宅里设计的适合老少多代共居的大型居住单元，对厨、厕、门厅和居室分隔功能都做了相应考虑，对多代人生活方式和生活规律上的差异在室内空间上做了相应处理。还有养老院，又称为老年人之家，分为公立（养护老人之家和特别养护老年人之家）、低费（老年人之家）、和完全自费（收费老年人之家）三种，老年人可根据自己各方面的条件和经济情况进行选择。

（5）美国：美国大部分高龄者仍选择住安养机构老年人住宅或老人社区，对于老年人居住环境的发展，采取双轨并行的高龄者住宅发展政策。首先倾向应用连续性照护退休住宅社区；同时以通用设计概念促进原居住宅以单一宅方式发展为终身住宅，以落实"在地老化"的理念及"居家照护"的政策。

（6）中国：我国老龄化政策的核心就是"六个老"。实现"六个老有"是老龄工作的目标，对老年人生活需求的高度概括，即"老有所养、老有所医、老有所为、老有所学、老有所教、老有所乐"。现阶段我国采取的养老方式主要包括居家养老和设施养老两种模式，并以居家养老模式为主。

4. 老年人居住环境的设计原则

（1）美国：美国老年人的居住环境以老年社区为发展方向，创造一个能最大限度地满足老年人各种需求的居住环境是美国老年社区规划的根本目标，其基本设计原则主要基于以下几方面考虑：

①建立适宜的环境及设施用以补偿老年人各种能力的下降，但仍可保留适度的困难激励，以维护和锻炼老年人尚存的独立生活能力。如服务设施设置的方式和道路的选择可具有适度的对老年人行为能力的挑战和激励。

②室外空间环境应具多样性和选择性，以满足不同能力的老年人户外活动独立、自主选择的需求。

③室内外空间规划设计应维护老年人私密性活动的需求，以增强老年人独立、自主和"有用"的意识，避免产生时时处处受监护的感觉，消除"老而无用"的不健康心理。

④室内外环境应有一定的可控性，便于老年人随时可根据自己的需要和喜好重新安排空间的使用方式（如可移动的隔断和家具）。

⑤住宅的空间结构应具有足够的适应性以满足不同年龄、不同能力和不同生活方式的老年人多样性的需要，因而应充分考虑住宅室内空间的灵活性。

⑥居住环境与社区服务设施应有方便的联系，首先是考虑邻近有可利用的城市公用设施，如商业网点、交通站点、活动中心、公园绿地及宗教活动设施等，以补充基地内设施的不足。其次是环境安全的考虑，应便于控制非居民通向老年社区的通道，建立缓冲地带为非居民提供识别标志，此外周围自然景观和人文景观的开发利用，可增进老年社区的有效利用和发展。

（2）中国：相关学者研究提出，老年人的住建筑应满足以下设计原则：

①以老年人为核心的设计思想：住宅建筑设计应考虑老年人的生活方式、习惯爱好、心理和生活等因素，创造使老年人能健康、安全方便、舒适地生活于其中，并能培育发展其才华的居住环境，并建立具有最大限度地满足老年人各种需求的老年设施。

②老年住宅应具有适应性与可变性：当前的住宅建设应多建一些中、小套型住宅。开发具有中国特色的新型城市住宅，以满足家庭住宅模式多样化选择的需求，为多代同居家庭创造更为灵活多样的居住环境，通过住宅的组合变化，将来发展变化成老年住宅。因此，设计人员应具备创造出一种限而不定的分隔形式的设计思路，以提高住宅空间的可变性与适应性。

③老年住宅建设应征求老年人的建议，让其参与设计，只有老年人最了解自己的需要。因此，将老年人的主观能动性充分发挥出来，让老年人参与建设，将会给我国老年住宅建设带来新的活力。同时，还可以考虑将部分设计和装修留予老年人自己去一步步地完善，这不仅可以满足不同经济能力老年人的要求而且有助于为老年人特殊的生理、心理需求创造适宜的居住空间，从而使住宅真正成为老年人身心的归宿。

5. 老年人居住环境的设计要求

在居住环境设计中，应根据老年人的生理和心理的特点，充分考虑到老年人对居住环境的特殊要求，应特别注意：

（1）安全性：老化是老年人生理上的自然现象，在居住环境的设计上应考虑老年人年老体衰、行动不便的特性，以免发生危险或不便。例如依靠轮椅活动者进出时，门宽就必须加以改装；为适应老年人的体力，厨房、浴厕设备或楼梯踏步尺寸需要特别考虑。增加地面防滑材料，地面材料应选择摩擦力大，并且潮湿情况下也不打滑的材料；卫生间、厨房、餐厅地面宜选用防滑地砖，既避免老年人摔伤又能防水，又便于清洗。增加扶手支撑物、中间休息座椅、电梯开关时间，减少室内地面突出物、室外地面凹凸不平、坡道坡度、楼梯阶高，消除不必要的高度差和步行距离，调整浴缸、马桶高度等，以改善老年人步伐不一、平衡感丧失导致下半身障碍现象；调整洗脸台、扶手、把手、橱柜、床铺、开窗的高度，改良把手形式，浴室、厕所及厨房的水龙头开关，插座位置，起床把手设施等，以改善老年人因手掌手肘的扭力与握力减弱、平衡感丧失、腰酸背痛、人体尺寸缩小等上半身障碍现象，控制居住室内的温差增加浴室更衣空间，浴室暖气设备，考量床铺的摆设区位等，以改善老年人因体温调节功能衰退而容易伤风感冒，或温差增大导致血压产生剧烈变化；装设煤气自动闭锁、炉火自动关闭等控制器，以改善老年人因嗅觉丧失敏锐性，导致煤气漏气或火警等意外事故。此外，家具选择也要考虑安全性，由于老年人大多眼花，家具设计要尽量少用玻璃或镜面玻璃、金属等材料，颜色的处理也不应太浅或太花哨，否则给老年人造成身体不必要的伤害，如碰伤、划伤等。

（2）无障碍性：建筑物的可及性，需考虑居住者的方便性。对视障、听障者应有方位、悬挂物高度、地面纹理改变、声音与色彩的引导；增加空间的开阔性、采光亮度，标识地面标志、墙面标志，保障门窗玻璃安全，区分色彩、增加色彩对比性等，以改善老年人的视力定向感障碍，利用警示闪光灯代替警铃、增加门铃音量等，以改善老年人无法察觉高频率声音或分辨混合声音等听觉障碍；提供生活辅助器具，帮助水平垂直移动；居室规模与出入口大小需考量轮椅回转半径。无障碍不是只对身体障碍人士对于老年人也需要有无障碍的相关设施，以利于其行动。

（3）方便性：老年人所在的社区附近，应有完善的公共设施，如市场、车站、邮局、银行、公园绿地、老年人活动中心、医院等，可供老年人使用；此外，还需要紧急联络系统，以便因突遭意外或急难需求时救援。

（4）社交性：老年人居家或在社区安养有许多优点，除了仍住在熟悉的环境之外，还能维持原有的人际关系，与亲朋好友往来，不会产生适应困难。既能享受亲情，也能保持家庭内的亲属关系与家庭外的人际关系。

二、居住环境的优化改造

老年人其特殊的生理特点如行动迟缓、腿脚不便、视力减弱、记忆力减退等，但在心理上又怕被人当作包袱，所以事事都想自己努力完成。因此，在居室环境的优化设计中要充分考虑老年人的生理和心理特点，最大限度满足老年人的特殊需求，方便老年人的日常生活。

（一）居室环境内部优化设计

1. 居室的设计

（1）老年人的卧室分单床间与双床间两种。居室的大小尺寸应满足布置基本家具、壁橱、卫浴和必要的交通面积的要求。老年住宅、老年公寓、家庭型老人院的居室使用面积不宜小于 14m²，卧室使用面积不宜小于 10m²。

（2）一般情况下老年人居室的室内温度以 24℃~26℃为宜，最佳湿度应是 50%~60%。

（3）较强的噪声对人的生理与心理会产生不良影响。日常环境中，较强的噪声会损伤听力功能，干扰休息与思考。我国关于环境噪声容许的分贝范围是 6:00~22:00 不超过 40dB；22:00~次日 6:00 不超过 30dB。

（4）由于老年人视觉能力衰退，居室内应使用亮度较高的灯具，不留阴影。老年人对光的适应能力减弱，在夜晚使用的灯具，宜使用可调光的灯具，减少刺眼与不适应等情况；且老年人对眩光敏感，各种灯具的灯罩宜选用漫射型乳白色玻璃灯罩，特别是镜子处的灯光不应映于镜子中等。

（5）卧室内主要灯源的开关应在靠近床头的位置并增设一个控制面板或者采用遥控开关，便于卧床休息后仍能方便地控制开关灯。另外，为适应老年人的视力光线需求，灯光的明暗最好能做到可调控制。

（6）注意床的摆放，床可放置在靠近窗户的地方，白天可接受阳光的照射，但要防止冬季或夜晚冷风吹到床头。对于床体本身，要考虑其长度、宽度是适合当前居住者的情况，还应注意床体是否平整。床的高低，一般以略高于就寝者的膝盖为宜，太高则总是弯腰不方便。床头边适合摆放较宽的床头柜，便于放置水杯、电话、药品等必要物品。床边应设置安全的电源插座，方便给常用的电器、健身设备插用。为方便行动障碍的老年人上下床的活动需要，应在床边留出 1.5m×1.5m 的轮椅调转空间，并应在地面铺设防滑垫，防止上下床摔倒。

（7）当居住者为行动障碍、视觉障碍、精神障碍等需要照料的老年人时，应在居室内留有照料空间，以便看护者对老年人进行留守看护。

2. 厨房的设计

（1）对于自理老年人来讲，厨房的设计与普通厨房无异，而针对不能自理的老年人则要考虑轮椅进出厨房的特殊要求。自行操作轮椅进出的独用厨房，其进出路径宽度仅限轮椅回旋空间，考虑操作台所占空间，厨房开间应在 1.5m 之外再增加 0.5~0.6m，宜有 2.1m 以上。因此，供老年人自行操作和轮椅进出的独用厨房，使用面积不宜小于 6m²。

（2）厨房操作台的尺寸设计要按照老年人的人体尺度进行设计，同时还要考虑不能自理的老年人的使用要求，满足轮椅操作者对使用空间提出的特殊要求。因此，老年人使用的厨房操作台面高不宜低于 0.75~0.8m，台面宽度不应小于 0.5m，台下净空前后进深不应小于 0.25m。

（3）厨房的空间一般不大，因此常常利用吊柜来满足厨房用品的存放。吊柜的尺寸大小也要按照老年人的人体尺度进行设计，同时还要考虑不能自理的老年人的使用要求，满足轮椅操作者对使用空间提出的特殊要求。因此，厨房吊柜的柜底离地高度宜为 1.4~1.5m，吊柜深度比案台应退进 0.25m。

（4）微波炉、冰箱等旁边应设有一定的操作台面，以方便老年人临时放置物品，防止烫伤等。

（5）炉灶要有自动断火功能，厨房内应安装煤气漏气报警器。

3. 卫生间的设计

（1）卫生间应配置坐便器、洗脸盆和浴盆淋浴器三件洁具。坐便器高度不应高于 0.4m，浴盆及淋浴座椅高度不应高于 0.4m。浴盆一端应设不小于 0.3m 宽度座台。独用卫生间面积不宜小于 5m²。在可能条件下，卫生间厕位间平面尺寸在考虑轮椅老年人进出的同时，还要考虑有护理者的协助操作，因此其空间大小不宜小于 1.2m×2m。

（2）由于老年人视力较差、反应迟钝等状况，因此，卫生间宜选用白色洁具，便于老年人的观察；选用平底防滑式浅浴盆，以避免老年人发生跌倒摔伤事故；冷、热水混合式龙头宜选用栏杆式或掀压式开关，不宜选用螺旋龙头，以防止由于操作不当而造成烫伤或冷水刺激身体导致感冒。

（3）卫生间宜设平开门，留有观察窗口，安装双向开启的插销，不应采用力度大的弹簧门。按照无障碍设计的要求允许轮椅通行的平开门或推拉门的净宽度应大于或等于0.8m；门的下方应安装护门板；门扇在一只手操纵下应易于开启；门内外高差不应大于15mm，并应以斜面过渡；平开门或推拉门的门把手一侧墙面应留有不小于0.5m的墙面宽度。无障碍卫浴间采用门外可紧急开启的门插销。

（4）卫生间是老年人事故多发地，设置尺度合适、安装牢靠的安全扶手十分必要。卫生间内与坐便器相邻墙面应设水平高0.7m的"L"形安全扶手或反"U"形落地式安全扶手。贴墙浴盆的墙面应设水平高度0.6m"L"形安全扶手，入盆一侧贴墙设安全扶手。

4. 出入口的设计

（1）老年人住宅的出口通常需要考虑不能自理老年人的需要，出入口内外应留有不小于1.5m×1.5m的轮椅回旋面积。入口室外的地面坡度不应大于1.5m。

（2）出入口平台、台阶踏步和坡道应选用坚固、耐磨、防滑的材料，以防使用过程中由于地面的变化如地面裂隙、凹凸不平等现象发生意外。

5. 过厅和走道的设计

（1）过厅的设计应考虑具备轮椅、担架、回旋条件，并应具备设置更衣、换鞋用橱柜和椅凳的空间，以方便老年人的日常生活需求。

（2）老年人对外界各种刺激往往表现出感受性弱、反应迟钝等状况，因此，老年人经过的过厅、走道、房间不得设门槛，地面不宜有高差。

（3）老年人经常行走的通道两侧通常需要设置扶手和护墙板。通过式走道两侧墙面0.9m和0.65m高处宜设4~5cm直径的圆杆横向扶手，扶手离墙表面间距4cm；走道两侧墙面下部应设0.35m高的护墙板。

6. 门窗的设计

（1）老年人居住环境的门应保证易开易关，便于使用轮椅或其他助行器械的老年人通过，不应有门槛，有高差时宜采用不超过1/4坡度的斜坡来处理。老年人住宅门和内门（含厨房门、卫生间门、阳台门）的通行净宽不得小于0.8m。房门不应采用全玻璃门，以免老年人使用器械行走时碰坏玻璃。门把手应选用转轴较长的拉手，不应采用球形把手，拉手高度宜在 0.9~1m。

（2）老年人居室窗台高度最好在 0.75m 右，长期卧床的老年人，窗台还应放低到 0.4~0.5m。窗台宽度一般不少于 0.25~0.3m，以便放置花盆等物品或扶靠观景，矮窗台里侧应设置高 0.9~1m 的安全栏杆。开启窗口应设纱窗。

（二）居室环境外部优化设计

老年人作为社会中最需关注的群体之一，其居住问题首当其冲，现阶段我国在老年人居住环境的改善上仍有很大的发展空间。当老人的社会角色发生转变后，社区的室外环境是其娱乐交往的重要场所，他们比任何人更需要有一个安全、方便和舒适的生活环境。

1. 公共配套设施的设计

一个理想的社区与周边地区是有密切关联的，而一个城市社区要适应人口老龄化的影响，必定其周边的公共服务设施是丰富多彩的，商店、餐厅、修理店、医疗站等应有尽有，一应俱全，靠近社区使老年人方便、安心地进行日常生活和参与社会活动。

2. 活动区的设计

活动区的设置可为老年人开展各种文娱活动提供一个较大的开敞空间，是居住区户外环境中最重要的，也是从适老化角度而言最不可或缺的一种场地。活动区的设计要点包括：

（1）居住区中应至少布置 1~2 个具有一定模的完整广场，使老年人能够开展一些主题活动，如跳舞、打太极拳等。

（2）场地的位置不要离楼栋太近，以免影响其居民的作息。可设置在居住区边缘地带。场地大小取决于参加活动的人数和内容，集体活动场地一般建议考虑 10~20 人活动为宜。

（3）场地旁应有休息座椅和放置物品的台面并配置电源。最好在老年人的视线范围之内，为老年人存放物品和挂放衣物提供便利。在场内预留电源口，供播放跳舞曲目使用。

（4）考虑场地朝向和周边绿化的布置，为活动区提供更多的阴凉，避免阳光直射。

（5）场地铺设应注意平整、防滑，并考虑某些特殊活动的需求，不必过分追求美观。

3. 道路系统的设计

（1）由于老年人生理、心理、行为的不断减弱，随时随地可能需要急救车辆，所以救护车道的设计在社区室外环境的设计中应重点考虑。在规划道路系统时，需结合城市社区内的建筑平面布置形式，合理将人车进行分流处理，确保城市社区中的老年人正常舒适地进行各项文娱、生活活动，保持其内部环境的安静。

（2）在道路中，道路交叉口对于老年人是非常危险的，70%的老年人交通事故发生在道路的交叉口处。道路交叉口的设计应保证安全性，减少穿越交通道路的步行道长度，减少或清晰地标识潜在的障碍物，提高可视性，在主要的步行道上限制和调整交通流量。在路宽阔、交通繁忙的道路中，设置安全岛，让老年人在安全岛的安全地带等候，能减少穿越道的必要距离，控制机动车的速度。

4. 散步道的设计

独立于机动车道的散步道，能满足老年人快步健身或休闲漫步的需求，同时还能欣赏景致。散步道的设计要点包括：

（1）散步道应长而循环围绕景观区布置，并途经主要活动区，创造机会促进老年人间交流。

（2）散步道应与居住楼栋的单元门口有良好的衔接，方便老年人出入。

（3）散步道在长度及步行难度方面要具备多样性，老年人可根据自身情况选择路线。

（4）散步道两边的植物应多样有趣且不过于密集，保持视线畅通，有利于增加老年人的安全感。

（5）避免漫长而笔直的步行路线，在适当的距离设置休闲座椅方便老年人停留休息。

（6）路面必须保证无障碍设计，并保持在社区内部的连续性，注意雨雪天气时的防滑处理。对于比较长而且有坡度的起伏地面，必要时须加设扶手。

（7）根据场地条件，部分散步道可以设计成联系楼栋和社区服务设施之间带遮蔽的连廊，方便老年人在各种气候条件下的出行活动。

（8）散步道岔口不宜过多，沿路设置明确的标识，以免老年人迷路。

5. 休息座椅的设计

在各类老年人活动场地中休息座椅必不可少，为老年人提供停留、休憩、交流和思考的空间。休息座椅的设计要点包括：

（1）休息座椅可设置在热闹的场所。座椅面向人流、活动场地摆放，老年人可以坐在那里观看别人活动。

（2）休息座椅周围注意遮阳设计，可利用植物及景观构筑物进行遮阳，或设置一些可移动的遮阳伞。

（3）座椅形状应便于使用者交流和搁置物品，因此长条座椅最为合适。

6. 标识系统的设计

考虑到老年人记忆力和空间辨识能力的衰退，在居住区内部一些重要的活动场地或路口地带，都需要设置清晰明确的标识系统。标识系统的设计要点包括：

（1）标识系统应清晰、明确，字体尺寸要大，便于老年人识别。

（2）标识物表面不宜采用反光材料，以免眩光。

（3）标识系统在已作标识时，建议采用黄、橙、红等亮色，不要用老年人不宜识别的蓝、紫色系，字体与背景要有强烈对比。

（4）标识牌的高度适宜，要同时兼顾到站立老年人和轮椅老人的使用。

（5）为方便老年人夜间观看，部分标识物要考虑夜间照明，例如门牌号等。

第二节　老年人意外事件与预防

一、常见意外事件

根据老年人的居住环境，考虑预防意外事件的发生，以确保安全的基本需要提升老年人的生活品质，老年人常见的意外事件有跌倒、误吸、烫伤、走失虐待等，意外事件所造成的伤害不仅有身体上的，还会有心理上的障碍，甚至打击对自我的积极性，如跌倒后不愿再走路活动，认为自己是个没有用的人；被热水烫伤后认为自己连一点小事都做不好，认为自己是家人的负担等，老年人常见的意外有属于个人的因素，也有大规模的灾害事件如火灾地震等。我们重点介绍一些居家发生的常见意外事件。

（一）火灾

各种意外中以火灾最为常见，而且伤害性最大，造成火灾的原因复杂但环境因素决定性因素，如用火不慎；在火灾现场多是行动不便且需要协助的老年人更增加了灾害的伤害性，一般住宅火灾时，老年人因行动不便，或逃生速度慢导致较为严重的损伤。

1. 确保逃生通道的畅通

逃生出口应设置明显标识，并有明显指示标识指示逃生路线。标识以黄色和橘色最为明显，逃生路线应保持通畅，不可堆放杂物，出口附近应避免放置镜子，以免混淆逃生者的判断力。

2. 确保逃生时间

逃生路线最好有两个以上的紧急出口，且这两个出口最好在两个反的方向，以缩短逃生路线。

3. 火灾紧急应变守则

（1）救援撤离：将人员立即撤离起火区域，敞开所有能够打开的安全门，使用紧急应变箱及装备，如哨子、便携式扩音器、消防防毒面具、无线电等；启动疏散避难工具，如软式担架、避难滑袋等；经有规划的逃生路线逃生。

（2）立即报警：一旦起火，应立即拨打 119 报警；按压手动警铃；以简洁清晰内容警示起火区域，所有人员撤离，防止烟气蔓延；关闭靠近起火区域的门窗、防火门，延长待援时间，不可打开起火区域的任何一道门。

（3）切断电源。

（4）判断烟气走向，若有浓烟自走道渗入，必要时可开窗或破窗。

（二）一氧化碳中毒

在美国，因意外一氧化碳中毒而死亡的案例，每年有 450 例；因一氧化碳就医者约有 15000 例；可见一氧化碳中毒是影响人们居家安全的重要项目。

居家安全的措施包括：保持环境的通风，保持部分窗户始终打开；安装一氧化碳报警器；定期请专业人员检修燃气热水器；外出与睡前应关闭燃气总开关；煮饭要烧开水，不要装水太满，以免火被浇灭，燃气外泄；使用燃气时不可远离，以防失火。

（三）走失

走失是老年人安全管理中一个很严重的问题，不仅给老年人的人身安全带来很大风险，还易引发医疗纠纷，已成为临床护理的重点。老年人走失的相关因素包括认知障碍、精神状态、年龄和性别、药物影响。

采取针对性走失防范干预措施，识别老年人中走失的高危人群；如对老年痴呆的老年人加强走失风险评估，佩戴特制腕带及穿着特制衣服，标识显著，加强环境介绍，设置特定标记，提高老年人的辨识能力；进行寻路能力训练，提供路标与地图，有利于老年人在短期内维持空间定向的能力，加强老年人的安全管理，对防止走失的发生具有重要意义。

二、意外事件的预防

（一）既往意外事件的评估

评估老年人在过去是否出现过意外事件，并分析其发生的原因，找到预防再次发生的方法。在评估曾经发生过的意外事件时，应评估此项事件的环境、发生时间、地点及事件的处理过程。

（二）老年人身心状况的评估

包含基本的身体评估、疾病对老年人的影响、药物的使用情况、活动能力、日常生活形态及老年人的心理状态。老年人本身机体受到老龄化的影响，导致如感觉器官、神经系统、肌肉骨骼等成为影响老年人安全的重要因素。疾病的影响除疾病本身外，还包括药物的影响，例如镇静催眠类药物对老年人认知功能的影响，抗抑郁药物对老年人血压的影响等。

（三）环境的评估

环境的评估应以老年人的活动范围为主，无障碍环境设施是基本要求，如地板、门、电梯、楼梯、浴室、厕所、厨房等。水电安全也十分重要，除设计应重点考虑外，室内的摆设也应做好评估，辅助用具的使用应做到适当性，正确使用及正确维修和保养。

（四）一般性的环境设计建议

尽可能安排老年人睡在离厕所较近的卧室以方便如厕。于厕所及卧室间设置夜间照明设备；室内可安装对于烟、火、燃气等语音或声光式报警装置，来弥补视觉或听觉功能的缺陷；室内尽量减少门槛的设计；过道、楼梯应设置休息设施，或选择拐杖合并椅子多用途的辅助用具；长形门把比圆形门把更理想，长形门把可达到省力的目的，设计省力方便的钥匙，同样的设计可用在水龙头的设计上；桌椅高度应顾及轮椅或拐杖使用者，或自行走动者做不同的调整；装修、扶手等会直接接触身体的部分应避免粗糙的材质；室温不低于24℃；应用分散的光线，避免强而集中的光线。

1. 地板

为了鼓励老年人多活动，室内各空间的地板最好在同一平面，避免有高低落差，有利于轮椅使用者的活动，对于助行器或拐杖使用者也能减少障碍。如不能很好地处理，也应使用醒目的颜色区分区域达到提醒的效果，此原则也可用于楼梯的台阶上。

2. 扶手

扶手形状宜能够轻易方便握持，避免使用冰冷或易滑的材质。扶手和墙壁应固定牢固，扶手末端需向墙侧弯入，以免钩到老年人衣物。扶手连接或固定部位，不可有凹凸、尖锐角，以免造成伤害，扶手需保持连续性。

3. 家具

桌椅的使用是日常使用频率最高的，为了便于轮椅使用者，应注意桌面的高度，以便使用者能够将轮椅充分嵌入桌面下，而能够方便取用桌上物品，尤其是有抽屉的桌子应仔细评估。对于使用拐杖者的考虑，应格外注意桌椅是否有滑动的可能。

4. 浴室

浴室是最容易发生跌倒的场所之一，因此有必要做好预防措施。如浴室的门最好采用外开式，避免内推式，防止意外发生时紧急处理的困难；

浴室不可有高低差或门槛。浴室地板应做防滑处理，对于可以自行沐浴或只需部分协助的老年人，可以在浴室设置扶手，可在浴室内加装座椅，让老年人坐着淋浴，以减少跌倒的机会，并减少老年人因沐浴而产生的疲惫感。此外，浴室内外的温度差不宜过大，因老年人对温度的变化比较难适应，对于低温较为敏感，可考虑使用暖气控制温度。

5. 厕所

马桶的高度不宜高于 40cm，最好能配合轮椅的高度，以方便轮椅使用者的使用。对于非常瘦弱的老年人，可在马桶上加垫子以免产生不舒服的情形。为方便如厕后站起可考虑手吊环的设计作为辅助工具。卫生纸应放于方便拿取的位置，可加装在扶手上。

6. 厨房

厨房的各种工作台高度以 75~85cm 为宜，工作台下方留有空间，方便轮椅使用者使用，厨房地面应平坦防滑，并应保持充足的光线，以减少因视线不佳而出现的意外。厨房还应设置燃气报警器等安全装置，防止意外泄漏造成的火灾。

7. 把手与开关

老年人使用把手与开关力量较弱，勿选用握住再旋转，动作复杂的把手。可采用手掌压或手掌拉的门把。水龙头可采用拨杆式或感应式水龙头。此外，把手和开关应有明显标识和记号，如冷、热水龙头。开关按钮的设计宜采用较大的触摸面，照明设备的开关可采用遥控、感应式或时间设定的开关。

（五）老年人居家环境色彩的考虑

老年人在老化的过程中视觉会有黄化的作用，因此不易区分黄色与白色，蓝色与黑色，为避免意外，可考虑在安全的区域，以不同颜色加以区分。马桶与地面最好采用不同色系，避免使用者无法正确评估马桶的位置及高度，色彩应柔和但有所区别。色彩在选择上除应考虑安全的因素外，也应尊重个人的喜好和文化上代表的意义。

第三节　老年人安全用药与护理

一、衰老器官对药物吸收的影响

衰老过程中，人体的生理功能变化，使得药物在老年人体内的吸收、分布、代谢、排泄以及机体对药物的反应性等均与青年人明显不同，常出现药物效应增强、作用时间延长、毒副反应增加等现象。

（一）衰老导致胃肠对药物吸收的改变

1. 胃酸及消化酶的分泌减少

老年人因胃酸泌量逐渐减少，将影响某些药物在胃中的溶解与解离。因此，可能导致一些弱酸性物，如水杨酸、呋喃妥因、巴比妥等胃中吸收减少。但药物吸收的主要部位在小肠，况且胃肠比较，其吸收表面积远小于肠道，因此实际药物的吸收量影响不大。而对那些依赖酶的转运，以主动吸收形式为主的药物影响较大。如对维生素 B_1、维生素 B_{12}、铁剂等药物，可致吸收下降，使用时应注意。

2. 胃肠蠕动减弱

药物的吸收主要部位在小肠，小肠吸收面积较大。老年人胃肠肌肉萎缩、蠕动减慢，胃排空速率降低，肠蠕动减弱，结果可能导致延迟药物到达小肠的时间。如地高辛、地西泮（安定）、对乙酰氨基酚（扑热息痛）等药物，因吸收缓慢，血药浓度达峰值时间推迟。使那些在胃酸中易分解的药物的吸收降低；以小肠为主要吸收部位的药物，因肠蠕动减慢，药物与肠黏膜表面接触时间延长，使其吸收增加。

3. 胃肠血流量减少

胃肠血流量随年龄的增长而减少，60 岁以上老年人胃肠血流量比青年人减少 40%~50%，使药物吸收速率降低。因此，大多数药物由于代谢、排泄及分布的变化可能抵消吸收引起的变化，在评价其吸收时应会考虑整个体内处置情况。

（二）药物吸收首过效应

首过效应：指某些药物经胃肠道给药，在尚未吸进入血循环之前，在肠黏膜和肝脏被代谢，而使进入血循环的原形药量减少的现象，也称第一关卡效应。某些药物口服后在通过肠黏膜及肝脏而经受体灭活代谢后，进入体循环的药量减少、药效降低效应。因给药途径不同而使药物效应产生差别的现象在治疗学上有重要意义。

影响首过效应的因素可分为以下三种：

1. 肝首过效应口服药物后即可发生，如果静脉或舌下给药则可避免。

2. 肠道首过效应。

3. 肺首过效应，极个别药物，如氯仿等。

大多数口服药物后会同时发生消化道和肝脏的双首过效应。如硝酸甘油，口服虽然能完全吸收，但通过肝脏时，90%被谷胱甘肽和有机硝酸酯还原酶系统灭活。因此硝酸甘油都是舌下含服，它可直接由口腔黏膜吸收后进入上静脉，再到体循环，而不经肝脏就可发挥疗效。因此舌下含服1~2min 即可出现治疗作用。

（三）衰老导致药物体内分布的改变

老年人体内水分减少（主要是细胞内水分），精瘦组织（骨骼肌、肝、脑、肾）减少 5kg；而脂肪组织增加，老年男性平均增加 18%~36%，女性平均增加 33%~48%，通常老年人脂肪组织从 20~70 岁可由 10%增加至 50%。上述变化可明显影响药物在体内的分布，而药物在体内分布的改变，主要决定与药物在脂肪或水中的溶解度性能、血浆蛋白结合率等。通常水溶性药，如乙醇、哌替啶（杜冷丁）、对乙酰氨基酚等，老年人体内表现为使药物分布到组织中少，而集中在血液里，使血浆中药物浓度升高。其规律是多数药物均可随年龄增长，而使血药中峰浓度增高。相反，脂溶性药物如地西泮（安定）、硝西泮（硝基安定）去甲西洋（甲安定）、氯氨草（利眠宁）、利多卡因、氯丙嗪、苯巴比妥、随年龄增长而较多的分布组织中，特别是脂肪组织，容易引起蓄积中毒。在临床上尤其多剂量、长期用药治疗时，应警惕一些脂溶性高的药物，可能产生蓄积中毒。而安定和利眠宁的衍生物劳拉西泮和去甲羟等药物，因水溶性明显增加，其分布保持相对恒定，较少分布到脂肪组织中，引起蓄积中毒的可能性也较小。另一个影响药物分布的重要因素是蛋白结合率。老年人血浆中的蛋白含量随着年龄的增长而趋于降低，通常青年人血浆浓度为41g/L，老年人为29g/L。老年人特别是白蛋白浓度较低，蛋白结合率高的药物体内游离型药量相对增加，导致药效增强，甚至发生不良反应。当老年人患营养不良症，严重虚弱和进行性疾病时，其血浆蛋白浓度更低，药物在血中游离性更高。与血浆蛋白结合率高的药物如磺胺类、保泰松、苯妥英钠，华法林等，如不减少剂量，极易产生中毒反应。白蛋白浓度降低，可使水杨酸盐、磺胺嘧啶及羟基保泰松等药物游离浓度升高；苯妥英钠在老年人中，游离浓度可加25%~40%，用药时易导致苯妥英钠中毒。特别需要注意的是α-酸性糖蛋白与碱性药物的关系。

（四）衰老导致药物体内代谢的改变

肝脏是药物体内代谢的主要器官，随着年龄的增长，肝脏的形态和功能均可发生明显改变。老年人的肝脏重量明显减轻，肝血流灌注减少，20~40岁肝脏重量约1200g，71岁以上者约740g；20岁和80岁肝细胞数之比为2:1；65岁老年人肝血流量是20岁青年人肝血流量的40%~50%，90岁老年人仅为30%；肝药物代酶的数量和活性也降低，使药物的氧化与代谢显著低下，对诱导或抑制药酶作用的反应亦随龄而减弱，老年人"首过"效应减弱，可影响药物的肝脏摄取率。从而进入体循环的药量会增加。老年人肾脏的变化，对那些主要经肾排泄的药物影响较大，容易在体内引起蓄积，表现为肾清除率下降，消除半衰期延长，血药浓度升高，甚至造成中毒反应。因此，在应一些以肾排泄为主的药物，如地高辛、普罗卡因胺、西咪替丁、青霉素、庆大霉素、四环素族和头孢菌素类抗生素等，必须减少给药剂量。老年人半衰期延长的药物有青霉素类、头孢菌素类、氨基糖苷类抗生素、四环素、磺胺异噁唑、乙胺丁醇、甲氨蝶呤、西咪替丁、锂盐、苯巴比妥、呋塞米（速尿）、地高辛、普罗卡因等。

二、老年用药指导原则

老年人是健康最脆弱的群体，常多病共存，一病多症或一症多病，临床表现复杂且不典型，易发生并发症或多脏器衰竭，药物治疗易出现副作用，因此，在老年卫生保健问题中老年人药物治疗学问题特别突出。

（一）老年人用药特点

因老年人在患病方面具有患慢性疾病多，往往多种病并存，病情重而复杂，病情恶化后难以逆转等特点，在用药方面存在长期用药且多种物联合应用，其用药的不良反应发生率高且表现不典型等特点。

1. 药物剂量与个体差异

药物在人体内的浓度与解毒和肾排泄功能有直接关系。由于老年人往往多种疾病共存，均可影响药物代谢。所以，老年人用药剂量存在较大的个体差异，适宜小剂量开始。

2. 治疗依从性差

老年人因记忆力下降，服药时易忘记，不按时，漏服或过量补服等。

3. 用药种类多

老年人多种慢性疾病并存，同时用多种药物，增加了药物的不良反应，也增加了对肝、肾的代谢负担。

4. 药物不良反应

发生率高且表现不典型。

5. 对抗生素易产生耐药性

由于老年人长期广泛使用抗生素，增加微生物的耐药性，加上老年人免疫功能低下，导致双重感染的机会增多。

（二）老年人用药的几点误区

1. 滥用补药

俗话说："药补不如食补"。衰老是生过程中的自然规律。用药物滋补身体，以求长生不老，是不实际的做法。同时乱吃补药，还会带来不少危害，例如：长期大量服用营养补益药，会诱发体内多处骨质增生。作为治疗的辅助措施，适当用一些补剂时必按医嘱服用。

2. 认为药物越贵越好

不要认为药物越贵越好，要针对病情合理选药。有些老年人遇到许多与疾病无关的问题，常可引起情绪紧张，对此不需用药医治。即使患了必须用药物治疗的疾病，有些能口服的药就不必通过注射给药。用药要注意合理恰当。

3. 自行凭经验用药

许多老年人以为久病成良医，当出现与以往疾病相似的症状时凭自己的经验或习惯用药，而在疾病的不同阶段，用药是不一样的，应及时让医生检查病情后根据处方用药。

（三）老年人合理用药原则及注意事项

1. 用药原则

（1）受益原则：老年人用药必须权衡利弊，根据病情和药物性能合理选择药物品种与给药方法，以确保用药对患者有益，并注意药物的相互作用与禁忌证。

（2）慎多药联用原则：老年人常同时服用多种物，发生毒副作用可能性大，故不宜品种过多，若需联合用药，以不超过2~3种为好，最多不超过5种。

（3）选择时间原则：最大限度发挥药物作用，尽可能降低毒副作用。

（4）小剂量原则：老年人除了维生素、微量元素、消化酶类药物等可用成人剂量外，其他药物应低于成人剂量。老年人一般药物为成人量的3/4，个别特殊的药物如洋地黄类药物为成人用量的1/3~1/2。

（5）剂量个体化的原则：老年人用药量要少，由于个体的差异，在用药过程中一旦出现严重的不良反应要适时停药或减量。

（6）暂停用药原则：老年人用药期间应密切观察，一旦发生任何新症状都应考虑不良反应或病情进展，暂停用药，并根据病情选择停药或加药。

（7）忌随意滥用药物和保健制品：凡是药物都有一定的毒副作用，所以一定要掌握用药的适应证，遵从医嘱用药。

（8）注意药物与药物、药物与食物之间的相互作用，严密观察药物的不良反应。

2. 注意事项

（1）必须在诊断明确的前提下选择用药，严防滥用药物。

（2）治疗必须用药时，应用的药物不宜过多。

（3）治疗必须用药时，应选择最小的有效剂量。

（4）肝肾功能不佳者，对应用的药物要做适当的剂量调整。最好进行血药浓度检测，实行个体化给药。

（5）治疗中，应根据老年人的个体特点选用适宜的剂型。

（6）治疗中，应根据病情及时调整剂量，更换药物或停止用药。

（7）老年人切忌滥用补药。

三、老年人安全用药护理

合理用药是指根据疾病种类、老年人状况和药理学理论选择最佳的药物及其制剂，制订或调整给药方案，以期有效、安全、经济地防治和治愈疾病的措施。随着年龄的增长，老年人记忆力减退，学习新事物的能力下降，对药物治疗的目的、用药时间、用药方法常不能正确理解，影响用药安全和药物治疗的效果。因此，指导老年人正确用药是护士的一项重要任务。

（一）全面评估老年人用药情况

1. 详细评估用药史

建立完整的用药记录，包括既往和现在的用药记录，药物过敏史、引起副作用的药物有哪些，以及老年人对药物的了解情况。

2. 动态监测各系统老化程度

全面动态了解各脏器的功能情况，如肝、肾功能的生化指标。

3. 定期评估服药能力和作息时间

评估老年人的理解力、记忆力，阅读能力，如能否说出服药方法，能否区别各类药物，能否坚持服药，评估老年人的视力、听力、吞咽能力、口腔状态、手足功能等，如是否有能力给自己准备药物，有无吞咽困难。老年人的进食时间、饮食种类等饮食习惯是否有规律。老年人对药物的心理反应，是否期待药效，是否依赖药物。

4. 心理-社会状况

了解老年人的文化程度、饮食习惯、老年人的家庭经济状况。对目前治疗方案的了解，认识程度和对药物有无依赖、恐惧等心理。老年人药物不良反应发生率高，护士要密切观察和预防药物的不良反应，提高老年人的用药安全。

（二）密切观察和预防药物不良反应

1. 密切观察药物的副作用

严格遵医嘱用药，不滥用药物，观察疗效的同时，注意观察全身变化，有无头晕、恶心、呕吐、口干、皮肤瘙痒、红斑、血尿、少尿等。如对使用降压药物的老年人，要注意提醒其站立、起床时动作要缓慢，避免直立性低血压。

2. 注意观察药物矛盾反应

老年人用药后出现药物矛盾反应，即用药后出现与用药效果相反的特殊不良反应。如硝苯地平治疗心绞痛反而会加重心绞痛，甚至诱发心律失常。所以用药后要细心观察，若出现不良反应要及时停药、就诊，根据医嘱改服其他药物，保留剩药。

3. 用药从小剂量开始

用药一般从成人量的 1/4 开始，逐渐增大至 1/3~2/3~3/4。在达到最佳给药剂量后，停止药物剂量的增加。同时要注意个体间用药差异，治疗时进行连续性观察做好血药浓度的监测及注意观察组织脏器的相应变化。

4. 选用便于老年人服用的剂型

对吞咽困难的老人不宜选用片剂、胶囊制剂，宜选用液体剂型，如冲剂、口服液等，必要时注射给药。胃肠道不稳定的老年人不宜服用缓释剂，因为胃肠功能的改变会影响缓释药物的吸收。

5. 规定适当的用药时间和用药间隔

根据老人的用药能力、生活习惯、给药的方式尽可能简单，当口服药物与注射药物疗效相似时，宜采用口服给药。由于许多食物和药物同时服用会导致相互作用而干扰药物吸收，如含碳酸钙的制酸剂不可与牛奶或其他富含维生素 D 的食物一起服用，以免刺激胃液过多分泌或造成血钙或血磷过高。此外，如果给药时间间隔过长达不到治疗效果，而频繁给药又容易引起药物中毒。因此，在安排用药时间和用药间隔时，既要考虑老年人的作息时间，又要保证有效的血药浓度。

6. 其他预防药物不良反应的措施

老年人各种原因易出现用药依从性较差，因此当药物未达到预期疗效时，要仔细询问老年人是按医嘱用药。长期服用某一种药物的老年人，要定期检测血药浓度。药物剂量要认真记录并注意保存。

（三）提高老年人用药依从性

慢性病治疗效果不满意，除病因、发病机制不明缺乏有效的治疗药物外，另一个不可忽视的问题就是用药依从性差。老年人由于记忆力退，容易忘记用药或用错药，经济收入减少，生活相对拮据；担心药物副作用及家庭社会的持不够等原因，导致其用药依从性差。

提高老年人用药依从性的护理措施如下：

1. 加强用药管理

（1）住院的老年人：护士应严格执行给药操作程，按时将早晨空腹服、餐前服、餐中服、睡前服的药物分别送到老年人床前，并照护其服下。

（2）出院带药的老年人：护士要通过口头和书面的形式，向老年人解释药物名称、剂量、用药时间、作用和副作用。用加大字体的标签注明用药剂量和时间，以便老年人识别。

（3）空巢、独居老年人：护士可将老年人每天需要服用的药物放置在专用的塑料盒内，表明用药时间并将药盒放在醒目的位置，促使老人养成按时用药的习惯。此外，社区护士定期到老年人家中清点剩余药片数目，也有助于提高老年人的用药依从性。

（4）精神异常或不配合治疗的老年人：护士需协助或督促老年人用药，并确定其是否将药物服下。老年人若在家中，应要求家属配合，协助和督促老年人用药，可通过电话追踪，确定老年人用药情况。

（5）吞咽障碍与神志不清的老年人：一般通过饲管给药。对神志清楚但有吞咽障碍的老年人，可将药物加工成糊状物后再给予服用。

（6）外用药物：护士应向老年人详细说明外用药的名称、用法及用药时间，在盒子外贴红色标签，注明外用药不可口服，并告知家属。

2. 开展健康教育

可借助宣传媒介，采取专题讲座、小组讨论、发宣传材料、个别指导等综合性教育方法，通过门诊教育、住院教育和社区教育3个环节紧密相扣的全程健康教育计划的实施，反复强化老年人的自我管理能力，促进其用药依从性。

3. 建立合作性护患关系

护士要鼓励老年人参与治疗方案与护理计划的制订，邀请老人谈论对病情的看法和感受，倾听老年人的治疗意愿，注意老年人对治疗费用的关注。与老年人建立合作性护患关系，使老年人对治疗充满信心，形成良好的治疗意向，促进其用药依从性。

4. 行为的治疗措施

（1）行为监测：建议老年人写用药日记、病情自我观察记录等。

（2）刺激与控制：将老年人的用药行为与日常生活习惯联系起来，如设置闹钟提醒用药时间。

（3）强化行为：当老年人用药依从性好时要及时给予肯定，依从性差时当即给予批评。

5. 指导老年人正确保管药品

定期整理药柜，保留常用药和正在服用的药物，弃除过期变质的药物。

6. 提高老年人的身体素质和营养平衡

老年人由于身体功能的降低，对营养的吸收量减少，营养不均衡，易出现维生素类缺乏，从而引起用药后的药性发生改变，药物的副作用增强。因此，要注意提高老年人的身体素质并做好膳食营养均衡。在不过量的前提下，可以补充一些维生素和微量元素。注意膳食的合理，根据需要补充提高免疫力的药物。

（四）加强老年人用药健康指导

1. 提高老年人用药依从性

由于老年人缺乏护理和自我保健知识，对医嘱理解不充分，记忆力和视力下降，用药复杂等，会导致老年人用药依从性降低。因此，应采取相应措施提高老年人用药依从性，如加强给药护理、指导按时服药、服药依从性教育等。

2. 鼓励老年人首选非药物性措施

指导老年人如果能以其他方式缓解症状的，暂时不要用药，如失眠、便秘和疼痛等，应先采用非药物性措施解决，将药物中毒的危险性降到最低。

3. 口服药指导

降糖药：格列齐特、格列本脲饭前 30min 服用；瑞格列奈必须在饭前 5~20min 服用；阿卡波糖需与第一口饭同服，嚼服效果佳；二甲双胍需饭后服用；抗生素应准时给药；硝酸甘油应舌下含服，心绞痛发作频繁的老年人，排便前服用；降血脂药睡前服用；保护性止咳剂与口服含化的药物，15min 后可饮水，多种药物时，此类药物最后服用；复方炉甘石使用前应摇匀；服药不能用茶或牛奶送服。

4. 注射用药指导

避免在瘫痪肢体注射，避免擅自调节输液速度，观察输液皮肤局部有无渗出、坏死。

5. 老年人家庭用药

(1) 老年人家庭用药的注意事项

①家庭用药的选择：要有针对性，合理选用，忌一次购买过多，注意配伍禁忌，慎用保健品，到有药品经营许可证的正规药店购药。

②注意药物的剂型、用药时间、药物间的相互作用。过敏体质的人，选药需谨慎，有慢性胃炎、胃溃疡、十二指肠溃疡者避免使用阿司匹林。

③高血压老年人如有头晕不适时，应监测血压变化，不要盲目加大剂量。

④用药过程中，切忌好转即停药，时断时续。勿擅自换药、加药、乱服补药或突然停药。

⑤注意药物配伍禁忌。

(2) 老年人家庭用药的管理

①注意药物的标签、有效期。

②注意药物的存放。避光、干燥、密封、阴凉处，不要放在潮湿、高温和阳光直射的地方。内用药和外用药不要混放。中药材不要放在冰箱中贮存。

③定期清理药品：过期药品、霉变药品或标签不全的及时丢掉。

6. 指导老年人不随意购买或服用药物

一般健康老年人不需要服用滋补药、保健药、抗衰老药和维生素。只要注意调节好日常饮食，注意营养，科学安排生活，保持平衡的心态，就可达到健康长寿的目的。对体弱多病的老年人，要在医师的指导下，辨证施治，适当服用滋补药物。

7. 加强家属的安全用药教育

对老年人进行健康指导的同时，还应重视对其家属进行有关安全用药知识的教育，使他们学会正确协助和督促老年人用药，防止发生用药不当造成的意外。

第十四章　老年护理技术规范

第一节　老年人助行器使用技术

助行器的主要作用是帮助行走不便、弱视、盲人、老年人和残疾人辅助人体、支撑体重保持平衡、锻炼行走，在保障老年人安全的情况下能够保持平衡和行走能力。

一、适用人群

无法独立行走，需使用助行器行走的老年人。

二、操作要点

（一）操作前

1. 床旁评估

（1）核对与解释：确认老年人身份信息，解释操作目的、方法、注意事项。

（2）一般情况：年龄、意识、合作程度、肢体功能、跌倒史、是否使用过助行器等。

（3）环境：宽敞、明亮，路面平整、无障碍。

2. 检查助行器

（1）扶手：完好、防滑、固定牢固。

（2）支撑架：在同样高度，平稳放置、脚底衬垫无磨损、老化、轮子无松动、功能正常。

（二）操作过程

1. 老年人准备 穿平底、防滑鞋、裤腿不拖地。

2. 测量和调节助行器高度

（1）测量高度：老年人自然站立，股骨大转子到地面的高度即为助行器扶手的高度。

（2）调节高度：将助行器扶手调整至所测高度。

3. 将助行器置于正确位置 将助行器置于适合该老年人身体正前方约一步远的距离，此距离为助行器后支架连线到前足尖的距离。

4. 指导老年人及陪护者正确使用助行器

（1）床边平稳站起：协助老年人坐于床边，双足着地，目视前方，重心稍微前倾，双上肢力量支撑身体缓慢站起。

（2）重心稳落于助行器上：双手握住助行器的扶手，陪护者支撑老年人的腰部，站稳，双上肢肘关节弯曲约 150°，慢慢将重心稳落至助行器上，使助行器保持平稳。

（3）使用助行器行走：提起助行器置于身前适合该老年人约一步远的距离，迈出患侧或肌力较差的肢体，足跟落于助行器后支架位置，健侧肢体再跟进。如此反复前进。起步时足尖抬高，着地时先足跟再足尖，稳步前进。

5. 指导老年人及陪护者注意事项

（1）行走时不要将助行器放得过远，最好不要超过适合该老年人行走约一步的距离，否则容易跌倒。

（2）助行器未熟练使用前，应有人扶持或陪伴，防止跌倒。

（三）操作后

1. 评价老年人是否掌握了正确使用助行器的要点。

2. 洗手、记录。

三、注意事项

1. 正确测量和调节助行器高度：测量高度时，老年人自然站立，股骨大转子到地面的高度即为助行器扶手的高度。

2. 定期检查并更换磨损的支架底部衬垫，若出现老化、松脱、裂纹或腐蚀等情况，须及时更换。

3. 选择合适防滑的鞋子，不要穿拖鞋。

4. 嘱老年人坐下或起身时不要依靠在助行器上，容易发生助行器倾斜，造成跌倒。

5. 嘱老年人使用助行器时步行速度不宜太快，行走时的步幅要比通常的步幅小。

6. 确认老年人行走前两足底均已踏在地面上，取得了立位的平衡。

7. 根据老年人及陪护人员接受能力进行针对性指导。

第二节　老年人跌倒危险减低预防技术

跌倒是指突然或非故意地停顿，倒于地面或倒于比初始位置更低的地方。跌倒的主要原因可以大体分为内因和外因。跌倒的内因有年龄增长引起的变化（运动功能减低、视听觉等感觉功能降低）、影响运动功能的疾患及症状、药物的影响等。外因有室内外物理环境以及步行辅助工具的不充分。跌倒危险减低的策略重在预防，应对老年人及环境因素进行综合评估，分析跌倒的危险因素，早期提出干预措施，降低跌倒危险。

一、适用人群

有跌倒风险的老年人，尤其是有跌倒史，使用易导致跌倒的药物（如麻醉药、抗高血压药、镇静催眠药、抗癫痫痉挛药、利尿药、降糖药、抗精神病药等）的老年人。

二、操作要点

（一）操作前

1. 核对与解释确认老年人身份信息；解释操作目的、方法和注意事项。

2. 风险评估与判定采用量表评估，如 Morse 跌倒风险评估量表，关键要点：

（1）年龄、近 3 个月跌倒史、疾病及症状（如眩晕）、用药情况（降压药、降糖药、镇痛锁静安眠药、抗精神疾病药、利尿药等）、视力障碍，是否需搀扶或使用辅助用具（手杖、拐杖、助行器、轮椅）行走、神志、认知状态等。

（2）步态和移动能力。

3. 陪护者：文化程度、对跌倒风险及预防的认知，理解能力。

4. 居家环境：与谁同住、地面（是否防滑）、床（高度、床头灯）、光线和家具摆放、卫生间（防滑垫）等。

（二）操作过程

1. 告知风险

根据评估结果，告知老年人的跌倒风险及不良后果。高危老年人放置防跌倒警示标识。

2. 穿衣指导

鞋子防滑、大小适中；裤腿不拖地。

3. 更换体位指导

醒后卧床 1min 再坐起，坐 1min 再站起，站 1min 再行走。

4. 如厕指导

输液过程中如厕，教会使用移动输液架，指导老年人勿倚靠输液架。半自理老年人需他人陪伴或使用助行器如厕。

5. 用药指导

向老年人说明服药注意事项。

（1）降压药：监测血压变化，头晕，头痛加重时及时就诊。

（2）口服降糖药或注射胰岛素：监测血糖，观察有无低血糖反应。

（3）镇静催眠药：睡前服用，服药后立即卧床休息，夜间起床要有照明。

（4）抗精神病药物：观察意识、肌力。

（5）利尿药：将尿壶放在老年人伸手可及处。

6. 设施设备使用指导

（1）床：调整床的高度，固定好脚刹、收好床尾摇把，必要时加床挡；固定好床头桌。

（2）辅助用具：将呼叫器、便器等常用物品放在老年人易取处；如果使用拐杖、助行器，给予使用指导；搬运时，将平车/轮椅固定，防止滑动。

7. 环境风险检查及指导

（1）地面：平整、无障碍物，无水迹，擦拭地面时注意警示标识。浴室有防滑垫。

（2）光线：明亮，不刺眼，无反光。

（3）居家环境指导。

8. 陪护者指导

安排陪护，对陪护者进行跌倒预防的指导。

（三）操作后

1. 评估对指导内容的掌握情况，酌情提供宣教材料。

2. 记录、签字。

三、注意事项

1. 评估步态时，可采用起立-行走测验。

2. 内容有针对性结合该老年人的主要跌倒风险因素，给予针对性指导。避免逐条机械性全面指导。

3. 指导方式恰当。根据老年人及陪护者的理解与接受能力，选择恰当的指导方式，并评价效果。

4. 对居家环境跌倒风险进行评估与指导，体现延续护理。

第三节　老年人噎食急救技术

噎食是吞咽功能障碍后食团未进入食管，嵌顿在咽喉部或者进入气管内造成老年人窒息，是吞咽困难最为严重的并发症之一。与年龄、药物、脑血管疾病等因素有关。老年人随着年龄增长，摄食咽下功能低下，唾液分泌减少，咳嗽反射能力降低，不能独立排除误入的异物，易发噎食。发生噎食后，及时、恰当的评估与急救处理.对于挽救老年人的生命至关重要。

一、适用人群

发生噎食的老年人，尤其是有吞咽障碍风险或存在吞咽障碍的老年人。

二、操作要点

（一）判断噎食症状

如果老年人进食后出现呼吸困难、呛咳，面色口唇青紫、面容痛苦、双眼直瞪，双手成"V"字形放于颈部或双手乱抓，提示出现噎食症状。严重者因缺氧丧失自主呼吸，可能出现大小便失禁、意识丧失、全身瘫软和四肢发凉等。

（二）实施急救

1. 呼救

判断老年人出现噎食症状时，立即呼叫其他医护人员。

2. 清除口咽部食物

用手指清除口咽部食物。

3. 催吐

用坚硬不易折断的物品（如汤匙的柄部、筷子、压舌板等），刺激老年人咽后壁或舌根处引吐。

4. 叩击背部

置老年人于直立位或半坐位，头低45°身体前倾，咽喉部要低于腰线以下，予背部两肩胛骨之间以掌根部着力进行叩击，促其吐出食物。当老年人卧位时取侧卧位，敲打方式同坐位。如果老年人牙关紧闭，可用开口器等（如汤匙）撬开口腔取出食物。

5. 判断上述措施是否有效

（1）有效：安抚老年人，密切监测生命体征。

（2）无效：立即行膈下腹部冲击法。

6. 膈下腹部冲击法

（1）意识清醒者

①老年人体位：头部略低，嘴张开，以便异物吐出。

②施救者姿势：站在老年人身后，双臂围绕老年人腰部。

③双手手法：以一手握拳，拳头的拇指侧顶在老年人的上腹部（肚脐上方两横指），另一手握住握拳的手。

④挤压动作：向上向后猛烈挤压老年人的上腹部，挤压动作要迅速，挤压后随即放松，重复5~6次。

（2）意识清醒且肥胖者

对于老年肥胖者，用胸部推压法取代腹部推压法。

①老年人体位：头部略低，嘴张开，以便异物吐出。

②施救者姿势：站在老年人身后，两臂从老年人的腋窝抱住前胸。

③双手手法：一只手握拳放在胸骨中央手，掌侧对着胸骨侧。另一只手包住握拳，向后方推压。

④挤压动作：向后猛烈挤压老年人的胸部。

（3）意识不清者

①老年人体位：就地平躺在地板上，仰卧。

②开放气道：头转向一侧并后仰，充分开放气道。

③施救者姿势：骑跨于老年人的髋部，或跪于老年人一侧。

④双手手法：一手掌根置于老年人腹部，位于脐和剑突之间，另一手置于其上。

⑤挤压动作：迅速有力向内上方冲击 5~6 次。

（4）其他特殊情况：如施救者力量较弱，需借助物品进行救助。

①老年人体位：腹部俯于凳子上、上半身悬空。

②挤压动作：猛压腹部，迫使膈肌上移压迫肺部，使肺内气体外冲，将气管内的食物冲出，重复 5~6 次。

7.判断上述措施是否有效

（1）有效：立即清除口腔内食物残渣及分泌物。

（2）无效：协助医生行气管插管、环甲膜穿刺等；若食物仍滞留气管内，可请会诊取出食物。

（3）心跳骤停：立即行胸外心脏按压，并及早进行脑复苏。

（三）操作后

1. 急救成功后，安抚老年人，密切监测生命体征。

2. 洗手；记录急救过程，签字。

【注意事项】

1. 判断及时准确，赢得急救时间。

2. 叩击背部时，若老年人为直立位，一定使其头低 45°，身体前倾，使咽喉部低于腰线以下后再叩击，防止食团在叩击及重力作用下向气道深部移行。

3. 防止不当的按压手法造成肋骨骨折、脏器损伤。

4. 行膈下腹部冲击法时

（1）根据老年人意识，施救者能力选择恰当的体位。

（2）位置准确，为肚脐上两横指。

（3）用力正确：用力方向应为直立位向上向后，平卧位为向下向前；应迅速、有力。

第四节 老年压力性损伤危险减低预防技术

压力性损伤（压疮）是发生在皮肤和/或潜在皮下软组织的局限性损

伤，通常发生在骨隆突处或皮肤与医疗设备接触处。可表现为局部组织受损但表皮完整呈开放性溃疡，并可能伴有疼痛。剧烈和/或长期的压力或压力联合剪切力可导致压力性损伤的出现。压力性损伤重在预防，皮下软组织对压力和剪切力的耐受性受环境、营养、灌注、合并症和软组织条件的影响。应及时、全面地评估和判定老年人压力性损伤的风险，有针对性地采取综合预防策略，预防压力性损伤的发生。

一、适用人群

有压力性损伤风险的老年人。

二、操作要点

（一）操作前

1. 床旁评估

（1）核对与解释：确认老年人身份信息，解释目的、方法及配合要点。

（2）风险评估与判定：可采用量表评估，如 Brmlen 压疮评估量表、Norton 压疮评估量表、Waerlow 压疮评估量表。评估要点包括年龄、意识状态、活动/移动，潮湿（失禁、出汗）营养、水肿等。

2. 准备用物

减压用具、皮肤保护品、清洁皮肤用物等。

（二）操作过程

1. 调整环境

关闭门窗；用窗帘或隔帘遮挡。

2. 告知风险

针对评估结果，告知老年人压力性损伤的风险及不良后果。高危老年人放置防压力性损伤警示标识。

3. 检查、判断易患部位组织改变情况

（1）皮肤湿度、水肿、硬结（受检组织相对于周围组织硬度的改变）。

（2）指压变白反应：将一根手指压在红斑区域共 3s，移开手指后，评估皮肤变白情况。

易患部位：

仰卧位：枕部、肩胛部、手肘、低尾部、足跟。

侧卧位：耳部、肩峰、肘部、髋部、膝部及踝部。

俯卧位：面颊及耳部、肩峰、女性乳房、男性生殖器、膝部及足趾。

4. 摆放体位

使用 30°倾斜侧卧位（右侧、仰卧、左侧可交替进行）。更换体位前，将各种导管及输液装置等安置妥当。先将老年人平移至操作者同侧床旁，将头、颈、肩、腰、髋保持在同一水平线上，同时翻转至侧卧位。注意抬举面不要拖动，降低摩擦力和剪切力。更换体位频率为每 2h 一次。

5. 使用特殊床垫或局部减压措施

选择合适床垫/部位减压垫。根据不同体位压力性损伤的多发部位，采取局部减压措施。可将软枕垫放于背部支持身体；将软枕置于双上股之间，保持肢体功能体位；将另一软枕放于两膝之间，并使双膝呈自然弯曲状。

6. 酌情使用敷料

高危人群的骨突处皮肤，可使用半透膜敷料或水胶体敷料，皮肤脆薄者慎用。贴上敷料后用笔写上日期和时间。

7. 其他预防性皮肤护理

（1）保持局部皮肤清洁干燥，涂抹润肤油。避免按摩或用力擦洗。

（2）失禁老年人排便后及时清洗皮肤，肛周可涂皮肤保护剂。

8. 老年人及照护者指导

素根据老年人及照护者的认知及理解能力，进行针对性指导包括该老年人压力性损伤的危险因素、好发部位、皮肤检查方法、体位变换、减压装置的选择和使用等。

9. 整理

协助取舒适卧位，整理床单位；整理和处理用物。

（三）操作后

1. 评估对指导内容的掌握情况，酌情提供相应的宣教材料。

2. 记录、签字。

三、注意事项

1. 保护隐私：用床帘或隔帘遮挡老年人；尽量减少隐私部位暴露的时间。

2. 操作中注意保暖。

3. 变换体位的间隔时间：最多不超过 2h。受压部位在解除压力 30min 后，压红不消退者，缩短变换体位时间。

4. 局部减压措施不宜使用下列类型：橡胶类圈状物；小气室压力可交替变化气垫或床罩，带有小气室（直径≤10m）的压力可交替变化，气垫不足以充入足够大的压力，因气室漏气所以无法确保压力能够被解除。

5. 内容有针对性：重点针对该老年人压力性损伤的危险因素，给予针对性指导。对于手术老年人，增加围术期压力性损伤风险的评估与指导。

6. 指导方式恰当：根据老年人及陪护者的理解与接受能力，选择恰当的指导方式，并评价效果。

第五节　老年失禁照护技术

所谓失禁，就是伴随年龄增长，人的膀胱、肾脏、肠蠕动等与排泄相关的功能降低，调节排泄的神经系统功能衰退，由此出现不能控制或无意识的遗漏。失禁是老年人常见的日常护理问题，由于老年人皮肤脆弱，不耐刺激，免疫功能低下，所以失禁容易引起皮炎、压疮、尿道感染等。会阴冲洗是失禁照护的主要方法之一，其目的是使会阴部保持清洁、舒适，预防失禁性皮炎和泌尿生殖系统的感染，为行导尿术、中段尿留取及会阴部手术做准备，保持会阴部手术伤口清洁，预防术后感染及促进伤口愈合。

一、适用人群

出现大小便失禁或会阴部有手术伤口的老年人。

二、操作要点

（一）操作前

1. 床旁评估

（1）核对与解释：确认老年人信息；解释操作目的、方法及配合要点。

（2）一般情况：年龄、意识、自理程度、合作程度。

（3）会阴部皮肤情况：会阴部及肛周皮肤有无红肿、破溃；伤口有无肿胀、渗血、渗液、分泌物性状和量、伤口愈合情况。

2. 准备用物

会阴冲洗包、一次性换药包、冲洗壶、38℃~40℃温水（或根据需要准备消毒液）水温计、护理手套、手消液。根据需要准备保护皮肤黏膜用药、医疗垃圾桶、生活垃圾桶、垫、便器。

（二）操作过程

1. 核对与解释：确认老年人身份信息；解释配合要点。

2. 调整环境：关闭门窗；用窗帘或隔帘遮挡。

3. 基础清洁：便失禁者先处理大便，清洁会阴及肛周，更换护理垫。

4. 摆放体位：协助老年人取仰卧位，脱去一侧裤腿，双腿呈屈膝位略外展，暴露外阴。

5. 放置便器：置便器于臀下。

6. 消毒尿道口：留置尿管者，先进行尿道口清洁消毒。

7. 会阴冲洗：冲洗时由上至下，由内向外，每擦洗一个部位更换一次棉球，直至清洁。以女性为例，具体方法如下：

（1）打开会阴冲洗包，合理摆放物品，戴护理手套。

（2）左手提冲洗壶，先倒少许水于阴阜部，询问温度是否适宜。

（3）右手持卵圆钳夹取棉球，分开小阴唇，冲洗尿道口至肛门。

（4）换棉球后分别冲洗左、右侧小阴唇，然后冲洗左、右侧大阴唇。

（5）夹取纱布，擦净会阴部水迹。

（6）取出便器。

8. 按需涂抹外用药：根据会阴部皮肤情况，涂抹外用药物。

9. 整理：铺好护理垫，协助整理衣裤及床单位；开窗通风。

（三）操作后

1. 整理用物。

2. 记录、签字。

三、注意事项

1. 保护隐私：用床帘或隔帘遮挡老年人，尽量减少隐私部位暴露的时间。

2. 操作中有受伤观念：注意温度适宜，操作中询问老年人的感受。

3. 放置便盆时将臀部抬起，注意避免损伤老年人皮肤。

4. 会阴冲洗顺序正确：由上至下，由内向外，每擦洗一个部位更换一次棉球，直至清洁。

第六节　老年人走失危险减低预防技术

走失是指住院老年人在完成住院手续后至完成出院手续前，或门诊/急诊老年人在院就诊期间，未经主管医生同意，因各种原因发生的出走、失踪事件。走失可对老年人造成不可预知的严重后果，甚至危及生命。如何防范并减少住院老年人走失是老年人安全管理的目标之一。早期识别走失风险，及时采取有效、可行的安全管理预防措施，可有效降低走失的风险。

一、适用人群

有走失风险的老年人，如失智老年人、精神障碍老年人。

二、操作要点

（一）评估

1. 核对与解释确认老年人身份信息，解释目的、方法及配合要点。

2. 风险评估与判定评估要点如下，关键信息与照护者再次核对。

（1）一般情况：年龄、文化程度、与谁同住、经济条件/来源、情绪是否稳定、活动能力等。

（2）疾病情况：有无记忆力减退，有无视空间障碍（在家中无法区分房间）有无幻听、幻视等。

（3）走失史：询问照护者有无走失史、走失当时的具体情况。

（4）辅助用具：是否使用家属联系卡、防走失手环、定位手表等，使用是否得当。

（5）环境改变：环境改变对该老年人辨认环境是否带来困惑；有无防走失设施。

3. 照护者：对走失风险及预防措施的认知。

（二）住院过程

1. 告知风险：告知老年人和照护者走失的风险及不良后果。

2. 确认高危老年人有防走失警示标识。

3. 环境：帮助老年人熟悉病区环境；夜间病区上锁管理。

4. 陪护及指导

（1）有走失风险的老年人 24h 有人陪护。

（2）指导陪护注意事项：督促老年人按要求着老年人服装，佩戴腕带；陪护期间做好人员交接，避免过度疲劳。

（3）指导按护理级别进行巡视。

5. 防走失设备使用指导根据老年人情况选用适当的防走失设备，如防走失联系卡定位手表。联系卡上注明老年人的姓名及紧急联系人电话。

6. 评估对指导内容的掌握情况，酌情提供相应的宣教材料。

7. 记录、签字。

三、注意事项

1. 加强巡视：按照护理级别进行巡视，走失高风险者在原基础上加强巡视。巡视过程中观察老年人躯体、心理、情绪变化，及时发现隐患。

2. 保护隐私：保护个人隐私，评估时保持环境安静，避免人员过多。

3. 核实信息真实性：评估所得信息需向家属或陪护者核对信息的真实性。

第七节　老年人吞咽障碍危险减低预防技术

吞咽障碍（dysphagia）是指不能安全有效地把食物正常送到胃内的一个过程，即老年人咽不下东西，或在吞咽时会有咳嗽、呛咳表现。最常见的原因是老年人生理性吞咽功能减弱，其次是脑出血、脑梗死后遗症。吞咽障碍不仅影响摄食，还会造成营养吸收障碍和脱水，严重者可导致食物误吸入气管引起吸入性肺炎，甚至危及生命。本操作技术的目的是通过主动活动或刺激摄取食物和与吞咽相关的器官、神经、肌肉，达到维持或改善其功能，维持老年人吞咽功能的有效性和安全性，保证老年人的营养供应。

一、适用人群

有吞咽障碍风险的老年人。

二、操作要点

（一）操作前

1. 床旁评估

（1）核对与解释：确认老年人身份信息；解释操作目的及配合要点。

（2）一般情况：年龄、意识、自理程度、合作程度。

（3）疾病情况：脑血管病、帕金森病、痴呆、精神疾病等。

（4）口咽部运动：唇、颊部、颌、软腭、喉及舌的运动（龇牙、鼓腮、伸舌、微笑、张口）。

（5）姿势：能否保持头部抬高姿势、坐位平衡、控制头部平衡

（6）牙齿：口腔牙齿情况，如有义齿，嘱其事先佩戴。

2. 准备用物

长柄小勺、10ml 注射器/带刻度（30ml）的小杯子、半流质或软质的食物、50ml 凉开水。

（二）操作过程

1. 核对与解释

确认老年人信息；解释配合要点。

2. 评估吞咽功能

（1）吞咽困难筛查：使用 EAT-10 吞咽筛查量表询问老年人或照护者，见表 14-1。将各题分数相加，最高 40 分，如果分数≥3 分，提示可能在吞咽效率和安全方面存在问题。

表 14-1　EAT-10 吞咽筛查量表

条目	0 没有	1 轻度	2 中度	3 重度	4 严重
1.我的吞咽问题已经使我体重减轻					
2.我的吞咽问题影响到我在外就餐					
3.吞咽液体费力					
4.吞咽固体食物费力					
5.吞咽药片(丸)费力					
6.吞咽时有疼痛					
7.我的吞咽问题影响到我享用食物时的快感					
8.我吞咽时有食物卡在喉咙里的感觉					
9.我吃东西时会咳嗽					
10.我感到吞咽有压力					

（2）反复唾液吞咽试验

①老年人取坐位或半坐卧位。

②检查者将手指放在老年人的喉结和舌骨处，嘱老年人尽量快速反复做吞咽动作，如果口腔干燥难以吞咽，可在舌面上沾少许水。

③观察：吞咽时喉部能上升、下降 2cm，且 30s 内能完成 3 次以上，即判定为吞咽能力正常。

（3）洼田饮水试验

①老年人取坐位，依次喝下 1~3ml 水，如无问题，喝 30ml 温开水。

②观察和记录：饮水时间、饮水状况（包括啜饮、含饮、水从嘴角流出）、有无呛咳。吞咽功能判定：正常：Ⅰ级，5s 之内；可疑：Ⅰ级，5s 以上或Ⅱ级；异常：Ⅲ、Ⅳ、Ⅴ级。

3. 基础训练

（1）口腔周围肌肉训练：包括口唇闭锁训练（张口、闭口、发音"wu"、"yi"）下颌开合训练（空咀嚼）、舌部运动（伸舌、舔上嘴唇、下嘴唇、左嘴角、右嘴角、卷舌）等。

（2）颈肩部放松：包括前后左右放松颈部、颈部左右旋转、提肩沉肩等。

（3）咳嗽训练：强化咳嗽、促进喉部锁的效果，可防止误咽。

（4）屏气吞咽：用鼻深吸一口气，然后完全屏住呼吸，空吞咽，吞咽后立即咳嗽。有利于声门闭锁，食块难以进入气道，并有利于食块从气道排出。

4. 摄食训练

（1）体位：取坐位或躯干大于 30°仰卧位，头部前屈，偏瘫侧肩膀用枕头垫起。

（2）餐具的选择：根据老年人吞咽功能情况，嘴张得大小和舌头的动作选择老年人习惯用的餐具及餐具的大小，有利于进食动作的完成。

（3）食物形态选择：根据食物的性状，一般将食物分为 5 类，即稀流质、浓流质、糊状、固体如软饭，固体如饼干、坚果等。遵循先易后难的原则来选择和准备食，应首选糊状。

（4）食物放在口中的位置：使用长柄小勺将食物放在老年人健侧舌后部或健侧颊部。

（5）一口量：即最适宜老年人一口吞咽的食物量。正常人约为20ml，对有吞咽障碍的老年人，一般先以少量试之（3~4ml），然后酌情增加，如

3ml、5ml、10ml……调整合适的进食速度，前一口吞咽完成后再进食下一口。遵循"健侧喂入，小口慢喂"的原则。

5. 代偿性训练

（1）侧方吞咽，让老年人分别左、右侧转头，做侧方吞咽，可除去梨状隐窝部的残留食物。

（2）空吞咽与交替吞咽：每次进食吞咽后，反复做几次空吞咽，使食团全部咽下，然后再继续进食。可除去残留食物防止误咽，亦可每次进食吞咽后饮极少量的水（1~2ml），这样既有利于刺激诱发吞咽反射，又能达到除去咽部残留食物的目的，称为交替吞咽。

（3）用力吞咽：让老年人将舌用力向后移动，帮助食物推进通过咽腔，以增大口腔吞咽压，减少食物残留。

（4）点头样吞咽：颈部尽量前屈形状似点头，同时做空吞咽动作，可去除会厌谷残留食物。

（5）低头吞咽：颈部尽量前屈姿势吞咽，使会厌谷的空间扩大，并让会厌向后移位，避免食物溢漏入喉前庭，更有利于保护气道；收窄气管入口；咽后壁后移，使食物尽量离开气管入口处。

（三）操作后

1. 整理：整理和处理用物，协助老年人保持进食体位 30min。

2. 洗手、记录、签字。

三、注意事项

1. 餐具的选择：应采用边缘钝厚匙柄较长，容量 5~10ml 的匙勺为宜。

2. 培养良好的进食习惯：定时、定量，能坐起来不要躺着进食，能在餐桌上就不要在床边进食。

3. 采取抬高上身的坐位：病情允许下，嘱老年人身体保持 90°坐位，并且屈曲头部或者颈部，进食后尽量保持进食体位 30min，避免翻身、拍背、吸痰等操作，防止食物反流。

4. 食物的选择：避免食用有碎屑的糕饼类食物和缺少内聚力的食物，防止误吸；注意食物的温度，防止烫伤。

5. 观察吃饭时声音质感的改变（表示咽部食物残留）吞咽时或之后咳嗽、呼吸时有湿啰音或水泡声，提示误吸和咽部、喉部食物残留，要及时处理。

6. 颈肩部放松运动：无论是主动运动还是被动运动，都要缓慢进行。

第八节 老年人造口护理技术

所谓造口，就是为了治疗原发病灶改变了原来的排泄路径，在腹部新开排泄口，以此维持排泄这一基本生活的重要行为。造口护理是为了保持造口黏膜及周围皮肤的清洁、干燥，通过观察造口黏膜血液循环情况，以及造口周围皮肤的完整性，及时处理造口并发症，提高老年人的生活质量。

一、适用人群

手术后带有永久性肠造口的老年人。

二、操作要点

（一）操作前

1. 床旁评估

（1）核对与解释：确认老年人身份信息；解释操作目的及配合要点。

（2）一般情况：年龄、手术日期、意识、自理程度、合作程度等。

（3）造口情况

①造口类型、位置、高度、形状、大小、颜色、是否水肿。

②造口袋的种类、稳定性、渗漏情况。

③造口袋内容物的颜色、性质、量、气味，是否排气。

④造口黏膜的颜色、形状、弹力、尺寸、湿润状态；黏膜与皮肤结合部的状态、有无坏死组织；周围皮肤有无发红、肿胀、疼痛、热感及程度如何和并发症情况。

2. 准备用物

无菌换药盘（无菌生理盐水棉球、干棉球若干，镊子两把），测量尺，造口袋2个，剪子，清洁手套，快速手消剂。酌情准备溃疡粉、皮肤保护膜及防漏膏等；医疗垃圾桶、生活垃圾桶。

（二）操作过程

1. 核对与解释：确认老年人身份信息；解释配合要点。

2. 调整环境：关闭门窗；用窗帘或隔帘遮挡。

3. 摆放体位：协助老年人取舒适体位，暴露造口部位，注意保暖。

4. 撤离旧造口袋：打开无菌换药盘，戴好清洁手套，撤离旧造口袋和造口底盘，注意保护皮肤，防止皮肤损伤。一手固定造口底盘周围皮肤，一手由上向下分离造口底盘，观察内容物，弃于医疗垃圾桶内。

5. 清洁造口：无菌生理盐水棉球清洁造口黏膜及周围皮肤上排泄物及黏胶，棉球擦拭顺序是由外向内，并观察周围皮肤及造口黏膜有无损伤。

6. 擦干皮肤：用干棉球擦拭周围皮肤，粘贴造口袋前应保证造口周围皮肤干燥。

7. 测量造口：用造口量尺测量造口大小、形状。

8. 修剪造口底盘：修剪完毕用食指捋顺开口内侧，底盘与造口黏膜之间保持适当空隙（1~2mm）。必要时可涂溃疡粉、保护膜及防漏膏。

9. 粘贴造口袋：撕去粘贴面上的纸，按照造口位置由下而上将造口袋贴上并夹闭造口袋下端开口。轻拉造口袋，检验是否牢固。

10. 更换新造口袋：使用两件式造口袋，底盘粘贴方法同步骤8，将造口袋连接环的底部与底盘扣紧，另一手向上轻拉造口袋，并压向腹部，沿造口袋连接环在其左、右二点向腹部轻压，当听见"咔哒"声，说明袋子即已扣好。两指捏紧锁扣，听见"咔哒"声，证明袋子已与底盘锁好。

11. 造口护理方法指导：根据老年人和照护者对造口护理方法的掌握情况及理解能力，有针对性地进行指导。

（1）注意造口与伤口距离，保护伤口，防止造口袋内容物排出污染伤口。

（2）教会老年人观察造口周围皮肤的血运情况的方法。

（3）若使用造口辅助用品，应认真阅读说明书。

（4）避免做增加腹压的运动，以免形成造口旁疝。

12. 整理：协助取舒适卧位，整理床单位；开窗通风。

（三）操作后

整理和处理用物、记录、签字。

三、注意事项

1. 保护隐私：用床帘或隔帘遮挡；尽量减少隐私部位暴露的时间。

2. 操作中有受伤观念：操作过程中注意保暖。

3. 修剪造口底盘时：底盘与造口黏膜之间保持 1~2mm 空隙。空隙太大会造成粪水性皮炎，太小会造成黏膜受损或缺血。

4. 进行造口护理方法指导时，根据老年人及照护者的接受和理解能力，选择恰当的方式，并评价效果。

第九节　老年人自杀危险减低预防技术

世界卫生组织将自杀定义为"一个人有意识地企图伤害自己的身体，已达到结束自己的生命行为"。根据自杀的结果，一般分为自杀意念、自杀未遂和自杀成功三种形态。随着全球老龄化问题的日益突出，抑郁症老年人越来越多，在 65 岁以上人群中，有自杀观念者高达 10%。自杀给老年人、家庭及社会带来严重危害。自杀危险的干预主要在预防，护士可通过对相关因素的分析，及早发现先兆，筛查出有自杀高风险的老年人，提前做好自杀预防及危机干预，以达到避免老年人自杀行为发生的目的。

一、适用人群

有自杀风险的老年人，如抑郁老年人。

二、操作要点

（一）评估

1. 核对与解释：确认老年人信息，解释目的、方法及配合要点。

2. 风险评估与判定：评估要点如下，关键信息与照护者再次核对。

（1）一般情况：如年龄、婚姻、子女状况、经济条件等。

（2）现病史：主要躯体疾病和精神疾病的病情及治疗情况。

（3）自杀史。

（4）问诊评估

①建立治疗性护患关系，先认可老年人的感受，给予理解，再询问。如："您刚刚谈到您……，能看得出您很痛苦、很矛盾，当一个人经历这种感受，又难以应对出现的问题时，会有想结束自己生命的想法，您有这样的想法吗？"

②对于有自杀想法者，继续对自杀计划进行评估。如，"刚刚您说到您有自杀的想法，能具体说一说吗？"或"您说有自杀的想法，那您有自杀的计划吗？"

③对有自杀计划者，继续评估自杀计划实施的即时性和自杀方法的致死性。如，"能具体说一说您的计划吗？"包括："您想什么时候去做呢？""您打算用什么方式？""您想过在什么地方自杀吗？""您是否将自杀的想法和计划告诉了别人？"

④自杀未遂史的评估："您过去有过自杀的行为吗？"

⑤如果老年人承认有自杀未遂史，逐项询问以下问题："有过几次？最后一次是什么时候？是用的什么方式呢？原因是什么？您想达到什么目的？是否采取了抢救措施？对那次自杀您现在怎么看？"等。

（5）量表评估：可采用《自杀风险因素评估量表》。也可采用《贝克抑郁量表》《贝克绝望量表》《抑郁自评量表》等。

（6）观察自杀征象：老年人否认自杀想法，或不能直接通过问诊和量表评估进行评定时，可采取观察法。

①情绪、情感的流露：如焦虑、抑郁、失控感、绝望、愤怒、内疚、

悲伤、无能为力、无助等。

②生理改变：缺乏兴趣、食欲、性欲、睡眠型态紊乱。

③异常言行：如将自己与他人隔离；收集和储藏刀具、绳子、玻璃片或其他可用来自杀的物品；问一些可疑的问题，如"动脉在哪儿"；谈论死亡与自杀，表示想死的意念；情绪突然转变，并分发财产及心爱物品等。

3. 照护者对自杀风险及预防措施的认知。

（二）住院过程

1. 告知风险

告知老年人及家属自杀的风险及不良后果。

2. 确认标识

高危老年人有防自杀警示标识。

3. 建立安全契约

对于有自杀风险的老年人，以口头或书面方式，建立不伤害或不自杀的安全契约。

4. 合理安置

将高危老年人调至离护士站较近的房间，便于病情观察。

5. 环境安全检查

对有自杀倾向的老年人的物品进行清理检查，禁止使用刀、剪、绳、金属及玻璃制品。

6. 服药管理

发药时应两人发药，一人发药，一人检查口腔，确保药物服下，确免出现藏药行为。

7. 老年人指导

（1）合理抒发不良情绪：教会放松的方法，如腹式呼吸、正念冥想等。

（2）转移和分散自杀意念：积极参加各类文娱活动，如折纸、绘画、下棋等。

（3）如有必要，建议老年人就诊心理咨询门诊。

8. 照护者指导

（1）识别自杀行为的先兆。

（2）自杀的可能方式及危险物品。

（3）向探视者交代注意事项，避免携带危险物品。

（4）应 24h 陪伴。

（5）指导照护者，医护人员会来病房进行不定时巡视。

（6）评估对指导内容的掌握情况，酌情提供相应的宣教材料。

（7）记录、签字。

三、注意事项

1. 保持专业、冷静

老年人表示有自杀想法时，护理人员的惊慌会增加老年人的失控和无助感，要保持冷静，传递出对老年人的真诚、关注及专业能力。

2. 加强巡视

应让老年人活动在工作人员视线范围内，加强床旁巡视。为避免老年人掌握护士巡视的规律，护士可在规定的巡视时间内改变巡视的间隔。巡视中发现问题及时上报。

第十五章　老年护理管理决策

第一节　老年护理的个案管理

老年人由于增龄带来的各脏器器官的老化，多病共存，且病程长。随着各专科的分科越来越细，导致老年患者反复就诊于各个专科，就有可能重复检查甚至是重复用药，造成资源浪费。所以对于老年慢病患者需要进行资源整合，系统的管理。个案管理是 20 世纪发展起来的针对慢病管理的方式。近几年得到国内护理界的关注，尤其是在老年护理中，更值得借鉴运用此方式对老年人进行全程、全面的照护。

一、个案管理

个案管理的概念最早于 1970 年由某保险公司提出，近年来，护理专业已成为发展个案管理模式的先行者。美国护士协会（ANA）将其定义为：一个包括评估、计划、服务、协调与监控为一体的健康照护系统，以符合个案多重的照护需求。Kedrowski 将个案管理定义为：一个资源协调与组织的过程，以整合病患实际所需并考量经济需求。美国约翰霍普金斯医院的学者认为：个案管理是一个多专科的临床照护系统，雇用硕士学位的护理人员，对特定个案提供持续性及协调性的照护服务。我国台湾学者对个案管理的定义为：临床医疗管理系统之一，是一种以病患为中心，包括多学科参与的照护方法，给予高花费及高变异性的病患提供整体性、持续性、协调性的照护，包括标准化地应用资源，提供一个持续性的医疗照护计划，持续不断地监测，以达成事先预定的目标。由此可见，个案管理的照顾模式注重医疗团队各成员间的沟通、协调与合作，共同解决问题、做出决策、评价个案的照护过程和结果以及共同负起医疗照护的责任。

个案管理是集健康评估、计划、实施照护、协调与监测于一体，以个案为中心，经由个案管理师负责协调与整合各专业人员的意见，重视目标导向和结果导向。由于老年人的特殊性，个案管理更适合用于构建老年护理系统工程的建设。适合在机构、社区及居家的老年人。

二、个案管理中的相关概念

（一）个案管理师

个案管理师是指接受过个案管理训练的人员，负责与医生、医疗小组及患者协调沟通，制订某种特定疾病的治疗计划与目标，并确保患者在住院期间能如期完成所需的检查治疗，以便在预定的时间内，达成期望的目标。个案管理师可以由医生、护理人员或其他医疗成员担任，但就临床知识和相关经验而言，注册护士仍然是最重要和有效的个案管理者。美国护理协会建议，个案管理者至少应拥有注册护士的专业证书，以拥有硕士学位或具有高级临床管理技能的人员为佳。

（二）个案管理的关键环节

护理过程、领导统筹和沟通人际关系是个案管理的三个关键环节。护理过程在个案管理中即护理程序，评估、计划、实施与协调和评价。领导统筹是为了个案管理的顺利进行，个案管理师必须具备谈判、协调和决策技能，能够协调与激励个案管理小组中每一位成员发挥作用，尽己所能成功地完成患者的照护目标。

三、个案管理在老年护理中的应用

老年人是生命周期中的特殊群体，正常的增龄性改变、功能减退以及多种慢性病的影响，多病共存、多重用药等使得老年人变得虚弱和自理能力逐渐减退甚至丧失。老年人本身固有的生活习惯，文化影响使得照护工作变得复杂，需要进行个体的评估和确定照护计划。因此，个案管理更适合在老年护理中应用。老年人因为健康问题和生活能力减退的原因，经常在医院、社区医疗康复机构和居家三个场所转换，延续护理也正是应对老年人特殊健康照护需求而成为重点发展的方面，但是医院、社区和居家照护，不是由一家机构能够完成，需要用统一的语言来确定患者的健康问题，护理干预措施和评价的指标，用统一的评价标准来评价医院、社区及居家的照护效果。1975—1993 年美国奥马哈访视护士协会，在联邦研究项目资助下，历经 11 年开发了以社区护理实践为基础的奥马哈系统护理分类和信息系统统一的语言。用于社区老年护理中，近些年来，此系统也在中国被引用到各种慢性疾病的延续护理中。

第二节　奥马哈系统理论在老年护理中的应用

奥马哈系统是一种标准化的护理实践分类系统。由问题分类系统、护理干预系统和结局评价系统三个子系统组成，是美国护理学会认可的标准化护理语言。老年人照护常常需要在医疗、社区和居家三个场所进行转化，统一标准化的护理语言，是延续护理必不可少的。因此，除了护理程序外，统一的护理语言也是非常重要，特别是我国护理信息化的发展.和对大数据分析的需求，标准化的护理语言开发及顶层设计势在必行。

一、奥马哈系统模型和实施步骤

(一) 奥马哈系统模型

奥马哈系统模型是以一个护理服务对象为中心的、以解决问题为导向的、动态的、循环的系统模型。此系统模型将护理程序、问题解决程序、评判性思维、临床护理实践等理念融为一体。可以连续、完整地反映出患者健康问题的动态变化过程，为护理人员制订相关护理措施提供依据。

（二）实施步骤

奥马哈系统模型解决问题的步骤是简化的护理程序。

1. 收集资料：和评估护理人员在问题分类系统的引导下，从环境、心理社会、生理及健康相关行为 4 个方面对患者进行详细和全面的评估。

2. 陈述问题：针对患者的健康问题，护理人员根据问题分类系统，按照领域、问题、修饰因子及症状和体征 4 个方面，使用规范化的护理语言对患者存在的健康问题加以描述，作出明确的护理诊断。

3. 为入院时健康问题评分：护理人员在患者入院时，用结局评价子系统对患者进行认知、行为及现状 3 个方面的评分，以便将干预前后患者的健康问题的状况进行比较。

4. 计划和干预：护理人员在干预子系统的引导下，针对患者存在的健康问题，从生理、心理、认知等方面选择实际需要且切实可行的干预目标，从而为制订详细的护理干预计划提供科学依据，体现健康照护的人文与科学性。

5. 护理过程中的评分：在实施护理措施计划期间，使用结局评价子系统对患者健康问题的改善状况进行动态监测，以便护理人员根据患者情况进行调整。达到优化护理措施，提高护理质量的目的。

6. 结局评价：再次使用结局评价子系统对干预后患者的健康状况进行评分，并将评分结果与入院时、干预期间的评分结果进行比较，判断患者健康状况或问题改善情况及护理干预措施的有效性。

二、奥马哈系统在老年护理中的应用

随着我国进入人口老龄化，越来越多的老年患者将会在社区和家庭接受康复治疗和照护，出院后的延续护理及社区护理受到高度关注。奥马哈系统有完整的问题分类系统、干预系统及结局的评价系统，可以对患者进行不同时间点的评估，动态连续地记录与患者相关的环境、生理、社会、心理、健康等行为的改变，使不同医院的医护人员和不同的健康服务团队详细、全面地了解到患者的病情及需要采取的护理措施，真正实现患者从医院到社区到家庭的延续。由于不同护理场所中的服务对象不同，所出现的与健康有关的问题也就不同，而奥马哈系统是从 4 个范畴来评估患者的护理问题，并连续记录采取的干预措施和问题改善的结果。因此适用于医院、社区及居家照护中的任意场所。

奥马哈系统涉及健康相关行为方面、生理方面、心理社会方面、环境方面 4 个子系统。健康行为方面子系统主要涉及睡眠与休息、身体活动、营养、自我照顾、药物治疗方案、健康照顾督导等领域；生理方面子系统主要涉及的是语言、听觉、视觉、认知、神经、肌肉、骨骼功能；心理社会方面子系统主要涉及的是社交、联系、人际关系等；环境方面子系统主要涉及收入、住所环境、卫生、邻里安全等。评价指标从生理、心理和社会各层面对老年人的行为、认知和健康状况三个方面进行评价。每个方面均有 5 级，总分是三方面得分之和。行为方面：是指能观察到老年人为适应环境和达到某种目的而作出的反应、行动和行为；认知方面：是指老年人记忆和理解信息的能力；健康状况方面：是指从主观和客观两方面来评定老年人健康状况的相关特征，详见表 15-1、表 15-2。

表 15-1　奥马哈系统的内容举例表

问题	环境	社会心理	生理	健康相关行为
	收入	角色转变	视力	营养
	卫生	悲哀	皮肤完整性	睡眠和休息型态
	居住	情绪稳定	循环系统	处方药

干预主题:4 个类别	(1)健康教育指引和咨询 (2)治疗和过程 (3)案例管理 (4)监测
目标举例	(1)支气管清理 (2)教育 (3)筛查 (4)精神照护 (5)睡眠与休息 (6)支持系统 (7)移动转运 (8)体位

15-2 奥马哈系统使用举例

患者病历中的术语 双侧支气管 1/2 上端水泡音	问题 (1) 呼吸道症状/体征 (2) 异常呼吸音
与此问题相关护理措施 (1) 通知心内科医生 (2) 给予呋塞米 20mg 静脉注射 (3) 测量生命体征 (4) 解释使用呋塞米的目的	奥马哈护理措施编号 (1) 个案管理：医疗照护 (2) 治疗过程：给药 (3) 监测：生命体征和症状 (4) 教育、指导、咨询：药物作用和不良反应

第三节 老年护理个案管理案例

案例一

患者崔某，男性，84 岁。因发现左侧小腿皮肤破溃 5 年，近 2 个月肿物生长明显，经病理诊断为"左侧小腿鳞状细胞癌"，故收入院进行放射治疗。患者 5 年前无明显诱因发现左小腿内侧皮肤破溃，3 年前渐出现皮肤凹陷，破溃面积渐增大。4 个月前就诊皮肤科门诊，予以抗真菌等对症治疗，2 个月前破溃处长出 2cm×2cm 肿物，皮肤科予以活检诊断为鳞状细胞癌，现肿物生长至 6cm×6cm 大小，表面有渗液伴轻度疼痛，疼痛评分 3 分。门诊查腹部 B 超、胸部 CT、头颅 MRI 检查均未见转移。患者近一年体重下降约 15kg。患者已婚；高中文化程度；公费医疗；与配偶及子女居住；月收入约 8000 元。

一、采集健康史资料

（一）既往史及手术史

高血压、心律失常、冠心病、支气管扩张、慢性心功能不全、慢性肾功能不全 CKD4 期、前列腺增生、左肾癌（行左肾根治术）、膀胱转移癌

(行膀胱转移电切术)。

（二）健康史

患者生命体征正常；体重 44.8kg，身高 170cm、BMI17.0；左小腿皮肤癌肿物处偶有刺痛；视力减退（佩戴老花镜后不影响生活）；听力稍减退（未采取措施，但不影响生活）；偶有咳嗽，咳少量白黏痰；饮食主要以软食为主；行走步态不稳，在家中经常穿拖鞋行走；服用药物 10 种以上。

（三）家庭及社会情况

患者居室为楼房，面积约 90m²，居室间无门槛，但室内有小块地毯，无宠物，浴室内具有防滑地面，但无安全扶手。家庭照护者为 46 岁女性保姆（雇佣关系），初中文化程度。

（四）入院健康评估结果

入院健康评估结果见表 15-3。

表 15-3　老年健康评估结果

项目	评估工具	分值	结果
日常生活能力评估	Barthel 指数	50 分	中度依赖
跌倒风险	Morse 跌倒风险评估量表	50 分	跌倒高风险
跌倒风险	起立-步行测试	19.8s	跌倒高风险
营养评估	MNA-SF	7 分	营养不良
吞咽功能评估	洼田饮水试验	3 级	差
多重用药		12 种	是

（五）多学科团队讨论

明确主要的健康问题和照护目标，制订合理、可行、个性化的照护方案。对于该老年患者，以皮肤癌收住入院，但经过全面综合的评估发现老年综合征才是目前严重影响患者生活质量的问题。目前患者存在的主要健康问题是跌倒高风险、吞咽功能障碍致反复误吸、营养不良、多重用药。针对主要健康问题制订个体化照护计划、并做好出院准备。

二、照护计划

（一）跌倒高风险

1. 问题依据 Morse 跌倒风险评估量表评分 50 分、左小腿癌肿物处有刺痛感、视力减退、行走步态不稳，起立–步行测试 19.8s。

2. 照护目标

（1）住院期间患者不发生跌倒。

（2）患者及照护者能够复述预防跌倒的措施。

（3）出院时，患者及照护者掌握居家防跌倒措施

3. 干预措施

（1）在康复师的指导下进行平衡步态的功能训练，每日 1 次，每次 30min。利用站立与步行能力综合训练设备，为患者进行主动的及抗阻的下肢负重训练、立位平衡训练、身体重心转移训练、步态矫正训练、步行的耐力训练，功能性步行训练及器械训练。护士进行督促，定期效果评价。

（2）针对患者动作过快、不能合理选择安全舒适的鞋，给予患者和照护者相关健康教育。教会其合理选择鞋子（鞋底防滑橡胶材质，避免鞋底过厚妨碍老年人对地面的感知；鞋跟 2.5cm 且为方跟，有利于保持稳定和减少整个足部的压力；具有鞋帮，对足踝起到支撑稳固作用；在足面上需要有鞋带或者扣袢来起到稳定的作用，但不建议选择圆形的鞋带）。指导患者转身、俯身等动作应减慢速度，改变体位时尽量做到三个 1min，即醒后卧床 1min 再坐起，坐起 1min 后再站立，站立 1min 后再行走。

（3）根据药师及多学科医生的建议减少药物应用，密切观察药物的作用及副作用，并根据每一类药物特点进行健康宣教。

（4）出院时，对居家环境进行评估，指导患者及照护者进行居家环境改善，去除小块地毯，建议浴室安装安全扶手，整理地面电线及堆放杂物，夜间使用夜灯。并利用宣传彩页及视频方式告之跌倒后急救相关宣教。

4. 效果评价

（1）住院期间患者未发生跌倒。

（2）患者及照护者可复述预防跌倒的措施并配合落实防跌倒各项措施。

（3）出院时，患者及照护者理解并掌握居家防跌倒措施，并与护士共同制订了居家环境改造计划。

（二）营养不良

1. 问题依据

MNA-SF 评分 7 分，BM117.0。

2. 照护目标

（1）住院期间营养不良逐渐改善，营养摄入满足机体需要量。

（2）一周内体重增加 1kg。

3. 干预措施

（1）联系营养科予会诊，根据营养师建议，补充口服营养剂。在原有饮食基础上，每日加用安素 6 勺（提供能力 1510kcal/d，蛋白质 54g/d）。

（2）护理人员观察患者食欲及食量变化，对于营养剂的接受程度，有无消化道不适及胃肠道不耐受，并记出入量 3d。

（3）每周准确测量体重，并监测白蛋白、前白蛋白、转铁蛋白、电解质等指标的变化。

4. 效果评价

根据 3d 的出入量记录，患者每日的膳食量未能达到要求，总热量不足，入院 1 周后白蛋白 29g/L，电解质正常。

5. 动态照护过程

1 周后患者营养不良改善未达到目标，营养科再次会诊，安素增至 10 勺分三餐、两餐之间及睡前食用（总热量 1570kcal/d，蛋白质 56g/d）。对家庭成员及照护者进行宣教，每日观察食物的摄入状况，保证给予患者按时、按量营养摄入。7d 后，营养摄入达标，体重由 44.8kg 增加至 47.5kg，白蛋白 32g/L。

（三）吞咽功能障

1. 问题依据

洼田饮水试验 3 级。

2. 照护目标

(1) 5 日内患者及照护者能够掌握预防误吸措施并按要求进食。

(2) 住院期间患者不发生误吸。

3. 干预措施

(1) 患者进餐时采取坐位，指导患者低头吞咽。进食半小时内避免平卧。

(2) 指导患者及照护者根据营养师建议的饮食处方配制适宜的食物形状，软食、食物切碎、顺滑浓流质饮食。进食一口量以 5~20ml 为宜，建议其改用小茶匙。饮水使用增稠制。

(3) 做好口腔护理，餐后需用清水漱口，避免食物残渣残留。

(4) 康复师参与治疗，认为暂不进行吞咽障碍电刺激治疗，以行为干预为主，并进行吞咽功能康复训练。向患者及照护者进行健康宣教，进行吞咽功能锻炼指导：患者仰卧，按规定的次数重复抬起头部（肩部放平），促使影响吞咽的食管上括约肌开口的病理情况得到改善。舌肌运动锻炼：伸舌，伸舌尖在口腔内左右用力顶两侧颊部，并沿口腔前庭沟做环转运动；面部肌肉锻炼：指导患者进行皱眉、鼓腮、露齿、龇牙、张口等动作。

4. 效果评价

(1) 患者及照护者能部分按要求进食。

(2) 患者不接受水中加入增稠剂的口感，饮水用吸管习惯未改善，仍有呛咳发生。

5. 动态照护过程

由于患者饮水习惯未改善，住院期间发生隐性误吸。入院第 8 日，体温升高至 38.1℃，血常规及胸部 X 线片提示肺部感染。每日监测生命体征 4 次；观察咳嗽、咳痰情况；指等患者有效咳痰；正确留取痰标本；按医嘱给予吸氧、头孢治疗，同时观察患者有无消化道反应及肾功能情况；继续进行防误吸健康教育。7d 后患者体温正常，血常规正常，肺部感染逐渐好转；饮水不再使用吸管，进食能按照防误吸要求进行，未再发生明显呛咳。

（四）多重用药的问题

药物调整方案详见表 15-4。

表 15-4 药物调整结果

药物	剂量	用法
非那雄胺片	5mg	qd
盐酸特拉唑嗪片	2mg	qn
盐酸坦索罗辛缓释片	0.2mg	qn
阿托伐他汀钙(停服)	20mg	qn
碳酸钙片	750mg	bid
骨化三醇丸	0.25ug	qd
依姆多片(停服)	20mg	qd
硫酸氢氯吡格雷片	50mg	qd
呋塞米片(停服)	20mg	qd 早
螺内酯片(停服)	20mg	qd 早
盐酸氨溴索片(停服)	30mg	Tid
乙酰半胱胺酸片(停服)	0.6g	bid
叶酸片(停服)	5mg	Tid
琥珀酸亚铁片(停服)	0.1g	Tid
促红细胞生成素	4000U	Tiw

进行药物调整：经团队讨论，患者目前低密度脂蛋白降至 0.4，先暂停降脂药，患者心功能正常，近一年无心绞痛等发生考虑停依姆多，患者进出入量平衡，双下肢轻度水肿，体位性低血压，暂停利尿剂，患者咳嗽、咳痰少，暂停止咳化痰类药物，患者检验未见明显缺铁及叶酸，贫血考虑与肾功能不全相关。

（五）1个月后评估

患者表示精神较前好转，双下肢轻度水肿，左小腿肿物已缩小至 6cm×1cm，无明显疼痛。住院后体重增加了 2.5kg，血白蛋白，前白蛋白电解质均正常。患者表示匀浆膳口感能接受，水果打泥按照每日 10 勺加入果泥或匀浆膳中，后未发生呛咳误吸。康复活动在康复医生指导下每天能扶着走廊栏杆行走约 100m，步态趋稳。1个月后的评估结果见表 15-5。

表 15-5　1 个月的评估结果

评估项目	入院时各量表评估结果	出院前各量表评估结果
日常生活能力评（barthel）	50 分	60 分
跌倒风险（Morse）	50 分	50 分
跌倒风险（起立-步行测试）	19.8s	16.3s
营养评估（MNA-SF）	7 分	11 分
吞咽功能评估洼田饮水试验	3 级	2 级
多重用药	12 种	7 种

（六）出院准备服务

1. 营养的问题：掌握平衡膳食原则；正确制作匀浆膳；每周监测体重；3 个月门诊随访。

2. 康复活动问题：督促患者平衡锻炼及抗阻锻炼；鼓励患者做力所能及的事务；培养爱好，尽可能地多与外界沟通交流。

3. 做好安全防护指导，包括防误吸/防跌倒措施，居家环境的改造等。

4. 继续门诊皮肤癌放疗。

讨论总结：本案例是一个皮肤癌诊断明确的患者，按传统医学的专科治疗，我们更多的会关注疾病的治疗，肿瘤的放化疗。但我们老年医学的特色是多学科的整合医疗，以提高老年人生活质量为目的全人的个案管理，在入院后进行了全面综合评估，发现患者潜在的健康问题。

案例二

患者张某，男性，90 岁。因近 1 个月血压控制不稳，最高达 180/100mmHg，且近半年记忆力明显减退，以"高血压，记忆力下降"收入院。患者近 1 个月血压波动在（150~180）/（60~100）mmHg，伴有头晕，无头痛，且近半年来发现记忆力明显减退、咨询过神经内科，考虑不除外老年痴呆。患者丧偶；高中文化程度；有医疗保险；与子女居住；月收入约 1 万元。

一、采集健康史资料

(一) 既往史及手术史

高血压 2 级；2 型糖尿病 30 余年，目前血糖控制好；黄斑变性，目前左眼视力差；支气管扩张，目前无明显咳嗽、咳痰；20 年前发现前列腺增生，自诉无排尿困难。

(二) 健康史

患者血压 160/65mmHg；体重 51.3kg，身高 170cm，BMI 18.5；偶发头晕；左眼视力减退；听力正常；佩戴义齿；进食以普食为主；服用药物 4种。

(三) 家庭及社会情况

患者居室为楼房，面积约 125m²，浴室有高 3cm 左右门槛，室内无地毯，无宠物，浴室内无防滑设施及安全扶手。家庭照护者为其儿子，57岁，高中文化程度。

(四) 健康评估结果

健康评估的结果详见表 15-6。

表 15-6　老年健康评估结果

项目	评估工具	分值	结果
认知功能评估	MMSE 量表	21 分	认知功能缺陷
日常生活能力评估	Barthel 指数	85 分	轻度依赖
跌倒风险	Morse 量表	50 分	跌倒高风险
衰弱评估	FRAIL 量表	1 分	衰弱前期
营养评估	MNA-SF	7 分	营养不良

二、照护计划

(一) 有发生高血压危象及高血压脑病的风险

1. 问题依据

血压波动大，最高达 180/100mmHg。

2. 照护目标

（1）一周内预防和控制高血压危象及高血压脑病的发生。

（2）住院期间患者血压控制在标准范围内，遵医行为改善。

3. 干预措施

（1）血压在 160/90mmHg 以上，应卧床休息。

（2）血压持续升高，应注意观察有无剧烈头痛、恶心、呕吐、烦躁、视力减退、抽搐、昏迷等症状，及时与医生沟通，给予对症处理。

（3）指导患者遵医嘱应用降压药物，观察用药后的疗效和不良反应。告知患者常用降压药的服用方法、剂量、不良反应和注意事项，叮嘱患者要坚持服药。强调长期药物治疗的重要性，不能擅自停药。

（4）向患者介绍高血压疾病知识以及健康保健知识。鼓励患者参加轻松愉快的业余活动，保持乐观、平和的心态，避免情绪激动或过度紧张造成血压升高。

4. 效果评价

（1）患者未发生高血压危象及高血压脑病。

（2）患者能积极配合治疗，血压控制在标准范围内。

（二）认知功能缺陷

1. 问题依据患者主诉记忆力下降，MMSE 量表评分为 21 分。

2. 照护目标住院期间，患者学会认知功能训练方法。

3. 干预措施

（1）积极治疗高血压、糖尿病等基础疾病。

（2）康复治疗师指导患者进行认知功能训练：每日下午进行手部小关节游戏训练，每次 30min。

（3）护士督导家属每日探视时与患者共同回忆往事。

（4）每日查房期间与患者进行 5min 交谈，并在此过程中注意询问患者日期、地点及近期事件。

（5）鼓励并督促患者每日于楼道散步 500m。

（6）建立记忆档案，建议每半年进行 1 次认知评估，根据评估结果调整康复训练计划。

4. 效果评价

(1) 住院期间患者认知功能评分维持在 21~22 分。

(2) 患者积极配合并执行各项照护措施。

(三) 跌倒风险

1. 问题依据

Morse 量表评分为 50 分，主诉偶有头晕，家中浴室有门槛。

2. 照护目标

(1) 住院期间患者不发生跌倒。

(2) 出院时，患者掌握预防跌倒的相关措施。

3. 干预措施

(1) 指导患者减慢活动速度，教会患者正确更换体位的方法，变换体位时尽量做到三个 1min。即醒后卧床 1min 再坐起，坐起 1min 后再站立，站立 1min 后再行走。

(2) 指导患者进行下肢肌肉抗阻力运动练习，行抗阻运动操，每侧下肢每组 5 个，每日 2~3 组。

(3) 按照医嘱每日补充维生素 D 8001U。

(4) 指导患者家属及照护者进行居家环境改造，浴室门槛处粘贴荧光条，通过视觉提示提高患者对障碍物注意；浴室内铺置防滑垫，防滑垫需紧贴地面、无卷边，建议浴室内安装安全扶手。

4. 效果评价

(1) 住院期间未发生跌倒事件。

(2) 患者未能积极配合并执行预防跌例的措施。

5. 动态照护过程

3d 后发现患者未能积极配合各项照护措施，分析原因为患者过高评估自身能力，未意识到自身具有跌倒风险，执行跌倒预防措施的依从性较差。针对此问题，为患者加做 5 次起立测试（结果-21s）、全足站立测试（患者不能完成）、起立-步行测试（结果-18s），结果均不正常，提示患者平衡、步态、下肢肌力均存在问题，用客观数据说服患者，提高患者对自身能力的认识，从而提高患者依从性。同时，采用案例、同伴教育等方式使其认识到跌倒的不良后果。患者逐渐提高依从性，配合各项照护措施。

（四）营养不良

1. 问题依据

MNA-SF 评分为 7 分，BMI 18.5。

2. 照护目标

（1）患者及照护者掌握增加患者食欲的方法。

（2）维持 MNA-SF 得分。

3. 干预措施

（1）患者食欲下降与义齿磨合不良有关，联系口腔科予以调整。指导患者清洁义齿，保持口腔卫生。

（2）指导患者加用口服营养补充品，瑞代每日 500ml，观察患者对口服营养补充品的接受程度以及是否出现胃肠道反应。

（3）对患者及家属进行营养教育，指导其居家减少低卡路里食物摄入，血糖控制良好情况下，可以加餐 1~2 次，增加营养摄入，食物宜多样化、易消化。

4. 效果评价

（1）患者及照护者掌握增加患者食欲的方法，义齿问题解决，患者食欲提高。

（2）患者住院期间 MNA-SF 得分在 7~9 分。

（五）衰弱

1. 问题依据

Frail 量表评分为 1 分。

2. 照护目标

（1）患者及照护者了解衰弱与疾病预后的关系。

（2）住院期间患者能够配合治疗改善衰弱症状。

3. 干预措施

（1）指导并督促患者每日进行运动锻炼，楼道内散步或打太极拳 20~30min。

（2）口服营养补充品，并增加蛋白质摄入。

（3）向患者介绍衰弱相关知识，使其了解衰弱是可逆转可预防的，消除心理顾虑。

（4）指导患者出院需继续进行户外活动，每日不少于30min，纳入随访内容，定期随访并督促。

4. 效果评价

（1）患者及家属了解衰弱的防治策略。

（2）患者住院期间能够落实各项措施。

案例三

患者王某，男性，85岁，因咳嗽，咳黄黏痰20d余，加重2d，以"肺部感染"收入院。患者20d前受凉后出现咳嗽、咳黄黏痰，活动后伴有胸闷、喘息，门诊予以比阿培南抗炎及化痰、平喘、利尿治疗，随后症状有所好转。但10d前，上述症状加重，近两日咳嗽、咳痰量较多，为进一步诊治收入院。患者离婚；大学文化程度；公费医疗；独居；月收入约7000元。

一、采集健康史资料

（一）既往史及手术史

糖尿病、冠心病（冠状动脉支架术后14年）、房颤、高脂血症、胃溃疡、痛风、左肾结石、双肺多发结节、腰椎滑脱、脑供血不足。

（二）健康史

患者精神欠佳，体温正常，呼吸浅快，可闻及湿啰音，痰黄且黏稠，痰液黏稠度为Ⅱ度；心电图示房颤；体重71kg，身高170cm，BMI 25.0；步行需助步器辅助（四轮式助行器）；视力下降，佩戴眼镜不影响生活；听力正常；服用10种以上药物。

（三）家庭及社会情况

患者居室为楼房，面积约70m²，居室间有2cm门槛，室内无地毯，无宠物，浴室内无防滑设施。平日由55岁护理员照护，小学文化程度。患者平日沉默寡言，不主动与人说话，家人每1~2个月看望患者一次。

（四）健康评估结果

健康评估结果详见表 15-7。

表 15-7　老年健康评估结果

项目	评估工具	分值	结果
日常生活能力评估	Barthel 指数	60 分	中度依赖
跌倒风险	Morse 量表	55 分	跌倒高风险
抑郁	GDS-15 量表	9 分	抑郁状态
家庭与社会评估	APGAR 量表	6 分	功能不全
社会支持系统	SSRS 量表	25 分	一般
痰液黏稠度		Ⅱ级	痰液较为黏稠

（五）多学科团队讨论

明确主要的健康问题和照护目标，制订合理、可行、个性化的照护方案。目前患者的主要健康问题：肺部感染、家庭社会支持缺乏、抑郁状态、跌倒高风险。针对这些问题制订个体化的照护计划。

二、照护计划

（一）肺部感染

1. 问题依据

影像学检查、血常规结果、临床表现。

2. 照护目标

（1）患者肺部感染痊愈。

（2）患者学会有效咳嗽方法。

（3）患者出院前能够知晓肺部感染的诱因及预防方法等。

3. 干预措施

（1）遵医嘱正确使用抗生素、化痰药及平喘药物并观察用药后作用及不良反应。

（2）遵医嘱给予雾化吸入，正确指导患者雾化吸入的方法。雾化吸入治疗后协助患者拍背排痰，按时正确留取痰标本。

（3）观察痰液的颜色、形状和量，每班评估痰液的黏稠度。

（4）指导患者持续吸氧 2L/min，观察患者有无憋喘及发绀等。

（5）指导患者有效咳嗽方法，患者取坐位，身体稍向前倾，三次腹式呼吸，深吸气未屏气 3~5s，进行 2~3 次短暂有力的咳嗽，同时收紧腹肌。

（6）患者出院前 3d 开始循序渐进向其介绍肺部感染的病因、诱发因素及预防策略。结合视频、宣传彩页及讲授方法对患者进行相关知识的健康教育。

4. 效果评价

（1）患者肺部感染未完全治愈。

（2）患者没有掌握有效咳嗽的方法。

5. 动态照护过程

入院第 3d，痰培养结果回报鳞状上皮细胞>10 个/低倍视野，提示痰标本不合格。同时患者咳痰无力，痰液引流不畅。再次指导患者有效咳嗽，指导照护者每 1~2h 帮助患者拍背，拍背需在进餐前、餐后 1h 后进行。

入院 12d 后患者肺部感染基本控制，指导患者进行肺康复和运动训练，每日活动至少 20min，可采用散步或八段锦的形式。同时指导患者进行缩唇呼吸及腹式呼吸，增加肺内气体排出，减少肺残余量，每日 3 次，每次 10min，借助呼吸训练器，以提高训练效果。并指导患者肺康复至少持续 6 周才可达到较为理想的效果，将肺康复执行情况纳入随访内容。

（二）跌倒风险

1. 问题依据

Morse 量表评分为 55 分，家中居室间有 2cm 门槛，患者日常使用四轮式助行器。

2. 照护目标

（1）患者能够正确使用助行器。

（2）住院期间患者不发生跌倒。

3. 干预措施

（1）指导患者正确使用四轮式助行器，患者的四轮式助行器不带有下压刹车功能，作为支撑有跌倒的风险，故患者在使用此种助行器时需有照护者陪伴，且建议老年人改用框架式助行器，稳定性更加可靠。患者更换为框架式助行器后，使用方法掌握不当，不能协调控制助行器与步态的，采用示范、图例、讲解的方法帮助患者掌握框架式助行器的应用要点，包括借助助行器起身、坐下及移步。

（2）根据药师及多学科医生的建议减少药物应用，并对患者进行服用药物的宣教。

（3）在康复治疗师的指导下，护士督促患者进行下肢肌肉抗阻力运动练习，坐位或卧位时，进行主动和被动的抗阻运动动作，双下肢每组 5 个，每日 2~3 组。

（4）出院时，就居室间有 2cm 门槛，浴室内无防滑设施与患者及照护者协商，建议门槛改造成坡型，便于患者使用框架式助行器行走，浴室安装安全扶手。并利用宣传彩页及视频方式告之跌倒后急救相关措施。

4. 效果评价

（1）患者能够正确使用助行器。

（2）住院期间患者未发生跌倒。

（三）抑郁状态

1. 问题依据

GDS-15 量表评分为 9 分，家庭与社会评估（APGAR）评分为 6 分，社会支持系统（SSRS）评分为 25 分。

2. 照护目标住院期间患者能够主动表达内心感受。

3. 干预措施

（1）评估患者抑郁状态的严重程度及产生抑郁状态的危险因素。

（2）精神科医生建议目前不服用抗精神药物，需与患者积极沟通。

（3）做各项护理活动时，引导患者表达内心所想，耐心倾听患者的内心感受。

（4）患者自评社会支持系统及家庭支持评分较低，建议亲属每周 3~4 次看望老年人。

4. 效果评价

（1）患者可逐步与家属沟通内心想法，并宣泄不满情绪。

（2）住院期间亲属做到每周看望老年人 2~3 次。

（四）出院准备服务

1. 根据患者的喜好培养兴趣爱好。

2. 跌倒高风险的环境进行改造，建议购买洗澡凳。

3. 根据康复师的指导每天进行康复活动锻炼。

4. 指导患者家属及陪护关注患者的睡眠和情绪，定期随访评估，必要时按医嘱用药。

5. 对接社区居家护士的信息。

6. 出院评估 出院评估结果详见表 15-8。

表 15-8　出院评估结果

评估项目	入院时各量表评估结果	出院前各量表评估结果
日常生活评估（Barthel 指数）	60 分	70 分
跌倒风险（Morse 量表）	55 分	45 分
抑郁（GDS-15）	9 分	6 分

讨论总结：个案管理的照护模式，能一站式解决患者的多个系统疾病问题，发现潜在的问题，疾病治疗同时，兼顾心理、营养、躯体运动功能，打破了以往认为患者只是单一疾病或多种疾病共同体，把患者作为身心整体进行治疗。老年病的治疗不应该只是药物的治疗，我们更应该关心老年人的功能状态、心理健康、社会环境状况。诊治的目标是最大限度地保护老年人的功能状态，提高老年人的生活质量，延长他们的生存时间。

案例四

患者男，84 岁，因胸闷、气急 10 余年，双下肢水肿 1 个月余以"心律失常、持续房颤"收住入院。入院时神志清，精神可，呼吸平稳，食欲下降，睡眠欠佳，大便正常，夜尿 3~4 次。双下肢轻度水肿，暮轻晨重。患者已婚；高中文化程度；公费医疗；与配偶及子女居住；月收入 1 万以上。

一、采集健康史资料

（一）既往史及手术史

帕金森病、腔隙性脑梗死、前列腺增生、骨质疏松、高血压病 3 级。

（二）健康史

生命体征平稳，心律绝对不齐，第一心音强弱不等，各瓣膜听诊区未闻及病理性杂音。双肺呼吸音清，未闻及干、湿啰音，颅神经检查阴性，双上肢肌力 V 级，双下肢肌力 V 级，肌张力呈齿轮样升高，腱反射++，深浅感觉基本正常，双侧巴氏征阴性、双足背动脉搏动可及，双下肢轻度凹陷性水肿，体重 76kg，身高 170cm，BMI 26.3；视力下降，佩戴眼镜不影响生活；听力正常。

（三）家庭及社会情况

居住环境：住女儿家，居室为楼房，跃层，三楼无电梯，面积约 180m²，社会功能：无宗教信仰，无特别兴趣爱好。近半年搬女儿家后很少出去活动。子女孝顺，家庭和睦。

（四）入院健康评估结果

入院健康评估结果详见表 15-9。

表 15-9　老年健康评估结果

项目	评估工具	分值	结果
认知功能评估	MMSE 量表	22 分	认知功能缺陷
日常生活能力评估	Barthel 指数	70 分	轻度依赖
跌倒风险	Morse 量表	65 分	跌倒高风险
平衡+步态	Tinetti-POMA	16 分	跌倒高风险
衰弱评估	FRAIL 量表	3 分	衰弱期
尿失禁情况	(ICI-Q-SF)	13 分	重度

（五）多学科团队讨论

明确主要的健康问题和照护目标，制订合理、可行、个性化的照护方案。目前患者的主要健康问题：认知功能下降、尿失禁、衰弱、跌倒高风险。针对这些问题制订个体化的照护计划。

二、照护计划

(一) 认知功能缺陷

1. 问题依据

患者主诉记忆力下降，MMSE 量表评分为 22 分。

2. 照护目标

(1) 住院期间，患者积极参与改善认知功能训练方法。

(2) 家属能正确应对认知功能下降患者的各种改变。

3. 干预措施

(1) 康复锻炼，每天床边有康复师进行益智游戏的康复锻炼。每周三次参加康复中心的团队活动。

(2) 在康复师的指导下做平衡操，运动疗法。

(3) 每天科里报纸送给患者阅读。

(4) 指导家属对患者进行怀旧治疗。多陪伴，多关心患者。

(5) 最大限度地发挥其功能，根据患者的喜好设计康复锻炼 (下棋)。

4. 效果评价

(1) 1 个月后患者认知功能评分 24 分。

(2) 患者积极配合并执行各项照护措施。

(二) 尿失禁的照护

1. 问题依据

ICI-Q-SF 评分为 13 分，患者不愿外出，影响其日常生活，有自卑感。

2. 照护目标

(1) 夜尿次数减少，尿失禁减轻。

(2) 能消除思想顾虑，情绪乐观。

3. 干预措施

(1) 监测残余尿，有陪护记录排尿日记，出入量监测，专科会诊进行药物调整。

(2) 限制睡前液体的摄入。

（3）行为干预及盆底肌训练。

（4）多学科会诊根据医嘱用药、观察药物作用、副作用。

（三）衰弱

1. 问题依据

患者疲乏，室内休息为主，FARIL 量表评分为 3 分。

2. 照护目标

（1）预防衰弱引发多种不良健康事件。

（2）尽可能地改善衰弱级别。

3. 干预措施

（1）注意观察疾病的早期变化如疲劳、失去平衡、ADL、营养摄入状况，有条件可以补充乳清蛋白。

（2）做好跌倒预防，减少不良事件发生，维持和提高老年患者的生活质量。

（3）优化运动方案：由康复科医生制订适合个案的抗阻与有氧耐力运动方案，使预防及治疗措施有效实施。

（四）跌倒高风险

1. 问题依据

Morse 量表评分为 50 分，体位性低血压，反复跌倒史，平衡功能差，步态不稳。

2. 照护目标

（1）住院期间不发生跌倒。

（2）居家环境改善排除跌倒危险因素。

（3）学会康复平衡操并积极参与配合。

3. 干预措施

（1）指导患者减慢活动速度，教会患者正确更换体位的方法，变体位时尽量做到三个 1min。即醒后卧床 1min 再坐起，坐起 1min 后再站立，站立 1min 后再行走。

（2）每天在康复医生指导下练习平衡操。

（3）指导患者日常生活中防跌倒的各项措施。

（4）在药剂师的指导下调整药物，并观察药物的副作用。

（5）建议改变居住环境，女儿家住 3 楼，无电梯，跃层结构不适宜老年人居住，限制其活动范围，社会活动减少。

4. 效果评价

（1）住院期间未发生跌倒事件。

（2）患者能积极配合并执行预防跌倒的措施。

（3）出院时患者及家属接受建议，搬至患者自己家，一楼，请陪护照顾患者及老伴。

（五）出院评估

出院评估结果详见表 15-10。

表 15-10　出院评估结果

评估项目	入院时各量表评估结果	出院前各量表评估结果
4m 行走试验步速	0.247m/s	0.428m/s
平衡+步态(Tinetti-POMA)	16 分	19 分
尿失禁情况(ICI-Q-SF)	13 分	10 分
日常生活能力评估 Barthel 指数	70 分	80 分
认知功能(MMSE 量表)	22 分	27 分

（六）患者出院准备

1. 指导居家康复锻炼如文体锻炼、平衡锻炼、认知康复锻炼。

2. 出院后居家环境是否符合患者的需求，防跌倒的各项措施能否落实。

3. 提供社区资源与资讯。

4. 一个月电话随访。

讨论总结：此个案是胸闷、双下肢水肿以心律失常收入院。只有通过全面的综合评估才发现不良的居家环境导致了患者在家反复跌倒，认知功能下降、尿失禁等问题严重影响了患者生活品质并导致情绪不良。只有通过个案管理的诊疗模式才能一站式的为患者提供帮助，解决问题。

第十六章　老年人活动能力训练计划示例

第一节　拍打"八虚"健身法

一、简介

传统养生法认为：人体有八个大窝又称八虚，它们是双肘、双腋、双髀（即两胯）和双腘。"虚"指空隙、孔洞，引申为薄弱之处，五脏之邪多藏匿于八虚。肘窝部位是心经、心包经、肺经三条阴经通过的地方，拍两肘窝处肺经的尺泽穴和心包经的曲泽穴，有助于驱散心、肺之邪。双腋有四条经脉交汇：肺经、心包经、胆经和心经。拍两腋顶端的极泉穴，有助于驱散心、肝之邪，治疗肩臂疼痛等疾患。两髀即人体的腹股沟外侧有冲门穴，本穴物质由脾经腿膝下部经气汇聚而成，在本穴受热后呈上冲之状。拍打两髀不仅能加速气血运行健脾胃，还能刺激冲门穴，对月经不调等妇科疾患、血瘀痰湿有一定疗效。两腘窝正中有委中穴，该穴所在的足太阳膀胱经恰好经过腰背部，因此寒湿或损伤引发的腰背腿疼痛、坐骨神经疼、腰椎间盘突出等均可求助此穴。拍两腘有助于驱散肾脏之邪，且有利水消肿、治疗膝关节炎症之效。

二、动作要领及图示

1. 拍肘窝

左臂前平伸，左掌心向上，高与胸齐；右臂自然举起，右掌心向左，五指并拢、微微弯曲、掌心内含.右手拍打左臂曲泽穴，在穴位处稍停留，右臂复位重复拍打动作（图 16-1-1）。

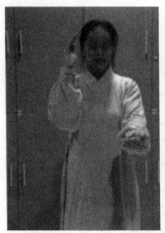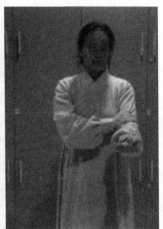

图 16-1-1　拍肘窝

每组拍打 8 次，可连做 3~5 组，组间稍作休息；可交替拍打左右肘窝。

2. 拍腋窝

左臂上举，右臂右展，右手五指并拢、微微弯曲、掌心内含。右手掌心拍打左臂腋窝中心，在腋窝处稍停留，向右展臂重复拍打动作（图 16-1-2）。

每组拍打 8 次，可连做 3~5 组，组间稍作休息；可交替拍打左右腋窝。

3. 拍两髀

取坐位，左腿自然前伸，左臂抬起，五指并拢、掌心内含向下。左手拍打腹股沟外侧，在该处稍停留，抬起左臂重复拍打动作（图 16-1-3）

每组拍打 8 次，可连做 3~5 组，组间稍作休息；可交替拍打左右髀。

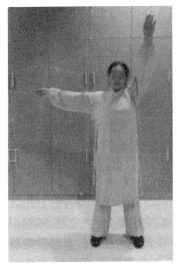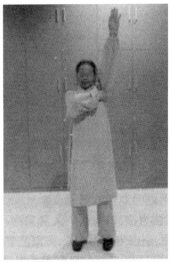

图 16-1-2　拍腋窝

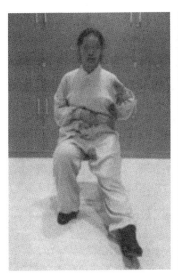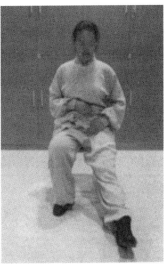

图 16-1-3　拍两腘

4. 拍两腘

取坐位，上身稍微前倾，两腿自然前伸，大腿与地面平行，大腿和小腿夹角约 120°；双臂自然垂于体侧，掌心向前；双臂向后向上展开，五指并拢、掌心内含；双手向前拍打腘窝委中穴，在该处稍停留，向后振臂重复拍打动作。

每组拍打 8 次，可连做 3~5 组，组间稍作休息。

第二节 八部金刚功

一、简介

金刚长寿功即为中国道教养生功法之一，它吸取我国传统的气功文化精华，深扣"天人合一"律和"阴阳五行"论，金刚功练外功、练形体、练五脏六腑。用刚性内劲之气疏通全身经脉。坚持习练，能调理四肢，舒畅躯体骨骼关节；能调整脊椎骨的某些变形与错位，使其神经系统恢复正常；能协调五脏六腑运作，排出体内各种病气，强身健体。

该功法不分男女老少、不论肥瘦病残、不讲东西南北、不拘室内野外，皆可习练。少壮练之长智长力；老人练之健康长寿；健者练之增气增力；病者练之除疾除根；胖者练之正常减肥；瘦者练之体重增加；不出偏差，无走火入魔之虞。

金刚长寿功为历代单传之功法，知者甚少。由于历代皆是口传，故无文记载。后经张至顺道长结合自身数 10 年修炼心得，整理成文字公之于世，长期坚持，对身体健康必有助益。

张至顺道长所传的这部功法，按内部师承称为八部金刚功，分为八套动作，分别为：双手插顶利三焦，手足前后同肾腰，调理脾肤需单举，左肝右肺如射雕，回头望足去心疾，五劳七伤向后瞧，凤凰展翅周身力，两足顿顿饮嗜消。

八部金刚功功法的排列顺序，深含妙理。首先从"通利三焦"、发动全身气机开始。然后，对每个脏腑按序锻炼。按照《黄帝内经》的原理，应当先固肾腰，接之以"调理脾肤"（肤指皮肤与肌肉之间的隔膜细胞组织），继而是"左肝右肺"，然后对最主要的"君主之官"的心脏，用"回头望足去心疾"来调理。在此基础上，还要对一些潜伏的"五劳七伤"身疾，以"神光向后瞧"来扫除它。这样有助于祛病强身，使身体更加健壮。又通过"凤凰展翅周身力""两足顿顿饮嗜消"的功法锻炼，使全身经络血脉畅通，消除饮食阻滞和不良嗜好，预防各种疾病，从而达到圆满功效。

二、动作要领及图示

预备式：身体直立，双手自然下垂置于身体两侧，目视前方。全身放松，心平气和，排除杂念，心静自然→左脚向左拉开，与肩同宽。两手五指并拢，稍用力（内劲），伸直。两臂伸直，两手向体侧略转，掌心向后稍斜。两手掌伸直，由体侧向上提至腰部，手心向上，指尖对肋。两手继续向前移至腹部，一手在脐上，一手在脐下，两手劳宫穴（握拳时，中指尖指向处）处在一条直线，上下相对。气归中宫（心与肾中间处）（图16-2-1）。

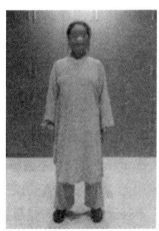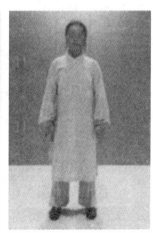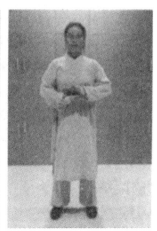

图 16-2-1 预备式

1. 双手插顶利三焦

五指并拢，两臂向下充分伸展→直臂向身体两侧渐举至肩平，掌心向下，稍停，默念"生"字，以助气上升→两手五指并拢，以腕为轴，用内劲向上成立掌，掌心向外→曲肘，两手仰掌，向头顶百会穴（前后头发中点连线与两耳尖连线的交会点）处相靠，中指尖相接，置于百会穴上方约两指宽外，稍停，默念"长"字，再助气长→屈腕，两手背直掌相靠，指尖向上→两臂用力快速向头顶上方伸展至最大程度；稍停，默念"化"

字→双手分开，两臂分别向体侧渐降至与肩平，掌心向下，稍停，默念
"收"字→以手腕为轴，两手用力内勾，掌心向内，形成垂掌→以手腕为
轴，两手用力内勾，掌心向内，形成垂掌（图 16-2-2）。

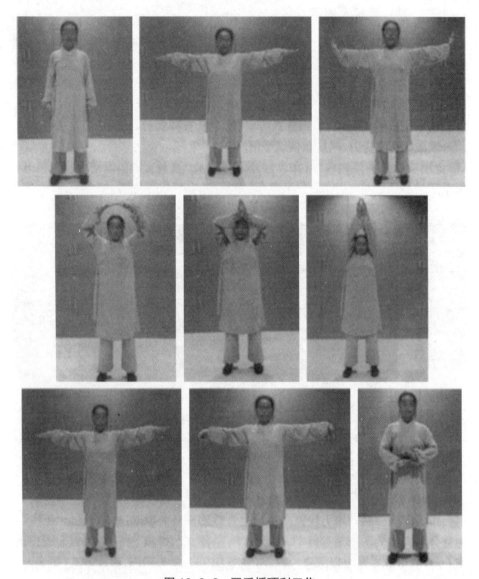

图 16-2-2　双手插顶利三焦

2. 手足前后固肾腰

两手合掌（掌心内含），置于胸前→身体向左略转，左脚向左前方迈

出一步，腿直身正→两手合掌向前冲出，直臂与肩同高，目视前方→两手
内旋翻掌，左右掌背相互紧贴，掌心向外→两手分开向两侧平展，掌心向
后，两臂成一字形，稍停→前腿屈膝成左前弓步，身体前倾（但不要弯腰
勾头），目视前方；同时，两手直臂向后搂抱至尾椎部，合掌，稍停→合
掌用力尽量往腰部上提→两掌分开，手掌贴于腰背→两掌沿脊椎两侧缓缓
下推，至两臂伸直→两手由两侧分别斜向上提，掌心渐转向前，至两臂平
直呈一字形与肩同高；与此同时，前腿蹬直，稍停→两手合掌收回胸前，
左腿收回。两脚分开与肩同宽，自然站立。稍停后，身体微右转，做右式
动作，与左式动作相同，唯方向相反(图16-2-3)。

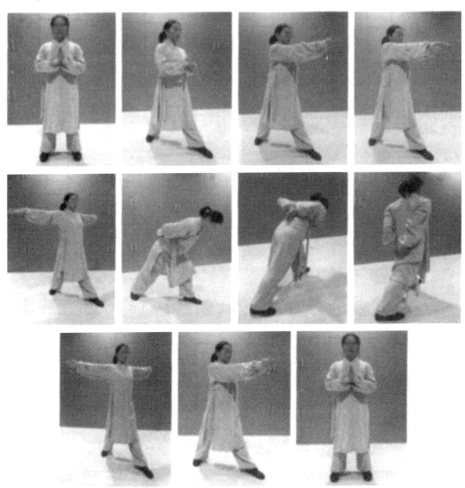

图 16-2-3　手足前后固肾腰

3. 调理脾肤需单举

两掌变拳（前四指尽量内屈，拇指顶前四指指甲），两拳相对，拳眼向前，置于脐上→左脚向左迈出一大步→两掌同时动作：左掌掌心向上，经耳旁用力上举，变阳平掌，指尖向后；右掌从左腹外用力往下直按，指尖向左。同时，左腿屈膝成左弓步，头身正直向前，稍停，两手小臂同时内旋，左掌变立掌，掌心向右，指尖向上；右掌变垂掌，掌心向左，指尖向下→双手握拳，左拳下拉，右拳上提，相对置于左乳下；同时，左脚蹬直→双拳移至腹部。右式动作与左式相同，唯方向相反。最后左脚收回，与肩同宽，还原至起始身形（图16-2-4）。

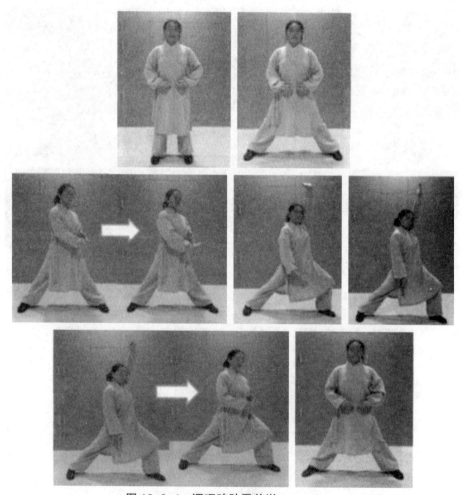

图 16-2-4　调理脾肤需单举

4. 左肝右肺如射雕

左式：接上部，左脚向左近开一大步，双拳置于脐上→双拳变掌，掌心相对。两臂平行向左伸直，与肩同高→双掌向上、向右伸直→向下。旋转两圈，在腹前下方稍停，两掌变拳向上提到脐部，右拳变立掌于胸前，掌心向左。绕右乳下半圈向右下经右膝弧形向右前上方推出→右手成侧掌，掌心向外，与肩同高，如开弓状；同时，左腿屈膝成左后弓步，重心在左腿。然后，左拳上提到右腋，拳心向内→左手如拉弦般平拉至左腋（拳、肩同高），稍停。意注右手劳宫穴，想象箭从劳宫穿射远方。猛翻右掌旋转成直掌，掌心向前→右掌变拳收至右肋。接着做右式，动作同前，唯方向相反。最后双手划一圈，收拳收左脚，还原如起始身形（图 16-2-5）。

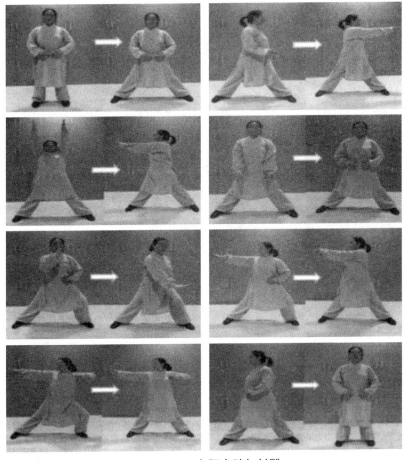

图 16-2-5 左肝右肺如射雕

5. 回头望足去心疾

左式：接上部，左脚向左迈出一大步，双拳提至左肋部→左拳变仰掌，向上提至左腋，右拳变平掌，掌心向上，上提至左乳。左掌指尖渐向下，向左后右脚跟方向插去；在左掌后插的同时，右掌翻掌下推，沿左脚向左前上方作半圆形推举（比头高一些）；同时身体前倾左转，左腿屈膝成左弓步，两手成一斜直线；同时转头向后，眼光从左肩微视右脚跟→两臂发力外旋伸展，两掌分别指向上下两个方向。握拳→收回至左腰，两拳相对，拳心向上；同时，左腿蹬直。双拳移至腹前，身体还原成起始身形（图 16-2-6）。

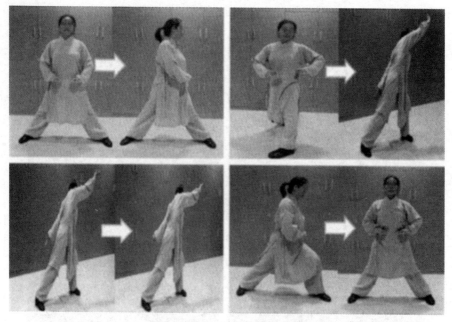

图 16-2-6　回头望足去心疾

6. 五劳七伤向后瞧

左式：由起始身形开始，双拳变掌，掌心向上，五指伸开，在脐部合拢交叉，拇指与拇指、小指与小指相叠。仰掌，沿身体中线上提至人中穴处稍停。翻掌，掌心向下，又沿胸中线下按至臂直，两臂紧贴身体，稍停→翻掌，掌心向下沿身体中线下按至臂直，两臂紧贴身体，稍停。接着，头向左慢慢转动，内视，至左肩，稍停，继续向后转，目光随头转动，慢慢地巡视，内视左半身和脊椎→头慢慢回转还原至胸前，面向正前方，内视。然后做右式，动作要领相同，方向相反。最后还原至起始身形（图16-2-7）。

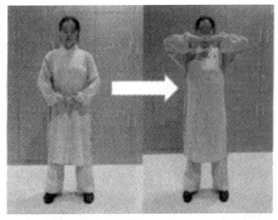

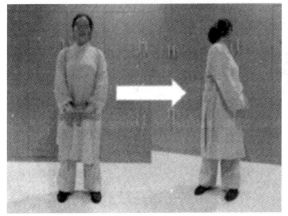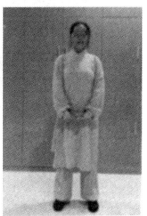

图16-2-7　五劳七伤向后瞧

7. 凤凰展翅周身力

由起始身形开始，左脚向左迈开一大步→右展翅：双拳变掌，掌心相对。两臂平行向左伸直，与肩同高，不停地向上划圈→接上动：两臂继续向右、向下划圈。用同样的方法再划两圈→当划第三圈，双手到头顶时，身体右转，右手放于体侧→以腰带动左手，弯腰，左手指点右脚尖。直腰，左手举回头顶。再重复本动作两次。左展翅：两手同时上提至右侧，掌心相对，继续向上、向左、向下划三圈，重复弯腰点左脚尖三次。握拳归位。左右展翅合为一次，重复多次→结束本部功时，两手向左、向上、向右下旋转一圈至小腹，两掌变拳，拳心向上，相对置于脐部，收回左脚（图 16-2-8）。

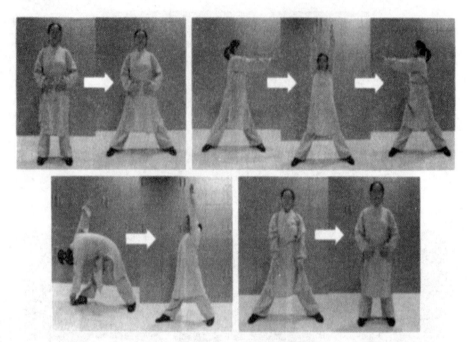

图 16-2-8 凤凰展翅周身力

8. 两足顿顿饮嗜消

由起始动作开始，双拳变掌，掌心向上，五指伸开，在脐部合拢交叉。拇指与拇指、小指与小指相叠。仰掌，沿身体中线上提至人中穴处稍停→翻掌，掌心向下，沿胸中线直下按至臂直，两臂紧贴身体，稍停→两脚跟慢慢抬起，然后，轻轻下振，共 5 次。前两次提起稍高，速度稍慢，相隔较久；后 3 次提起较低，速度稍快，相隔较短。其节奏是"提――顿，提――顿，提–顿–顿"。提顿 5 次为一节，至少做5节。（注意事项：两臂加紧；上下牙齿咬紧，顿脚跟时如同自然落体）→最后，两脚分开，与肩同宽，翻掌，掌心向上，提上至脐部（图 16-2-9）。

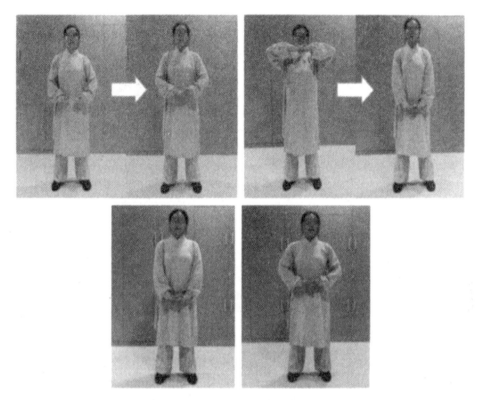

图 16-2-9　两足顿顿饮嗜消

收功式：两手分开，指尖向上，指背相靠，置于脐上。两手上提至指尖到"天突穴"（胸骨上窝正中），稍停→舌顶上腭，随掌上提时，意想气从"气海"（脐下一寸半处）沿胸而上，经舌上"印堂"（两眉头连线中点）到"百会"，过后脑，下至"玉枕"→两手分开向左右变垂掌(掌心向内)置于胸部外侧，同时，意想气从玉枕沿颈椎向左、右肩分流→双手沿两肋向下推行→推至大腿两侧。随手下落，意想上下左右、里里外外的气如淋浴一般，直至涌泉穴（脚底正中凹陷处）→手指和全身都自然放松，再安静、自然站立片刻，即为收功完毕（16-2-10）。

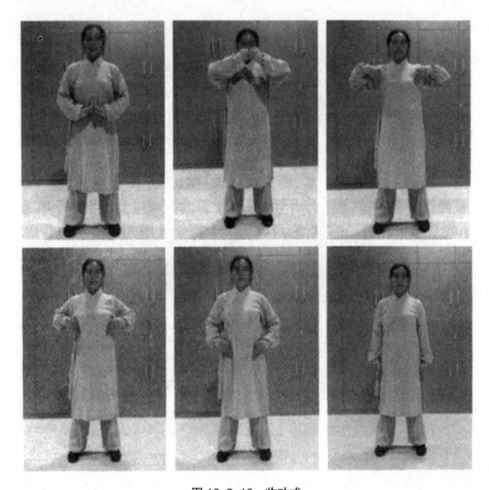

图 16-2-10　收功式

第三节　八段锦（坐式）

一、习练要领

1. 松静自然

身体和精神两方面都要达到放松。保持正确的姿势，做到松而不懈，配合均匀深长的呼吸，思想和情绪平稳安宁，排除一切杂念。

2. 动作准确

练习时身体的姿势和动作的路线、规格要力求准确，这也是提高练习效果的重要因素。

在具体学习各式动作时，要对动作的路线、方位、幅度、角度、虚实、松紧分辨清楚，做到姿势工整，方法准确。

3. 循序渐进

对于初学者特别是一些体质较弱的人群来说，在初学阶段，首先要克服由于练习可能给身体带来的不适，如肌肉关节酸痛、动作僵硬，身体各部位配合不协调、紧张，呼吸与肢体动作配合不好、不顺畅等。只有经过了一段时间和数量的练习，才会做到姿势准确，动作连贯，方法清楚，呼吸顺畅。不可急于求成，特别初学阶段，最好在老师的科学指导下进行，应持之以恒，循序渐进。

4. 因人而异

由于练习者体质差异，尤其是老年人和体弱者，需根据自身状况来调节锻炼时间、习练遍数、动作幅度和运动量。一般以练习后感到精神愉快，心情舒畅，不感到太疲劳为宜，虽然有时肌肉略感酸胀，但不妨碍正常的工作和生活。切忌急于求成，贪多求快。

二、动作说明

预备式

端坐于椅凳前 1/2 处，两腿分开，膝盖朝前，上体自然正直，收腹含胸，两臂放松下垂，置于大腿上方，指尖向前，舌抵上腭，目视前方。排除杂念，调匀气息，诱导人静，两手掌翻转向上，两手拇指抵于无名指指根，其余四指握紧成"握固"状，两眼轻轻闭合，进入练习状态（图 16-3-1）。

（一）叩齿搅海

1. 叩齿：上下牙齿叩动 18 次，力量大小以震动牙根为宜。

2. 搅海：舌尖在牙齿与嘴唇之间由左至右搅动 18 次，再由右至左搅动18 次。

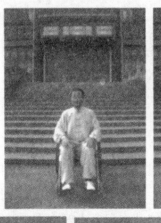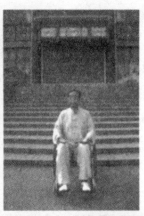
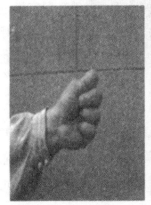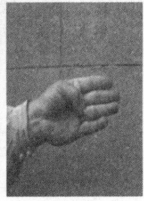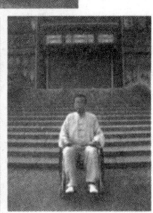

图 16-3-1　预备式

3. 鼓漱：闭口，口腔充气，两腮外凸，再两腮收缩，将舌尖搅动后分泌出来的唾液像漱口水那样，反复鼓漱 36 次。

4. 咽津：待唾液充满口腔后，分 3 次咽下，用意念诱导，徐徐沉入下丹田。

动作要领

1.叩齿力度要合适，舌尖搅动速度要均匀，鼓漱时舌体要放松。

2.体松心静，神态安详，呼吸自然。

功效与作用

1. 叩齿搅海，刺激唾液分泌，唾液中含丰富的消化酶，有助消化。

2. 牙齿与肾脏相对应，适度叩齿刺激，可加强肾脏功能，使肾脏精气充足。

（二）两手托天

1. 两眼慢慢睁开，两掌手指腹前交叉，掌心向上；目视前方。

2. 两掌上提至胸前，随之两臂内旋向上托起至肘关节伸直，掌心向上，力达掌根，抬头目视两掌。

3. 目视前方；同时下肢肌肉绷紧，五趾用力下扣，呈"抓地"状两掌分开，慢慢向身体两侧下落至肩平时，臂外旋微屈，向体前合拢，掌心相对，两臂屈肘内合，大小臂约成90°时，小臂内旋，掌心向上，指尖相对，落于大腿上；同时，下肢和脚掌肌肉放松。

4. 上托、下落为1遍，共做6遍（图16-3-2）。

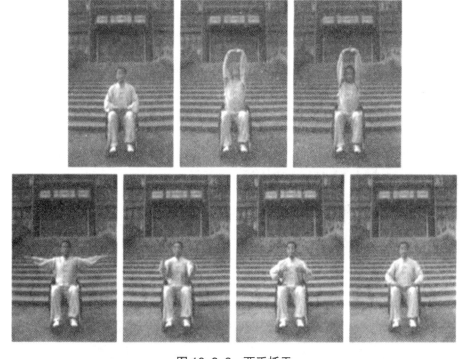

图16-3-2　两手托天

动作要领

1. 两臂上举，先舒胸展体，下颌内收时，要保持抻拉。

2. 两掌下落时，松肩沉髋，松腕舒指，上体中正。

3. 上托时可配合吸气，下落时可配合呼气。

功效与作用

1. 两手交叉上托，缓慢用力抻拉，可增强上肢和肩背的力量，提高关节韧带的伸展性。

2. 两手上托下落，疏通"三焦"气机，调理三焦功能，气血通畅。

（三）挽弓射雕

1. 两手腕部相叠上提于胸前，右掌在外，掌心向内，两臂前撑，含胸圆背，头直身正，目视前方。

2. 两臂屈肘内收，身体左转略前倾，右手向右侧拉至肩前，五指屈扣成"爪"；同时，左臂内旋，向左后上方推出，左手中指、无名指、小指屈扣，拇指、食指伸直分开成"八字掌"，坐腕，掌心向左，食指向上，稍高于头，犹如拉弓射箭之势；目视左掌方向。

3. 右手五指伸开成掌，向上、向右划弧，与肩同高，指尖向上，掌心向外，左手指伸开成掌，松肩、沉肘、坐腕，掌心向外；目视前方。

4. 两掌由两侧下落，捧于腹前，指尖相对，掌心向上；目视前方。再反方向做一次，动作相同，方向相反；一左一右为 1 遍，共做 3 遍（图16-3-3）。

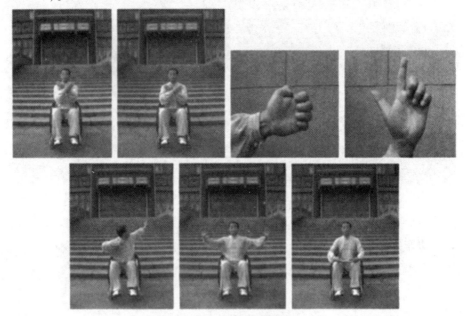

图 16-3-3 挽弓射雕

动作要领

1. 两臂相合前撑，含胸圆背，尽力前后对撑，气沉丹田。

2. 拉弓时，展肩扩胸，深吸气。

3. 左手八字分开，坐腕竖指，掌心涵空，意念食指。

功效与作用

1. 增强肩臂和手指的肌肉力量，提高手腕和掌指关节的灵活性。

2. 含胸圆背、扩胸展肩，刺激背部夹脊关和相关俞穴，有利于督脉气血运行。

3. 意念食指和拇指，调节手太阴肺经气血运行。

（四）铁臂单举

1. 两掌上提至胸前，左掌内旋向上举至头部左上方，肘部微屈，力达掌根，掌心向上，指尖向右；同时，右掌内旋下按至右髋旁，肘部微屈，力达掌根，掌心向下，指尖向前；目视前方。

2. 右掌经体前摆至左肩前，掌心向左，指尖向上，上体向右侧屈，左掌随之向右侧下方摆动，掌心向右，指尖向下；目视前方。

3. 上体回复正直，两掌举至头前上方，掌心斜向上；目视前方。

4. 两臂侧分下落，捧于腹前，指尖相对，掌心向上；目视前方。

5. 再反方向做一次，动作相同，方向相反；一左一右为1遍，共做3遍（图16-3-4）。

动作要领

1. 上撑下按，力达掌根；舒胸展体，拔长腰脊。

2. 上举手臂摆动与身体侧屈方向一致，防止身体前倾。

功效与作用

1. 通过两上肢的对拉拔长以及身体的侧屈，增强上肢、肩背和肋间肌的力量，使脊椎内各椎骨间的关节和肌肉得到锻炼，增强脊柱侧屈的柔韧性。

2. 牵拉腹腔，刺激中焦和脾胃相关经络穴位，起到了调理作用。

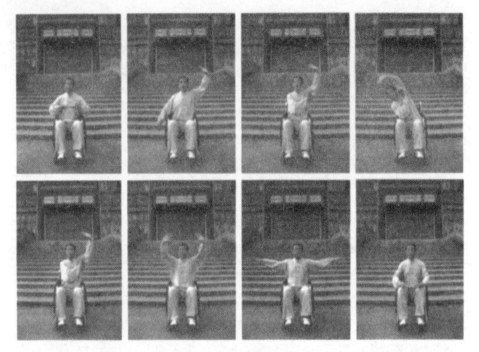

图 16-3-4　铁臂单举

（五）双摇辘轳

1. 两臂握空拳于腰部两侧，拳心向下。

2. 挺胸抬头，上体稍后仰，同时两拳经体侧划弧上提至胸侧；目视前上方。

3. 两拳继续向上划弧，再向前方伸出，上体前探，抬头、挺胸、塌腰；目视前方。

4. 两拳向下划弧至膝前，低头、含胸、弓背、收腹，两拳收至腰部两侧，拳心朝下，上体伸直；目视前方。

5. 两拳向前划立圆一圈为 1 遍，共做 6 遍（图 16-3-5）。

动作要领

1. 两臂前伸、回收均为立圆弧形运动，如摇辘轳。脊柱随之伸展、卷屈、蠕动，配合协调。

2. 动作柔和，连贯灵活，幅度由小到大。

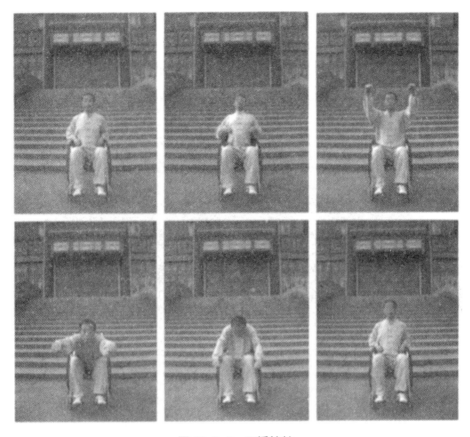

图 16-3-5　双摇辘轳

功效与作用

1. 脊柱伸展、卷屈、蠕动，加强脊柱各关节的柔韧性和伸展度，增强腰背肌肉力量。

2. 督脉行于背部正中，任脉行于腹部正中，脊柱的卷屈、伸展，牵动任督两脉，调理阴阳，疏通经络，活跃气血。

（六）摇头摆尾

1. 两拳变掌前伸，按于大腿内侧近膝盖处，指尖向前，身体正直；目视前方。

2. 身体前俯，目视前下方，身体顺时针向右摇转，目视右脚外侧，身体继续向后摇转至仰身，目视前上方，身体继续向左摇转，目视左脚外侧，身体继续向前摇转至俯身，目视前下方。身体前俯身时，两腿肌肉绷紧，五趾抓地；身体摇转仰身时，两腿和脚趾肌肉放松，共 3 圈；再反方向摇转 3 圈。

3. 身体抬起，恢复开始姿势；目视前方（图 16-3-6）。

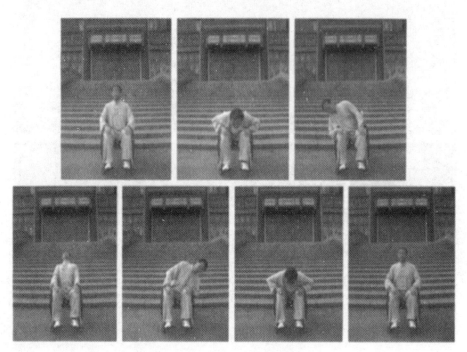

图 16-3-6　摇头摆尾

动作要领

1.上体摇摆时，颈部与尾闾对拉拔长，摇转时颈部肌肉要放松，头顺势而转，动作柔和缓慢，圆活连贯。

2. 摇转的幅度，由小到大，要控制身体的重心稳定，避免摔倒。

功效与作用

1. 颈椎、胸椎、腰椎、骶椎较大幅度摇转，起到灵活脊柱关节，具有强腰固肾作用。

2. 颈部与尾闾对拉拔长，牵动任督二脉；摇头摆尾间刺激大椎和长强两穴，达到疏经泄热的作用。

（七）攒拳怒目

1. 两手成"握固"状，抱于腰侧，拳眼向上；目视前方。

2. 左拳缓慢用力向前推出，快至尽头时，加力冲出，与肩同高，拳眼向上；怒目瞪视左拳；同时下肢肌肉绷紧，五趾用力下扣，呈"抓地"状。

3. 左拳变掌，左臂内旋，虎口朝下，肘关节微屈，左臂外旋，左掌向左缠绕，五指伸直，掌心向上后握拳，目视左拳。

4. 屈肘，左拳回收至腰侧，拳眼向上；同时，下肢肌肉放松；目视前方。

5. 右手动作相同，方向相反；一左一右为1遍，共做3遍（图16-3-7）。

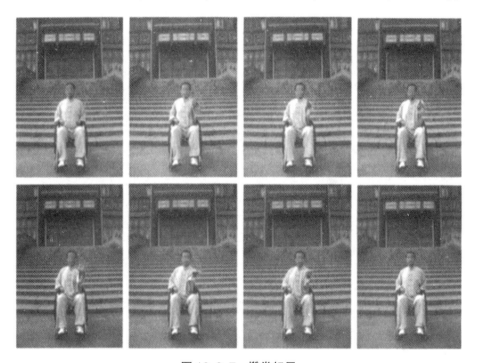

图 16-3-7　攒拳怒目

动作要领

1. 冲拳时要拧腰顺肩，怒目瞪眼，注视冲出之拳，力达拳面，如推动马匹前行。

2. 收拳时要肩肘松沉，以肩带动臂、腕旋转，抓握回收要运用内力，如倒拽牛尾后拉。

功效与作用

1. 肩臂旋转，手指抓握，刺激手三阴、手三阳经脉，锻炼手臂和掌指的肌肉力量、灵活掌指关节。

2. "肝开窍于目""怒目瞪眼"可刺激肝经，使肝血充盈，肝气疏泄顺畅。

（八）引气归元

1. 两拳变掌，向体侧举起，掌心向上，举至头顶上方，掌心向下。

2. 两掌指尖相对，经体前下落，按至腹前；目视前方。

3. 上举、下落为1遍，共做6遍。

4. 两手虎口交叉，叠掌贴于腹前，顺、逆时针缓慢地绕肚脐各3圈后，两掌分开，轻按大腿上方，指尖向前；目视前方（图16-3-8）。

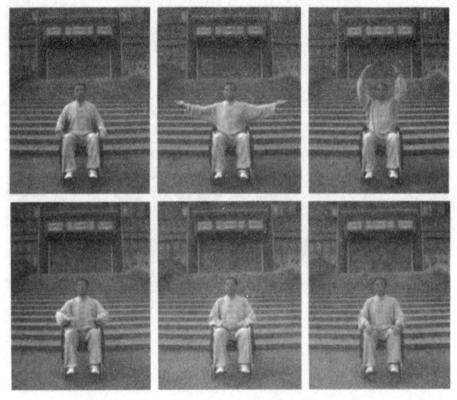

图 16-3-8　引气归元

动作要领

1. 两掌侧举时，肩要松，肘微屈；两掌下落时，手经过之处，身体各部位要随之放松。

2. 整个动作要轻柔、圆活、连贯。

功效与作用

1. 导引人体气机升降开合，贯通中脉。

2. 将练习所得体内外之气，归入丹田，培补元气，起到和气血、通经脉、理脏腑的功效。

第四节　弹力绳抗阻训练

一、简介

弹力绳抗阻训练的优势：弹力绳易于携带，轻便可折叠；阻力来自弹力绳自身韧性而非地球重力，可自由扭动；没有惯性和动力，效果好；可模拟日常活动动作，增强身体功能。

二、锻炼方法及图示

1. 站姿肩上推举

目标肌肉：三角肌、肱三头肌。3~5 组，每组 8 次，组间间歇 1min。

①同时推举：将绳踩在脚下，两脚前后站立，两手持手柄在肩上，掌心向前，挺胸，吸气，呼气同时两手向上举至两臂伸直，但保持肘关节微屈。吸气还原至开始位置（图 16-4-1）。

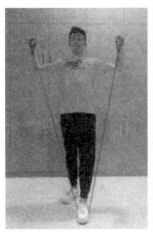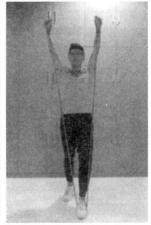

图 16-4-1　同时推举

②交替推举：准备姿势站姿肩上推举，单手交替完成动作（图16-4-2）。

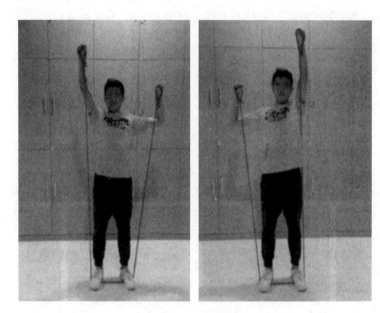

图 16-4-2　交替推举

2. 直立划船

两脚平行站立，将绳的两端踩在脚下，两手抓住弹力绳的中间，两手间的距离大概20cm，挺胸抬头，吸气，呼气同时向上提起弹力绳至下颌，吸气向下还原，注意整个过程，两手是贴近身体的，感觉发力是抬起肘关节（图16-4-3）。目标肌肉：三角肌前束、斜方肌。3~5组，每组8次，组间间歇1min。

3. 侧平举

两脚前后或平行站立，将绳踩在脚下，两手持手柄在身体两侧，挺胸抬头，身体微前倾。手臂保持微屈，吸气，呼气时以肘关节带动外展手臂，当肘关节与肩部同高时停住，吸气还原到初始位置（图16-4-4）。目标肌肉：三角肌中束。3~5组，每组8次，组间间歇1min。

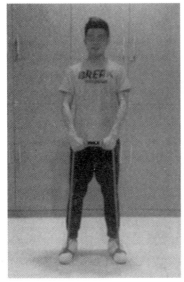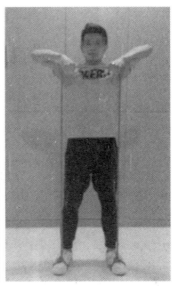

图 16-4-3 直立划船

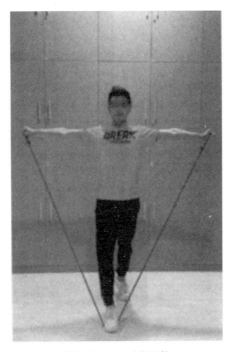

图 16-4-4 侧平举

4. 站姿反向飞鸟

将绳固定在头上的高度，两脚前后平行站立，挺胸抬头，身体稍后仰，两手握手柄在体前，保持手臂微屈，掌心相对或向下，吸气，呼气时将两手向后水平打开至身体两侧，吸气时还原。此练习强化三角肌的后束与斜方肌中部（图16-4-5）。目标肌肉：三角肌后束、斜方肌中部。3~5组，每组8次，组间间歇1min。

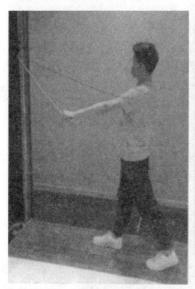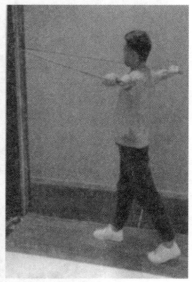

图16-4-5　站姿反向飞鸟

5. 站姿前推

将弹力绳固定在与肩同高的位置，双脚前后平行站立，站距与髋关节同宽，收紧腰腹，上体稍前倾，挺胸，收缩肩胛骨，两手持绳，掌心向下，肘关节与肩同高或略低于肩；呼气时，将手臂向前推出，在即将伸直时停住，不要锁定肘关节，吸气还原到初始位置。如果弹力较大，无法保持身体稳定，可采用弓步（图16-4-6）。

若要锻炼胸肌上部，可把弹力绳固定在较低位置，斜向上推（图16-4-7）。若要锻炼胸肌下部，可把弹力绳固定在较高的位置，斜向下推（图16-4-8）。目标肌肉：胸大肌。3~5组，每组8次，组间间歇1min。

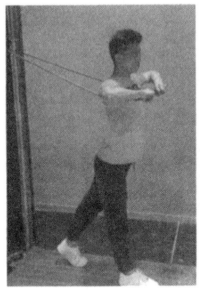
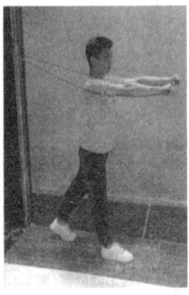

图 16-4-6　前平推

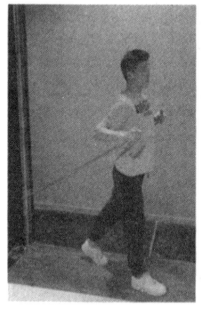
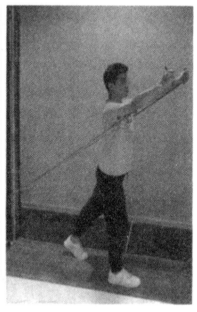

图 16-4-7　站姿斜上推

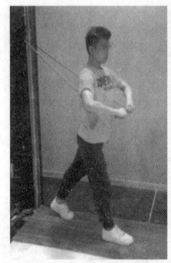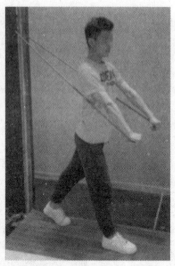

图 16-4-8　站姿斜下推

6. 下压

将绳固定在上方，面对绳，两脚平行站立，挺胸，身体稍前倾，两手握手柄大臂贴紧在身体两侧，弯曲手臂，掌心向下，吸气，呼气时向下伸直手臂。吸气时还原到初始位置。通过变换握法来锻炼不同位置（图 16-4-9）。目标肌肉：肱三头肌。3~5 组，每组 8 次，组间间歇 1min。

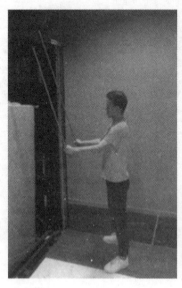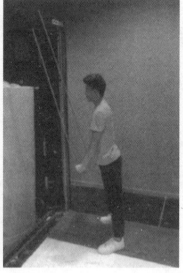

图 16-4-9　下压

第五节　步　行

基本姿势：身体挺拔向上，颈部肌肉放松，两臂前后用力摆动，脚趾用力抓地。

呼吸：腹式呼吸方法，呼吸深长均匀。

步幅：步伐比日常自然步幅大 10~20cm，带动全身更多肌肉参与运动。

速度：90~110 步/min，4km/h。

心率控制：一般情况下青年人 130~140 次/min，老年人不超过 120 次/min。

时长和距离：每天行走 30~60min，距离约 3~4km 或 3000~7000 步。

第六节　慢　跑

基本姿势：挺直腰板，保持头部、颈部和背部一条直线，双眼平视前方。

上肢要求：双肩放松、自然下垂，要保持水平，胳膊自然微屈，双手半握拳，手臂随步伐尽量前后摆动。疲劳时，不要耸肩，可晃动肩膀放松。

下肢要求：臀部适度紧张，给身体持续向前的动力。放松蹬地腿的肌肉，迅速省力地将大腿向前摆出，摆动腿前摆时不要抬得过高，髋部随之自然前送，膝关节随惯性自然弯曲，保持步幅和步频。

脚部要求：着地应柔和而有弹性，用脚后跟和脚中部着地，然后快速向前滚动脚掌，接着前脚掌蹬地离开地面。落地瞬间身体重心不能下降过多，保持膝盖和脚尖在一个方向上，忌"内外八字脚"跑步。

呼吸方法：二步一呼、二步一吸或三步一呼、三步一吸。

心率控制：一般情况下青年人 130~140 次/min，老年人不超过 120 次/min。

前进速度：4~5km/h。

频率和时长：年龄≤18岁者每周4~5次，每次跑20~25min；年龄≥50者每周3次，每次跑15~20min。

第七节　保健操

基本姿势：身体直立，保持头部、颈部和背部一条直线，放松肌肉和心情，双眼平视前方。

1. 伸臂展

体直立位，两臂自然垂于大腿外侧；上步，两掌相对，两臂缓慢前上举，举至头顶上方，上体同时稍稍向后仰；动作的同时深吸气；两臂向前向下画弧，还原至大腿外侧，同时缓缓呼气；一举一放为一次，重复6个8拍（图16-7-1）。

2. 转体摆臂

直立位，两脚开立与肩同宽，两臂自然垂于大腿外侧；以腰部带动肩膀向左转，左臂屈肘随转体摆动至背后右下方，右臂屈肘随转体摆动至左肩上方，还原，向右转体做动作，左臂在前右臂在后。一左一右为一次，重复6个8拍（图16-7-2）。

3. 屈膝下蹲

直立位，两臂自然下垂于体侧；两臂前平举，掌心向下，吸气；两腿屈膝缓慢下蹲，呼气；缓缓站立，还原，吸气；一蹲一起为一次，重复6个8拍。下蹲和站立时，上身均保持直立（图16-7-3）。

注意事项：完成以上动作时，呼吸平稳，动作舒缓，尽可能使躯干、四肢伸展，肌肉拉伸。每天可练习一次，每次练习时间30min左右，动作间歇1~3min。

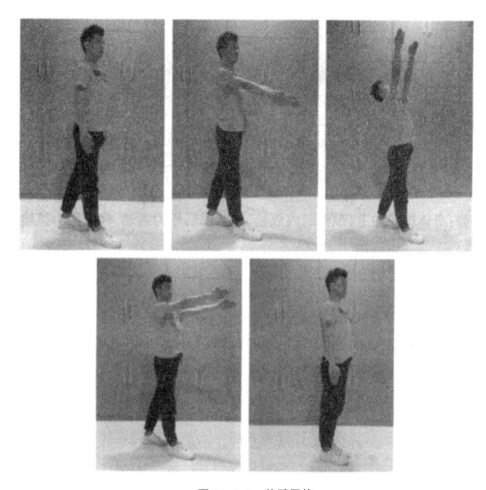

图 16-7-1　伸臂展体

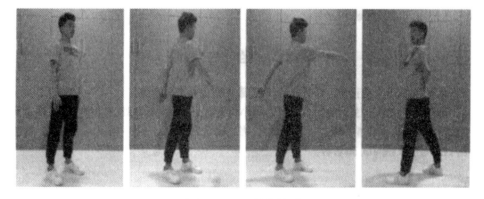

图 16-7-2　转体摆臂

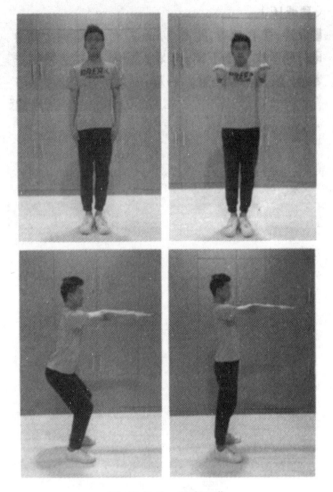

图 16-7-3　屈膝下蹲

第八节　肩后推举

基本姿势：坐位或站立位

动作要领：两手握棒置于颈后肩上，握距略宽于肩宽，挺胸收腹。吸气，持棒向上推起至头顶后上方至两肘伸直，保持 2~3s，呼气放松还原至起始位置。一举一放为一次，重复 6 个 8 拍，每个 8 拍间歇 30s。

第九节　坐位抬腿

基本姿势：上身端正坐于椅子上，屈髋屈膝 90°，也可靠在椅背上。

动作要领：大腿位置保持不变，吸气，将小腿抬高至与大腿等高处，并伸直小腿（可勾脚尖或自然平伸），保持 5~10s 后；呼气放松，将小腿放回原位。一抬一放为一次，重复 8~10 个八拍，每个 8 拍间歇 30s。

第十节　仰卧飞鸟

基本姿势：仰卧长凳或床上。

动作要领：两手握哑铃，拳心相对，距离 20cm 左右，两臂向上伸直与地面垂直，屈膝，两脚踏平。两肘微屈，同时两手向两侧下落，至最大限度，维持 2s，充分伸展胸大肌，然后两臂从两侧向上向内举起，恢复初始位置。一落一起为一次，重复 3~5 个八拍。

第十七章　常用中医保健技术

中医保健技术是以中医理论为基础，经络理论为指导的外治法，是一种中医针灸疗法、中药热疗外敷、刮痧、拔罐、推拿按摩以及中药熏蒸足疗等以达到祛风散寒，活血化瘀，温经通络，消炎止痛等综合调理的目的。对不同年龄阶段都可起到良好的保健效果，在防治已病和调理未病方面效果显著。

第一节　推拿按摩

推拿按摩是通过手法功力直接作用及经络系统进一步发挥的调整作用来防病治病的，具有疏通经络、镇静止痛、调和气血、放松肌肉、消除疲劳、缓和不适感等作用，适用于肌肉酸胀、疼痛、麻木、瘫痪、萎缩，关节疼痛或活动障碍，如扭伤、半身不遂、椎间盘突出、颈椎病、肩周炎、骨质增生等。

一、常用手法

1. 推法

用指、掌或肘进行单方向直线运动。操作时紧贴体表，用力要稳，速度缓慢均匀，使肌肤深层透热而不擦破皮肤。

2. 拿法

用单手或双手的拇指与其他手指对合呈钳形，进行有节律的拿捏。操作时用力要由轻到重，再由重到轻，动作要缓和而连贯。

3. 按法

用指、掌、肘或肢体其他部位着力，按压一定的部位或穴位。按压时方向要与体表垂直，着力部位要紧贴体表，不可在皮肤上产生滑动；点按穴位要准确，用力以患者有酸、胀、热、麻等感觉为度。

4. 揉法

用指、掌、肘等部位着力于体表一定的部位上，做圆形或螺旋形的活动。动作要缓和、协调，可沿顺时针或逆时针方向操作，频率约每分钟120 次。

5. 滚法

依靠腕关节的伸屈动作来促使手掌背部在人体体表来回滚动。操作时应紧贴治疗部位，不宜跳动，腕关节的屈与伸应保持相等均匀的压力，以避免手背与体表撞击，每分钟来回摆动 120 次左右。

6. 搓法

用双手掌着力，挟住被推拿的肢体，相对用力，相反方向，做来回快速搓动，同时做上下往返移动。在操作时双手用力要对称，动作柔和而均匀，来回搓动要快，上下移动要慢。

7. 拍法

用半握拳或手掌上下交替进行叩打。操作时腕部要放松自由屈伸，使动作轻快、柔和而有节奏。

8. 抖法

用单手或双手握住肢体远端，在轻微的持续牵引下，稍用力做连续小幅度的上下快速抖动。抖动的幅度要小，频率要快，用力不要过大。抖动波要沿肢体远端方向传导。

二、哪些人不适合按摩

1. 诊断不明确的急性脊髓损伤或伴有脊髓症状的患者。

2. 骨折、骨关节结核、骨髓炎、骨肿瘤及严重的老年骨质疏松。

3. 严重的心、肺、肝、肾功能衰竭的患者或身体过于虚弱者。

4. 各种急性传染病、急性腹膜炎包括胃、十二指肠溃疡穿孔者。

5. 有出血倾向或有血液病的患者。

6. 避免在有皮肤损伤的部位施手法。但在有褥疮的部位周围施轻手法改善局部血液循环，可使缺血性坏死的创面逐渐愈合。

7. 妊娠 3 个月以上的妇女的腹部、臀部、腰骶部不宜施手法。

8. 精神病患者或精神过度紧张者不宜推拿治疗。

三、按摩需要注意哪些问题

1. 体位

体位的选择对操作者和感受者都十分重要。合适的体位能使感受者舒适、肌肉放松，能维持较长时间；同时利于操作者的手法运用及力量发挥。

2. 强度

一般而言，压力越大刺激越强，在经络、穴位等敏感的部位感受更为明显，青壮年力量手法可以略重，老年人、儿童或肌肉松软者要适当减轻。

3. 用力原则

在操作过程中，用力要注意"轻-重-轻"，即开头结尾力轻中间可略微加重，而在某一部位操作时要轻重交替。

4. 手法衔接

操作时需要注意手法的变换，根据病情的需要，变换自然连续，不犹豫，不拖沓。

第二节 艾 灸

艾灸是采用野生植物艾叶，借助火力、药力直接作用于病灶，通过经络腧穴的传导，来调节机体平衡，可用于感冒、头痛、失眠、慢性腹泻、慢性支气管炎、中风、重症肌无力、慢性溃疡性结肠炎、糖尿病、周围性面神经麻痹、慢性肾炎、阳痿、早泄、不孕不育、精液异常症等病的治疗及保健。

1. 艾灸方法

（1）直接灸

是将大小适宜的艾炷，直接放在皮肤上施灸。施灸时需将皮肤烧伤化脓，愈后留有瘢痕者，称为瘢痕灸，常用于治疗哮喘、肺结核等慢性疾病，但在家庭中应谨慎使用。不使皮肤烧伤化脓，不留瘢痕者，称为无瘢痕灸，是临床及家庭常用的方法，可治疗一般虚寒性疾病。

（2）间接灸

是用药物将艾炷与施灸腧穴部位皮肤隔开进行施灸的方法。

①隔姜灸：将鲜姜切成直径 2~3cm、厚 0.2~0.3cm 的薄片，中间以针刺数孔，然后将姜片置于应灸的腧穴部位或患处，再将艾炷放在姜片上，点燃施灸。待艾炷燃尽，再易炷施灸，直至灸完规定的壮数，以使皮肤红润而不起泡为度，常用于因寒而致的呕吐、腹痛、腹泻及风寒痹痛等。

②隔蒜灸：将鲜大蒜头切成厚 0.2~0.3cm 的薄片，中间以针刺数孔，然后置于应灸的腧穴部位或患处，再将艾炷放在蒜片上，点燃施灸。待艾炷燃尽，易炷再灸，直至灸完规定的壮数，多用于治疗肺结核及初起的肿疡等证。

③隔盐灸：用纯净的食盐填敷于脐部，或于盐上再置一薄姜片，上置大艾炷施灸。多用于治疗伤寒阴证或吐泻并作、中风脱证等。

④ 隔附子饼灸：附子研成粉末，用酒调和做成直径约 3cm、厚0.8cm

的附子饼，中间以针刺数孔，放在应灸的腧穴部位或患处，上面再放艾炷施灸，直到灸完所规定壮数为止。多用于阳痿、早泄或疮疡久溃不敛等证。

（3）艾条灸

①温和灸：施灸时将艾条的一端点燃，对准应灸的腧穴部位或患处，距皮肤2~3cm，进行熏烤。熏烤使患者局部有温热感而无灼痛为宜，一般每处灸5~7min，至皮肤红晕为度。对于昏厥、局部知觉迟钝的患者，操作者可将中、食二指分开，置于施灸部位的两侧，这样可以通过操作者手指的感觉来测知患者局部的受热程度，以便随时调节施灸的距离，防治烫伤。

②雀啄灸：施灸时，并不将艾条点燃的一端与施灸部位的皮肤固定在一定距离，而是像鸟雀啄食一样，一上一下活动地施灸。另外也可均匀地向上、下或左、右方向移动，或做反复的旋转施灸。

③回旋灸　用点燃的艾条在皮肤上往复盘旋灸。用于面积较大的肢体麻木、皮肤病。

（4）温灸器灸

温灸器是用金属特制的一种灸具，其筒内套有小筒，小筒四周有孔。施灸时，将艾条绒或加掺药物装入温灸器的小筒，点燃后，将温灸器的盖扣好，即可置于腧穴或应灸部位，进行熨灸，直到所灸部位的皮肤红润为度。有调和气血，温中散寒的作用。

2. 常见病症艾灸方法

（1）延年益寿保健灸

[穴位] 足三里穴（位于小腿前外膝眼下3寸，胫骨前嵴外侧一横指处）、气海穴（位于腹正中线脐下1.5寸处）、关元穴（位于腹正中线脐下3寸处）。

[分组] 第一组：关元穴、气海穴、左侧足三里穴；第二组：关元穴、气海穴、右侧足三里穴。

[方法] 选准穴位后，点燃药用艾条，分别对准第一组穴位，每穴悬灸10min，以各穴位皮肤潮红色为度。第二天用同样的方法悬灸第二组穴

位。如此交替悬灸，连续 3 个月为一个疗程。休息一周，再继续第二个疗程。艾灸时注意力集中，艾火与皮肤的距离，以受灸者能忍受的最大热度为佳。注意不可灼伤皮肤。

3. 哪些情况不适合艾灸

（1）凡暴露在外的部位，如颜面，不能直接灸，以防形成疤痕，影响美观。眼球属颜面部，也不能灸。

（2）皮薄、肌少、筋肉结聚处，妊娠期妇女的腰、骶部及下腹部，男女的乳头、阴部、睾丸等不能施灸。另外，关节部位不要直接灸，大血管处、心脏部位不能灸。

（3）极度疲劳、过饥、过饱、醉酒、大汗淋漓、情绪不稳或妇女经期，颜面部、颈部及大血管走行的体表区域、黏膜附近均不得施灸。

（4）某些传染病、高烧、昏迷、抽风期间，或身体极度衰竭，形瘦骨立者等忌灸。

（5）无自制能力的人如精神病患者等忌灸。

4. 家庭艾灸要注意什么

（1）专心

施灸时要思想集中，专心致志，耐心坚持，不要在施灸时分散注意力，以免艾条移动，不在穴位上，徒伤皮肉，浪费时间。另外可能引起局部痛觉降低而被烫伤，如果施灸不当，局部烫伤可能起疱，产生灸疮，一定不要把疱搞破，要注意防止感染，如果已经破溃感染，要及时使用消炎药。在施灸前，要将所选穴位用温水或酒精棉球擦洗干净，灸后注意保持局部皮肤适当温度，防止受凉，影响疗效。

（2）定位

要注意穴位的准确性和体位舒适，要找准部位、穴位以确保灸治的效果。体位一方面要适合艾灸的需要，另一方面要舒适、自然。除瘢痕灸外在灸治过程中，要注意防止艾火灼伤皮肤，尤其幼儿患者。如有起泡时，可用酒精消毒后，用毫针将水泡挑破，消毒即可。

（3）防火

现代人的衣着不少是化纤、羽绒等质地，很容易燃着，因此施灸时一定要注意防止落火，尤其是使用艾炷灸时更要小心谨慎，以防艾炷翻滚脱落。用艾条灸后，可将艾条点燃的一头塞入直径比艾条略大的瓶内，以利于熄灭，并注意检查艾条有无熄灭。偶有灸后身体不适者，如身热感、头昏、烦躁等，可令患者适当活动身体，饮少量温开水，或针刺合谷、后溪等穴位，可使症状迅速缓解。

（4）保暖

因施灸时要暴露部分的体表部位，在冬季要注意保暖，同时还要注意室内温度的调节并开窗换气，保持空气新鲜洁净。

（5）安全

如果是家庭成员之间互相施灸，要注意施灸距离的调节，对于皮肤感觉迟钝者，可用另一只手的食指和中指置于施灸部位两侧，以感知施灸部位的温度。这样，既不致烫伤皮肤，又能收到好的效果。

（6）顺序

要掌握施灸的程序，如果灸的穴位多且分散，应按先背部后胸腹，先头身后四肢的顺序进行。

（7）剂量

施灸要循序渐进，初次使用艾灸要注意掌握好刺激量，先小剂量，灸的时间短一些、壮数少一些，以后再加大剂量，不要一开始就大剂量进行。

（8）时间

一般不要在饭前空腹时或饭后立即施灸。

第三节　刮　痧

刮痧是我国的一种传统治疗手法，刮一刮，不仅能排出身体内的"毒气"，而且能够调整气血、恢复阴阳平衡，从而达到治疗疾病的目的。用边缘光滑的牛角、嫩竹板、瓷器片等工具，蘸食油、清水或刮痧油，在体表部位由上而下、由内向外刮拭，具有清热解毒、活血化瘀、开泄毛孔、疏通经络、排毒祛邪、消炎止痛等作用。可用于感冒发热、头痛、咳嗽、呕吐、腹泻以及高温中暑、各种神经痛、脏腑痉挛性疼痛等，还能预防疾病、促进恢复、强身健体、减肥及美容。

1. 刮痧手法

（1）刮痧工具的选择

刮痧板多采用牛角、嫩竹板、瓷器片等，形状多为长方形，边缘有圆形突起，圆润、光滑。牛角本身就具有一定的清热解毒等药用功效，用牛角刮痧板操作可加强治疗作用和疗效。刮痧之前，为了防止划破皮肤，还要在皮肤表面涂一层润滑剂，香油、色拉油都可以用。当然，有条件的话，最好采用专门的刮痧油。

（2）拿刮板法

用手掌握刮板，治疗时，刮板厚的一面对手掌，保健时，刮板薄的一面对手掌。

（3）刮拭角度

刮板与刮拭方向保持90°到45°进行刮痧。

（4）刮拭方向和力度

颈、背、腹、上肢、下肢部从上向下刮拭，胸部从内到外刮拭，包括上下、内外、左右。刮痧时用力均匀，刮痧部位尽量拉长。

（5）刮痧补泻手法

补刮、泻痧、平补平泻刮法主要根据刮痧的力量和速度来区分（表17-1）。

表 17-1　刮痧补泻手法

	力量	速度（频率）
补刮	小（轻）	慢
泻痧	大（重）	快
平补平泻	适中	适中

2. 常见病刮痧操作

（1）失眠刮痧操作手法

①头部：以头顶（百会穴）为中心，分别向前（至前额神庭穴）、后（至发际边凹处安眠穴）、左、右（至太阳穴）刮拭

②肩部：双侧肩周部（从上到下至肩井穴）

③背部：脊椎、腰椎两侧 1.5 寸（膀胱经：心腧至肾腧穴）

④下肢：膝下外侧下缘 1 寸（足三里穴）

⑤小腿内侧：内踝尖上 3 寸胫骨后缘处（三阴交穴）

⑥足面：拇一、二趾间（行间穴）

（2）感冒刮痧操作手法

①取冷水半碗作为润滑剂，操作时，右手食指和中指弯曲、沾水，在患者鼻梁上部、颈部、胸部、脊柱两侧处，自上而下刮之，先轻后重直至皮肤出现紫红色出血斑点即可。

② 左手拉患者手掌，右手掌从患者的肘关节往下擦至腕关节处数次，再抖动若干次，并抓住手指关节向外拉，听见关节响声即可。

③左手抓住患者下肢，右手从膝关节擦到脚掌处若干次，双手抓住脚掌抖动数次，并抓住脚趾朝外拉。听到关节响声即可。

④根据患者体质服用藿香正气水 10~20ml，患者会立即感到舒服轻松。

3. 哪些人不宜刮痧

虽然刮痧的刺激强度不是很大，适应证也较广泛，但以下情况不适宜刮痧：

（1）患有皮肤溃疡等皮肤病因为刮痧要刮皮肤表层，若有溃疡，容易破裂感染，加重病情。

（2）患有血友病或白血病由于刮痧会使局部充血，血小板少者应慎刮。

（3）需要刮痧的部位有外伤比如手臂挫伤、背部破皮或腿部骨折等。

（4）孕妇特别是腹部、腰骶部等部位不能刮痧，否则容易引起流产。

（5）心力衰竭、肾功能衰竭、肝硬化腹水或全身重度浮肿等患者，这些人刮痧易对身体造成更大的伤害。

（6）下肢静脉曲张患者此类人群最好不刮痧，如要刮痧也应谨慎，刮拭方向应从下向上，手法尽量放轻。

4. 刮痧注意哪些问题

（1）刮痧治疗时应注意室内保暖，避免风直吹刮拭部位。

（2）出痧后 30min 内忌洗凉水澡。

（3）刮痧后尽量不要喝酒或吃辛辣食物，忌食生冷瓜果和油腻食物。

（4）刮痧部位未退痧之前，不宜在原处再次进行刮拭出痧。

（5）出痧后可饮一杯温开水（最好为淡糖、盐水），并休息 30min。

（6）刮痧后不宜发怒，应保持情绪平静。

（7）如刮痧后出现不适，应立即去医院诊治。

（8）刮痧不可避免的会产生一些皮肤损伤，如果刮痧板的消毒不过关，肯定会导致交叉感染。另外，每个人的皮肤上都会寄生一些细菌，刮痧板如果不经消毒，就会无形中变成传播细菌的途径，殃及其他刮痧者。

第四节　拔　罐

拔罐是以杯罐为工具，借热力排去其中的空气产生负压，吸附于皮肤，造成皮肤瘀血现象的一种疗法。拔罐局部的温热作用不仅使血管扩张、血流量增加，而且可增强血管壁的通透性和细胞的吞噬能力。因此，拔罐可对人体起到治病防病、强身保健的作用。

1. 拔罐手法

（1）准备：玻璃火罐数个，根据部位选择号型大小，镊子一把，95%酒精棉球，酒精灯一台，新毛巾四条。

（2）检查：检查是否合乎适应证，检查拔罐的部位和患者体位，检查罐口是否光滑和有无残角破口。

（3）操作方法：先用干净毛巾，蘸热水将拔罐部位擦洗干净，然后用镊子镊紧棉球稍蘸酒精，点燃酒精灯，燃着棉球，往玻璃火罐里一闪，迅速将罐子扣住在皮肤上。

（4）留罐时间：留罐时间一般 10~15min。

（5）起罐：左手轻按罐子，向左倾斜，右手食、中二指按准倾斜对方罐口的肌肉处轻轻下按，使罐口漏出空隙，透入空气，吸力消失，罐子自然脱落。

（6）火力大小：酒精多，火力大则吸拔力大；酒精少，火力小则吸拔力小。罐子叩得快则吸力大；叩得慢则吸力小。

（7）间隔时间：可根据病情来决定。一般来讲，慢性病或病情缓和的，可隔日 1 次；病情急的可每日 1 次或多次，例如发高烧，关节炎急性发作、急性胃肠炎等病，每日 1~2 次，甚至 3 次，皆不为过，但留罐时间不可过长。

（8）疗程：一般以 12 次为一疗程，如病情需要，可再继续几个疗程。

（9）部位：肩端、胸、背、腰、臀、肘窝以及颈椎、足踝、腓肠肌等肌肉丰厚、血管较少的部位，皆可拔罐。

2. 拔罐部位

人们常常在拔罐时不知道怎样找合适部位，也就是说不懂得在身体的哪些部位可以拔罐，一般情况下可采取以下办法：

（1）选择局部疼痛部位：身体局部疼痛的部位，往往就是病邪聚集的地方。因此，在局部拔罐即可起到拔除病理产物的作用，如坐骨神经痛可配合拔腰部，手臂麻痛考虑颈椎病者，同时在颈臂等处拔罐效果更好。

（2）选择穴位拔罐：按照穴位拔罐疗效更好，一般需分析病因辨证取穴，例如类风湿性关节炎患者畏寒肢冷可在督脉拔罐治疗，以生阳祛寒。需要注意的是：穴位是点，拔罐是面，拔罐以面覆点，故对穴位位置的准确度要求较低。

3. 拔罐要注意什么

（1）体位须适当，局部皮肉如有皱纹、松弛、疤痕凹凸不平及体位移动等，火罐易脱落。

（2）根据不同部位，选用大小合适的罐。用投火法拔罐时，火焰须旺，动作要快，使罐口向上倾斜，避免火源掉下烫伤皮肤。用闪火法时，棉花棒蘸酒精不要太多，以防酒精滴下烧伤皮肤。用贴棉法时，须防止燃着棉花脱下。用架火法时，扣罩要准确，不要把燃着的火架撞翻。用煮水罐时，应甩去罐中的热水，以免烫伤患者的皮肤。

（3）在应用针罐时，须防止肌肉收缩，发生弯针，并避免将针撞压入深处，造成损伤胸背部腧穴均宜慎用。

（4）在应用刺血拔罐时，针刺皮肤出血的面积，要等于或略大于火罐口径。出血量须适当，每次总量成人以不超过 10ml 为宜。

（5）在使用多罐时，火罐排列的距离一般不宜太近，否则因皮肤被火罐牵拉会产生疼痛，同时因罐子互相排挤，也不宜拔牢。

（6）走罐时，在拔罐口涂适量润滑油（可用红霉素或以凡士林和甘油按适当比例调和代替），拔罐不宜太紧，缓慢移动罐体，可同时起到拔罐和刮痧的双重作用。适用于面积较大且平滑的部位，如颈、肩部及腿部等，但皮肤有破溃者不宜用，不能在骨突出处推拉，以免损伤皮肤，或使火罐漏气脱落。

（7）起罐时手法要轻缓，以一手抵住罐边皮肤，按压一下，使气漏入，罐子即能脱下，不可硬拉或旋动。

（8）拔罐后针孔如有出血，可用干棉球拭去。一般局部呈现红晕或发绀色（瘀血）为正常现象，会自行消退。如局部瘀血严重者，不宜在原位再拔。如留罐时间过长，皮肤会起水泡，小的不需处理，防止擦破引起感染即可；大的可以用针刺破，流出泡内液体消毒，覆盖消毒敷料，防止感染。

4. 家庭拔罐常见的禁忌有哪些

（1）体质过于虚弱者不宜拔罐，因为拔罐中有泻法，反而使虚者更虚，达不到治疗的效果。

（2）孕妇及年纪大且患有心脏病者拔罐应慎重。孕妇的腰骶部及腹部是禁止拔罐部位，极易造成流产。在拔罐时，皮肤在负压下收紧，对全身是一种疼痛的刺激，一般人完全可以承受，但年老且有心脏疾病的患者在这种刺激下可能会使心脏疾病发作。

（3）局部有皮肤破溃或有皮肤病的患者不宜拔罐。

（4）拔罐时不宜留罐时间过长（一般拔罐时间应掌握在 8min 以内），

以免造成起泡（尤其是患有糖尿病者，应尽量避免起泡所带来的感染概率）。

（5）若有拔罐后不慎起泡，一般直径 1~2mm 内散发的（每个罐内少于 3 个），可不用处理，自行吸收。但直径超过 1cm，每个罐内多于 3 个或伴有糖尿病及免疫功能低下者，应及时到医院处理。

（6）注意罐子的清洁，如每人应专用 1 套罐具，每次使用后应对罐具进行清洗、消毒，防止感染。

（7）因儿童皮肤娇嫩，且未发育完全，拔罐前需咨询临床中医师，确保安全。

第五节　药　浴

药浴是用药液或含有药液的水洗浴全身或局部的一种方法，其形式多种多样：洗全身浴称药水澡；局部洗浴的又有烫洗、熏洗、坐浴、足浴等。尤其烫洗最为常用。药浴用药与内服药一样，亦须遵循处方原则，辨病辨证，谨慎选药，即根据各自的体质、时间、地点、病情等因素，选用不同的方药，发挥最大的效用。

1. 药浴手法

（1）煎药溶解：将药物粉碎后用纱布包好，用十倍于药包（粉）的开水浸泡 5~10min；或直接把药物放在锅内，加清水适量，浸泡 20min，然后再煮 30min。将药液倒进浴盆内，待温度适度时即可洗浴。

（2）调好水温：根据自己的耐热习惯在 39℃~45℃调整水温，如果首次泡浴没经验水温就调到夏天 39℃、冬天 42℃，并且在泡浴过程中适当调整温度。

把溶解好的药包和药水同时倒入木桶里以后要用手揉捏药包，把里面的有效成分挤压出来。

首次泡药浴因为没有经验，所以有一些身体反映后就有些害怕不敢再泡下去。事实上，只要在耐受范围内，就应鼓励自己多坚持一段时间，最好达到 10min 以上，直到发现有排毒反应后再休息，另外可以采用中间休息 2~3 次，每次 3min 的方法来缓解身体不适，只要累计泡浴时间达到 20min 即可。

（3）根据反应调整水温：不同的人耐受力有很大的差别，所以第一次进水 5~8 分钟时要根据对于水温的感受，及时调整水温，以达到最佳的效果，否则水温高了会感到难以忍受，水温低了又没有效果。直到几次泡浴后对水温的耐受力有了把握，根据经验就可以把温度调整到位，达到满意的效果。

2. 哪些人不适合药浴

①中度以上高、低血压病史，心脏功能不良者慎用。

②有严重哮喘病者应避免使用，或遵医嘱。

③皮肤有较大面积创口时应慎用。

④孕妇及女性月经期间避免使用。

⑤具有严重过敏史的人慎用。

3. 家庭药浴要注意哪些问题

中药浴必须请中医师针对病情对症下药，并按照医嘱制作药汤，切勿盲目自行择药。

泡浴前必须先淋浴洁身，以保持药池的卫生。浴后应立即用温清水冲洗干净，拭干皮肤，及时穿衣服。一般而言，热水药浴（39℃~45℃）适用于风湿性关节炎、风湿性肌痛、类风湿性关节炎、各种骨伤后遗症、肥胖及银屑病等；神经过度兴奋、失眠、一般疼痛、消化不良等的药浴温度，以相当于或稍低于体温为宜；25℃~33℃适用于急性扭挫伤。药浴时，室温不应低于 20℃，局部药浴时，应注意全身保暖，夏季应避风，预防感冒。

初浴时，水位宜在心脏以下，3~5min 身体适应后，再慢慢泡至肩位。洗浴时间不可太长，尤其是全身热水浴。由于汗出过多，体液丢失量大，皮肤血管充分扩张，体表血液量增多，造成头部缺血而发生眩晕或晕厥。一旦发生晕厥，应及时扶出浴盆，平卧在休息室床上，同时给患者喝些白开水或糖水，补充体液与能量。或用冷水洗脚，使下肢血管收缩，头部供血充足。

严重心衰、严重肺功能不全、心肌梗死、冠心病、主动脉瘤、动脉硬化、高血压患者、有出血倾向者以及老年人、儿童慎用水温 39℃以上的药浴，而应以接近体温之药液沐浴，并有家人或医护人员陪护，且沐浴时间不宜过长。妊娠或经期女性不宜泡药浴，尤其不宜盆浴及坐浴。

全身泡热药浴易发生晕厥，故浴后要慢慢地从浴盆中起身；泡药浴时出现轻度胸闷、口干等不适，可适当饮水或饮料；若有严重不适，应立即停止药浴。

饭前、饭后 30min 内不宜进行全身药浴。饭前药浴，由于肠胃空虚，洗浴时出汗过多，易造成虚脱。饭后立即药浴，可造成胃肠或内脏血液减少，血液趋向体表，不利消化，可引起胃肠不适，甚至恶心呕吐。临睡前不宜进行全身热水药浴，以免兴奋后影响睡眠。

第六节　穴位贴敷

穴位贴敷是指在某些穴位上贴敷药物，通过药物和穴位的共同作用，治疗疾病的一种方法。穴位贴敷法既有穴位刺激作用，又能通过皮肤组织对药物有效成分的吸收，发挥明显的药理效应，因而具有双重作用。除极少数有毒药物外，本法一般无危险和毒副作用，使用较为安全方便。对于老年体弱者、药入即吐者尤为适宜。

1. 穴位的选择

穴位贴敷疗法的穴位选择与针灸疗法是一致的，也是以脏腑经络学说为基础，通过辨证选取贴敷的穴位，并力求少而精。此外，还应结合以下选穴特点：

（1）选择离病变器官、组织最近、最直接的穴位贴敷药物。

（2）选用阿是穴贴敷药物。

（3）选用经验穴贴敷药物，如吴茱萸贴敷涌泉穴治疗小儿流涎；威灵仙贴敷身柱穴治疗百日咳等。

2. 贴敷药物选择

（1）贴敷药物

凡是临床上有效的汤剂、丸剂，一般都可以熬膏或为研末用作腧穴贴敷。

（2）使用通经走窜、开窍活络之品

常用的药物有冰片、麝香、花椒、白芥子、乳香、没药、肉桂、细辛、白芷、姜、葱、蒜等。

（3）多选气味醇厚、或力猛有毒之品

如生南星、生半夏、生川乌、生草乌、巴豆、斑蝥、蓖麻子、大戟等。

（4）选择适当溶剂调和，和贴敷药物或熬膏使用，达到药力专、吸收快、收效速的目的。

（5）醋调贴敷药能起到解毒、化瘀、敛疮等作用，虽用药猛，可缓其性；酒调贴敷药，则有行气、活血、通络、消肿、止痛作用，虽用药缓，可激其性；油调贴敷药，又可润肤生肌。常用溶剂有水、白酒或黄酒、醋、姜汁、蜂蜜、蛋清、凡士林等。

3. 贴敷方法

根据所选穴位，采取适当体位，使药物能敷贴稳妥。贴药前，定准穴位，用温水将局部洗净，或用乙醇棉球擦净，然后敷药。也有使用助渗剂者，在敷药前，先在穴位上涂以助渗剂或助渗剂与药物调和后再用。

对于所敷之药，无论是糊剂、膏剂或捣烂的鲜品，均应将其很好地固定，以免移动或脱落，可直接用胶布固定，也可先将纱布或油纸覆盖其上，再用胶布固定。目前有专供贴敷穴位的特制敷料，使用固定都非常方便。如需换药，可用消毒干棉球蘸温水或各种植物油，或石蜡油轻轻揩去粘在皮肤上的药物，擦干后再敷药。

一般情况下，刺激性小的药物，每隔 1~3d 换药 1 次，不需溶剂调和的药物，还可适当延长至 5~7d 换药 1 次；刺激性大的药物，应视患者的反应和发泡程度确定贴敷时间，数分钟至数小时不等，如需再贴敷，应待局部皮肤基本正常后再敷药。

对于寒性病证，可在敷药后，在药上热敷或艾灸。

4. 适应范围

穴位贴敷法适应范围相当广泛，不但可以治疗体表的病症，而且可以治疗内脏的病症；既可治疗某些慢性病，又可治疗一些急性病症。

5. 治疗病症

主要有感冒、咳嗽、哮喘、自汗、盗汗、胸痹、不寐、胃脘疼、泄泻、呕吐、便秘、食积、黄疸、胁痛、头痛、眩晕、口眼斜、消渴、遗精、阳痿、月经不调、痛经、子宫脱垂、乳痈、乳核、疮疡肿毒、喉痹、牙痛、口疮、疟疾、关节肿痛、跌打损伤、小儿夜啼、厌食、遗尿、流涎等。此外，还可用于防病保健。

6. 注意事项

（1）凡用溶剂调敷药物时，需随调配随敷用，以防蒸发。

（2）若用膏药贴敷，在温化膏药时，应掌握好温度，以免烫伤或贴不住。

（3）对胶布过敏者，可改用肤疾宁贴膏或用绷带固定贴敷药物。

（4）对刺激性强、毒性大的药物，贴敷穴位不宜过多，贴敷面积不宜过大，贴敷时间不宜过长，以免发泡过大或发生药物中毒。

（5）对久病体弱消瘦以及有严重心脏病、肝脏病等的患者，使用药量不宜过大，贴敷时间不宜过久，并在贴敷期间注意病情变化和有无不良反应。

（6）对于孕妇、幼儿，应避免贴敷刺激性强、毒性大的药物。

（7）对于残留在皮肤的药膏等，不可用汽油或肥皂有刺激性物品擦洗。

附录　量表

量表一　简易智能精神状态评估表(MMSE)

	评估内容	错误	正确	得分	得分	得分
I 定向力 (10分)	现在我要问您一些问题，多数都很简单，请您认真回答					
	星期几	0	1			
	几号	0	1			
	几月	0	1			
	什么季节	0	1			
	哪一年	0	1			
	省市	0	1			
	区县	0	1			
	街道或乡	0	1			
	什么地方	0	1			
	第几层楼	0	1			
II 记忆力 (3分)	现在我告诉您三种东西的名称，我说完后请您重复一遍(回答出的词语正确即可，顺序不要求)					
	皮球	0	1			
	国旗	0	1			
	树木	0	1			
III 注意力和 计算力 (5分)	现在请您算一算，从100中减去7，然后从所得的数算下去，请您将每减一个7后的答案告诉我，直到我说"停"为止（依次减5次，减对几次给几分，如果前而减错，不影响后而评分）					
	100-7	0	1			
	-7	0	1			
	-7	0	1			
	-7	0	1			
	-7	0	1			
IV 回忆能力 (3分)	现在请您说出刚才我让您记住的是哪三种东西					
	皮球	0	1			
	国旗	0	1			
	树木	0	1			

续表

V 语言能力（9分）	命名能力	请问这是什么					
		回答出"手表"	0	1			
		回答出"铅笔"	0	1			
	复述能力	请您跟我说如下一句话					
		"大家齐心协力拉紧绳"	0	1			
	三步命令	我给您一张纸，请您按我说的去做					
		右手拿起纸	0	1			
		将纸对折	0	1			
		将纸放在左腿上	0	1			
	阅读能力	请您念一念这句话，并按这句话的意思去做(如患者为文盲，该项评为0分)					
		"请闭上您的眼睛"	0	1			
	书写能力	请您写一个完整的句子，句子要有主语、谓语，能表达一定的意思(如患者为文盲，该项评为0分)					
			0	1			
	结构能力	请您照着这个样子把它画下来					
			0	1			

评定总分	
评定结果	
评估日期	
评估者签名	

评价标准：总分范围 0~30 分，正常与不正常的分界值与受教育程度有关，分界值以下为有认知功能缺陷，分界值以上为正常
认知功能缺陷分界值：
文盲组（未受学校教育）为 17 分
小学组（教育年限≤6 年）为 20 分
中学或以上组（教育年限>6 年）为 24 分

量表二 基本日常生活活动能力评估表（Barthel 指数量表）

评估内容	评分细则	得分	得分	得分
1.进食:指用合适的餐具将食物由容器送到口中,包括用筷子、勺子或叉子取食物、对碗/碟的把持、咀嚼、吞咽等过程	10 分:可独立进食（在合理的时间内独立进食准备好的食物） 5分:需部分帮助（前述某个步骤需要一定帮助） 0分:需极大帮助或完全依赖他人			
2.洗澡:	5分:准备好洗澡水后,可自己独立完成 0分:在洗澡过程中需他人帮助			
3.修饰:包括洗脸、刷牙、梳头、刮脸等	5分:可自己独立完成 0分:需他人帮助			
4.穿衣:包括穿/脱衣服、系扣子、拉拉链、穿/脱鞋袜、系鞋带等	10分:可独立完成 5分:需部分帮助（能自己穿或脱,但需他人帮助整理衣物、系扣子、拉拉链、系鞋带等） 0分:需极大帮助或完全依赖他人			
5.大便控制	10分:可控制大便 5分:偶尔失控（<1 次/周） 0分:完全失控			
6.小便控制	10分:可控制小便 5分:偶尔失控（<1 次/24h, >1 次/每周） 0分:完全失控			
7.如厕:包括擦净、整理衣裤、冲水等过程	10分:可独立完成 5分:需部分帮助（需他人搀扶、需他人帮忙冲水或整理衣裤等） 0分:需极大帮助或完全依赖他人			
8.床椅转移	15分:可独立完成 10分:需部分帮助（需他人搀扶或使用拐杖） 5分:需极大帮助(较大程度上依赖他人搀扶和帮助） 0分:完全依赖他人			
9.平地行走	15分:可独立在平地上行走 45m 10 分:需部分帮助（需他人搀扶,或使用拐杖、助行器等辅助用具） 5分:需极大帮助(行走时较大程度上依赖他人搀扶,或坐在轮椅上自行在平地上移动） 0分:完全依赖他人			
10.上下楼梯	10分:可独立上下楼梯 5分:需部分帮助（需扶楼梯、他人搀扶,或使用拐杖等） 0分:需极大帮助或完全依赖他人			
评定总分				
评定结果				
评估日期				
评估者签名				

评分标准：生活自理：100 分, 日常生活活动能力良好, 不需他人帮助
　　　　轻度功能障碍：61~99 分, 能独立完成部分日常活动, 但需一定帮助
　　　　中度功能障碍：41~60 分, 需要极大帮助才能完成日常生活活动
　　　　重度功能障碍：≤40 分, 大部分日常生活活动不能完成或完全需人照料

量表三　跌倒风险评估表

评估内容		权重（分）	得分	得分	得分
运动	步态异常/假肢	3			
	行走需要辅助设施	3			
	行走需要他人帮助	3			
跌倒史	有跌倒史	2			
	因跌倒住院	3			
精神不稳定状态	谵妄	3			
	痴呆	3			
	兴奋/行为异常	2			
	意识恍惚	3			
自控能力	大便/小便失禁	1			
	频率增加	1			
	保留导尿	1			
感觉障碍	视觉受损	1			
	听觉受损	1			
	感觉性失语	1			
	其他情况	1			
睡眠状况	多醒	1			
	失眠	1			
	夜游症	1			
用药史	新药	1			
	心血管药物	1			
	降压药	1			
	镇静、催眠药	1			
	戒断治疗	1			
	糖尿病用药	1			
	抗癫痫药	1			
	麻醉药	1			
	其他	1			
相关病史	神经科疾病	1			
	骨质疏松症	1			
	骨折史	1			
	低血压	1			
	药物/乙醇戒断	1			
	缺氧症	1			
年龄	≥80 岁	3			

评分标准：正常:0 分	评定总分			
低危:1~2 分	评定结果			
中危:3~9 分	评估日期			
高危:10 分及以上	评估者签名			

量表四　压疮风险评估表(Waterlow Scale 评估表)

评估内容			分值	得分	得分	得分
体质指数 （BMI）	一般（BMI：20～24.9）		0			
	高于一般（BMI：25～29.9）		1			
	肥胖（BMI≥30）		2			
	低于一般（BMI：<20）		3			
皮肤类型	健康		0			
	薄如纸		1			
	干燥		1			
	水肿		1			
	潮湿		1			
	颜色异常		2			
	破溃		3			
性别	男性		1			
	女性		2			
年龄	14～49 岁		1			
	50～64 岁		2			
	65～74 岁		3			
	75～80 岁		4			
	≥81 岁		5			
营养状况 评估工具	A—近期体重下降	是到 B；否到 C；不确定=2 分并到 C				
	B—体重下降评分	0.5～5kg	1			
		5～10kg	2			
		10～15kg	3			
		>15kg	4			
		不确定	2			
	C—进食少或食欲差	否	0			
		是	1			
失禁	完全控制/导尿		0			
	小便失禁		1			
	大便失禁		2			
	大小便失禁		3			

续表

评估内容		分值	得分	得分	得分
运动能力	完全的	0			
	烦躁不安的	1			
	淡漠的	2			
	受限的	3			
	卧床不起的	4			
	受限于座位的	5			
组织营养状况	恶液质	8			
	多器官衰竭	8			
	单器官衰竭（呼吸、肾脏、心脏）	5			
	外周血管病	5			
	贫血（HB<80g/L）	2			
	抽烟	1			
神经系统缺陷	糖尿病/多发性硬化/心脑血管意外	4~6			
	运动/感觉异常	4~6			
	偏瘫	4~6			
大手术/创伤	骨/脊椎手术	5			
	手术时间>2h	5			
	手术时间>6h	8			
药物	细胞毒性药	≤4			
	长期大剂量服用类固醇	≤4			
	抗生素	≤4			

体质指数（BMI）=体重（kg）/身高（m）^{2} 评分标准：危险：≥10分 高度危险：≥15分 极度危险：≥20分	评定总分	
	评定结果	
	评估日期	
	评估者签名	

量表五 导管脱出风险评估表

	评估内容	分值	得分	得分	得分	得分
管道类型	①动脉导管 ②气管切开导管 ③气管插管 ④"T"型引流管⑤脑室引流管	3				
	①中心静脉导管 ②PICC 管 ③胸腔引流管 ④腹腔引流管 ⑤盆腔引流管 ⑥造瘘管 ⑦透析管路 ⑧创伤引流管	2				
	①胃管 ②导尿管 ③外周静脉导管 ④特殊氧气管	1				
年龄	14 岁以下，70 岁以上	2				
意识	烦躁/谵妄	3				
	嗜睡/意识模糊	2				
	昏迷/使用镇静剂	1				
精神状态	精神行为异常/抑郁状态	3				
	认知障碍	2				
病史	自杀史/拔管史	3				
导管固定方式	胶布	3				
	固定器	2				
	缝合	1				
活动	绝对卧床/定时翻身	1				
	使用助行器/行动不稳	2				
	完全自主活动	1				
	有约束指征无约束	2				
疼痛/不适	疼痛/有不适，可忍受	1				
	疼痛/有不适，不能耐受	2				
合作性	差，不配合	3				
	间断配合	1				
评定总分						
评定结果						
评估日期						
评估者签名						

说明：管道类型中多管道的可累计积分，其余项目不累计积分。
评分标准：轻度危险：≤8 分
中度危险：9～12 分
高度危险：≥13 分

量表六　国际尿失禁咨询委员会尿失禁问卷表简表(ICI-Q-SF)

请结合患者近 4 周来的症状进行评估					
序号	评估内容	评分细则	得分	得分	得分
1	您溢尿的次数	0 分=从来不溢尿 1 分=1 星期大约溢尿≤1 次 2 分=1 星期溢尿 2-3 次 3 分=每天大约溢尿 1 次 4 分=1 天溢尿数次 5 分=始终溢尿			
2	在通常情况下，您的溢尿量是多少（不管您是否使用了防护用品）	0 分=不溢尿 2 分=少量溢尿,常感会阴部是湿的,或用尿垫 1 块/天 4 分=中等量溢尿(内裤常被尿湿，或用尿垫 2 块/天) 6 分=大量溢尿(外裤常被尿湿，或用尿垫≥3 块/天，或有时不小心尿液可沿大腿流下)			
3	总体上看,溢尿对您日常生活影响程度如何	请在 0（表示没有影响）~10（表示有很大影响）之间选择某个数字 没有影响　　0 1 2 3 4 5 6 7 8 9 10　　有很大影响			
4	什么时候发生溢尿（请在与您情况相符合的空格打✓） 1.从不溢尿□　　　　　2.在睡着时溢尿□ 3.在活动或体育运动时溢尿□　4.在无明显理由的情况下溢尿□ 5.未到厕所就会有尿液漏出□　6.在咳嗽或打喷嚏时溢尿□ 7.在小便完和穿好衣服时溢尿□　8.在所有时间内溢尿□	第项	第项	第项
	评定总分				
	评定结果				
	评估日期				
	评估者签名				
说明：ICI-Q-SF 得分：第 1、2、3 个问题的分数之和 评分标准：正常：0 分 轻度尿失禁：1~7 分 中度尿失禁：8~14 分 重度尿失禁：15~21 分					

量表七 衰弱量表(FARIL 量表)

条目	询问方式	分数 是=1 分 否=0 分
疲乏	过去 4 周内大部分时间或所有时间感到疲乏	
阻力增加 /耐力减退	在不用任何辅助工具及不用他人帮助的情况下，中途不休息爬 1 层楼梯有困难	
自由活动下降	在不用任何辅助工具及不用他人帮助的情况下，走完 1 个街区（100m）较困难	
疾病情况	医生曾告诉你存在 5 种以上如下疾病：高血压、糖尿病、急性心脏疾病发作、卒中、恶性肿瘤（微笑皮肤癌除外）充血性心力衰竭、哮喘、关节炎、慢性肺病、肾脏疾病、心绞痛等	
体重下降	1 年或更短时间内出现体重下降≥5%	

说明：≥3 分可诊断为衰弱综合征；<3 分为衰弱前期；0 分为无衰弱健康老人。

量表八 家庭与社会评估量表(APGAR 量表)

问题项目	经常觉得 （2分）	有时觉得 （1分）	几乎没有 （0分）
1.我很满意当我有任何困难时可以寻求家人帮忙			
2.我很满意我的家人与我说话或分享问题的方式			
3.我很满意我的家人接收及支持我从事的活动			
4.我很满意我的家人对我情绪上反应,如生气或难过的表达方式			
5.我很满意我的家人和我一起共处的方式			
评分结果：家庭功能不全：低于 3 分 　　　　　中度功能不全：4-6 分 　　　　　目前无需家庭功能问题：7 分以上			

量表九　简易营养状态评估表（MNA）

A.　过去 3 个月内有没有因为食欲不振、消化问题、咀嚼或吞咽困难而减少食量？
　　　　0=食量严重减少
　　　　1=食量中度减少
　　　　2=食量没有改变
B.　过去 3 个月内体重下降的情况
　　　　0=体重下降大于 3Kg
　　　　1=不清楚
　　　　2=体重下降 1-3Kg
　　　　3=体重没有下降
C. 活动能力
　　　　0=需长期卧床或坐轮椅
　　　　1=可以下床或离开轮椅，但不能外出
　　　　2=可以外出
D.过去 3 个月内有没有受到心理创伤或患上急性疾病？
　　　　0=有
　　　　1=没有
E.　精神心理问题
　　　　0=严重痴呆或抑郁
　　　　1=轻度痴呆
　　　　2=没有精神心理问题
F1.体重指数（BMI）（Kg/m^2）
　　　　0=BMI＜19
　　　　1=19≤BMI＜21
　　　　2=21≤BMI＜23
　　　　3= BMI≥23
F2.如不能取得体重指数，请以问题 F2 取代 F1，如已完成问题 F1，不用回答 F2。小腿围（CC）（cm）
　　　　0=CC＜31
　　　　3=CC≥31

评定总分	
评定结果	
评估日期	
评估者签名	

说明：正常营养状况（12-14 分）
　　　有营养不良的风险（8-11 分）
　　　营养不良（0-7 分）

量表十　老年抑郁量表(GDS-15)

请选择过去一周内最适合您的答案				
评估内容	评分细则	得分	得分	得分
1.您对自己的生活基本上满意吗	是=0　否=1			
2.您是否放弃了很多以往的活动和爱好	是=1　否=0			
3.您是否觉得自己生活不够充实	是=1　否=0			
4.您是否常常感到心烦	是=1　否=0			
5.您是否多数时候都感到心情愉快呢	是=0　否=1			
6.您是否担心有不好的事情发生在自己身上	是=1　否=0			
7.您是否多数时候都感到幸福	是=0　否=1			
8.您是否常常感到无依无靠	是=1　否=0			
9.您是否宁愿在家，也不愿去做自己不太熟悉的事情	是=1　否=0			
10.您是否觉得自己的记忆力要比其他老人差	是=1　否=0			
11.您是否认为活到现在真是太好了	是=0　否=1			
12.您是否觉得自己很没用	是=1　否=0			
13.您是否感到精力充沛	是=0　否=1			
14.您是否觉得自己的处境没有希望	是=1　否=0			
15.您是否觉得多数人比你强很多	是=1　否=0			
评定总分				
评定结果				
评估日期				
评估者签名				

说明：将 15 个条目的各个得分相加即得总分，其中 1，5，7，11，13 条 5 个项目的计分，需反向计算，采用 0～1 级计分。总分值为 0～15 分，≥8 分为有抑郁问题，得分越高表明抑郁程度越高

评分标准：正常：<8 分

抑郁：≥8 分

量表十一 社会支持评定量表(SSRS)

评估内容	评分细则	分值	得分
1.您有多少关系密切，可以得到支持和帮助的朋友（只选一项）	一个也没有	1	
	1~2个	2	
	3~5个	3	
	6个或6个以上	4	
2.近一年来您（只选一项）	远离家人，且独居一室	1	
	住处经常变动，多数时间和陌生人住在一起	2	
	和同学、同事或朋友住在一起	3	
	和家人住在一起	4	
3.您和邻居（只选一项）	相互之间从不关心，只是点头之交	1	
	遇到困难可能稍微关心	2	
	有些邻居很关心您	3	
	大多数邻居很关心您	4	
4.您和同事（只选一项）	相互之间从不关心，只是点头之交	1	
	遇到困难可能稍微关心	2	
	有些同事很关心您	3	
	大多数同事很关心您	4	
5.从家庭成员得到的支持和照顾（在合适的框内划"√"）	A、夫妻（恋人）	每项从无/极少/一般/全力支持分别计1~4分	
	B、父母		
	C、儿女		
	D、兄弟姐妹		
	E、其他成员（如嫂子）		
6.过去，在您遇到急难情况时，曾经得到的经济支持和解决实际问题的帮助的来源	无任何来源	0	
	下列来源（可选多项）：A、配偶；B、其他家人；C、亲戚；D、朋友；E、同事；F、工作单位；G、党团工会等官方或半官方组织；H、宗教、社会团体等非官方组织；I、其他（请列出）	有几个来源就计几分	

续表

评估内容	评分细则	分值	得分
7.过去，在您遇到急难情况时，曾经得到的安慰和关心的来源	无任何来源	0	
	下列来源（可选多项）：A、配偶；B、其他家人；C、亲戚；D、朋友；E、同事；F、工作单位；G、党团工会等官方或半官方组织；H、宗教、社会团体等非官方组织；I、其他（请列出）	有几个来源就计几分	
8.您遇到烦恼时的倾诉方式（只选一项）	从不向任何人诉讼	1	
	只向关系极为密切的1~2个人诉讼	2	
	如果朋友主动询问您会说出来	3	
	主动诉讼自己的烦恼，以获得支持和理解	4	
9.您遇到烦恼时的求助方式（只选一项）	只靠自己，不接受别人帮助	1	
	很少请别人帮助	2	
	有时请别人帮助	3	
	困难时经常向家人、亲友、组织求援	4	
10.对于团体（如党团组织、宗教组织、工会、学生会等组织活动）（只选一项）	从不参加	1	
	偶尔参加	2	
	经常参加	3	
	主动参加并积极活动	4	
评定总分	评分结果		评估者签名		评估日期

量表计分方法：第1~4，8~10条：每条只选一项，选择1、2、3、4项分别计1、2、3、4分，第5条分A、B、C、D四项计总分，每项从无到全力支持分别1-4分，第6、7条如回答"无任何来源"则计0分，回答"下列来源"者，有几个来源就计几分。总分即十个条目计分之和，总分越高表示社会支持度越高。分数越高，社会支持度越高，一般认为总分小于20，为获得社会支持较少，20-30为具有一般社会支持度，30-40为具有满意的社会支持度。

量表十二 奥马哈问题分类系统(Omaha System)

说明: 对问题分类表中的 42 个问题的每一项,执业者可选择两种修饰语:其一是个人、家庭或社区;其二是健康促进、潜在的或现存的。为简单起见,这个附录只出现用词,这些修饰语的定义如下:

修饰语 (选择一项):

个人: 独居的个人或单一家庭的一位成员所经历的一个健康相关问题。

家庭: 一个社会单元或一起居住的相关群体所经历的一个健康相关问题。

社区: 由多个个体或家庭组成的群体、邻里或其他地区所经历的一个健康相关问题。

健康促进: 服务对象关注知识、行为和健康期望的提升,及更多资产和资源的发展,以维持和促进没有危险因素、症状和体征的健康状态。

潜在的: 服务对象的状况,以出现某些健康型态、做法、行为,或可能妨碍最佳健康状况的危险因素但没有症状和体征为特征。

现存的: 服务对象的状况,以具有一个或多个现存的可能妨碍最佳健康状况的症状和体征为特征。

以下开始奥马哈系统正式用词和定义的介绍。

奥马哈问题分类表

一、环境领域:生活区域、邻里及更广泛社区的内、外部的物质资源和物理环境

1. 收入:来自工资、退休金、津贴、利息、股息或其他来源,用于生活和医疗开支的金钱。

修饰语:个人/家庭/社区和健康促进/潜在的/现存的

现存的症状 / 体征

低/没有收入

无医疗保险

理财困难

仅够购买生活必需品

购买生活必需品有困难

其他

2. 卫生：指环境的清洁以及对感染和疾病的预防措施。

修饰语：个人/家庭/社区和健康促进/潜在的/现存的

现存的症状和体征

居住环境肮脏

食物储存/处置不当

昆虫/啮齿类动物

恶臭

供水不足

污水处理不当

洗涤设施不足

过敏原

传染源/污染源

霉菌出现

宠物过多

其他

3. 住宅：生活区域。

修饰语：个人/家庭/社区和健康促进/潜在的/现存的

现存的症状和体征

结构不坚固

供暖/降温不足

楼梯陡峭/不安全

出口/入口不足够/阻塞

生活空间杂乱

危险物品/物质储存不安全

垫子/地毯不安全

安全设备不足

存在含铅油漆

家电/设备不安全

生活空间不足/狭窄

电线外露

结构障碍

无家可归

其他

4. 邻里/工作场所的安全：在社区或工作场所免于疾病、伤害或损失。

修饰语：个人/家庭/社区和健康促进/潜在的/现存的

现存的症状和体征

高犯罪率

高污染水平

不受约束的/危险的/受感染的动物

游乐/运动的场地不足/不安全

促进健康的空间/资源不足

威胁/暴力报告

物理性危害

车辆/交通危险

化学性危害

辐射性危害

其他

二、心理社会领域：行为、情感、沟通、关系和发展的模式

5. 联络社区资源：个体/家庭/社区与社会服务机构、学校以及企业之间在服务、信息和货物/用品方面的互动。

修饰语：个人/家庭/社区和健康促进/潜在的/现存的

现存的症状和体征

不熟悉获取服务的选项/程序

难以理解服务提供者的角色/规定

不能向服务提供者表达关注的事情

对服务不满意

不足/无法获得的资源

语言障碍

文化障碍

教育障碍

交通障碍

限制获得照顾/服务/物品

不能使用/没有足够的通信装置/设备

其他

6. 社交：个体/家庭/社区与居所附近的其他方面的互动。

修饰语：个人/家庭/社区和健康促进/潜在的/现存的

现存的症状和体征

有限的社交接触

通过健康照顾者进行社交接触

极少外界刺激/休闲活动

其他

7. 角色改变：增加或者解除一系列预期行为特征。

修饰语：个人/家庭/社区和健康促进/潜在的/现存的

现存的症状和体征

非自愿的角色逆转

承担新的角色

失去先前的角色

其他

8. 人际关系：个人/家庭/社区和其他人之间的联系或联结。

修饰语：个人/家庭/社区和健康促进/潜在的/现存的

现存的症状和体征

难以建立/维持关系

极少分享活动

不一致的价值观/目标/期望/计划安排

人际沟通技巧不足

长久的/不能舒缓的紧张状态

不恰当的怀疑/操纵/控制

身体上/情感上虐待伴侣

难以在没有冲突下解决问题

其他

9. 灵性：信仰和习俗，包括信仰、宗教、价值观念、精神，和/或灵魂。

修饰语：个人/家庭/社区和健康促进/潜在的/现存的

现存的症状和体征

表达灵性关注

灵性仪式被扰乱

灵性上的信任被破坏

灵性信仰与医疗/健康照顾方案有冲突

其他

10. 哀伤：和丧失有关的痛苦和忧伤。

修饰语：个人/家庭/社区和健康促进/潜在的/现存的

现存的症状和体征

无法识别哀伤阶段/愈合过程

难以应对哀伤反应

难以表达哀伤反应

个人/家人之间的哀伤矛盾阶段

其他

11. 精神健康：发展和运用精神/情感的能力来适应生活处境、与其他人互动和参与活动。

修饰语：个人/家庭/社区和健康促进/潜在的/现存的

现存的症状和体征

忧伤/无望/自尊下降

忧虑/不明的恐惧

失去兴趣/参与活动/自我照顾

限制至分散的注意力/专注力

情感淡漠

易怒的/激动的/攻击的

无目的/强迫性的活动

处理压力困难

处理愤怒困难

躯体性主诉/疲乏

妄想症

幻觉/错觉

表达自杀/杀人的想法

企图自杀/杀人

自残

情绪波动

病理性重现

其他

12. 性：与亲密关系、性活动有关的态度、情感和行为。

修饰语：个人/家庭/社区和健康促进/潜在的/现存的

现存的症状和体征

难以识别性行为的后果

难以表达亲密关系

性别认同混乱

性价值混乱

不满性关系

不安全的性行为

性的过分表达/性挑衅行为/性骚扰

性犯罪/侵犯

其他

13. 照顾/育儿：为受抚养的儿童或成人，提供支持、营养、激励和身体的照顾。

修饰语：个人/家庭/社区和健康促进/潜在的/现存的

现存的症状和体征

难以提供身体照顾/安全

难以提供情感培养

难以提供认知学习经验和活动

难以提供预防性和治疗性的健康照顾

生长发育阶段与所期望的不一致

对（所承担的）责任不满意/有困难

难以解释或回应语言/非语言的交流

疏忽的

虐待的

其他

14. 疏忽：儿童或成人被剥夺了最低公认标准的食物、住所、衣服和照顾。

修饰语：个人/家庭/社区和健康促进/潜在的/现存的

现存的症状和体征

缺乏足够的身体照顾

缺乏情感培养/支持

缺乏恰当的激励/认知经验

不适当的被独留

缺乏必要的督导

医疗照顾不足/延误

其他

15. 虐待：儿童或成人遭受非意外的身体、情感或性暴力或伤害。

修饰语：个人/家庭/社区和健康促进/潜在的/现存的

现存的症状和体征

严厉/过分的纪律

鞭痕/烧伤/其他损伤

损伤的存疑解释

言语攻击

惧怕的/过度警觉的行为

暴力环境

持续的负面信息

性侵犯

其他

16. 成长和发育：随着出生到死亡的年龄连续线，在身体、情感和社会上的成熟进程。

修饰语：个人/家庭/社区和健康促进/潜在的/现存的

现存的症状和体征

发育筛查试验结果异常

与生长/年龄标准相关的异常体重/身高/头围

与年龄不符的行为

达到/维持发育任务不足

其他

三、生理领域：维持生命的功能和过程

17. 听觉：通过耳朵感知声音。

修饰语：个人/家庭/社区和健康促进/潜在的/现存的

现存的症状和体征

听正常语调困难

在大群体的环境听讲话困难

听高频率的声音困难

对声音的反应缺失/异常

听力筛检试验结果异常

其他

18. 视觉：眼睛活动或者感知的能力。

修饰语：个人/家庭/社区和健康促进/潜在的/现存的

现存的症状和体征

看小的字体/刻度困难

看远物困难

看近物困难

对视觉刺激反应缺失/异常

视觉筛检试验结果异常

斜视/眨眼/流泪/模糊

飞蚊症/闪光

辨别颜色困难

其他

19. 说话和语言：使用清晰的发音、符号、标志或者姿势进行沟通。

修饰语：个人/家庭/社区和健康促进/潜在的/现存的

现存的症状和体征

说话/发声能力缺失/异常

理解能力缺失/异常

缺乏替代性的沟通技巧/姿势

不恰当的句子结构

清晰/清楚度受限

不恰当的用词

其他

20. 口腔卫生：口腔、牙龈的情况，及牙齿的数量、类型和排列。

修饰语：个人/家庭/社区和健康促进/潜在的/现存的

现存的症状和体征

牙齿缺失/损坏/畸形

龋齿

过量牙垢

牙龈疼痛/肿胀/出血

咬合不正

假牙不称/缺失

对冷或热敏感

其他

21. 认知：思考和运用信息的能力。

修饰语：个人/家庭/社区和健康促进/潜在的/现存的

现存的症状和体征

判断力减弱

时间/地点/人物定向障碍

回忆近期事件受限

回忆远期事件受限

计算/排序技能受限

专注力受限

推理/抽象思维能力受限

冲动

重复性的语言/行为

游荡

其他

22. 疼痛：与现存的或潜在的组织损伤有关的不愉快的感觉及情感体验。

修饰语：个人/家庭/社区和健康促进/潜在的/现存的

现存的症状和体征

表达不适/疼痛

脉搏/呼吸加快/血压升高

代偿动作/防卫

不安的行为

痛苦面容

苍白/出汗

其他

23. 意识：对刺激和周遭环境的察觉和反应。

修饰语：个人/家庭/社区和健康促进/潜在的/现存的

现存的症状和体征

嗜睡

木僵

反应迟缓

昏迷

其他

24. 皮肤：天然覆盖身体的部分。

修饰语：个人/家庭/社区和健康促进/潜在的/现存的

现存的症状和体征

损伤/压疮

皮疹

过度干燥

过度油腻

炎症

瘙痒

引流

瘀伤

指甲肥大

切口愈合延迟

其他

25. 神经–肌肉–骨骼功能：神经、肌肉和骨骼执行或者协调特定动作、感觉或调节的能力。

修饰语：个人/家庭/社区和健康促进/潜在的/现存的

现存的症状和体征

活动范围受限

肌力减弱

协调减弱

肌张力减弱

肌张力增强

感觉减弱

感觉增强

平衡减弱

步态/行走障碍

转移困难

骨折

颤动/抽搐

体温调节困难

其他

26. 呼吸：身体吸入或呼出空气及交换氧气。

修饰语：个人/家庭/社区和健康促进/潜在的/现存的

现存的症状和体征

呼吸型态异常

无法自主呼吸

咳嗽

无法自主咳嗽/咳痰

发绀

痰异常

喧噪呼吸

鼻液溢/鼻塞

呼吸音异常

呼吸实验室检查结果异常

其他

27. 循环：泵出足够份量和压力的血液到整个身体。

修饰语：个人/家庭/社区和健康促进/潜在的/现存的

现存的症状和体征

水肿

肢体痉挛/疼痛

脉率减少

皮肤变色

患处温度改变

血栓性静脉炎

晕厥发作（晕倒）/眩晕

血压读数异常

脉搏短绌

心率不规律

心率过快

心率过慢

心绞痛

心音异常/杂音

凝血异常

心脏实验室检查结果异常

其他

28. 消化-水合：将食物转化为可以吸收和同化的形式，及保持液体平衡的过程。

修饰语：个人/家庭/社区和健康促进/潜在的/现存的

现存的症状和体征

恶心/呕吐

难以/不能咀嚼/吞咽/消化

消化不良

返流

厌食

贫血

腹水

黄疸/肝肿大

皮肤弹性降低

嘴唇皲裂/口干

电解质不平衡

其他

29. 排便功能：通过消化道运输食物，从而排除废物。

修饰语：个人/家庭/社区和健康促进/潜在的/现存的

现存的症状和体征

大便频率/软硬度异常

排便痛苦

肠鸣音减弱

血便

颜色异常

痉挛/腹部不适

大便失禁

其他

30. 泌尿功能：产生和排出尿液。

修饰语：个人/家庭/社区和健康促进/潜在的/现存的

现存的症状和体征

排尿烧灼感/疼痛

尿失禁

尿急/尿频

排尿初始困难

排空膀胱困难

尿量异常

血尿/尿液颜色异常

夜尿症

尿液实验室检查结果异常

其他

31. 生殖功能：生殖器官和乳房的状况和生殖的能力。

修饰语：个人/家庭/社区和健康促进/潜在的/现存的

现存的症状和体征

排出物异常

月经型态异常

处理绝经期/男性更年期困难

生殖器官或乳房有异常的肿块/肿胀/触痛

性交时或后疼痛

不育

性无能

其他

32. 怀孕：由受孕到分娩的时期。

修饰语：个人/家庭/社区和健康促进/潜在的/现存的

现存的症状和体征

与未出生的婴儿建立联结困难

应对身体变化困难

产前运动/休息/饮食/行为困难

恐惧分娩过程

产前并发症/未足月分娩

社会支持不足

其他

33. 产后：婴儿出生后 6 周的时期。

修饰语：个人/家庭/社区和健康促进/潜在的/现存的

现存的症状和体征

母乳喂养困难

应对产后变化困难

产后运动/休息/饮食/行为困难

异常的出血/阴道排出物

产后并发症

异常的沮丧感觉

其他

34. 传染/感染情况：微生物入侵/寄生并因潜在的传播或传染力而产生表面或全身性疾病的状态。

修饰语：个人/家庭/社区和健康促进/潜在的/现存的

现存的症状和体征

感染

侵染

发热

生物性危害

阳性的筛查/培养/实验室结果

防止传播的物资/设备/政策不足

不遵循感染控制方案

免疫不足

其他

四、健康相关行为领域：为保持或促进健康、康复和降低疾病风险的活动模式。

35. 营养：为能量、保养、生长和健康而选择、消耗和利用食物或液体。

修饰语：个人/家庭/社区和健康促进/潜在的/现存的

现存的症状和体征

超重：成人体重指数在 25 或以上；儿童体重指数在第 95 百分位数或以上

过轻：成人体重指数在 18.5 或以下；儿童体重指数在第 5 百分位数或以下

缺乏每日热量/液体摄取量的既定标准

超出每日热量/液体摄取量的既定标准

饮食不均衡

喂养计划与年龄不符

没有遵循推荐的营养计划

原因不明的/渐进性的体重减轻

不能得到/准备食物

低血糖

高血糖

其他

36. 睡眠和休息型态：暂停运动和感觉活动的时段，及不活动、宁静或心理平静的时段。

修饰语：个人/家庭/社区和健康促进/潜在的/现存的

现存的症状和体征

睡眠/休息型态干扰家庭

夜间频繁醒来

梦游

失眠

梦魇

相对年龄/身体状况的睡眠/休息不足

睡眠呼吸暂停

打鼾

其他

37. 身体活动：在日常生活中身体活动的状态或质素。

修饰语：个人/家庭/社区和健康促进/潜在的/现存的

现存的症状和体征

久坐不动的生活方式

不适当/不一致的运动常规

与年龄/身体状况不相配的运动类型/量

其他

38. 个人照顾：个人清洁和衣着管理。

修饰语：个人/家庭/社区和健康促进/潜在的/现存的

现存的症状和体征

洗烫衣物困难

洗澡困难

如厕活动困难

穿下身衣服困难

穿上身衣服困难

难闻的体臭

洗头/梳头困难

刷牙/使用牙线/口腔护理困难

不愿意/不能/忘记完成自我照顾的活动

其他

39. 物质滥用：药物、软性毒品或其他可能导致情绪改变和/或心理/生理依赖性、患病和疾病的物质使用。

修饰语：个人/家庭/社区和健康促进/潜在的/现存的

现存的症状和体征

滥用非处方/处方药

使用街头软性毒品

滥用酒精

吸烟/使用烟草制品

执行正常生活常规困难

反射失调

行为改变

暴露于香烟/雪茄烟雾

买/卖非法物质

其他

40. 计划生育：在价值观、态度和信念的背景下，为计划和间隔怀孕而设计的实践方法。

修饰语：个人/家庭/社区和健康促进/潜在的/现存的

现存的症状和体征

对计划生育方法的认识不恰当/不充分

对受孕前保健方法的认识不恰当/不充分

采用计划生育方法不正确/不一致

不满现行的计划生育方法

害怕他人对计划生育选择的反应

获取计划生育方法困难

其他

41. 健康照顾督导：健康照顾提供者对健康照顾治疗计划的管理。

修饰语：个人/家庭/社区和健康促进/潜在的/现存的

现存的症状和体征

未能得到常规性/预防性的健康照顾

未能按症状所需寻求评估/治疗

未能按照健康照顾提供者的要求复诊

不能协调多个就诊预约/治疗计划

健康照顾来源不一致

健康照顾来源不足

治疗计划不足

其他

42. 药物治疗方案：依治疗的作用、安全和时间表指引，使用或采用非处方和处方/推荐的药物和滴注。

修饰语：个人/家庭/社区和健康促进/潜在的/现存的

现存的症状和体征

不遵从推荐的剂量/时间表

药物副作用/不良反应的证据

服药系统不足

药物储存不当

未能得到适当的药物补充

未能得到免疫接种

药物治疗方案不足

没有帮助无法服药

其他